Steps to Follow

The Comprehensive Treatment of Patients with Hemiplegia

（第二版）

循序渐进
偏瘫患者的全面康复治疗

[瑞士] 帕特里夏·M. 戴维斯 著
（Patricia M.Davies）

刘钦刚 主译

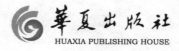

华夏出版社
HUAXIA PUBLISHING HOUSE

《循序渐进：偏瘫患者的全面康复治疗》
译著者名单

作　　者　帕特里夏·M. 戴维斯(Patricia M. Davies)

作　　序　于尔格·凯塞林(Jürg Kesselring)

主　　译　刘钦刚

译　　者　王冰水　李鹏虹　倪朝民　魏国荣　贝维斯
　　　　　庄恒忠　耿　燕　贡　瑾　钱　敏　臧晓军
　　　　　孙姝阳　刘　杰　贾晓红　胡　平　孙　颖
　　　　　吴　惠　张彦彬　张耀芬　刘建民　胡慧军
　　　　　刘　鹏　蔡英丽　胡丽叶　张振亚　王宁群
　　　　　张淑静　孙　利　齐李强

审　　校　南登崑　黄晓琳　刘钦刚

译 者 的 话

　　Steps to Follow 这本书的英文第一版于 1985 年出版发行,它的中文译本《循序渐进·成人偏瘫康复训练指南》于 1996 年出版发行,迄今正好 10 年。很多看过该书的同行都认为这是一本非常实用的书。由于印数只有 3000 本,并且未进入正常发行渠道,很多需要的人不知道在哪里能够买到该书。Steps to Follow 这本书于 2000 年出版了修订增补后的英文第二版,当时有同行建议翻译出来,我也觉得国内康复界的同行,尤其是康复治疗师需要这本书,就与国外出版社联系购买版权,外方以该书中文第一版的翻译合作不如人意为由而拒绝。这样又耽搁了几年,直到 2006 年初,经香港复康会项目主任,我们康复医师培训班的班主任老师、大家都熟悉和敬爱的 Sheila Puvres(贝维斯)女士出面协调,才购得该书的版权。为了突出本书的特点,定名为《循序渐进·偏瘫患者的全面康复治疗》。

　　由于该书的英文版已经面世 6 年,为了让它的中文版尽快与读者见面,我把手头的其他工作暂时都放下,专门进行翻译该书的工作。原书第二版比第一版增加了 100 页的内容,原有的部分内容也做了大量修订。由于有翻译第一版的经验及近 20 年的偏瘫康复工作临床积累,我比 10 年前能更好地理解该书的观念,译文也更加准确、流畅,更适合康复医学同道阅读。

　　为了读者能更好地理解书中的一些术语, 在这里, 我把一些词的译法加以说明：指导(instruction)是治疗师用口头或其他语言形式向患者解释、说明、强调、要求进行某种运动。引导(guide)是治疗师用手把持住患者身体某些部位,使之随治疗师的手进行运动,治疗师的手在这里有牵引、导向的作用。在我国的解剖学上,没有背屈一词,只有背伸,不管是腕背屈 (dorsal flexion of the wrist), 还是足背屈 (foot dorsiflexion, dorsal flexion)、踝背屈(ankle dorsiflexion),都应该叫背伸(dorsal extension),但在原书中作者习惯性地用足背屈、踝背屈、腕背屈,只有少数用腕背伸,这里按原英文词翻译。书中的患侧是指偏瘫侧(hemiplegic side)或受累侧 (affected side)。肩胛和肩胛骨同义 (scapula)。第 14 章的 "倾斜综合征"(pusher syndrome)在国内还没有一个固定的译法,根据其典型表现,暂时意译为倾斜综合征。某些可能引起歧义的中文词都在后面的括号中加入了英文原文,以便于读者判断其原义。本书新增加的第 15 章, 提出了神经系统异常张力 (nervous system abnormal tension) 或张力增高(increased tension)的概念,这并不是指我们的精神或情绪紧张,而是专指神经系统,主要是脊髓及周围神经的活动性变差,是物理学意义上的张力增高,所以要进行神经系统的松动治疗

(nervous system mobilisation)。这一章中还用了神经轴(neuraxis)这个概念,其定义是:由灰质和白质组成的,具有器官腔的器官;也可译成脑脊髓。狭义的神经轴是指脑干和脊髓。书中人名除个别之外仍用原英文名,以便读者检索及在阅读外文文献时不致在人名上出现混乱。翻译过程中我们尽可能忠实于原作,因为我们想把原书的完整观念和技术奉献给读者,以便读者自己去理解,去体会。希望这些说明能对阅读本书有所帮助。

在两版书的翻译过程中,遇到了一些很难懂的句子或一些牵涉到国外文化背景的词。为确实搞懂这些句子或词的真正意义,多次请教了贝维斯(Sheila Purves)老师,她的丈夫 Bill Purves 先生也给予了很多帮助。另外还请远在英国研修康复医学的魏国荣老师帮助翻译了一些难点、难句,尤其是"序"中的难句。在此,对他们表示衷心感谢! 本书是在第一版的基础上进行修订与增补的,所以作为两版的主译者,我也要感谢所有参与第一版翻译的同仁——王冰水、李鹏虹、倪朝民,以及第一版审校的专家——南登崑、黄晓琳。

近年来,康复理论与技术的发展很快,很多理论、观念和技术仍在不断更新之中,不同的作者可能有不同的见解,本书中的一些观念和技术也不是金科玉律,而且本书的英文第二版已经面世 6 年,而康复医学实践却在不停地前进。希望读者结合自己的临床经验及其他作者的观念和技术,兼收并蓄,并且及时了解和掌握不断发展的新观念和新技术。正如本书作者所说:本书所写的与其说是一种技术,不如说是一种观念。所以,希望读者能着重掌握其原则,再结合每个患者的实际情况进行应用。

由于本人水平有限,译文难免有欠妥之处,敬请指正。

刘钦刚

序

神经病学领域正在发生着实质性的变化。早期人们把它视作诊断不能治愈的疾病的科学,遵循中枢神经系统损伤不能修复的教条:"一旦发育完成,轴突和树突的生长和再生之源就无可挽回地消失了。在成人的大脑中,神经通道是固定不变的,任何东西都能灭亡,但没有任何东西可以再生。"(Cajal 1928)即使是那时这也遭到了持有现代观点的人的反对:康复不是发生在试管中。不久之后就得到了来自一个权威——Otfried Foerster,这位神经病学和神经外科学教授的支持。他写了 100 页的关于治疗性锻炼的文章发表在《Handbuch der Neurologie》这本书中(也是由 Springer 出版社出版)。下面这段话摘自他的绪论,说明他的治疗性锻炼的观点,很接近我们现代的观点(Foerster 1936):

"毫无疑问,大部分中枢神经系统损伤引起的运动障碍或多或少地被完全代偿,这是因为神经组织在正常情况下固有的适应和顺应的结果,即使是神经系统的实质性损伤,也能利用神经系统未受损部分的仍然可以利用的全部能力进行代偿。这是自然发生的,既不是损伤的逆转,也不是被破坏的神经组织的再生,而是靠神经系统残余部分的重组。这不是一台由各个零部件组成的机器,当一个零部件失效时,机器就停止了运转,相反,神经系统具有极好的可塑性和令人惊奇的广泛适应性,这种可塑性和适应性不仅产生于对外部环境的变化,对其自身物质的破坏也是如此。治疗性锻炼影响自然恢复的进程;它能促进并加强这个进程。事实上,当恢复的必要能力处于潜伏状态时,治疗性锻炼作为其推动力并不是不可能的……"

由于上述神经系统可塑性的新发现(Stein 等 2000),由于新药理学方面的进展——但这些都必须通过神经康复的系统应用,神经病学事实上变成了一个以康复治疗为驱动力的专科(Kesselring 1997)。通过研究神经细胞及其联系以及神经递质系统,通过影像检查记录功能改变(Frackowiak 等 1997)及康复效果的评定(虽然很难)表明,成人的中枢神经系统具有惊人的再生和适应潜力,这种潜力能被增强。神经组织作为一个整体,通过对生理和心理的了解,这种潜力可以被理解为是学习的基础。尽管神经病学以前的主要目标是根据损伤尽可能清楚地描述缺损及其病理,有趣的是现在已经转变成确认仍存在的潜力并促进通过这种潜力学习的过程。

当 Pat Davies 于 1985 年出版了其开拓性著作时,神经康复领域还被认为是一个边缘学科。希望使用这种方法的神经病学家受到同事带着轻蔑微笑的藐视,大部分人认为这种方法最后只能不了了之,只有极少数例外。那时的康复还不是大学的科目,在大学里既不教授康复也不研究康复。然而,在像 Pat Davies 这样具有丰富实践经验和自信心的治疗师引导下,研究大脑功能障碍后的特殊行为成为可能,使我们能更广泛地理解临床神经病学领域。这种治疗方法推动了更广泛的训练,通过全面的指导与对慢性疾病后遗症及神经系统损伤的治疗来改善功能,使他们能应对日常生活中的问题,这是最重要的事情。

医学的发展亟须尝试把两种文化结合在一起,神经康复可以成为这方面的一个突出例子。两种文化一个是科学,另一个是实践,或偶尔被称为"人文主义的一面"(Wulff 1999)。著名的英国血液病学家 Sir David Weatherall 使用了二难推论作为他的书名,这是一本值得一读的书:科学与安静的艺术——医学研究与患者护理(Science and the Quiet Art.Medical Research and Patient Care)(Weatherall 1997)。作为一位科学家,尽管他成功了,那只是他经历的一个侧面,他要寻找对其职业的补充。他发现安静的艺术出自 Virgil 的叙事诗中,该叙事诗说到应该"不顾名声"地练习"安静的艺术"。然而,这是作为一名著名科学家及分子医学研究所主任,对那些在日常工作中践行安静艺术者的尊重,这些人的日常工作对他的书和基本方法有特别的意义。

人类智慧的基本兴趣点在两个主要方向上:一个是技术兴趣,这已经发展为现代科学的医学,我们用它进行客观事实的收集、描述及试验。这些可以被比作人类早期必须学习打猎、收集食物及区别其是否有毒、寻找居所及取暖。另一方面,我们还是社会性的人,为了生存我们必须能相互交流,以说明我们的兴趣。在水平方向上的交流,要求我们必须理解其他人当时说的话以及与当时场合有关的行为;还有垂直方向的交流——从早期的经验中学习,从前辈的经验中学习。

Karl Popper(Popper 和 Eccles 1982)采取了更激进的观点,把我们的活动归为两个不同的世界。"第一世界"是客观世界,担任自然科学领域角色,某些医生常常只对这一领域感兴趣。"第二世界"是我们感觉、记忆及思想的主观世界。我们每个人都是"第一世界"的一部分,但总有一个很小的、主观的"第二世界"伴随着我们每个人,还没有人能直接进入第二世界。在这个世界中,我们的情感,我们的健康状况,痛苦与疾病,及对未来的担心互相影响着——它们伴随着我们,我们也伴随着它们。科学领域的医学属于"第一世界",但所有的医疗手段和治疗目的都处在"第二世界"。Pat Davies 在她的书中把自己与这些联系起来。

Popper 还另分出一个世界——"第三世界":许多代人的文化成就,比如语言,艺术著作,科学理论,时代精神(Zeitgeist;那一代人的感受),尤其是与这方面的联系,伦理价值,行为规范和准则。

如果我们以理论知识指导工作并首先把患者看作一个生物体,其健康或功能受限属于一种自然现象,则临床上的思考就是通常以"第一世界"的观点开始的。以"第三世界"的观点考虑每一种情况,从文化内涵和实践医学中学习也同样重要用。尤其重要的是,我们还必须学会接受思考疾病的"第二世界"——患者在其生活框架内,经历并解释其疾病或残疾的方式及他自己如何改变这种状况。

今天最显著的变化之一是早期对进步的信任变成对进步的恐惧。对医学成就的感激被对医学的怀疑和激烈批评所代替。我们征服疾病能力的极大增长被不断增加的非人性化的医药及对患者的盘剥所削弱。过去一度受欢迎的、著名的治病方法现在被认为是非人道的工具。遗忘的趋势使这种对进步的再评价成为一种破坏因素。人们很容易忘记人类早期被疾病、疼痛和痛苦所困扰,这些已经通过医学进步而得到解除或减轻。医学进步导致生活的进步,缺了它,我们不仅不快乐甚至不人道。为什么医学越成功,引起的批评越多?进步常被说成是阴阳脸,因为它不仅能去除不幸,也能造成不幸。为什么我们只对不利的一面感兴趣?对不断增加的环境和现实的合理控制,需要人力的合理分配,从而需要更多的相互信任。但这方面的现实却存在着诸多的疑问。如果医学进步确实成功,确实消除了痛苦,人们很快就理所当然地接受了,但其所带来的负面结果却不断地被夸大。就好像匮乏的商品会越来越昂贵一样,医学进步引发的负面结果越来越不能被接受,对其苦恼不堪,最终不可忍受,可以说,达到了可以忍受任何其他的苦恼而不能够接受医学发展所带来的副作用的程度。现在对医学的批评意见不是针对失败,而是针对成功,即使仍存在很大的空间允许进一步的发展。医学的不足既可以用过度的希望和需求解释,也可以用缺乏任何成就来解释。由于过度的需求总伴随着失望,所以我们应该学会接受它。

也许认为医学是一门科学首先就是不现实的。即使是现在,医学也只有一部分达到了成熟科学学科的标准,如同数学或生物学(Kuhn 1965)。医学仍然是部分地处于经验性描述阶段,部分地上升到理论阶段;日常的医疗实践很少是以循证医学为基础的。现代西方医学发现,其自身遇到危机的原因之一可能是它建立的不同模式,并坚定不移地坚持这个模式,同时这个模式已经开始不稳定,部分正在转变,没有任何明显的可以把它们结合在一起的作用力。这些模式之一是分子医学和生物学的简化论者的捷径。不可否认,沿着这条路已经取得了巨大的成果,尤其是在阐明疾病机理及其遗传病理学领域,并以惊人的速度取得更多的成果。然而,为了弄懂疾病的机理,而不是考虑病人的疾苦和需求,许多医学实践丧失了应有的质量。把医学局限到分子水平的问题事实上在于个人,作为我们中的"我"和'你'的经历,要么消亡,要么走向迷途。在这个研究空间里,没有任何器官不借助于设备能在分子水平感觉到。眼镜,手杖,甚至轮椅能立即被接受为个人的辅助用具,因为它们有明显的好处。人们更容易接受关于空间和时间的天文技术的发展,因为它们的范围远远超出了我们自己的时间和空间水平。然而,能够直接感受分子水平的辅助器具更复杂,更难以想象,所以它们仅由少数受过严格训练的专家掌握。不过,在医学领域,存在一种感觉及假设,研究的对象是我们自己或接近我们的某些人。知觉领域的知识缺乏总是引起焦虑,这可能就是许多人怀疑不是通过直接体验及检查得到的科学知识的原因。从哲学角度讲,尽管我们已经使用最现代的技术,但对分子和遗传医学水平缺乏理解将导致返回焦虑占主导地位的日子,因为所有的生活都被认为是注定的,不是被命运注定,就是被上帝注定。

医学的第二个模式转变是由所谓的替代医学推动的,它得益于正好处于科学的医学的相反立场上。它提倡人是一个"整体"的观点,其实际的基础常常只有在开始时被接受。这种类型的医学不再相信身体自愈的能力及推荐健康的生活方式和身体锻炼,而在费用上,它现在已经赶上了传统医学。与科学的医学的本质对比,事实上在替代的情况下,特定情况下改善的主观评价证明治疗是成功的。科学领域的医学,要求根据测定的数据进行统计支持,这种测定参数,在确定一种治疗方法适用之前,是通过足够长的时间,检查了大量患者而得到的。在神经康复中最重要的"手法"治疗领域中,判断效果必须用其他标准,而不是那些用于判断药物治疗有效性的科学研究标准。如果这些疗法要促进学习效果,它们必须与教学法或训练效果进行比较。任何人都不会用双盲研究检验教育或体育训练营的效果。当然,偏见、对变化缺乏准备、权威主义已经延迟了每个时代的进步。医学仍是一种艺术,但是,由于我们的知识缺乏及我们的无知,医学已经变成更加难以实践的艺术了。

社会模式的进一步转变也作用于医学。直到这之前很长一段时间,对发展和改革的全部需求都有经费支持,现在却突然落空,但那些能做又必须做的事情并没有停止,这些要求并没有变得更沉寂或适度。从这一点上讲,神经康复应该少与其他医学治疗方法作比较,多与其它文化服务、教育功能及经费需要作比较。

现代医学的第四个问题,也是一个非常忌讳提及的问题,其作用是保护健康和延长生命,从本质上看,对单个患者是件好事,但从整体上,从更广泛的与政治相关的人口结构方面看,它带来的却是灾难性的后果。然而,神经康复不仅与延长生命有关,还与改善生活质量有关,这已经得到各方面的认同。

Pat Davies 创立的临床(实践-人文主义的)方法,在这本书中得到了全面的反映,是能遇到的"伴随着现代医学的忧虑"的典型例子(Kesselring 1998)。除了她的创造性的、与实践相关的神经生理学观点之外,她的直接指导,治疗患者的实践,排除了只把注意力集中于疾病的危险,取而代之的是把注意力集中于患病的人身上。

在科学地理解疾病的机理及其影响之后,就会发现为疾病或残疾人提供良好的护理和关注这二者之间并不存在矛盾。当然,临床工作和研究的先决条件是不一样的,某些部分甚至是矛盾的。临床医生应该传播自信及保证,应该传达信赖和希望——提高治愈作用,使疾病和残疾更容易处理。他们将做一些没有已知的、明确的科学依据的事情;他们常常必须做以有限知识为基础的评价和治疗,这种技能倾向于被称为直觉。与我们不知和无知范围有关的讨论不能在床边进行。忍受不确定、不安全感却传达确定并采取行动是临床医生最艰难的任务之一,这是一个永远无法完全解决的问题。另一方面,研究者的特征基本上是一个怀疑论者,总是刨根问底及寻找答案,因为只有这种方法才能引起进一步的研究,才能产生一个经得起考验的结果。当然,研究者用科学理论为自己镀金多于实际探索。

Pat Davies 是很少几位通过临床工作赢得广泛认同的人之一,她不断地提高,创造性地解决与日常生活相关的问题,她同时还是有超凡技能和教学经验的教师。临床研究者及学院教师都需要参加交流,能理解问题并提出解决办法,甚至这些问题常常是由并不直接参与这一工作的人提出的。只有这样他们才能把理论发现与日常实践相结合。在一起从事训练工作的不同领域的小组成员,不能缺少领军人物,以完成复杂的神经康复任务,只有医学理论和临床实践都取得成功才能证明成功,尤其是自愿地合作。和 George Bernard Shaw(萧伯纳 1856–1950)时代相比较,今天"医生的两难境地"一方面是医学理论与临床实践之间存在着矛盾,另一方面是两者必须相互结合。这需要新的教育课程及实践指导,这些都来源于对经验的认真总结,正如本书的内容一样,并继续热衷于两种医学文化及促进同道的相互交流。

Jürg Kesselring

2000 年 3 月

Jürg Kesselring 教授,医学博士

伯尔尼和苏黎世大学临床神经学与神经康复学教授;　欧洲神经学会神经康复协会科学小组主席;瑞士瓦伦斯 7317 号,康复医院神经科主任。

参考文献

Cajal R(1928) Degeneration and regeneration of the nervous system. Oxford University Press, London

Condrau G (ed) (1976) Vom Januskopf des Fortschritts. Benteli, Bern

Foerster O (1936) Übungstherapie. In: Bumke O, Foerster O (eds) Handbuch der Neurologie, vol VIII, Allgemeine Neurologie, pp 316-414

Frackowiak RSJ, Friston KJ, Frith CD, Dolan RJ, Mazziotta JC(1997) Human brain function. Academic, San Diego

Kesselring J(1997) Neurologie-ein therapeutisches Fach. Schweiz Med Wochenschr 127:2140- 2142

Kesselring J(1998) Warum dieses Unbehagen an der modernen Medizin? Schweiz Arztezeitung 79:1552-1554

Kesselring J (1999) Kontroversen der neurologischen und neuropsychologischen Begutachtung- vom objektiven Befund zum Versuch, Befindlichkeit zu objektivieren. Schweiz Arztezeitung 80:1439-1442

Kuhn TS (1965) The structure of scientific revolutions. University of Chicago Press, Chicago

Marquard O (1993) Medizinerfolg und Medizinkritik: die modernen Menschen als Prinzessinnen auf der Erbse. Manuscript of speech, May 1993

Popper KR, Eccles JR (1982) Das Ich und sein Gehirn, 2nd edn. Piper, Munich

Stein DG, Brailowsky S, Will B (2000) Brain-Repair. Das Selbstheilungspotential des Gehirns oder wie das Gehirn sich selbst hilft. Thieme, Stuttgart

Weatherall D(1997) Science and the quiet art. Medical research and patient care. Oxford University Press, London

Wulff H (1999) The two cultures of medicine: objective facts versus subjectivity and values. J R Soc Med 92: 549-552

第二版前言

在繁忙的临床实践中，我们很容易忽略这样的事实，每个患者都是独一无二的，他们是一个个具有个人愿望、记忆、习惯、好恶、运动、穿衣及谈话方式的人。偏瘫并没有一个典型的形象，某些肌肉的瘫痪、痉挛肢体的姿势及感觉的丧失决定了特征，正像某些教科书描述的那样。因此，没有适合所有患者的治疗处方。事实上，没有哪两个患者具有相同的症状，或因相似的症状而表现出相同的功能障碍程度。他们对治疗程序的反应方式也不一样，所以应该避免拿一个患者的成功与另外的患者进行比较，因为这能使人感到沮丧。为了康复的成功，从严格意义上讲，对每个患者经历的特殊问题都需要认真分析，治疗目的在于解决这些问题。

在我写完这本书第一版后的 15 年间，在治疗方面已经取得了令人振奋的进步，这为我们提供了帮助患者克服运动和知觉障碍的可能性。如果我们不接受这些进展，那就是对工作不负责任，因为我们没有人能以现在的实践达到康复结果的完全满意。出于这种原因，我承诺增补再版，在保留第一版中已经被证明最有效的活动的同时，加入了新的有价值的活动。我非常希望治疗师们能把我推荐的活动纳入他们的治疗中，并看看他们的患者是如何反应的。不幸的是，某些医生和治疗师已经引进了趋向于阻碍进展的理论和治疗程序，同时还有另一些人害怕结合新的观念，倾向于屈从他们的担心。这些理论的大部分是无事实根据的及未获承认的。但 Cowley (1997)指出，"我们大部分人对缺乏确实证据的东西都信心不足"，"尚存的信心未必是真实的"。因此，我们必须知晓，当我们阅读新出版物，听某人带有权威性的讲演或上新治疗课时，虽然听起来像"上帝谈论来世"，事实上"这只是一个人在此时此地此环境的谈话，而绝不是任何其他东西"(Pirsig 1989)。只有我们自己试验我们学到的东西或我们的发现，并公正、客观地评估其结果，我们才能真正地肯定其功能性价值。

许多谬见或被 Cowley 称为"思想病毒"的东西现在普遍流行，某些是无害的，另外一些确实有害，它们延长了康复时间，可能妨碍取得更成功的结果，甚至使治疗不能继续下去。

无害的"病毒"是那些没有干扰患者实际治疗的东西，许多涉及关于大脑区域或刺激哪个皮质通路并产生肢体运动反应的神经生理学解释。但神经生理学是以始终在变化的学说为基础的，通常来源于动物研究或人类实验室试验，如果任何事情都把人的功能能力拿到真实的生活场合中研究，所获将会很少。其它一些疑问也不能动摇康复治疗，例如，认为视觉对于姿势和平衡非常重要是一种误解，甚至盲人都能参加体育运动、爬山、上台唱歌及使用公共交通工具。

过度担心是无益的或有害的"病毒",它不仅限制了对患者的治疗,还引起治疗者对患者缺少积极的、有益的康复态度。这些潜在的广泛而错误的认识是非常有害的,所以我希望大家对这些最常见的、与正确背道而驰的观念予以注意。

☆中风后所有活动的恢复或改善都发生在前 3~6 个月内。

对其正确性的反思:据报告,患者中风后超过 5 年仍有活动恢复和功能改善。通过正规的治疗和不懈地完成家庭锻炼计划,后期的恢复是非常显著的。

☆中风后出现癫痫发作的患者其康复效果很差。

对其正确性的反思:一位著名的国际板球运动员患癫痫,但仍能以良好的运动技巧和反应参加国际板球决赛。因此,应该考虑引起康复结果差的其他原因,例如康复本身的质量,治疗小组成员对癫痫患者缺乏积极态度,或护理者的希望值降低。

☆老年偏瘫患者不大适合康复,因为他们不大可能从康复中受益或达到日常生活活动独立。

对其正确性的反思:通过适当的治疗,即使老年患者也可能得到明显的恢复,但考虑到他们年龄太大,通常不再简单地为他们进行强化康复。没有证据表明年龄是影响康复成功的显著因素。

☆活动平板训练是一种比熟练的手法物理治疗更迅速、更好的训练偏瘫患者独立步行的方法。

对其正确性的反思:双腿很少是在无障碍的平面上步行。人类是因为要达到某种意图、目的而步行的,因为要保持平衡而步行,并要躲避路上的行人或障碍物。没有什么辅助机械能帮助重建这种复杂的行为。物理治疗师能够调整给予的支持,帮助患者恢复失去的步态成分,并在不同的环境中练习步行,以达到真正的功能性独立(Davies 1999)。

☆十指交叉握手以保护瘫痪的手并预防活动性丧失将损伤其关节及软组织。

对其正确性的反思:相反,如果教患者如何正确地叉握双手,偏瘫手将很少损伤,通过这个简单的方法,可以预防难看的畸形、疼痛以及做个人卫生的困难,即使是治疗停止之后(见第 5 章叉手自助活动部分)。

☆脚趾下放绷带卷站立能引起掌趾关节的半脱位。

对其正确性的反思:足底解剖结构的排列使这些关节在足背屈及在正常步行中伸足趾时不会半脱位。相反,该治疗方法防止了腓肠肌的短缩、踝阵挛及足趾抓地的疼痛,其后患者通过在家中自己练习,能保持偏瘫足的活动性(见第 6 章脚趾下放绷带卷站立部分)。

☆患者用夹板支持膝站立是被动的。

对其正确性的反思:通过负重实际上刺激了偏瘫的伸肌活动。通过夹板的帮助,患者能完全用患腿负重站立,患者能感觉到这一点,刺激了主动的、选择性的控制。另外,治疗师也能腾出手来帮助患者主动活动躯干。

☆盂肱关节的半脱位引起偏瘫肩痛。

对其正确性的反思:偏瘫肩半脱位本身并不疼痛,但没有相关肌肉的活动以保护肩关节,肩关节及其周围结构极易受损伤(见第 12 章)。患者的臂不应该用吊带或其他形式的支持制动,因为这些支持不仅不能矫正或缓解疼痛,还能引起其他问题。外科手术或固定无论如何都要避免。

因此,必须防止出现所有这类错误观念,因为,如果相信这类观念并允许它们传播,它们将限制治疗的发展并阻碍无数患者的进步。"观念的传播程度取决于几个因素,包括它激发起多少热情,其影响能持续多久及其在人群中遇到多大的阻力"(Lynch 1996)。因此,我们康复小组的所有成员都有责任,通过改善治疗评定及提供使人信服的结果,来阻止这种错误观念的传播。

我们必须对新观念保持开放并继续寻找新的治疗方法。Berta Bobath 自己提供了一个很好的例子,作为一名治疗师,她从未停止探索。尽管她的观念已经被证明是最成功的,并在国际上被广泛接受,直到她 83 岁去世之前,她仍不断地寻找克服患者问题的新方法,找出其治疗效果的解释。她真诚地希望发展和扩充她的观念而又保持其宗旨。在她送给我个人的一本书的介绍中,她写道:"我们都在根据我们不断增加的知识和治疗中的正反两方面的经验,学习和改变我们的治疗方法。这种改变是好事也是必须继续下去的"(B.Bobath)。

我的治疗工作及我在教学和书中推荐的活动坚持使用 Bobath 原则,确实,通过多年前与 Bobath 夫妇一起工作,使我第一次学到了如何更有效地治疗上运动神经元损伤的患者。引用牛顿 1676 年著名的论述,"如果说我看得更远,那是因为我站在巨人的肩膀上",我完全赞同这一点。现在,通过不断的探索,获得"不断增加的知识和经验",以及从许多康复领域的专家那里学习的幸运机会,我希望我已经能够以 Bobath 夫妇希望的方式,结合新的观点,发展和扩充他们的基本观念。通过知识的积累和理解能力的提高,有时像 Burton 所说,"矮人站在巨人的肩膀上比巨人看到的更多"。

但是,我们不应该自满或满足于现状,因为仍迫切需要进一步改进对神经性损害患者的治疗。我们肯定还没有发现全部答案,我真诚地希望本书包括的活动和原则能激发其他人去探索新的方法以促进更大的进步。

在 Roger Nierenberg(1999)精彩的研讨会上,他解释如何把注意力集中在顾客、消费者,对我们来说是患者身上能使工作更有意义、更成功。他表示内聚焦如何使我们与患者(消费者或客户)隔离,因为那样我们完全聚焦于所做事情的正确性和顺序上了;而外聚焦鼓励我们去创造,使工作有意义,我们为什么做它,工作的对象是谁,也就是为谁策划。Nierenberg 还强调康复小组双向交流的重要性,正如他所说,交流的线路是一个组织的效率及达成一致意见的"心跳和脉搏"。小组内没有一种职业能单独工作而获得完全成功。如果不在白天的剩余时间或夜间遵守同样的原则,一小时的正确治疗将不会有什么作用。应鼓励所有的小组成员坚信以同样的原则完成他们的治疗程序,当然患者亲属也是小组的一部分。绝不能排除他们的参与、学习,以及向他们演示用更具治疗性的方法担负更大的责任。

　　我们应避免因与康复结果有关的统计所作出的负面预言而气馁，按 Gegax 和 Hager (1994)的说法，"统计学常使人糊涂，误导，被滥用。所以，为什么还用它们？"我们必须努力帮助每位患者达到最大的功能恢复，同时预防能引起额外痛苦或制约恢复的并发症。最新的治疗进展必定能帮助我们达到这个目标，但患者在床上和椅子上的正确体位摆放原则及认真处理和以前一样仍然重要。

　　我真诚地相信，这本新版书中包括的建议和治疗性活动将导向更成功的康复结果，并提高患者的生活质量。当然，对于患者及参与他们治疗的人来说，成功的康复结果是对治疗所花费的时间及努力工作的最有价值的回报。

Pat Davies

2000 年3月　于瑞士

第一版前言

人人需要希望，
人人需要爱，
人人需要得到同胞的信任，
人人需要爱以创造美好生活，
人人需要有诚意的援助之手。

天父

　　近七年来我的工作时间可粗略地分为两半，一半治疗患者，一半给医疗和医疗辅助人员讲神经病学的课程，主要是成人偏瘫的治疗课程。患者及参加课程的人员常问我，为什么没有一本包含他们所学内容的书，让他们能更深入地阅读以加深并巩固他们的知识。我发现很难建议他们从大量的偏重于理论的文献中进行选择，这些理论性文献常不能提供实践性的指导方针，以便他们能处理所面临的种种问题。

　　我希望这本书能填补这个空白，在写书时我已尽量使其更实用，同时也尽可能使其具有科学性。但基本上这是一本关于人、患者和那些帮助他们的人的书，而不是研究论据和数字文献者的书。而且我希望所有没有机会参加专门课程学习的治疗师、护士和患者的亲属将发现本书的有用之处。正如 Sagan (1977) 写到的那样，自从发明了写作，从书本中学习已成为可能，而不必完全依赖有人在面前教我们。

　　除了在医院或康复中心照顾或治疗患者之外，重要的是看他在外部世界中伴随着各种困难和挑战是如何生活的。尽可能多地在不同场合观察患者是康复内容的一部分。康复计划成功的许多判断完全是在患者处于保护性环境下完成的。因为瑞士有个习俗，患者在一个阶段的治疗结束时邀请他的治疗师和医生吃饭，我个人在这当中已学到了很多东西，并改变了很多先入之见。在"不用帮助能行走 45 米"和"在拥挤的餐馆里走到餐桌旁边"有着很大的不同。一起就餐还提供了倾听患者说些什么的宝贵时间，而在繁忙的科室工作中就没有这个时间。

　　对治疗师和其他阅读本书的人，我想提出一些可能有用的想法，尤其是那些以前没有治疗偏瘫患者的经验或没有应用这些观念的人。

　　1.因为这本书与其说是一种技术不如说是一种观念，所以没有完全适合任何患者的处方。任何事情，只要能使患者产生新的能力，或能使其按更为正常的方式运动，都可以毫不犹豫地加以应用。

2.偏瘫的治疗并不只是按一定顺序完成一系列孤立的锻炼,而是准备完成一种实际功能的一定程序的活动。

3.康复开始于患者中风发病之日,而不只是他能够到康复中心之时。

4. 所有为患者工作的人都必须深信所用的每个体位或活动的重要性,如果我们都不相信,他也一定不会相信。

5.不是所有的偏瘫患者都是老弱者,他们寄希望于康复拓展他们的能力,不仅仅只是在家中能生活自理,或不需帮助能够慢慢步行 45 米。为每个患者争取达到更高的目标很重要。即使患者年龄较高,也不应把他排除在全部的及主动的治疗计划之外。有证据表明,年龄并不能阻碍康复或恢复 (Andrews 等 1982,Adler 等 1980)。

6.对患者说话要用正常成年人的方式,必须避免说话拖长音,在要求他单独做某事时,要避免使用"我们"的形式。只要是谈论或讨论有关他的事情,应认真地征询他的意见。毕竟偏瘫是其生活中一个很严重的事情,他有权参与决定他的未来。要特别注意和失语患者说话的位置。让他能看到说话者的面部,用简短明确的句子将有助于他理解说话的内容。

7.要尽可能避免负面反馈,否则患者的日子里将充斥着"不是这样","不能那样"。只要改动几个字,同样的纠正错误的话可以以正面的形式说。

在以下的章节中用了不同年龄和不同康复阶段的患者插图,努力提供一个中风影响多样化的概念。书中出现的患者年龄范围从 30 岁到 80 岁。

为明确起见,本书中用男性人称代表患者,用女性人称代表治疗师或助手。在插图说明中,根据照片中人物的性别,用相应的人称。

Pat Davies　1984 年 11 月于 Bad Ragaz

致　谢

　　撰写一本书并非易事，写过书的人都会这么认为。许多人给了我很实际的帮助，他们在精神上的支持和鼓励使本书增色不少，并使此书的工作量大为减轻。同仁们建设性的讨论及建议，对哪些内容应该包含在书内，以及一些章节的撰写有很大的参考价值。参加我所教授课程的治疗师的反应，及他们反复提出的问题也是有用的提示。我要对所有为新版《循序渐进》一书做出贡献的人表示感谢，不管他们是以何种形式。尤其要感谢那些亲力亲为地参与该书制作与出版的那些人。很难决定谁应该排在最前面。

　　或许我应该首先感谢我的出版商，他就是 Bernhard Lewerich。直到现在，他仍是我的良师益友。是他首先说服我对该书进行修订。感谢他鼓励我把我的知识和经验写出来，并与其他人分享。感谢他在出版方面所提出的创意和建议。十分感谢施普林格出版社允许我在此修订版中加入许多新插图。这些新插图清楚地说明了新的进展和治疗活动。感谢施普林格出版社的 Marga Botsch 在该书出版过程中自始至终的鼓励、帮助和建议。Mary Schaefer 是一位技术高超的、有耐心的编辑，我非常感谢她在校正和编辑书稿方面的思路。感谢 Jaroslaw Sydor 作为出版经理，通过现代的设计及繁杂的工作，把许多新插图安排在恰当的位置，并重组原插图，与修订后的内容巧妙地结合起来。

　　我很荣幸有 Rainer Gierig 作为摄影师，我感谢他，不仅是因为他拍摄了如此清晰和精确的患者活动中的照片，还因为他对待患者的友善态度以及看到患者取得进步时的喜悦。我感谢他，因为他在拍摄治疗过程中的耐心以及工作效率，他的工作极少返工。我还要感谢他的父母，Clara 及 Manfred Gierig，因为他们迅速地、专业地制作和组织了许多新照片。

　　由于患者的插图在解释治疗中发挥着非常重要的作用，所以我非常感谢两个医疗中心的接待和帮助。在那里拍摄了大部分新照片。我衷心感谢 Hans-Peter Meier-Baumgartner 教授，汉堡老年病医院医疗主任，使我能拍摄不同康复期的患者照片，该中心是一个非常人性化的中心。他不仅按我的要求布置了一个大房间，还让该医院的一名 Bobath 指导师 Marianne Brune 放下自己的工作全天候帮助我。我感谢 Marianne 在挑选合适的患者、保证他们准时参与并愿意参与、安排全部必要的设备并检查拍摄时的活动细节方面的巨大帮助。

　　同样，我感谢 Martin Rutz 博士，他是瑞士位于瓦尔岑豪森的莱茵堡医院的医疗主任，全心全意地允许我挑选和拍摄其神经科患者。我无法充分表达对他夫人，Louise Rutz-LaPitz 的感谢，感谢她在我工作期间对我的支持、建议和鼓励，她是一名治疗师主管、高级 Bobath

指导师、康复中心研究生导师。

　　Sheena Irwin-Carruthers 分类并编号许多新照片，推动我完成最终的章节，应该特别感谢。利用她卓越的英语水平，她还在语法和文体的细节上给了我很大帮助，并放弃了宝贵的假期帮助我完成文字部分。Sue Adler 在这方面也有帮助，与这些资深物理治疗师的科学讨论最令人兴奋和有创造性。

　　Hans Sonderegger 帮助我理解运动、功能及知觉之间的复杂关系。我感谢他教会我如何帮助患者克服源于知觉障碍的问题，并重建与环境之间更加正常的互动关系。

　　David Butler，是他第一次使我能观察到神经系统的异常张力对运动的影响。我感谢他给我示范如何增加张力，利用其反作用，通过松动和神经松动可以减轻张力并保持之。

　　我最感谢我的搭档，Gisela Rolf，她始终和我一起谋划和撰写此书。与撰写此书第一版时一样，她再次忍受一个作者在履行家庭责任方面的许多不便，从进行繁杂的文字工作到承担额外的家庭责任。总之，我必须最真诚地感谢她无价的建议、热烈的讨论及教会我很多有关神经动力学方面的知识。根据她丰富的经验，包括其国际 Bobath 指导师的资格及其深厚的前沿知识，David Butler 及 Geoffrey Maitland，Gisela 已经创立了一种克服神经损害患者的病理性神经动力学观念。她的观念使我及很多治疗师更准确地评价这些问题，并取得更有效的治疗效果。

　　我难以表达对 Jürg Kesselring 的感谢，感谢他相识多年来的慷慨支持和鼓励，感谢他欣赏我的工作，互相交流知识。他确实是一个真正的"知识源泉"，能解答我的问题，为我检索文献，送给我一些相关题目的新书。我非常感谢他不顾在许多国际性委员会的事务，抽出时间阅读书稿，并为此书撰写了发人深省的并极富哲理的序言。

　　最后，我要着重感谢许多患者，我特别荣幸地能遇到他们，并为他们治疗，因为他们使我相信我的治疗确实有效，他们鼓励我继续探索新的、更好的方法以便治疗他们的障碍。我要特别感谢那些在我工作的时候愿意配合拍照的患者，如此，才有了在本书中那些实用、清晰的插图。

2000 年 3 月

Pat Davies

瑞士

目　录

第 *1* 章
我们看不到的问题

在中风患者或某些一侧大脑损伤患者的康复中有一个很普遍的倾向，就是将注意力集中在那些能实际看得到的问题上。治疗师观察患者时会立即注意到其痉挛的上肢体位，手指不能活动或不能用手。她一眼就能看到患者步行时是否伴有膝过伸，足不能背屈抬离地面。而现在许多治疗观念把重点放在降低痉挛、刺激瘫痪肌肉活动及教患者如何用健手独立完成日常活动上。"偏瘫"这个词的原义——身体的一半瘫痪，就强调了运动问题。

不幸的是，对于许多偏瘫患者来说问题更为复杂。Ruskin(1982)强调了大脑作为一个整体的相互作用及一个部位的损害将扩散到其他部位的作用,他解释道：

中枢神经系统中数量最多的白质,不仅像以前认为的那样是直接的通路,而且作为中间神经元参与信息交流的反馈和前馈,并在高层次综合所有细胞的互相联系,以及在脑脊髓的各个水平联系中枢神经系统的两侧。

当损害发生于大脑的任何部位,不仅原始损害区功能受损,而且整个大脑都与损伤部位失去联系。大脑残存的正常部分不能从损伤区域得到输入信号,还受到产生于损伤区的异常信号和错误信息的干扰。

出于对神经元的这种基本理解,可见中风并不仅是只有偏瘫那样简单,中风患者不仅在身体两侧都有明显的障碍,而且这些障碍将不同程度地影响到所有的大脑功能。两侧运动功能将受损。平衡和协调将有所不同。对感觉知觉和空间定位的损害将是广泛的,并经常造成严重后果。记忆、认知和行为都将改变,这些常常是康复中最难以应付的挑战。

不像肢体的运动丧失那样明显,知觉障碍本身我们观察不到。它们的存在只能通过观察和解释患者完成实际作业中发现的障碍,通过他在不同状态下或其适应变化的环境的行为方式来推测。不能认识到那些我们不能直接看到的问题,将导致治疗师和患者在康复中的失望和挫折。Coughlan 和 Humphrey(1982)在一个对患者及其家庭长期的追踪调查中,发现仍存在生活自理问题者在 170 位中风幸存者中占 2/3,这些人已经治疗了 8 年。

Jimenez 和 Morgan(1979)提出的数据,只有 59% 的中风患者在出院时能照顾自己。Satterfield(1982)对 2000 名患者的调查表明,只有 46%的中风患者出院时被教过独立地穿衣。

通常在患者完全独立生活之前就停止积极治疗的原因多种多样。Adams 和 Hurwitz (1963)写道:

认为某些患者糊涂或不合作;另一些人不努力或无进取心;还有一些人具有不正常的心理状态或缺乏主动性。这些术语暗示患者不能再有什么进展。他们没说为什么,有时他们给患者安上痴呆这个易使人误解的标签,而其真正的问题是大脑有局灶性损害,引起理解障碍,失去短期记忆,失去姿势平衡,失用症,忽略症引起的身体失认,疾病失认,或拒绝承认自己的患肢。

这些问题都可以说是感知障碍引起的,都是我们看不到的问题。这些问题只能通过研究许多不同的动作、感觉过程的推理和比较,才能间接地发现(Affolter 和 Stricker1980)。

与知觉障碍有关的问题

患者感知他自己的身体,他周围的世界,以及二者之间的相互作用的障碍可能引起很多问题,其程度可能千差万别。一些患者不能活动其肢体,而另一些患者能很好地活动肢体,但不能做功能性作业活动。还有一些患者在实际生活环境中难以做出选择或决定,尽管在实验室检查时做得非常成功(Damasio1994)。事实上,许多问题是如此微妙以致能躲过现在应用的任何检查形式。正如 Sagan(1977)写道:"例如,右侧半球大脑皮质的损害可能导致思维与行为的障碍,但在非语言区,其损害让患者或医生描述都是困难的。"

Brodal(1973)报告了其患急性左侧轻偏瘫后的亲身经历:

……患者发现即使是大脑一小部分的破坏,也能引起很多功能改变,这些功能改变难以进行客观的检查,而对患者却是明显的问题。它们可能被称为大脑功能的一般损害:注意力涣散,短期记忆力减退,容易疲劳,缺乏主动性,情感运动难以自制及其他现象。

多长时间能使这些症状得到明显改善的记录也令人吃惊。甚至 10 个月之后,患者除了只遗留轻度瘫痪外,即使其他方面看起来和以前一样,而患者却痛苦地知道自己并不是那样。

Brodal 中风后,其笔迹的改变所表现出来的问题提供了一个很有趣的例子,尽管他是右利手,常规评价只有左侧的症状。

重要的是要认识到,知觉障碍影响整个身体,而不像运动障碍所表现的那样只是一侧。双侧影响的一个例子是发现"辨别感觉障碍常以某种形式发生于双侧,常见于单侧中风的患者,甚至那些常规检查无感觉受损的患者"(Kim 和 ChoiKwon1996)。

通常治疗师将治疗那些知觉障碍引起明显困难的患者。使用常遇到的具体事例可能有助于理解这种障碍的性质和影响。偏瘫患者学习自己穿衣服常存在明显的困难。如果看到一个患者费力地穿衣服,就可以察觉到问题的复杂性。穿衣服的运动不连贯;患者不能以正确的顺序穿上衣服;他可能找不到袖管,有时衣服前后穿颠倒。活动缓慢而费力,患者常常不能完成任务,在几次不成功的尝试后就放弃努力。通过比较,一个模拟一侧身体完全瘫痪的正常人能够用一只手容易地在 5 分钟内穿好衣服。活动进行得并不费力,能迅速调整方法以取得新的经验。通过几次练习之后,他在完成该活动过程中不会再遇到困难。同样的方法应用于有运动残疾的患者,甚至不经专门训练,他就能在短时间内学会用一只手穿衣。实际上许多人就是这样做的。

所以不能学习独立地穿衣可以推测是知觉问题的结果,而不是由于运动障碍引起的。虽然不能独立穿衣已经作为一个例子,但必须考虑这样的问题对于一个特殊的功能决不是孤立的或个别的。

这个关系并不总是像患者费力地穿衣那样明显。所以常常不能认识到,知觉障碍是患者在康复中表现出来的许多其他障碍的潜在原因。如果这些障碍产生的原因没有被正确地理解,它们可能挫伤甚至激怒治疗师、护士及患者的亲属。

常见问题举例

张力过高

如果患者没有从微小的变化中感觉到关于其身体的充分信息,他将尝试提高他的感觉输入。一种方式是增加肌肉的张力,很像我们在光滑的或不稳定的表面行走时所表现的那样,患者遇这情况表现为张力过高。例如:

·患者平躺在床上,患者的腿表现出明显的伸肌张力过高,并抵抗治疗师对其进行被动屈曲。

·患者直立位时,其上肢屈曲。

·只要患者失去平衡,其腕和手指屈肌表现出明显的张力增高。

采取关节活动度末端位

患者要感觉其肢体的确切位置时,他可能保持一些关节在受到机械限制的位置上,这样患者能感觉到完全的阻力,这给了他这些关节所在位置的更明确的信息。例如:

·当患者仰卧在防褥疮床垫上时,他的肩胛骨回缩,肘、腕及手指强烈屈曲。

·虽然患者能主动地控制腿上的相关肌肉,但当负重时其膝仍过伸。

·其足向下用力成跖屈内翻,其踝关节侧面结构被拉紧使他更清楚地感觉到踝关节的位置。

用力按压支撑面

如果患者难以感觉到他在哪里，他会使劲用手或脚按压支撑面。例如：

·在坐位，即使没有要求他运动或保持平衡，患者的健手也使劲按压在长凳上，以致其手指都变白了。

·让患者坐时，他的双脚使劲跖屈压向地面，以致足跟很少与支撑面接触。

对指令反应过度

如果患者能很好地从运动觉而不是触觉得到信息，即使没有要求他运动，他也运动其部分身体。例如：

·患者经常在床上翻身，不待在护士仔细为他摆放的体位上。

·坐位时，他两边移动或手在无目的地活动。如果他能活动其偏瘫手，他就不停地活动，有时以奇怪的方式活动。

患者对治疗师的指导反应如此迅速，以致治疗师要他等治疗师准备好了再做，但他已经完成了要求。例如：

·护士正在帮助患者从床上转移到轮椅上，在他的双脚被放在地上之前或在他的臀部被提起来之前，他就要移过去。

·治疗师准备帮助患者站立起来，在治疗师用手支持他之前，他就抬起了双脚。

完成简单的活动时过度用力

让患者做一个相对容易的活动时，患者过度用力，肌肉紧张，屏住呼吸，尽管治疗师的指导是舒缓的。例如：

·治疗师要求患者坐直，他立即提起他的肩胛带，用力伸直脖子，胸向前挺，呼吸带有喘气声。

·即使让患者平静地呼吸，患者仍然使劲地吸气及呼气，并伴有胸腔的夸大性运动。

有充分的肌肉活动仍不能完成作业活动

患者可能已经恢复了患肢的选择性运动，但仍不能使用患肢做功能性活动。他经常因为不能为自己多做一些而受到责备。例如：

·在坐位，患者能完全伸膝及背屈踝关节。治疗师因为他仍不能行走而抱怨他不够努力。

·尽管患者的患肢恢复了随意活动，但患者仍在日常生活中要求帮助。

·在家庭中，患者不做任何事情以帮助其伴侣烹饪或其他家务，虽然他在指导下能选择性活动其偏瘫手臂。

记不住约定、指导或以前给予的矫正

患者错过不同的治疗约定,因为他没有去或迟到很多。另外一些患者可能很早就到了并焦急地等待。尽管治疗师和护士反复告诫他,尽管反复练习矫正运动,患者仍常常犯同样的错误。例如:

· 医师开始查房,却哪也找不到患者了,尽管护士已经告诉患者在病床边等待。
· 患者在从轮椅上站立或转移到床上时忘记拉紧车闸。
· 当穿套头衫时,患者先把健手穿进袖子,把衬衫套在头上,然后却不能把患手穿进袖口。
· 每次从坐位站起来,患者都是以健腿负重,偏瘫腿向前伸出,站起来之后患腿膝过伸。

不能从患侧感知刺激

不能感知刺激的情况有时被称为单侧忽略(Kinsella 和 Ford1985)。对患者来说其患侧就好像不存在一样。患者不能看到患侧的物体,不能听到别人对他说话,也可能损伤到偏瘫肢体,因为他没有意识到手可能处于被卷进轮椅车轮或撞到门框的危险之中。例如:

· 当有人从患侧接近并问候患者时,他不能答谢问候,别人可能认为他耳聋或不友好。
· 当患者要离开屋子时,他可能推着轮椅撞到门框上,还不知道轮椅为什么不动了。患者在推动轮椅时可能碰到在其患侧的其他患者。
· 虽然患者的手卷入轮椅辐条中,患者仍继续推动轮椅向前。
· 因为患者不能看到书或报纸的一侧字,因而不能了解其内容,也就不再对阅读有兴趣了。

尿失禁

伴有明显知觉障碍的患者很可能尿失禁,尤其在夜间。他不能控制膀胱不是由于单纯的括约肌无力或该处感觉丧失,而很可能是他不能处理有关制约膀胱的复杂程序和时机。例如:

· 患者言语治疗后,去物理治疗,这时已经尿湿了裤子,因为他这么长时间就没有意识到要去厕所。
· 患者夜间尿床,因为没有什么东西能提醒他去厕所。

对不能完成作业活动进行不正确的解释

像很多人一样,患者也要对为什么不能成功完成某些活动做出解释。这时,患者提出的理由可能不合逻辑或不相关。例如:

· 当患者不能用健腿负重时,他可能告诉治疗师,他在第二次世界大战时受了枪伤。其实他在中风前那些年步行很正常。或者他可能说他很累,没有睡好觉。

·当他不能系上鞋带时,他可能解释为他的妻子一直为他系鞋带,甚至从结婚时就开始了。

治疗过程中完成的活动不能延续到日常生活中

在进行了一段成功的治疗后,一旦患者离开治疗大厅,就仍以异常方式运动,这常常让治疗师感到沮丧。例如:

·患者在治疗时能活动手臂并用双手穿衣服。随后在游泳池,可以看到患者只用健手穿衣服。

·在治疗师眼皮底下,患者的步行没有膝过伸或提髋迈步。在外面,可见患者明显的跛行,腿始终强直于全伸位。

明显地失去主动性

许多患者只有在别人指导下才能完成活动或做出决定。如果没有指导或提示,患者就坐着不动,没有出去的愿望。例如:

·治疗师拿一物体让患者抓握,在他做之前,治疗师必须告诉他伸肘。

·如果护士(在家时应当是他的妻子)早晨不叫他起床,他就待在床上。

不能回忆词语或组织正常长度的句子——失语

整个失语课题是非常复杂的,牵涉到许多因素。然而,失语却取决于高等级的知觉过程,并不仅仅是一个与语言和说话能力有关的问题(Sonderegger1977)。

社会行为与所处的环境不协调

与患者以前的生活方式相比,他的行为已不同于他中风之前了。他可能说话过多并且不着边际,打断别人的谈话或使用粗鲁的语言。例如:

·患者在讨论其未来计划的康复小组会上讲黄色笑话。

·当治疗师正忙于治疗其他患者时,他来打断治疗,只为告诉治疗师关于他孙子的生日聚会。

不能调整行为以适应不同的环境或作业活动

某些患者已经学会并完成得很好的活动,但只要换一个地方或环境,就很难完成这一活动。例如:

·患者在其屋内靠床坐时能自己独立穿衣服;然而在医生办公室再检查其穿衣时,他就穿不上了。

·一位治疗师训练患者在一只凳子上练习一个活动已经许多次了,当另外一位治疗师接手,让患者在另一只凳子上做同样的活动时,他却不能完成。他可能说他以前从未做过这个活动,好像对希望他做什么模糊不清。

不能抑制对某种刺激的直接反应,尤其是视觉刺激

当患者受到刺激时立即做出反应,并且不能阻止反应的发生。只要刺激不消失,反应就一直存在。例如:

·在治疗师帮助下步行时,患者看到一把椅子,他立即开始坐下,即使那把椅子离他还很远,他还没有适当地转过身来。

·坐在餐桌前,餐桌中间正好放着一盘水果,患者吃了整整一公斤葡萄。

明显地缺乏动机

由于患者不能完成相对简单的任务、找借口、忘记了对他的指导、不能主动运动,因而常被不正确地指责为无主动性及不合作。每位患者都非常想取得进展,改善自己的状况,所以任何明显的缺乏动机很可能是由于缺乏知觉,而不是不配合。必须考虑到,在大脑中并没有单纯的负责动机的"中枢"存在,没有,Wall(1987)在说到疼痛及其机理时,说到是否要"考虑作为一个分离的特殊系统附在真正的大脑之外"。动机取决于环境,以及为达到目标给予患者帮助的数量。

知觉和学习的相互作用

如果首先考虑到正常的知觉和学习的某些相关特征,可能就能很好地理解患者的困难。我们学习和适应经常变化的环境的能力取决于完整的知觉功能。知觉的概念十分复杂,正像 Affolter 和 Stricker(1980)所述:知觉包含所有对客观刺激进行加工的机制,包括不同的感觉形式,超分子组织水平,各个贮存系统和认知功能。同样,Carterette 和 Friedman(1973)为知觉下的定义是"机体对外部世界的感性资料或记忆进行有机转化、组织、构成信息的理解方式"。

在正常生活中,从早晨睡醒到晚上入睡这段时间,我们不断地解决问题和做出决定,以便对运动、偶然发生的事件和我们周围的人做出必要的反应。触觉-运动觉系统是适应和发展更为复杂行为的基本知觉过程。视觉和听觉信息是第二位的和定性的,盲人独立生活的能力,以及从事不同职业以挣钱养家糊口的能力已经反复证明了这一点。同样,聋人也是如此,即使他们从孩童时期就聋了。有人提出姿势和平衡取决于视觉,这种假设似乎不合逻辑,事实上许多盲人能参加体育运动并使用公共交通工具。Boccelli,著名的意大利男高音,他在孩童时期就失明了,不用帮助就能站在舞台上独唱。Dennet(1991)以他独特的方式解释了过度

强调视觉重要性的趋势:"视觉是一种感觉形式, 我们人类的思想者们几乎总是把它挑选出来作为我们知觉知识的主要源泉, 尽管我们容易借助于触觉和听觉来确定眼睛已经告诉了我们什么。"另外, "视力主导了我们的智力活动,以致我们很难想象有什么能替代它。"他感到"在头脑中通过视觉暗示看到任何事情"的习惯是失真和精神混乱的主要根源。

描述视觉知觉为"我们看到的一种身体感觉",Damasio(1994)解释说:"当你看的时候,你不仅仅是在看;你通过眼睛看到的东西来感觉。"当看到一件物体时,我们辨认其形状、重量及意义,不仅仅因为信号被传输到了视网膜,还因为以前以其他方式已经经历过。例如,一只瓶子,从纯视觉的观点看,像直线,但我们知道它是圆的,因为我们已经拿过许多瓶子,所以我们能认出其形状,并能预计出用多大劲能把它拿起来。"当我们估计要用多大的努力才能完成一项活动时, 我们利用了以前的经验作为答案, 因为我们现在的知觉来源于过去。"(Brooks1986)同样的事可见于我们的运动方式,正如 Brooks 所说:"中枢神经系统以周围感觉运动信息与基于过去经验的中枢模式之间的关系为基础产生运动动作。"

主动运动时,在输出运动模式和输入模式之间存在自然的联系,这种联系能测定出它们的感觉因果关系(Morasso 和 Sanguinetti1995)。这种"感觉-运动对话",像 Paillard(1986)下的定义那样,是在活动中,尤其是在早期的发育中主动探索环境而学习感觉-运动转变的一种方式。

输出—输入环"可以看作是一种自我组织或自我管理的方法,以便学习在感觉刺激和运动之间的联系,感觉刺激作为目标,运动能达到这些目标"(Morasso 和 Sanguinetti1995)。这两位作者拒绝这样的观念:运动行为是对一系列直接的感觉-运动转变的必然反应,是对任何给予的刺激的单一运动模式,该刺激不允许任何类型的活动依赖适应。他们建议以身体图的观念代替,身体图潜在地表现许多输入-输出转变,并且可在不同的活动内容中有不同的运用。"以我们的观念,身体图是一种内在模式,需要启动和计划以目标为导向的运动",其中之一"不仅仅与运动觉和躯体觉暗示有联系,更可能是综合暗示的一种框架"。

这些运动程序的术语可以由"习得的运动常规或运动程序记忆"替代,并且"随意运动动作不是意念的结果, 就是由其他大脑区域对目标积累的结果或对周围事件的反应"(Roland 1993)。另外,该作者解释了运动结构如何因活动需要被非运动结构产生的激活(和钝化)模式所激活。

"知觉对活动是必需的,正如活动对知觉也是必需的一样",及"运动控制形成于个体、活动和环境之间的相互作用"(Shumway-Cook 及 Woollacott1995)。另一方面,正如 Damasio(1994)解释的:"知觉作用于环境,同时又从环境中接收信号。"Brooks(1986)也强调了二者的关系:"从以前的经验中学习,因而取决于感觉和运动,不只是感觉。通过感觉和运动系统之间不停的交流而促进了这两个过程。"

产生于形成长期记忆、学习及发育中的结构变化是相似的,为了所有这些"一个目标是必需的——一个有助于可塑性的特征,或适应环境变化的非常重要的能力"(Ackerman1992)。

Bach-y-Rita(1981)写道:"现在清楚了,神经元的树状生长源于功能的需要。而且,广泛的树枝状生长甚至可见于老年人。这种生长明显伴随着突触的形成。"

总之,学习是以活动为导向的,并且需要运动和感觉。

目标的内在表达与启动神经命令支配肌肉的运动程序一起,显示出体位觉是其复合体的一部分,前溯而不是后溯的机制,其作用不仅是短期控制运动,而且还存在于长期过程中,像运动学习及运动记忆(Jeannerod1990)。

如 Moore(1980)所说:

神经系统通过做来学习。对于神经系统的学习、成熟和保持活力、主动的参与胜于被动的参加,这已被反复证明。一个人可以通过观察而学习,但这绝不会比主动学习更有效。可以说机体需要"从事活动",在形成永久记忆之前反复经历一种活动的过程。

事实上,有人提出"观察的过程不能对运动控制产生适当的感觉修正,运动控制在运动变化方面是非常重要的"(Newell 1996)。视觉实际上能降低许多习得的技能的发挥,因为通常由肌肉-关节觉矫正的熟练运动可以因被视觉控制的注意力转移而遭到破坏(Bernstein 1996)。

知觉障碍与学习

适应建立在完整的知觉过程,所以有知觉障碍的偏瘫患者将不能充分适应其日常生活。有人猜测,患者所以难以完成复杂行为,是由于他们从环境中接受了不适当的或失真的触觉-运动觉信息(Affolter 和 Stricker1980)。Damasio(1994)还强调了感觉对于患者的学习或再学习的重要性:"不知何故,不是通过基本感觉自然地和自动地得到的东西就不能保留在头脑中。"他解释说,用语言表达的或通过视觉直接面对的新事实很快就会遗忘。

许多专业名词,如"失用症"、"失认症"和"心理-器质性综合征"附属于偏瘫患者所体验的知觉问题,但这些名词仅描述了一组症状,并没有说明引起这些困难的潜在原因,而这些原因正是治疗师应该知道的,以便于恰当地治疗患者。不管患者表现出的是这些问题中的哪个问题,它都将与感觉障碍有关。例如最近的研究结果揭示,视野缺损不加重忽略,但是,"有视野缺损的许多患者,其功能恢复差是因为感觉丧失与引起忽略的潜在因素的共同作用"(Halligan 等 1990)。

本体感觉是运动和学习的基础。按照 Bernstein(1996)的说法:"肌肉-关节觉是大部分运动控制的最主要的和最基本的感觉。所有器官的这种类型的感觉在生理学上都被称为本体感觉系统(本体感觉的意思是'感觉自身',即对自己身体的一种感觉)。"失去这种感觉的影响,Sachs(1985)用他的话对一位患者做了生动的描述,这位患者因一种异常类型的多神经炎而永久性地丧失了所有的本体感觉,患者觉得自己"感觉与肉体分离"。Sachs 引用患者描述自己的状态时的话:"我感觉自己的身体对其本身来说就是瞎子和聋子,它对自身没有感觉。"Banister(1974)描述这种状况为"或许这是人类能忍受的最大烦恼和困扰",因为,如他所述,活在这个莫名其妙的世界上已经够担惊受怕的了,如果再加上无法解释的自身就更加令人不安了。

对于失去本体感觉,因而失去"自己躯体的感觉"及其与周围世界的相互作用的患者来说,将体验到深深的大脑程序的中断(Damasio1994)。触觉及运动觉系统在感觉系统中是特殊系统,是唯一与真实感觉直接相关的感觉。

重申一下,必须记住作为这种障碍的结果,患者难以完成一个作业,也将难以完成另一个有相似复杂程度的作业。例如,像前面提到的那样,患者自己不能穿衣服并不是一个孤立的问题,这只是整个问题的可以看得见的部分。大脑中没有哪个部位只是专门控制一种功能的。正如 Mountcastle(1978)所说:"……人们能给一个损伤定位,但不能给一个功能定位。" Ruskin(1982)阐述:"从碗中拿起一个苹果这样最简单的活动,也要求几乎整个中枢神经系统和肌肉骨骼系统的参与。"

同样,记忆和贮存信息的能力,或曰学习的能力,并不只依赖于大脑的一部分,像以前确信的那样。例如,现在用正电子发射断层扫描(PET)所做的研究已经证明,即使是做最简单的回忆, 实际上大脑许多区域而不是特殊的神经丛细胞在工作。根据 StevenRose 教授(Geary 1997 年引用)所述,不可能确定一种特殊记忆位于大脑的何处:"记忆是大脑作为一个整体而不是某一特殊区域的有机功能。"

Bach-y-Rita(1981)强调在治疗中利用大脑潜力进行恢复的重要性:

传统神经病学强调损伤局部与功能缺损之间的关系。这种方法对于理解神经病学症状和综合征无疑是重要的, 然而却常常伴随着对治疗的怀疑论。应该特别强调大脑的可塑性(尤其是其功能恢复的能力),以增加获得受损神经系统残留功能的最大恢复和重组的努力。

治疗的含义

治疗的目的是使患者最大限度地学习, 通过在环境中的反复体验而学习。Affolter 和 Stricer(1980)描述:"环境和个人需要的联系之间是如何相互作用的——联系的意思是'保持接触'。保持接触或保持联系只能通过触觉-运动觉系统。"

Damaso(1994)描述关于皮肤在与环境的相互作用中的重要性:"当我们想到皮肤时第一个概念是一个广泛的感觉列表,对外界的,随时帮助我们感受外部物体的形状、质地及温度,通过接触的感觉。"他继续解释说:"皮肤所代表的也许是身体界限的自然形式,因为它既是机体的内部界面也是机体与环境相互作用的界面。"

对患者来说,在真实的生活环境中学习更容易,在那里他们可以利用过去的经验来帮助自己。"当然, 必须认识到形成一个新的记忆, 本来就比回忆起一个旧的记忆的机理更复杂……" (Russell and Dewar 1975)。"学习只能通过成功的操作,无操作或不正确的操作都不能训练感觉运动系统去完成需要完成的活动。重复错误的反应只能训练错误地完成活动。"(Kottke 1978)

不能充分活动和感觉的患者将失去学习和再学习的机会, 失去通过体验成功完成活动及通过感觉–运动解决面临的问题而学习的机会。根据 Bernstein(1996)的观点,这是解决运动问题的希望,结果将有效地矫正整个运动。

因此,在治疗期间,患者不能通过分离的、孤立应用的感觉刺激学习不同的感觉,例如,喧闹的噪声、疼痛、用柔软的物体拍打或嗅芳香物质,像推荐的对某些昏迷患者进行刺激的观念那样(Le Winn 及 Dimancescu 1978),以及感觉统合疗法所提倡的那样。必须记住,正常情况下"我们感知事物,不是对知觉成分一点一点地连续分析的过程"(Dennet 1991)。

引导的运动疗法

因为学习已经证明是以活动为导向的并且依赖于操作和感觉来解决问题,所以选择的治疗必须是在实际生活中及解决问题的活动中,引导患者的双手和身体活动。这样的观念有助于患者与环境和实际活动需要的物体相互作用,寻找身体与环境关系的必要信息(Affolter 和 Bischofberger 1996)。

"客观的知觉合并主动运动成分提供必需的探索运动"(Luria 1987)。如果患者不能充分运动其自身,就需要帮助其进行探索。治疗师不能代替患者的眼睛,不能通过移动患者保证他一直在看,也不能转他的耳朵朝向声音方向并了解他听到了什么。正如 Affolter(1981)所述:

只有一种能直接激发起来的感觉形式,那就是触觉–运动觉系统。通过接触患者的手或身体,通过引导他们体验这种刺激,某些输入是可以肯定的。除允许输入外,触觉–运动觉系统在感觉系统中是独特的,因为它是直接与真实状况有关的感觉系统。

由于患者没有充分的运动和感觉能力,引导能使患者比他自己单独做获得更多的信息。所以引导给他提供了被称为"放大的信息",即学习者在学习或完成一个活动时得不到的信息(Newell 1996)。作者解释"放大的信息如何提供支持,以促进探索知觉–运动作用空间、建立运动的动态平衡感觉及完成活动任务"。

治疗师和其他护理者都可以引导患者,不管是作为强化治疗措施,还是因为患者自己不能完成日常生活活动而需要帮助。Werner(1996)指出,当帮助一位患者(他举的例子是一位小姑娘)学习一种新技能时,引导她的手比告诉她如何做某事的运动更好。作者的建议是,不要试图"迫使她学习,但要给予她许多学习机会"。

治疗性引导或强化引导

当治疗师强化引导患者治疗时,她的目标是保证以下几点:
·增加与环境的相互作用;
·活动是以目标为导向的,患者知道其目标;
·目标是通过解决问题的真实活动提供的;

·通过操作、接触及运动,主动探索与活动相关的物体;

·帮助探索及组织探索信息以获得关于支持面及活动本身的放大的信息;

·改变出自患者本身的信息来源,即运动觉,到由接触环境提供的信息,即触觉。

治疗师可以在不同的体位引导患者,不管患者是卧、坐,还是站立,都可以达到目的。然而,如果患者坐在桌子前,治疗师更容易保证患者感受不同支持面的稳定性以及患者身体与桌子的接触。在坐位的引导还能改善患者站立和步行的能力,因为在引导患者进行作业活动时,增加了触觉和运动觉的信息。不管开始的体位和活动是什么,要成功引导患者,治疗师应该明确知道她要引导的运动及以什么样的方式可能解决问题。在进行引导活动之前,最好由治疗师的同事或患者的亲属担当模特,模仿患者的症状,以避免在实际治疗情况下可能产生的困难。没有一些精心的准备,有些目标是很难完成的。比如,如果患者的手指张力过高,帮助患者用手拾起一把刀或剥香蕉皮就很困难。

用语言指导

如果需要解决的问题很清楚,因为所有需要的东西都放在患者面前,治疗师就不需要用语言告诉患者该做什么。取而代之的是,她开始引导患者尝试运动,开始用这些东西解决眼前的问题。对于功能好一些的患者,治疗师可以选择一个不在他们视野范围内的问题,这样就需要一个简短的语言解释。

在引导时,治疗师不给患者语言指导或反馈。她的声音只能转移患者对活动的注意力,因为患者可能要停下来听她说,或等待进行下一步的提示,当患者尝试自己进行相似的活动时,不要给予提示。然而,当完成一部分活动,在继续活动之前休息的时候,治疗师可以在实际操作的间歇里自然地与患者交谈。不管什么原因,如果出了差错或患者出现负面反应及活动被打断或改变,治疗师就需要告诉患者。

治疗性引导

在选择了正确的活动方式之后,治疗师告诉患者要解决的问题并要他明白最终目的。当患者接触治疗用具,认识到要解决的问题并努力找到解决问题的方法时,治疗师立即开始引导。

根据下面事例阐述的原则,不管什么活动,都要以相同的方式引导患者:切黄瓜并把黄瓜片放到沙拉碗内(图1.1)。

治疗师把需要的物品摆在桌子上,摆放的位置应该促进患者搜寻并向一定方向伸出手臂,或能促进克服患者存在的某些障碍。然后帮助患者坐在桌子前。

■图1.1a.治疗师引导患者的手把桌子拉近自己。治疗师站在患者一侧,用大腿靠紧他的外侧,用一只手放在患者手上轻柔地向下压,但要切实地测验一下桌子表面的稳定性。治疗师先用手指压在患者手指上面,然后整个手放在患者手背上,轻轻地从一侧运动到另一侧,帮助他的手与桌面接触,好像通过他的手感觉桌面一样。然后,治疗师把前臂放在患者的前臂上做同样的活动。只要患者的手臂能保持与桌面接触,治疗师慢慢把患者的另一只手移向桌子侧边,从手腕上面把持住患者手臂。治疗师不用全程活动患者的手,只是在这个方向上活动一段。然后治疗师转到患者另一侧,用大腿靠紧患者,手放在患者的手上做和前面同样顺序的活动。在活动患者对侧手之前,通过患者的手指、手背和前臂寻找感觉。通过一小步一小步的活动,引导患者的一只手,然后引导患者的另一只手,直到能用患者的手抓住桌子边缘并帮助他把桌子拉近。

■图 1.1b. 通过患者的手臂从一侧移动到另一侧的每一步感觉与桌面的接触,治疗师移动患者的手逐渐到桌子的对侧,同样拉近桌子。一旦桌子拉到患者身前,治疗师用身体移动患者的躯干向前,直到患者的胸部触到前面的桌子。通过患者的身体,治疗师能感觉到触到桌子。治疗师不能把患者压到桌子上,而是通过他的躯干运动轻轻地探索其稳定性。

从这个运动起,治疗师不再同时使患者的双手做悬空运动。取而代之,在患者一只手臂运动或进行下一步活动操作之前,总是先引导患者的另一只手与支持面接触,并试验其稳定性。如果所有的支持都很充分,能感觉到患者的手臂轻快、易于活动。引导运动的动作应该慢一些,以便患者有时间适应每一个新的姿势,能感到安全并且能让另一侧跟上这个运动。如果运动的手臂变得张力过高或表现出震颤,治疗师在做之前,应该立即寻找稳定的支持面,然后用患者另一只手完成目标的一小步。为更多感受支持面的信息,治疗师还可以通过向下压患者大腿,并且手从一侧慢慢移到另一侧,以帮助患者感觉其座位的稳定性。引导时,治疗师尝试带动患者尽可能多的身体范围靠近稳定的、可触及的邻近接触面。向下压下面悬空的一部分身体对患者没什么帮助,例如向下压患者的膝关节使其足跟着地,因为支持的座位没有延伸到那么远。

■图 1.1c 把黄瓜放在患者面前,需要解决的问题展现出来了;现在需要一个切黄瓜的指导。

■图 1.1d 引导患者伸手拿刀,抓住刀子,开始切黄瓜。治疗师引导患者在抬起刀准备切下一片黄瓜时,保持刀刃不离开黄瓜的位置。

■图 1.1e 经过短暂的一段时间,与桌面接触的手停止感觉下面的桌面,治疗师改变自己的体位并引导患者的另一只手臂放在桌面上。先引导一只手,再引导另一只手,治疗师适当地调整物品的位置,患者继续切黄瓜,但换另一只手握刀。

■图 1.1f 开始切黄瓜之后,可以适当地暂停一会儿再继续,因为已经完成了部分工作,治疗师和患者都可以放松一会儿。然后治疗师引导患者拿沙拉碗,把它拿到患者面前,在胸前牢固把握住碗。患者用另一只手开始把黄瓜片放入碗中。引导患者不把拿黄瓜片的手抬得太高,而是让黄瓜片保持与碗的表面接触。

■图 1.1g 重要的是该活动不要过多地重复,而运动没有变化。所以治疗师引导患者要在活动中引入一些新的、意外的变化。例如,拿起一片黄瓜不是放入碗中,而是拿到治疗师嘴边给治疗师吃。

■图 1.1h 其他可以引入的变化,例如把碗放在患者胸部与桌子之间,患者用另一只手让黄瓜片滑进碗中。治疗师引导患者的躯干向前保持紧密接触,以保持碗的位置。

■图 1.1i 一旦任务完成,还可以引导患者清理桌子。把黄瓜柄放入地上的垃圾桶中,治

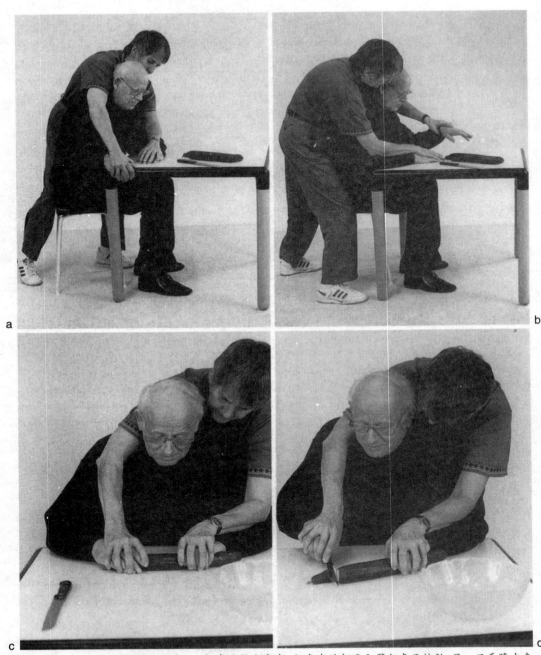

图1.1a~i 治疗性引导(右侧偏瘫)。a 把桌子拉向患者。b 患者的躯干和臂与桌子接触,另一只手腾出来拿黄瓜。c 摆好黄瓜准备切。d 切黄瓜,通过刀感觉阻力。

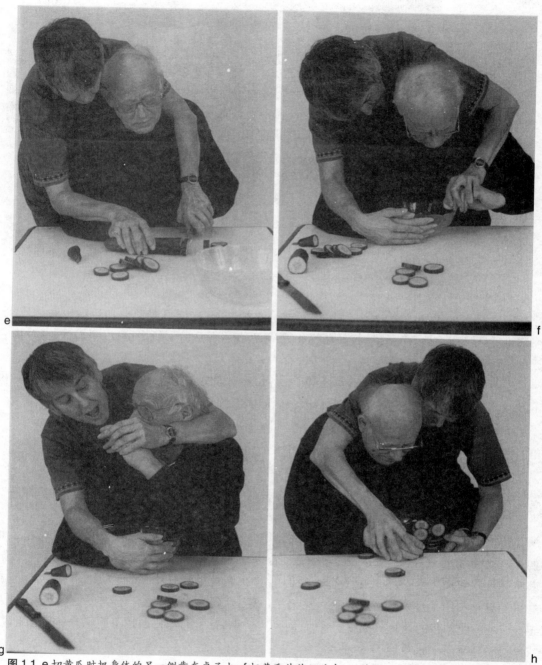

图 1.1 e 切黄瓜时把身体的另一侧靠在桌子上。f 把黄瓜片放入碗中。g 引入一些意外的变化。h 把黄瓜片放入碗中时,在身体和桌子之间把握住碗。

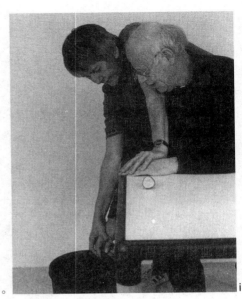

图 1.1i 把黄瓜柄扔到垃圾桶中。

疗师引导患者的手向垃圾桶移动,保持与桌子腿的接触,这样可避免他在运动中向下落空,那样可能吓患者一跳。可以把桌面擦干净,如果患者能在帮助下行走,可以拿着沙拉碗,把它放进冰箱或放到厨房的柜台上。

完成一个活动为治疗师和患者提供了一个讨论刚完成工作的机会。可以强调要点,找出不足,这对伴有失语症及那些短期记忆障碍的患者有很大帮助。

选择活动

Kottke(1978)坚信学习的最高水平恰在患者最佳操作水平之下。"只有当练习接近操作水平峰值时,操作水平才能增加"。

治疗师可能还难以确定什么是患者的最佳操作水平。脑损伤患者的功能可能远低于他们中风之前的水平,正如 Affolter(1981)所描述的那样。由于某些患者有着很好的语言能力,其实际计划和操作水平可能被过高地估计。一个患者可能能够详细谈论贝多芬或毕加索,在这里他只是利用了过去的记忆信息。从记忆中想起那些言语信息,不需要做新的计划或决定。这可能像贮存的计算机程序。然而,同是这些患者,他们却可能找不到回自己房间的路,或只要手里拿着手杖就开不了门。

治疗师通过观察患者完成作业时的注意力及在引导下解决一个问题的活动时的总体行为,更准确地评估患者的实际操作水平。活动的正确水平可以通过以下的情况推测,如果:

·患者工作时非常安静,不说闲话或不那么不安地活动。

·不论患者是否存在张力过高或过低的问题,感觉患者全身的张力趋于正常并保持在适当水平。

·专心致志的面部表情。

·眼睛与工作的适当接触；即他不无目的地向周围看，而是盯着他正在做的事情上，或是面部表情专注于一点，就像我们专注于某些事物时那样。

患者面对眼前的太复杂或太简单的作业，也像我们一样，有特定的反应方式。只是脑损伤的患者反应更强烈！

当对他要求过多时，表现为：

·患者表现出恐慌或害怕。他哭泣或绝望地抓住某人或什么东西。

·他的张力明显增加。

·他可能夸张地谈论不相干的事，如家庭的历史，或重复讲笑话。

·他可能不断地要求上厕所。

·他主诉其他症状以解释他没有进步，如腰痛、旧的战伤或缺乏睡眠。

·他甚至直接找治疗师或护士的麻烦。

当对他要求太少时：

·患者表现出厌烦和失望。

·他无意义地饶舌，反复讲笑话。

·他注意力不集中，对其他刺激却有兴趣，如来自病友或窗外的刺激。

·患者拨弄自己的衣服或抓挠自己的脸或身体其他部位。

当患者的动作达到个人的最高水平并认识到自己的成功时，他才会主动继续其工作。只要患者自己不能体验已经成功地完成了一步，就要告诉他这一步(好或不好)对他是没有帮助的(affolter 1981)。"由于我们认真地工作，我们能感到工作取得明显进展，当工作进展很快时我们就欢欣鼓舞，当其进展缓慢时我们就感到沮丧。"(Polya 1973)"长时间拖延和经常失败的典型后果是使人心灰意冷。儿童遇到这种情况常以'我—不—想—再—玩—了'来表达他们的感受。游戏太难了。虽然奖励很诱人，但离他们太遥远了，以致不能形成强烈的驱动力。"(Jeffrey 1981)

主动性取决于活动的合适，以及治疗师引导患者的方式。通过引导患者，治疗师能使患者以预计的正常水平工作，而不管他的运动能力。她能保证患者成功完成活动，不重复他可能出现的失败体验。

一些医生感觉患者在完成活动期间轻视对他的引导，但经验表明不是所有的人都这样。患者是教授、医师、教师及农民，等等身份的人，他们从临床治疗中已经享受到这种体验并且表达了对他们身体状况的好处。事实上，如果患者知道手的随意运动、言语或他们独立步行的能力都可以通过这样的引导活动而改善的话，那么他们在康复的每个阶段都特别希望得到引导。

选择活动的其他思考

另外一些因素将影响治疗师选择合适的活动,以及如何最好地引导患者的决定。

患者的身材

比较理想的是,患者坐在桌子前的凳子上,如图 1.1a 所示,可以让治疗师从他的后面或两侧引导他的躯干和四肢。即使他坐在轮椅上,治疗师也能把他转移到凳子上,通过靠近患者,可以保证患者不失去平衡。如果患者的身材允许,治疗师可以直接坐在患者的后面,两腿在患者的腿外面引导患者的躯干和上肢。通常,治疗师在引导时需要站立,但也允许在活动时自由运动。如果患者太虚弱,以致不能安全地坐在凳子上或坐在轮椅上被引导,这时治疗师必须站立,因为需要调整治疗师对患者上肢的限制及靠背。

机械因素

治疗师还要考虑该活动需要什么物品和设备, 从纯治疗的观点看, 能否控制患者的操作。例如,如果患者的手屈肌痉挛,西葫芦或黄瓜远比香蕉更容易处理,如果患者不能主动运动,拾起一把刀将是困难的。切一个橙子并榨汁是一个理想的用手工解决的问题,但当患者的手因果汁而变得湿滑时,引导患者的手完成这个活动并不容易。如果一个多汁的水果被剥了皮或切成片,同样如此。

对于因疼痛而关节活动度受限的患者,治疗师应该选择患者拿起来不太重的物品,物品必须放在患者够得着又不引起疼痛的地方。

患者恢复的阶段

治疗早期伴有严重残疾的患者,治疗师尽量选择那些患者用手和身体能做的活动,不选那些需要用一物品操纵另一物品的活动(Davies 1994)。不要使用诸如刀子、叉子、螺丝刀或开瓶器这样的中间工具构成更高级的阶段,而是直接与物品本身接触,把茶杯放入茶碟中相对简单,因为使用者必须通过工具来"感觉"。Gibson(1966)解释:"当一个人用筷子触某物时,他是用筷子的一端来感觉,而不是用他的手来感觉。"这种能力从用刀叉吃饭到操作复杂的脑外科手术,被称为"筷子"现象(Affolter 和 Stricker 1980)或"棍子"现象(Dennet 1991)。

从知觉的观点看,放在桌子上物品的数量也在增加难度等级方面起重要作用,最简单的做法是两件表现问题和解决问题的物品,例如,一瓶矿泉水和一只玻璃杯放在患者面前的桌子上,预示着要打开瓶子,把矿泉水倒进杯子,然后喝水。

对于受疾病严重影响的患者,目标可能太遥远并且不好确定。治疗师开始必须把关键性物品靠着患者身体放在其手臂内,或放在轮椅桌上立即让患者抓握住。当患者取得一些进步时,可以增加一些实际不需要的物品,引导患者寻找并发现哪些是活动实际需要的物品。

做更复杂的活动时,需要的物品和工具还可以不全放在患者视野之内,患者必须移动并寻找它们。例如,患者在作业治疗厨房内做比萨饼,他需要擀面杖来压平面饼皮。他必须打开不同的橱柜和抽屉寻找它,寻找时治疗师给予引导。

场 所

把患者放在哪里进行引导将影响治疗师对活动的选择。例如,在健身房做火腿三明治显然不合适,那里应该是锻炼后再打开一瓶矿泉水喝上一口的地方。

当患者仍在重症监护病房时,找出一个合适的活动相当困难。他躺在床上,空间有限,他甚至不能吃饭及喝水。然而,最重要的是在急性期要对患者进行引导,即使他的意识还不大清楚,不然的话他就失去了任何有意义的刺激。他周围都是监视器和其他机器,他听到的全是它们弄出来的噪声以及护理他时常规操作发出的声音。他看到的只有天花板和墙壁,柔软的防褥疮床垫不可能提供他所处地方的可靠信息。尽管有这些限制,有想象力的治疗师总能找到可能的活动方式并能引导患者活动。例如,患者侧卧,治疗师引导患者用剃须后洗面液(图 1.2)。

■图 1.2a 治疗师移动患者的一只手拿起剃须后用的洗面液瓶子之前,首先引导患者的另一只手与身下床面稳定地接触。

■图 1.2b 把瓶子牢固地按在患者身体上,打开它并把洗面液倒在患者的手上。

■图 1.2c 治疗师引导患者的手到他的面部,把洗面液擦到面颊上。

治疗师可以引导重症监护阶段的患者做的活动还包括梳头、从盒子里拿出纸巾并擦鼻子、握住一罐护手霜并把护手霜涂在手上。可以帮助患者拿一个便携式收音机在身边,打开收音机并选择他喜欢的节目。

能用于引导活动的时间

现在受分配给每一位患者的时间限制,要在相对短暂的时间内完成全部活动,治疗师感到很大的压力。因此,当治疗师为患者选择一项活动时,需要考虑能花多少时间用于引导患者,并据此调整活动。重要的是引导患者要缓慢和耐心,以便患者能适应新的体位,理解他面临的问题,并且有足够的时间参与,跟上随后的运动。治疗师绝不能为了完成全部活动而催促患者往前赶。引导很少是非常慢的,虽然有时治疗师想象正以蜗牛步运动。相反,当回放她引导患者的录像时,治疗师常常发现她对患者的运动事实上是非常之快。另外,患者的反应也告诉了她速度对于患者是否正常。并不要求一项活动必须在一天内完成。如果治疗师感到时间不够用了,不应赶着完成任务,而应该刚好完成活动的一部分,并告诉患者将在下一次治疗中继续完成。

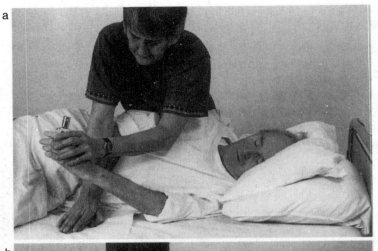

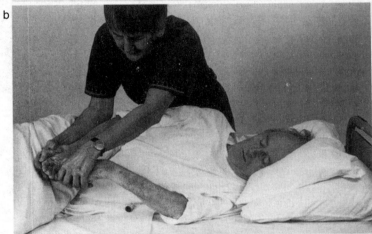

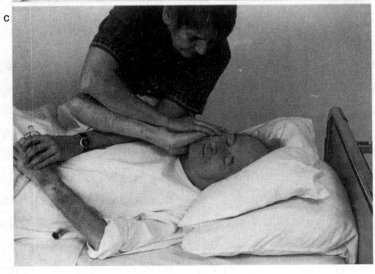

图 1.2a~c 在床上引导患者。a 拿起剃须后用的洗面液。b 倒一些洗面液在患者手掌中。c 把洗面液擦到脸上。

给予帮助时的引导

在帮助患者做他自己不能做的事情时,所有护理患者的人都可以遵循引导的原则。即使每次只引导患者一会儿,也会很有益处,因为一天当中,当有人能以治疗性方法帮助患者时,将自然产生许多这样的机会。因此,只要他们看到患者有困难,所有的护理者都应该知道如何引导患者,如何介入。引导者是否属于专业小组的人无关紧要;即使是慕尼黑大医院里的医疗主管,在其办公室会诊时引导患者也是理所当然的事!

下面的例子说明如何在医院或康复中心日常情况下应用这些原则。像经常发生的那样,一个患者推动他的轮椅碰到一个固定物体,不能继续前进。如果治疗师帮助他把轮椅推离障碍物,那样他就可以继续前进了,她替他做了他必须做的步骤,他只学到了当他的轮椅被卡住时,必须有人帮助他。所以当下次再发生这种情况时,他就喊人帮助,或等待有人来帮助他。同样,如果治疗师告诉患者每次该做什么,她实际上为患者做了筹划。在患者能完成活动之前,她的语言指导是下一步所需要的。

取而代之的应该是,当治疗师或护士发现患者处于那种情况时,应该抓住他的手并引导他把手放在轮椅的轮圈上,然后指导他用手推动轮圈来转移轮椅。这样,通过感觉和记忆,患者学到了必要的步骤。以后不论在什么地方,患者的轮椅被物体挡住,他都能自己解决。

不管患者面临的是什么活动,如床上翻身、早晨自己穿衣服或乘电梯到餐厅,引导是帮助患者的最佳方式。下面的例子表明如何在日常活动中自然地、治疗性地应用引导作为一种帮助患者的方式:

事例之一:洗脸和手

■图 1.3.a 洗面盆提供了一个稳定的平面, 治疗师引导患者的一只手与洗面盆牢固接触,引导患者另一只手打开水阀,然后试试水温。

■图 1.3.b 当洗面盆里的水要满了,在患者关闭水阀时,因为这只手臂不再接触下面的平面,治疗师就应该引导他的另一只手找到稳定的支持。

■图 1.3.c 用一只手与洗面盆牢固接触,当患者洗完脸时,引导患者取毛巾并把毛巾拿向自己。

■图 1.3.d 引导患者分别擦干双手。

■图 1.3.e 当患者洗完脸时,治疗师帮助患者把毛巾按在皮肤上吸干水分,而不是用毛巾前后擦。

事例之二:早餐吃酸乳酪

■图 1.4.a 使患者坐在桌前的凳子上,把酸乳酪、碗和勺摆在他面前。治疗师引导患者的右手臂放在桌子上保持稳定,然后引导患者用另一只手取酸乳酪,并且拉向自己。

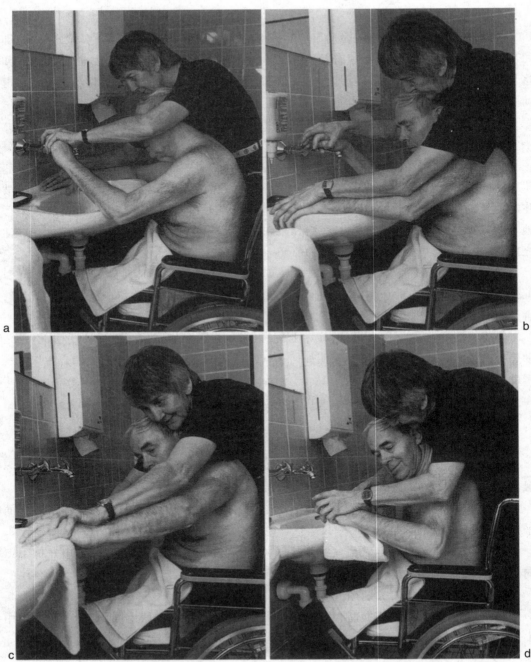

图1.3a~e 帮助患者洗手洗脸(右侧偏瘫)。a在盆内放水。b患者关水阀时一只手保持与盆的接触。c取毛巾。d擦干手。

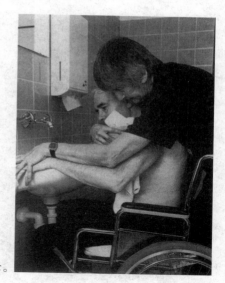

图 1.3e 擦干脸。

■图 1.4.b 把酸乳酪罐紧靠身体并与桌子保持接触,牢固抓住,引导患者打开盖子。

■图 1.4.c 用一只手保持与桌子的牢固接触,引导患者把酸乳酪倒入已经放在面前的碗内。

■图 1.4.d 引导患者用左侧手臂感觉桌面,同时握住罐子不动,用右手把盖子放回原处并向下压,两边轻轻活动一下,以检查是否完全盖严。

■图 1.5.a 引导患者用左臂接触桌面并保持碗的稳定,同时用右手持勺开始进食。

■图 1.5.b 再交换支持的臂,引导患者用左手持勺。

■图 1.5.c 引导患者用健手进食,患者开始在无帮助下操作,治疗师让他自己继续进食一会。

■图 1.5.d 当患者结束进食时,治疗师引导患者的左手臂放在桌子上保持稳定,右手用餐巾纸擦嘴。

事例之三:在站立或转移之前,拉紧轮椅的刹车,提起足踏板

■图 1.6.a 治疗师引导患者的右手牢固地放在轮椅的扶手上,保证稳定并能支撑住他的身体。然后患者用左手拉紧刹车。

■图 1.6.b 患者双手十指叉握在一起环抱膝,提起患足离开足踏板,把足放在地面上。

■图 1.6.c 治疗师引导患者的右臂压在轮椅的侧边,右手握住足踏板的直立支撑杆。然后患者向前弯腰,治疗师用另一只手引导他抬起足踏板。

引导站立位的患者

治疗师还可以在患者从椅子站立或在完成一个需站立位解决问题的活动时引导患者。然而,站立位时,治疗师还需要引导患者身体的其他部分,使患者能接触前面、后面或侧面的邻近支持面。一般来说,治疗师用与患者相同的身体部分带动患者与周围稳定的支持面接

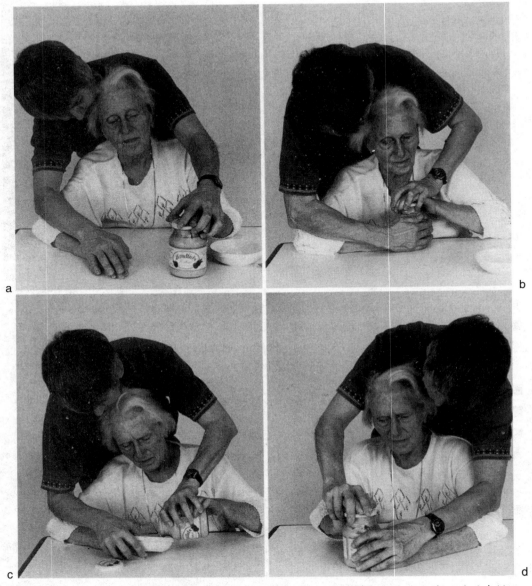

图 1.4a~d 早餐吃酸乳酪(右侧偏瘫)。a 取酸乳酪。b 固定好酸乳酪罐,然后打开瓶盖。c 向碗中倒入
一些酸乳酪。d 再盖上盖子。

触;即治疗师用膝移动患者的膝,患者的头靠在治疗师的头上,治疗师的身体通过患者的身
体感受靠在支持面上的压力。

下面的事例说明了站立位的引导原则,这里进行的是患者为他的来客准备咖啡时的引导。

患者站在厨房以便从橱柜中取出瓷器。治疗师已经把咖啡壶放在厨柜下面相应的台面
上。患者在靠墙角处从椅子上站起来,这样在他身体右侧就有一个固定的支持面。

■图 1.7.a 治疗师引导患者把一只手放在台面上，用膝抵压患者的膝向前与柜门接触，把患者的骨盆向右侧移，这样患者的髋和大腿就牢固地靠在厨柜上。治疗师引导患者取杯子和盘子等，并把所有需要的物品放到茶具推车上。

■图 1.7.b 引导患者换了衬衫，梳了头之后，推车走向他们要坐的桌子旁边，并对客人表示欢迎。

有趣的是，该患者以前尝试步行，即使在治疗师帮助下也不成功。他很紧张，四肢屈肌张

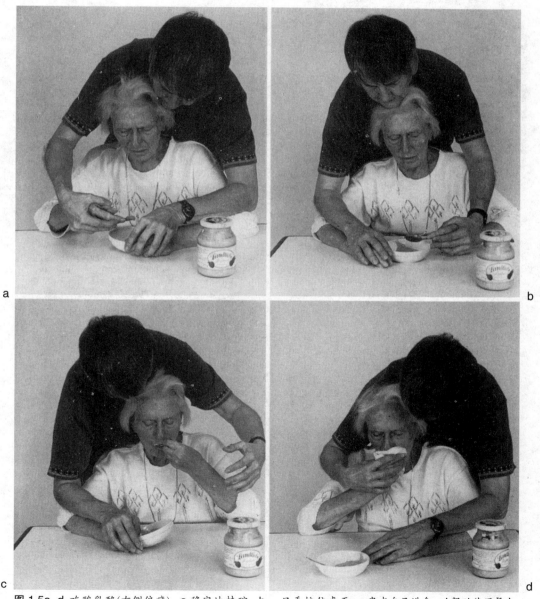

图 1.5a~d 吃酸乳酪(右侧偏瘫)。a 稳定地持碗。b 一只手按住桌面。c 患者自己进食。d 帮助其用餐巾纸擦嘴。

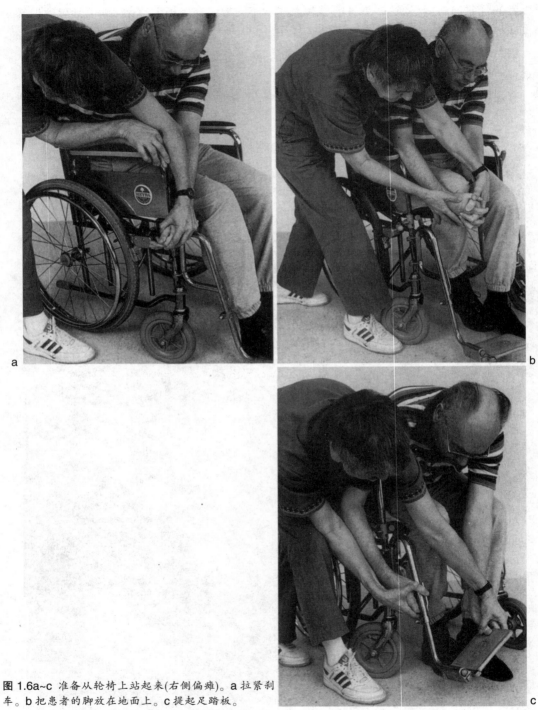

图 1.6a~c 准备从轮椅上站起来(右侧偏瘫)。a 拉紧刹车。b 把患者的脚放在地面上。c 提起足踏板。

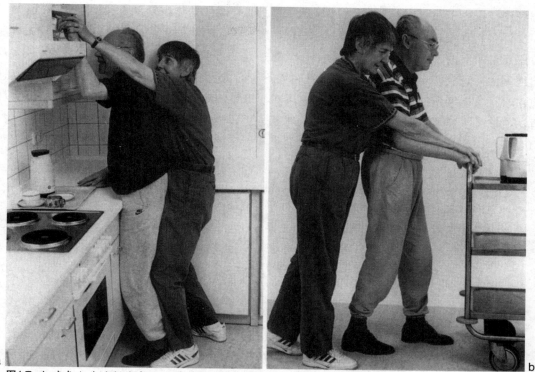

图1.7a、b 准备咖啡(右侧偏瘫)。**a**站起来从高橱柜中取杯子。**b**推茶具车走向桌子。

力明显增加。然而,通过在厨房引导站立,然后推车的活动之后,患者立即能自信地行走,也没有张力增加。

当患者离开墙、橱柜或其他支持物站立或走开时,以实体的感觉引导是不可能的。治疗师的身体是柔软的和移动的支持,这样不能提供完全的抵抗力。虽然治疗师不能在这种情况下引导患者,但治疗师可以在患者步行时用手以患者需要的方式促进正确的步态模式。例如,拿一只盘子到厨房或到洗脸盆边去刷牙。一旦患者到了桌边,把盘子放在上面或取放牙刷的杯子时,治疗师便可以开始再次引导。

思 考

伴有知觉问题的患者,其康复可能是长期而艰巨的,但提高日常生活的独立能力和质量只有经过时间和努力。

神经病学文献和康复文献过去经常有这样的记载,中风后所有的恢复将发生在前6个月内。许多实验和一些临床研究并不支持这种观点,6个月后停止恢复可能是自蹈预言的结果:临床医生在这个问题上的态度可能影响后果(Bach-y-Rita 1981)。

实验研究已经表明，功能恢复持续到形成固定损害之后 5 年以上。Bach-y-Rita 和其他作者已经报告了一些病例，直到患中风后 7 年仍有持续的功能恢复发生。

许多相对较轻的偏瘫患者，也患有一般临床检查常常不能发现的知觉障碍。即使不可能克服患者所有的困难，仍然必须继续治疗以保护他的自尊心。问题是由损伤引起的，患者绝不能因为未达到所希望的康复目标而受到责备。因为稳定的解决问题能力和决策能力是适应正常日常生活所必需的，行为矫正的方法并不等于偏瘫患者在康复中心以外的生活。这种方法仅训练了患者的习惯，而这种习惯患者无力更改或用于其他环境。对于工作人员来说，患者可能很容易管理，是"好的"，顺从的，但是在引进任何惩罚和奖励制度之前，都应该仔细和认真考虑 Jacobs(1988)的深刻建议：

计划和程序必须始终为患者着想，而不是为了计划的方便。必须始终考虑是不是患者的行为或者计划的程序需要修正。在许多情况下，康复程序中的模糊不清或存在的问题可能与患者的部分失常有关。在这种情况下，治疗必须把重点放在程序的修正上，而不是修正患者的行为以顺应不合格的程序。

这一章描述的学习原则应该牢记在脑中，目的在于在所有的活动中改善患者的感觉–运动能力，因为知觉和运动相互依赖。正如 Luria(1978)强调的："人类的随意运动和动作是复杂的功能系统，由相当复杂的、有机的大脑区域协作完成，每个区域负责一部分复杂的运动结构。由于这个原因，这些区域中的一个受损，由于锁定了功能系统的一部分，从整体上打乱了功能系统的正常组织并导致运动障碍的发生。"

分别治疗患者运动和知觉问题是不可能的。它们密切相关，没有知觉就没有运动，而没有运动和相互作用，就不可能去感觉。我们的手毕竟不仅是一个抓握器官(Zittlau 1996)。正如 Latash 和 Anson(1996)指出的那样，"大脑加上器官形成了我们身体的设计，包括产生随意运动的系统、柔韧性，而且不仅能改变外部状况，还能在一定程度上改变身体的内部"。

进一步帮助患者重新达到在日常生活中的独立，以及享受其闲暇时间将在下面的章节中描述。

第2章
正常运动程序和平衡反应

对偏瘫患者的治疗是一个教与学的过程。治疗师教,患者学。教的时候,重要的是施教者应该非常了解自己的治疗对象,在这种情况下,治疗师必须确切地知道应该发生什么样的运动和反应——这里是指正在教授的运动和反应,即人们正常状态下的运动和反应。应该记住,"动作特征由两种成分组成——精神成分和身体成分",这两者是紧密相关的,因为"动作中的身体运动是由我们的意志引起的"(Searle 1984)。一旦一个人决定把计划付诸行动,他必须有一个行动的意图,"随意动作的组织,从意图到完成,取决于个人要表达的随意行为的类型"(Roland1993)。说到不同的意向水平,Woodworth(1899)解释为"当我要开始步行时,不是我的意图以一定的方式运动我的腿,而是我的意志指向一定的地方",以及"我不能描述我的手臂和腿将要做什么运动,但我能说明我要完成的结果"。因此,如何完成运动,根据周围的环境和运动的人不同总是有很多变化。"假如需要启动或调整运动的话,一定是对一个紧急活动的运动调整(Bernstein 1996)。另外,不仅活动和环境改变身体运动的特征,解剖上的不同也起着重要作用。关于个人体格的影响,根据人们如何运动,Klein-Vogelbach(1990)解释道:"身体某些节段的长、宽、高和重心与假设的标准相偏离以可预知的方式改变一个人的运动行为,尤其当身体长轴偏离水平线之后。"

然而,除了一些个体差异和个别情况外,我们基本上都以相同的模式运动。这些模式开始发育于婴儿期并在成年期成为自动运动,以至于整天都在发生,而我们却没有意识到。早晨我们怎样下床,怎样站立起来,行走,坐下,喝一杯咖啡,甚至如何说话,所有这些都是通过一个特定运动模式实现的。我们已经学会了这些活动,一旦有人以不同的或奇怪的方式进行这些活动时,我们就会立即注意到。自动运动的背景是我们不必有意识地思考我们该如何去动——运动自发地产生。例如,写作时我们并不考虑怎样形成每个笔画,而只考虑写作的内容。我们对别人说话时也一样。走路时,我们无需考虑每条腿的动作,而能欣赏周围的环境或心思只放在目的地上,甚至可以一边走一边谈话(图2.1)。

如果考虑走路的动作,我们知道每个人的走路方式都相同,一只脚向前运动,然后是另一只脚;手臂摆动,身体直立。而很小的个体差异也能使我们从远距离辨认出某个人,甚至仅听到其脚步声就行。只要我们活动,这种个体差异就能被观察到,并且与以下的情况有关:

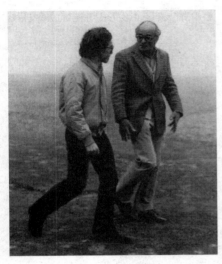

图 2.1 边走边谈。

·体型–高或矮,胖或瘦,腿长或腿短;

·从小时候开始通过模仿而养成的习惯;

·个性,对其不同程度的抑制或缺乏个性,当时所处的状况;

·经过特殊的运动、舞蹈或职业训练;

·有能导致运动困难的强直或疼痛。甚至小趾上的一个鸡眼也像颈或肩强直一样能明显改变一个人的步行模式。确实,正像在第 15 章中所描述的那样,神经系统张力的增加妨碍了正常的神经功能,结果改变了感觉–运动活动(Shacklock 1995)。

尽管存在这些差异,我们的正常运动模式还是如此相似,以至于当某人明显不同于其他人时,可据此做出诊断。成年人的运动技能是多种多样的,这里只选出了几种对治疗偏瘫患者非常重要的日常活动范例。正常人通常以省力的方式完成这些活动。如果一个患者不能以这种方式完成某种活动,治疗师必须找出为什么不能那样做。对"为什么"的回答将成为此后治疗的依据。治疗师将努力教患者能够重新正常地、省力地完成这些运动。为此,治疗师必须仔细分析运动的哪一步骤妨碍患者完成这种活动。只有通过仔细分析才能找到恰当的和正确的治疗方法。

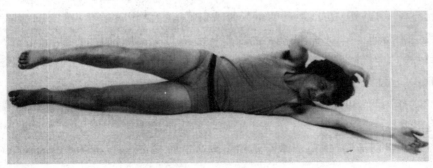

图 2.2 从仰卧翻身到俯卧。

日常运动的分析

这种分析并不很详细。对每种运动来说,重要的是决定如何观察,以判断一个人是否在正常运动。治疗师需观察这些活动在正常情况下是怎样完成的,以便正确地促进或引导患者,使患者通过感知而重新学习运动。

从仰卧翻身到俯卧(图 2.2)

开始翻身时,头从支持面上抬起,然后将脸转向要翻向的那一面。头部绝不能碰到支持面,从有些屈曲变成适当地伸展,以交替地保护面部和后脑。当运动完成后,头部又放松于支持面上。

手臂在外侧运动,不得妨碍翻身,在这个过程中手臂可能是以不同的方式运动的,或在头上或在身体的前面,但不得妨碍翻身或放在身体之下。有时手臂摆动以帮助翻身。正常情况下,不用手推动自己翻身,不用推身前或身后的支持面来帮助翻身,也不用手来防止向前或向后倾倒。

躯干的旋转使运动平稳协调。当向前翻身或从侧卧翻向仰卧时,身体并不是整个跌下去。虽然旋转有时几乎感觉不到,但运动的流畅取决于它。

腿的运动像迈一步一样,这一步的大小因人而异。当下面的腿转向外旋时,上面的腿向前运动,直到腿平放于支持面上。极少用后面的或下面的腿推动身体向前。在转到俯卧位之前,腿是伸直的,因为屈髋将妨碍翻过身去,只有翻身完成后,运动的腿才会放到支持面上。翻身活动是不费力的,有节奏的和平稳的,即使闭上眼睛,我们也能沿一直线翻身。

坐位,身体前倾手触地 (图 2.3)

坐着时,脚放在地上,不伴有主动蹬地运动,只有腿的重量被动地通过静止的双脚。如果身体前倾去触脚趾或拾起地上的东西,脚仍不用特意蹬地面或抬起足跟。再回到直立位时也是如此。身体前倾或回到开始的位置时,头部自然向前倾,而不是固定于伸直位。当然也可以保持不同的位置或放松地前倾而不妨碍整个运动。

从坐位到站立

从椅子上站起来,双腿开始负重时,双脚要水平放于地面上。通常两脚平行或一只脚稍有一点靠前,但在某些情况下可产生许多自然的变化。例如,如果一主妇从餐桌旁边快速站起来要到厨房取忘拿的东西时,她如果不把椅子向后推,就得把一条腿外展到侧面,站立时向那面转过身去。

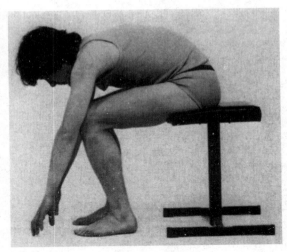

图 2.3 *坐位，前倾。足平放于地面上并保持不动。*

开始用腿负重时，要把脚充分后撤，使膝向前运动超过脚趾。屈髋带动躯干向前倾，直到头部几乎超过脚趾或超过一些。起立时，背和颈保持相对挺直，手臂反应性地前摆(图 2.4)。如果座位很低，或站立时动作很慢，手臂将主动向前伸直或向下推座位以帮助站立。

由于增加了踝的背屈，膝可以向前运动超过脚。两大腿与中线保持同样的角度，因为不管双髋在站立时是内收或外展，都保持同样的位置(图 2.5)。站立时，除非受家具的影响或转向侧面伸手取物品，否则躯干和四肢保持对称地运动。

从地面上站起 (图 2.6)

从地面上站立有很多方式，其中之一是通过半跪位。从半跪位将一只脚放在前面，膝向前运动超过脚趾，重心充分前移到头部超过前脚，背是直的，然后站立，手臂微向前。

上、下楼梯 (图 2.7, 2.8, 2.9)

上楼梯时，一只脚平放于上一阶楼梯上，膝向前运动超过脚趾，这条腿开始负重。重心前移，背部挺直，直至头和躯干超过前脚，然后把另一只脚提到前一台阶上。踝的主动跖屈不是必须的，但可根据情绪和运动速度做出选择。主动负重腿的膝关节没有完全伸直，而是保持轻度屈曲(图 2.8)。当台阶是平整的和规律的时候，不用看脚下的台阶，而是向前看要去的地方，或看前面的台阶。由于不必看台阶，所以可以携带东西(例如茶盘)上下楼梯，到另一楼层上。

下楼梯时，一只脚向前下方运动，在前脚要触及下一台阶时，通过抬起负重腿的后脚跟向前转移重心(图 2.9)。脚跟必须抬离上一台阶，否则可能没有充分的踝背屈活动度以便重心前移，这发生于另一只脚到达下一台阶之前。当下面的腿已经负重时，另一腿摆向前面，这个顺序多次重复。

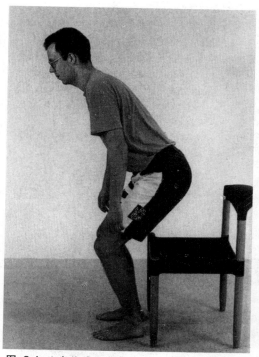

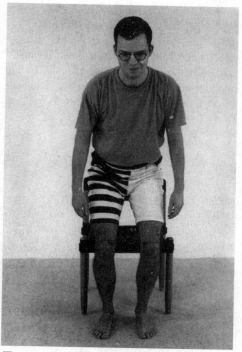

图 2.4 从坐位站立(侧面观) 头部带动躯干使重心向前超过脚。

图 2.5 从坐位站立(前面观) 身体重量平均分配于两腿之上,身体对称。

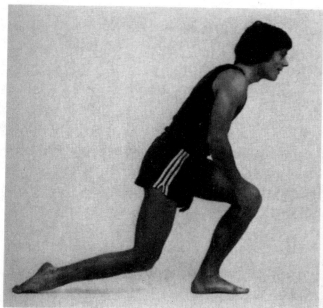

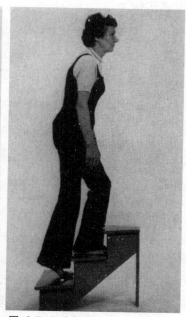

图 2.6　通过半跪位站立。前脚充分背屈使膝能向前运动。

图 2.7　上楼梯。

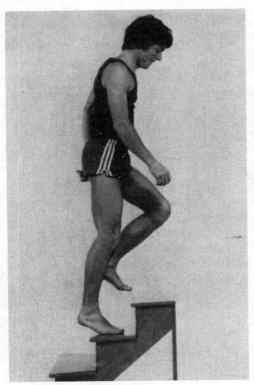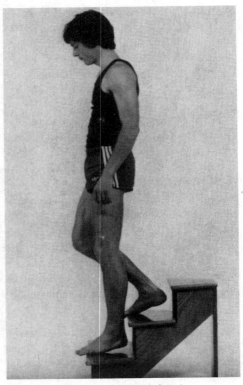

图 2.8 上楼梯,腿像骑车一样连续运动,膝不完   图 2.9 下楼梯。重心转移到前腿上。
全伸直。

步　行

许多作者已经充分地分析了步行。为了得到一个总的印象,必须充分考虑以下要点:

·步行是周期性的及无明显费力的活动。我们能容易地步行一个小时而不引起气短或疲劳。

·步行不依赖于头部的特殊位置,所以步行时我们可以随便向周围观望,甚至挥手向别人打招呼 (图 2.10)。

·骨盆以上的躯干保持挺直,胸部主动地稳定以便为腹肌提供固定点,通过腹肌稳定运动双腿的肌肉 (Davies 1990)。

·步行时,双髋不断向前运动,而不是向后或保持不动。当上一个台阶时,髋屈曲大约30°,保持在这个位置,直到足跟触到前面的地面。

·当一条腿在站立期负重时,膝从不完全伸直,而是保持活动以及准备启动下一个摆动期。在摆动期末,膝在整个步行过程中伸的幅度最大,以便带动足充分向前,达到足够的步幅。

·手臂交替前后摆动,这是由于骨盆和肩胛带之间的扭转,大概产生于第 8 胸椎水平之下。当一只脚向前迈时,对侧手臂向前摆。我们并不是有意识地摆动手臂;手臂的运动是由重

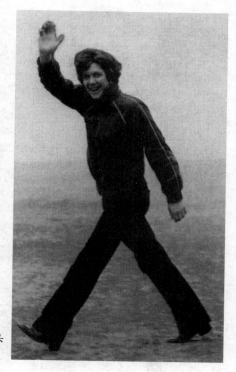

图 2.10 不管走得多快，头和手臂都可单独自由活动。

心转移产生的动力的结果。手臂的摆动完全依据步行的速度，据此而变化。事实上，如果速度减低到每分钟少于 70 步，双臂就不再摆动。

·步幅的长度及速度是相同的。平均步幅是 78cm，大部分人每分钟迈步在 108 到 120 步之间(Basmajian 1979；Klein-Vogelbach 1995)。每个人都有自己的步行节奏。脚触地时产生的声音也相同。

·重要的是注意前脚跟着地和后脚大踇趾离地(图 2.11)，这一瞬间双脚都接触地面。我们并不主动从髋部抬腿向前迈步，向前摆动是因为支撑的脚主动跖屈离开地面，这产生了最重要的推动力(Winter 1988)。在前脚跟接触地面之前，重心向前转移。这好像要失去平衡，而只有通过脚及时触地才能保持平衡。脚在地面上的位置因人不同而有轻微差异，但重要的是在正常情况下，双脚到中线的角度是相同的(图 2.12)。

·双脚间距或步宽，小于两髋之间的距离。在 Murray 等(1964)做的研究中发现，平均步宽是 0.8cm，而 Klein-Vogelbach(1995)所述两脚间距恰好允许一只脚迈过另一只脚而不受阻碍。如果两脚间距太大，将需要过度地、费力地把重心向支撑腿上侧移(Saunders 等 1953)。

参与步行的运动是自动的，现代研究表明，中枢模式发生器(central pattern generators CPGs)在它们的产生中起了一定的作用，但仅仅是那些基本的、节律性的运动。虽然中枢模式发生器能产生刻板的运动模式，但来自高级中枢的控制和来自肢体的感觉反馈却是步行的基础，保证步行的准确和变化，并适应活动的完成或经常变化的环境。"从大脑皮质、小脑和

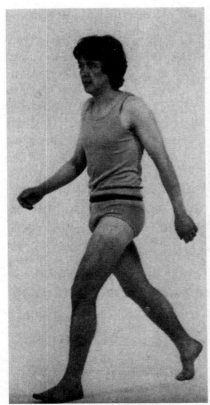

图 2.11

图 2.12

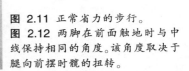

图 2.11 正常省力的步行。
图 2.12 两脚在前面触地时与中线保持相同的角度。该角度取决于腿向前摆时髋的扭转。

脑干发出的最复杂的控制，通过对当时环境的预先调整，启动并保持了最佳的活动模式"(Brooks 1986)。没有这样的控制,脊髓模式的刺激通路只能产生被称作"充其量不过是糟糕的、滑稽可笑的步行"(Shumway-Cook 及 Woollacott 1995)。当然,这种来自高级中枢的复杂控制是步行时保持平衡所必需的,这也可能是如果不用计算机控制机器人,其两腿走路为什么那么困难的原因(Raibert 和 Sutherland 1983)。步行比仅以一定的方式移动腿要复杂得多,"事实上问题如此复杂,以致肌肉研究方面的专家现在仍在争论肌肉如何收缩,我们如何成功地控制迈步这样的细节上"(Morris 1987)。

平衡,直立反应和平衡反应

我们要完成的每个活动都要求对抗重力,身体必须相应地调整以保持平衡。这种调整是预程序的,因为在将要进行一项技巧性的活动或任务之前,或可能出现平衡的动摇或干扰之前,姿势肌预先被激活。姿势控制不仅涉及对身体空间稳定性的控制,即控制重心在基础支持面内,还包括保持身体节段之间的和身体与环境之间的适当关系(Shumway-Cook 和 Woollacott 1995)。最初,K.Bobath (1980)描述这种能力为"正常的姿势反射机理"。而现在,因为已经确定的机理事实上不是反射机理,所以取而代之的术语是"正常的姿势控制机理"。正如 Bobath 较早描述的那样,它取决于:

·正常的肌张力,足够高的肌张力能支撑自身并完成抗重力运动,但不能太高以致妨碍正常的运动。

·交互支配或交互抑制,这能使我们在固定身体某一部分的同时选择性地运动另一部分。

·我们都是一样的运动模式。

正常姿势控制机理以成人大脑未受损为前提,是所有技巧性运动的基础。"姿势是由多种输入和输出维持的。它反映了进化所赋予的调整身体重心方向,以及身体各部分之间相互关系的能力"(Brooks 1986)。在直立姿势,尤其是站立时,我们需要高度发达的平衡反应,它既可调节又可预知。平衡反应使保持坐、站、步行的平衡成为可能。由于上肢从其原始的支撑功能解放出来,所以上肢变成技巧性活动的工具(Fiorentino 1981)。这些反应是自主性的,尽管我们能随意地控制或修正它来做功能活动。平衡反应的范围从微不可见的张力变化到粗大的躯干和四肢运动。我们认为姿势是停止的运动,如果我们在任何运动的任何阶段停止并保持采取的姿势,很明显,姿势的组合和可能性是无限的。

在日常生活中,我们必须在要求平衡的不同状态下对重力作出反应。

·我们去完成一项活动,支撑面保持稳定和水平。例如,当坐在椅子上时伸手取一个需要的东西,或站立时穿鞋或闪到一边躲避什么东西。不管多么微小的运动,都有身体的其他部分张力和姿势的调整。我们知道当治疗 C5 水平以上脊髓完全损伤的病人时更需要这种调整。通过治疗师的帮助,找到一种体位以达到不用支撑地坐起来是可能的,但是即使是转一下头看什么东西也可能引起病人倾倒,因为不能产生必要的调整。

·支持面在运动,我们通过反应保持平衡,如坐在开动的汽车里或站在拥挤的火车里。

·我们运动在一个稳定的但不平的支持面上,身体做出适当的反应,如在草地上行走、爬楼梯或在崎岖不平的小道上行走。

以下平衡及平衡反应的例子需要仔细研究,因为平衡和平衡反应的再教育是治疗偏瘫的重要部分。

躺在向一侧倾斜的平面上

虽然躺卧时很少要求平衡,但有趣的是婴儿期这种体位产生的反应模式同样也发生于坐位和站位,尽管有些变化。当一个正常人仰卧在向一侧倾斜的平衡板上时,可以观察到该反应(图 2.13)。

·颈侧屈向平面跷起的一侧,即抗重力牵拉的一侧。

·躯干几乎同时侧屈,凹向平面的上部。

·上面的臂和腿外展,伸直。

如果该板进一步倾斜,躯干将发生扭转,低处的臂向前横过身体。低处的腿向前,最后人完全翻到俯卧位。

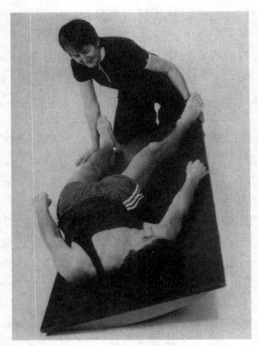

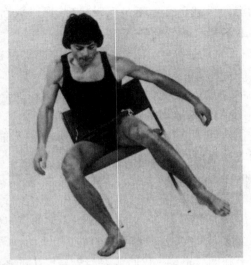

图 2.14 坐位支持面倾斜时的平衡反应。

◁图 2.13 仰卧位平衡板倾斜至一侧时的平衡反应。

坐在向一侧倾斜的平面上

如果椅子倒向一侧时,将发生和躺卧时一样的运动顺序(图 2.14)。当椅子向右倾斜时,头向左屈,这样使眼睛保持水平向前。当体重转移到右臀部时,右侧的躯干被拉长。手臂伸直外展。右腿从髋部外旋。左腿外展,一定程度地前伸离地。

如果椅子进一步倾斜,在躯干扭转的同时,右肩右臂向前横过身体,或右腿外展迅速向侧面保护性地迈一步。

坐位,被别人拉向侧方

如果支持面保持稳定但重心改变也可使身体侧向运动。其反应顺序和支持面移动很相像(图 2.15)。然而,肩保持一个水平,因为负重侧的腹肌的刹车动作起到了防止该侧躯干拉长的作用。腹肌收缩必须使对侧肌肉充分固定,这样既支持身体的重量,也提起腿抗重力。下边的腿从髋部外旋以使重心转移,调整重力线。上面的腿不负重,通过逐渐从支持面上抬起来外展,膝相对伸直,以平衡体重。上面一侧的手臂外展并通过伸肘而伸长。整个侧向运动,肩胛带和髋保持相互平行,既不向后也不向一侧旋转。事实上,在最后失去平衡之前,当下面一侧向前旋转时,躯干没有旋转。同时,上面的脚背屈内翻。

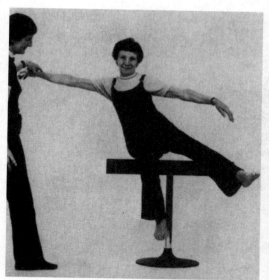 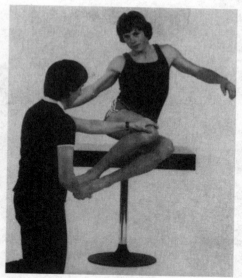

图 2.15 坐位支持面稳定时的平衡反应。　　　　图 2.16 腿不参与时,头和躯干的反应增强。

双腿屈曲坐位转向一侧

　　头、躯干和臂的反应模式与前相同,但动作更大,要求更高的能动性,因为腿不能再伸直和外展以平衡体重。躯干扭转发生得更早(图 2.16)。

坐位,伸手抓握一个物体

　　为完成一个活动,像伸手接过一本书那样的活动,将发生同样的反应,但必须做些调整(图 2.17)。头直立反应被抑制,以便转过头去看着书。躯干侧屈和拉长与其他活动正相反,因为躯干是扭转的。臂不能做外展和伸直反应,因为手要抓住书。

站立,向后倾倒

　　小的足内在肌协同调整最先发生微小的体位变化。当重心进一步向后移时,脚和脚趾迅速背屈,通过轻度屈髋使躯干向前。在脊柱屈曲、头前伸的同时,伸直的手臂从肩部向前伸,所有的动作都产生平衡力(图 2.18)。

站立,向前倾倒

　　脚趾屈曲,足有力地推压地面,当重心不断前移时,足跟抬起。迅速伸髋,随后是伸脊柱,

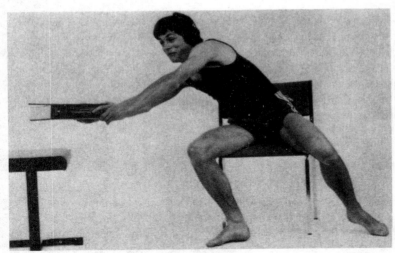

图 2.17 平衡反应的调整,以便完成功能活动。

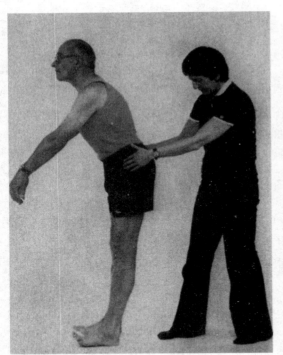

图 2.18 站立,向后倾斜。

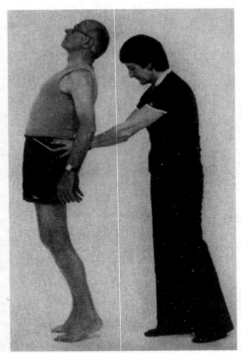

图 2.19 站立,被推向前。

臂向后伸直(图 2.19)。头也明显后伸。在正常情况下,只有最初的反应发生,因为此后迅速迈一步或几步来保持平衡对我们来说更容易。只在某些情况下不能迅速向前或向后迈一步时才出现整个反应过程。例如,冬天穿很多衣服站在游泳池的边上,或在道边突然停步以躲避驶来的汽车,或一小孩、小动物正好出现在身后。

站立,向侧方倾倒

这个反应非常类似于仰卧时支持面倾斜时的反应。整个负重腿这一侧被拉长,大转子为侧面最突出点。当重心向侧面移动时,支撑的脚内翻直至仅有侧面与地面接触(图 2.20)。趾用力地屈曲。头部伸直与肩胛带保持正常关系。对侧缩短,伴这一侧的腿外展。伸直的双臂运动成外展。

站在倾斜的平面上,如平衡板上

站在平衡板上向一侧倾斜的反应和仰卧在平衡板上发生的反应相似(图 2.21)。大转子向平衡板低侧运动,这一侧的躯干被拉长。头部伸直。脚保持与板的接触,木板翘起一侧的膝有些屈曲。臂从肩部外展,伸肘。

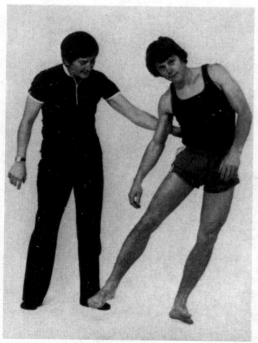

图 2.20 站立,向侧面倾斜。只有足侧缘与地面接触。头部在垂直线一侧伸直。

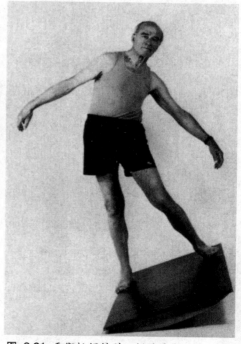

图 2.21 平衡板倾斜到一侧的平衡。

自动迈步以保持平衡或重获平衡

　　正常情况下,保持或获得平衡最迅速而有效的反应是向必要的方向上迅速迈一步:向前,向侧面,或向后。如果仍未平衡,则反复迈步,像我们为防止跌倒常做的那样,两脚连续快速迈步。向前迈步时,手臂伸向前,好像要摔倒而保护面部那样(图 2.22a、b)。

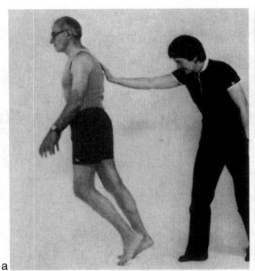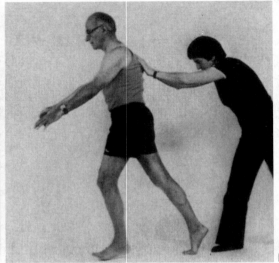

图 2.22 a、b 迈步保持平衡。a 向前倒。b 向前保护性迈步。

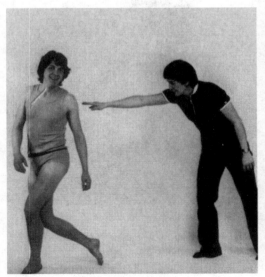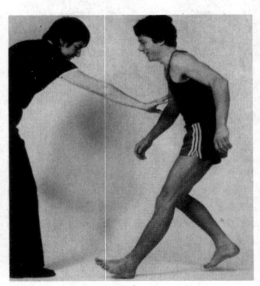

图 2.23 向侧面保护性迈步。　　　图 2.24 向后保护性迈步。

向侧面迈步时,一只脚从另一只脚的前面或后面横过(图 2.23)。当向后面迅速迈步以获得平衡时,躯干和头从髋部起向前运动(图 2.24)。

引导迈步

当有人挡在路上,我们必须迅速向必要的方向迈步以避免与他们发生碰撞。这种能力使我们能在拥挤的街上或超市中行走,当需要避开某物或某人时不会失去平衡。如果有人持我们的手或从肩上引导,我们可以无障碍地跟随,有节奏地按引导者的方式转向和迈步。按别人引导的方向自动跟随迈步显示我们完全不用思考迈步,这也是正常姿势控制机理的一部分。

靠一条腿平衡

当我们用一条腿站立时,支持足柔韧地、协调地活动,调节重心的改变(图 2.25a)。当重心向一个方向进一步转移时,我们以该足为轴运动,足跟快速地活动,交替地通过足跟和前掌负重(图 2.25b)。如果重心进一步转移,通过以足为轴的运动更快,我们希望用那条腿在需要的方向上获得平衡(图 2.25c)。

手臂的保护性伸展

如果所有的反应都无法保持平衡而跌倒,伸出的手起保护作用,即避免头和面部碰地,或碰到前面的固定物体(图 2.26a)。这种保护性反应可以发生于任何跌倒的方向上,并易引起很多 Colles 骨折,尤其是老年人。当一个运动的物体快速接近我们时,也能看到同样的保护性反应。例如,某物被扔向我们或落向我们,或当我们接近一个门时,它却突然关上了(图 2.26b)。

以活动为导向的手臂运动

科学家、治疗师及工程师研究像抓握这样简单的活动已经有上百年了,他们试图要弄懂、治疗或复制人类功能复杂的手。结果,出版了许多手的解剖和功能的书,对我们完成技巧性活动的能力有影响的只有两本 500 页的书,那就是 MacKenzie 的《手的抓握》(The Grasping Hand)(1994),以及由 Tubiana 编辑的内容全面但书名简单的《手》(The Hand)(1981)。

在治疗期间,当研究与改善上肢活动和功能有关的手臂正常运动时,尤其要考虑一些有益的特点:

·躯干主动保持稳定是手臂进行功能性活动的前提,以保证完成活动时保持在适当姿势的平衡。

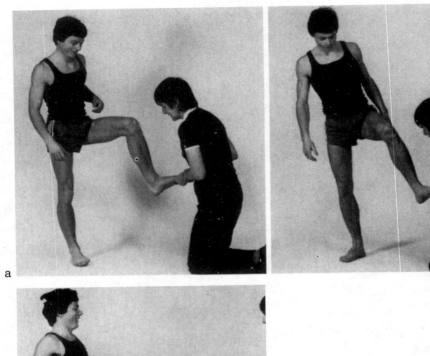

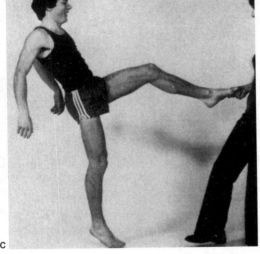

图 2.25a~c 一条腿的平衡顺序。 a 足部小的
协调运动。b 在地板上转。c 最后的单腿跳。

·肩胛骨、肩及肘的灵活性及选择性控制,是完成活动时带动手到正确位置并保持在这个位置必要长时间的基础。

·臂的运动由手引导,运动是以活动为导向的。实验结果"支持中枢神经系统根据终端神经控制运动的观念"(Shumway-Cook 和 Woollacott 1995)。Morasso(1981)和 Abend 及其共同作者(1982)的研究结果提示"臂运动轨迹的形成与手的运动,而不是与关节的运动有关"。"更高级的命令因素,如动作的目标、内容(还可能有结果的知识)好像不仅能影响持续时间和速度,还影响运动的内在结构"(Jeannerod 1990)。

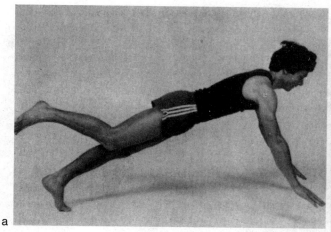
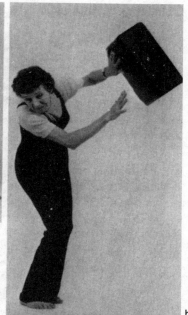

图 2.26 a、b 手臂的保护性伸展。a 跌倒时。b 当某物接近而出现危险时。

·"运动程序"这个术语常用于描述手臂的功能运动顺序,但"运动程序这个术语可以用习得的运动常规或运动顺序记忆取代"(Roland 1993)。Roland 解释"一旦运动程序被释放,相关的结构将一起工作,以组织大脑运动区去执行运动程序"。"所以运动技能是程序化运动的最佳应用"(Brooks 1986)。因为执行需要时间, 这样的运动不允许感觉反馈控制及修正,像 Morasso 简明地描述(个人交流)它突然发生"更像焰火爆炸"。

·同样适用于视觉控制,人们发现,不管是伸出(传输阶段)或是抓握(操作阶段)对二者几乎都无影响(Jeannerod 1990)。取而代之,视觉反馈的主要作用似乎是取得末端的精确。像常说的那样,用视觉替代运动觉反馈也是不可能的,因为"我们从不注视我们的手指……而只注意我们要达到的结果。因此,在运动手指的视感觉和建立肌肉协同动作的神经冲动之间没有联系"(Woodworth 1899)。

·当手抓握物体时,手采取的形状是预知的,形成于手臂伸出的活动中,手指张开的程度恰好是需要的,既不过大,也不过小(图 2.27a)。最大的抓握尺寸与物体的大小成比例(Jeannreod 1990)。而且,根据活动调整伸手与抓握。伸出的运动根据目标和活动的限制而变化,而运送阶段的调整是上肢功能有效的先决条件。"预知活动是以关于活动本身及要做的运动的先前知识为基础的"(Shumway–Cook 和 Woollacott 1995)。用于提起、移动或抵抗物体的力量根据我们感知物体的重量而定。"当我们估计需要用多大力量完成这个活动时,我们应用了

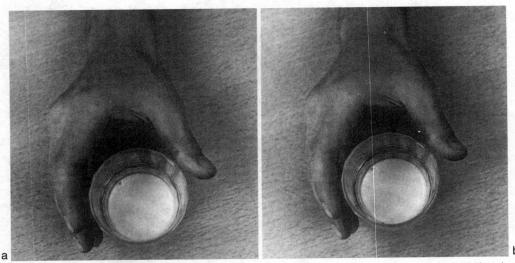

图 2.27 a、b 抓握杯子和松手。a 抓握。手指打开的程度刚好。b 松手,手指不用伸直,只是稍微离开杯子表面。

以前的经验作为答案,因为我们的感知植根于过去"(Brooks 1986)。Brooks 继续解释道,直到适应现实环境的外围反馈调整了程序,中枢才决定如何运动。

·有趣的是,几乎没有关于手释放一个物体或持某物后松手的研究。由于缺乏这方面的信息,许多人想象手指伸得比它们实际做的要大。事实上手指离开物体表面只有几毫米距离,在伸肌做很小的主动运动时,屈肌有控制的放松活动发挥着重要的作用。在活动进行时,手的抓握与手松开物体的形状和活动之间的区别是,没有以前的知识就无法感知(图 2.27b)。手甚至能做更复杂的协调动作,在握住物体的同时手指稍微松开一些,以调整物体在手中的位置,以便用它做功能性活动。我们在日常生活中反复用手和手指进行技巧性运动,例如我们拿起并使用刀、叉、圆珠笔或指甲刀。由高级计算机控制的机器人清楚地说明了这种操作的复杂性,机器人不仅能按照指令演奏管风琴,甚至能用其电子眼阅读其正在演奏的乐谱片段。然而,仅仅一小段是可能的,因为智能机器手还不能翻乐谱,这个动作既需要手指放松又需要握住,并且需要适当的手指的运动位置(von Randow 1991)。作者强调在适当的抓握和技巧性活动中,手的感觉都很重要,如让某物滑过手指。

·手指屈曲的同时屈腕握住或操纵物体的能力是我们日常生活中完成许多活动的前题。有一个常见的误解,为了准确抓握和技巧性的手功能,当手指屈曲时,腕必须保持背伸,因此,许多治疗师在患者抓握或把持活动中极力避免腕的屈曲。如果一个患者只能用一定程度的伸腕来抓握物体,其上肢功能性的恢复将受到限制。即使通过主动伸腕使腕始终保持于中

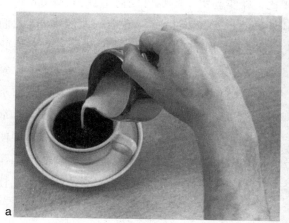
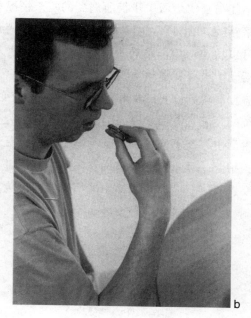

图 2.28 a、b 腕屈曲时握住或操纵一物体。a 往杯子里倒牛奶。b 吃饼干。

立位,某些活动还是困难或难以完成的。仔细观察我们在日常生活中如何使用双手便可以发现,许多活动的完成,腕需要伸也需要屈,不管是拾起一个物体还是以适当的方式移动它。当我们拾起一支笔、一把刀,甚至一本书时,腕屈曲以带动手指到抓握位置。扭干湿抹布,用毛巾擦干腋窝或把牙膏挤到牙刷上,在这些活动中手指屈曲同时腕也屈曲,像把牛奶倒进茶杯或吃饼干所做的那样(图 2.28a,b)。在许多穿衣和脱衣的程序中,一开始就有腕的屈曲,例如脱一件套头衫或套在头上把它拉下来,及用手调整肩缝的位置时。

思 考

正常的运动是柔顺、协调的,总是以动作或活动所需的最小力量完成。如果观察到过度用力做一个活动,则表明是神经肌肉有问题,或正在学习一个运动的技巧的结果。节奏流畅自然的正常运动,也可能受到疼痛、强直或身体的一部分或几部分失去灵活性的干扰。在确定妨碍正常运动特征的基本原因之前,必须认真分析。

完好的平衡和保护反应使我们能够从事日常生活而不用总担心跌倒。头部的自动伸直反应是维持平衡的关键。Wyke (1985) 强调成人颈椎骨突关节感受器在保持平衡中的重要作用。他报告一例患者没有神经障碍,但戴颈托治疗颈椎问题,因此颈部的本体感觉受到限制,病人跌倒的危险增加。颈椎制动影响平衡在治疗偏瘫患者时尤其明显,这是因为颈部的肌肉张力过高或过度活动,如果不使之充分松动的话将发展成颈部僵硬。一个似乎与 Wyke 的结果相矛盾的研究表明,戴颈托不影响步行时的平衡(Burl 等 1992),但试验条件无论如何不能与真实生活中步行所遇到的复杂情况相比。在实验室步行没有任何干扰,只有 6m 长的平路,而我们日常生活中步行的路,经常遭到外界的干扰,两者之间存在着很大的不同。我们可以快速向后向前转身,躲避物体或其他人,通过不平坦的路面,并且要把注意力放在手的活动上或寻找道路上。这种环境下的平衡需要预感和适应,伴自动发生的必需反应。"适应姿势控制包括修正感觉和运动系统,以响应变化的活动和环境需求。控制姿势的感觉和运动系统的预感觉方面是以先前的经验和学习为基础的"(Shumway-Cook 和 Woollacott 1995)。日常生活中存在不同的状况及不断变化的情况,每个活动均依赖于充分的平衡和平衡反应。即使是抬起一只手臂也要求调整身体的其他部分。虽然平衡反应是自动的,但只要功能活动需要,仍可调整、改变或抑制平衡反应。因为每一个及所有的平衡反应都可随意地被抑制或控制,在成年人,它们是反应而不是反射。

第 *3* 章
偏瘫的异常运动模式

　　所有在第 2 章里描述的平衡反应及平稳而协调的运动程序都依赖于正常的姿势张力和感觉。正常张力、感觉和运动的前提是在许多姿势和活动中有完好的神经冲动传导,这需要神经系统本身有相当大的活动性。神经系统活动性的丧失不可避免地改变肌张力和运动模式,如在第 15 章中所述。"当一个人失去神经系统的正常机制时,出现某些动态的和静态的姿势模式,使患者能更好地应付神经运动的丧失"(Butler 1991)。有趣的是,Butler 以一个异常的或"止痛的"(antalgic)神经系统姿势作为一个例子说明,这虽然被矫形患者所接受,却揭示了许多与偏瘫有关的异常姿势。主动运动的产生是由于肌肉收缩的结果,但不要忘记:"只有神经有效地支配肌肉,它才能收缩!"(Rolf 1997)。因此,一个健康的、灵活的神经系统是完成正常运动不可缺少的。技巧性活动所必需的协调运动和姿势变化也同样依赖于有选择地运动那些需要活动的身体部分,同时抑制其他部分的活动。根据 Bach-y-Rita 和 Balliet (1987)的说法,"抑制比我们通常了解的要重要更多,在教学中过多地强调兴奋作用,却忽视了抑制作用"。实际上,抑制过度活动是中枢神经系统最重要的作用之一,所以脑干和脊髓中抑制传导路比兴奋传导路要多。可以说每种技巧性活动都被"抑制围墙"(Kottke 1978)所包围。当学习新技巧时,通过抑制适当地减少过度活动,操作者变得更富技巧性。

　　学习驾驶汽车清楚地说明了这个过程,当初学者变得更熟练时,增加了对过度活动的抑制。开始时,手像钳子一样紧握方向盘,换挡需要很大的劲头和注意力。放在油门、离合器和刹车踏板上的脚动作生硬,过猛,致使车的运动一阵一阵地动荡不定。其后,司机通过抑制过度活动,以适当的力量控制这些操纵装置,能平稳地换挡和踩油门,轻松地把握方向盘。

　　正常运动是省力的,绝不会用比作业活动需要的力气更多,运动是平稳的、流畅的及协调的。如果神经系统受损,由于神经控制的丧失,可见运动非常费力、生硬或刻板。

残存的原始粗大共同运动

　　正常肌肉的选择性活动是在本体感觉反馈引导下,皮质运动控制中枢的一个功能(Perry 1969)。儿童生来运动控制很不完善,伴有很多过度活动。当他们发育成熟时,过度活动消失,成人则不存在过度活动(Basmajian 1981)。反射模式是运动的基础。这些反射模式的重复教会了儿童如何运动。然而，直到儿童学会如何在这些反射模式中抑制不需要的运动成分，并且兴奋需要的运动成分，儿童的运动才变成有效的运动(Kottke 1980)。

"出生时，身体处在中枢神经系统中的低级中枢控制之下，低级中枢一般产生不随意的反射运动和姿势。""最初，姿势反射主要涉及张力的改变与分布，这些都影响姿势和运动，是身体自主的、无意识的反应。""伴随着低级中枢的成熟与整合，促进了高级中枢的发育，通过来自高级中枢的抑制控制，粗大运动被整合，成为有目的的运动，这些都依赖于成熟的中枢神经系统中更高级的控制。"(Fiorentino 1981)

姿势反射虽然是原始的，但仍能在正常人身上观察到，尽管它已被高级中枢的活动所矫正和改变(B.Bobath 1971)。中枢神经系统损伤之后，它们以夸大的形式再次出现。"由于高级或中级中枢的损伤解除了对未受损的低级中枢的控制而导致异常活动，并不是损伤中枢本身产生新的异常活动。"(Kottke 1980)

当一个偏瘫病人能活动其四肢时，他以刻板的方式活动，完全是原始粗大的共同运动，Perry(1969)描述为原始的模式反应。这些共同运动不应与B.bobath于1990年描述的痉挛反应模式相混淆。婴儿以原始粗大的共同运动模式运动，但绝无痉挛。某些偏瘫病人可能没有过高的张力，治疗师活动其肢体时可能感觉不到阻力，患者仍不能完成一定的选择性运动或分离运动。

Perry 为区别二者，描述痉挛为"对感觉刺激的无意识反应"。他描述原始模式反应为"一个有意的动作，来源于当偏瘫患者希望完成一个活动时。这些共同运动是刻板的，因为肌肉对每种活动都以固定的运动模式和相同的反应强度活动，而不是根据需要参与"。自然，两者有相当大的重叠范围，二者都不会以单独的症状出现。因此，可以说每个有原始粗大的共同运动的患者也有异常张力，每个因中枢神经系统损伤而有异常张力的患者，其运动将无完全的选择性。共同运动可能不会像 Brunnstrom(1970)以前描述的那样有典型表现，由于有诸如变化的肌张力、无力或丧失对肩胛骨的控制这样的因素，而可能有某种程度的不同。当相对高级的运动控制存在于肢体时，常只能观察到全共同运动模式的影响(见图 3.13)。

与偏瘫相关的共同运动

上　肢

屈肌共同运动 (图 3.1 和图 3.2)

屈肌共同运动可见于患者抬起手臂，抬起后保持手臂悬空，伸手取物或抬手到口边时。

肩胛骨：　　　上提，后缩。

肩：　　　　　外展，外旋(内旋)。

肘：　　　　　屈。

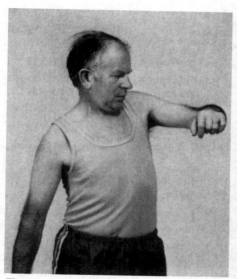 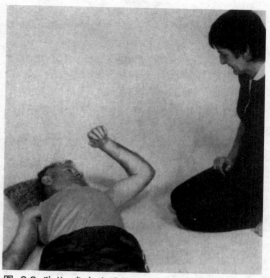

图 3.1 上肢屈肌共同运动。患者正尝试抬起其伸展的上肢。由于肩外展 (屈肌成分)，肘也屈曲,而不是伸。在这种情况下前臂主要是以全屈运动旋前(左侧偏瘫)。

图 3.2 卧位,患者试图触摸头部。屈肘的动作引起屈肌共同运动伴肩胛后缩及臂外展。此例肩外旋。

前臂：　　　旋后 (旋前)。

腕：　　　　屈。

指：　　　　屈,内收。

拇指：　　　屈,内收。

因张力过高,屈肌共同运动常伴有肩内旋及前臂旋前。

伸肌共同运动(图 3.3 和图 3.4)

肩胛骨：　　前伸,下压。

肩：　　　　内旋,内收。

肘：　　　　伸,伴旋前。

腕：　　　　微伸。

指：　　　　屈,内收。

拇指：　　　屈,内收。

因张力过高,腕常见屈曲。

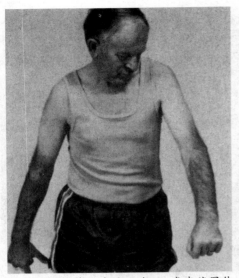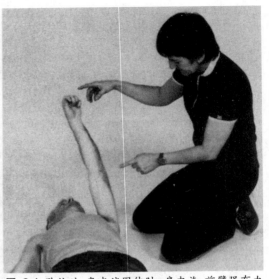

图 3.3 上肢伸肌共同运动——患者试图伸直其肘关节 (左侧偏瘫)。

图 3.4 卧位时，患者试图伸肘。肩内旋，前臂强有力地旋前(左侧偏瘫)。

下　肢

屈肌共同运动

骨盆：　　上提，后缩。

髋：　　　外展，外旋。

膝：　　　屈。

踝：　　　背屈于内翻(supination)。

趾：　　　伸。

因张力过高，趾常屈曲。踇趾可能伸。

伸肌共同运动

髋：　　　伸，内旋并内收。

膝：　　　伸。

踝：　　　跖屈伴内翻(inversion)。

趾：　　　跖屈，内收。

踇趾可能伸。

"技巧活动需要运动模式的不同变化及许多组合,这依赖于肌肉或肌群发挥许多模式的部分作用,而不仅仅发挥一两种模式的作用"(B.Bobath 1978)。"中枢神经系统的损伤,如中风,使包含复杂模式并对粗大运动模式有抑制作用的高级中枢失去控制力,或只有部分控制力,致使中级和低级中枢的刻板模式表现出来"(Cailliet 1980)。重要的是在治疗中,不鼓励以粗大的共同运动模式运动;取而代之的是,患者学习选择性地运动躯干和四肢,否则他将不能运用恢复的运动功能进行功能性活动。

异常的肌张力

肌张力可以描述为被动活动身体一部分时的抵抗感,即拉长或牵拉肌肉时,肌肉向相反方向运动。

·正常肌张力可以感觉到有适当的阻力感,但允许运动平稳地、不间断地进行。对侧肌或拮抗肌立即适应新的牵拉力,相应地"放松"被运动的部分。正常人的阻力感因人不同而有轻微差异,治疗师需要体验并通过活动不同人的肢体来熟悉可能的变化。

·张力过低是运动时感觉阻力很小,或无阻力感,肢体软弱,松弛。当松手时,被活动的肢体顺着重力方向下落。

·张力过高是被动运动时感觉阻力增加,程度从肌肉轻微阻滞到需要非常用力才能活动这部分肢体。肢体有沉重感,当松手时,肢体被拉向肌群痉挛的方向。

一般公认的及可能是最清楚的定义是 Lance(1980)所阐述的:

"痉挛是与速度相关的紧张性牵张反射('肌张力')增高,伴过度的肌腱收缩为特征的运动障碍,缘于牵张反射亢进,是上运动神经元综合征的一种。"

近年来有许多关于痉挛(spasticity)、张力过高(hypertonicity, hypertonia, hypertonus)或简单地称为张力(tension)增加这些词的使用争论,所有这些词的意义基本相同,看上去像是可以在文献中交替使用。这些词本身的重要性不应该被夸大,因为在患者的实际治疗中这些词所起的作用很小。然而,对于专业人员之间交流及相互理解更多知识和提高治疗可能性,它们又是重要的。

张力这个词已经被解释为"正常程度的活力和紧张度"和"张力是所有骨骼肌轻微收缩的正常状态,只要神经对肌肉的支配完好"(Dorland 医学词典),而 Duncan 和 Bradke(1987)解释为"肌张力是用于描述肌肉起止点之间始终存在的紧张度的术语"。因此紧张度的任何增加都可以加上"过高(hyper)"的前缀表示。

痉挛不是一个明确界定的术语,在现代中风康复的语言中,"痉挛"这个词临床上被用于表示牵张反射的亢进、被动运动的阻力增加、上肢处于屈曲位、下肢处于伸直位、拮抗肌过度共同收缩、阵挛及刻板的共同运动 (Duncan 和 Bradke 1987;Shumway-Cook 和 Woollacott 1995)。根据这些作者的意见,痉挛不表示一种特别的运动控制障碍,而是描述许多常见于神经损伤患者的异常行为，认为多种神经生理原因与其产生有关。很容易理解为什么不同的治疗师作者喜欢用不同的词来描述肌肉紧张度增高。他们在文献中喜欢常用的词是：hypertonus 和 spasticity(Bobath 1990)；hypertonicity 和 spasticity(Duncan 和 Bradke 1987)；hypertonia 分为两型：spasticity 和 rigidity(Atkinson 1986)；spastic hypertonus, spastic hypertonia 或 spastic hypertonicity(Shumway-Cook 和 Woollacott 1995)；而 Ryerson 和 Levit(1997)不使用 hypertonicity 这个词，因为他们认为"许多张力过高的肌肉并不真正符合痉挛的科学定义"以及"痉挛是一种特殊类型的张力过高"。有些人避免把习惯性的术语弄在一起，猜测通常被称为痉挛的临床表现事实上是肌肉习惯性的不必要活动，某些肌肉的力学优势更大，更容易被激活，更容易比其他肌肉持续地收缩(Carr 和 Shepherd 1996,1982)。

现在，痉挛的病理生理学上好像对痉挛的定义仍有争议，其学说包括运动神经元过度兴奋引起反应增加，牵张引起反射及抑制系统的影响力减小(Katz 和 Rymer 1989)。不管异常牵张反射反应的潜在机理是什么，也不管喜欢用什么术语，张力过高或痉挛的表现本身是典型的、非屈即伸的刻板模式。痉挛从不孤立存在于一个肌群，而始终是全屈或全伸共同运动的一部分(Atkinson 1986)。所以，刻板的模式使患者立即被认出患有偏瘫。

虽然张力过高有这么多解释，其病理生理学还有争议，但必须考虑到，所有的人在一定的条件下肌肉张力都会增高，相似的原因同样促使中枢神经系统损伤患者的肌张力过高。就这些患者来说，因为损伤导致抑制系统出现障碍，张力的增高更为明显(Davies 1994)。能引起张力增高的因素包括：学习新的运动技巧、疼痛刺激、失去平衡或害怕跌倒、匆忙完成一个作业活动、感觉信息紊乱、感觉丧失、一个突然意外的噪声或喊声、操纵不熟悉的机器设备或在一个不熟悉的环境中(Lipp 1996)，甚至遇到一个陌生人或有人来访都可能引起肌张力增高。这些额外因素都要考虑到，以便在全面护理和治疗患者时预防张力过高的发生并减轻存在的痉挛。

虽然患者中风后所有的肌群都可能表现出张力过高或反射活动亢进，但典型的模式似乎是由最强壮的肌群牵拉，以及紧张性反射的影响所引起。K.Bobath 已多次描述最强壮的肌肉是抗重力肌——在上肢是参与引体向上的肌肉，在下肢是能支持身体重量而站立的那些肌肉。

典型的痉挛或张力过高模式

当考虑痉挛时，必须仔细区分关节所处位置与被动活动肢体时所遇到的阻力。例如，虽然患者站立时髋关节看起来有一定程度的屈曲，但在伸肌痉挛时被动屈髋屈膝仍将有阻力。

根据 Bobath(1974,1978,1990)，最常见的模式是：

头：　　　　　　头屈向偏瘫侧，面部转向健侧。

上肢(屈肌模式)：　肩胛骨后缩，肩胛带下沉。

　　　　　　　　肩内收和内旋。

　　　　　　　　肘屈曲，前臂旋前 (某些病例旋后占优势)。

腕屈伴一定的尺侧偏。

指屈曲内收。

拇指屈曲内收。

下肢(伸肌模式)：　　偏瘫侧骨盆旋向后并上提。

髋伸，内收内旋。

[由于(骨盆)旋向后，尽管伸肌痉挛，有时双侧痉挛，伴内旋，腿通常表现外旋模式。只要在内旋发生时移动患侧骨盆向前，这种外旋模式的改变就可以观察到(B.Bobath 1978)]

膝伸。

足跖屈并内翻。

["背屈内翻(supination)"常用来描述足向内转。然而，其内翻是在足背屈时产生的运动，主要由胫前肌的牵拉所致。在伸肌模式中，足跖屈，胫前肌无作用。"内翻(inversion)"或"跖屈内翻"应该用于区分这两种体位。跖屈内翻是由胫后肌未受抑制的活动引起的]

趾屈曲内收。(踇趾常常出现 Babinski 征阳性的伸展)

在下肢虽然伸肌痉挛通常占优势，但在某些状况下，屈肌痉挛可能更明显。例如，以屈曲的体位坐轮椅数月的患者下肢将倾向于屈肌痉挛。任何对足或腿的疼痛刺激都将引起屈肌的回缩反应，表现出屈肌痉挛。早期由于每次伸腿运动时屈肌群受到牵张反射的刺激，任何下肢屈曲挛缩都将诱导出屈曲模式。屈肌痉挛的模式与已描述过的粗大共同运动模式相似。

当治疗师评价患者而尝试摆放患者的头、躯干或四肢体位时，很容易感觉到及观察到由粗大共同运动和张力过高引起的障碍。

体位摆放

正常四肢、头或躯干被别人移动时能做出即时反应，而无需语言命令。例如，如果抬起一个人的手，感觉很轻，因为这个人自己会立即主动承担其手臂的重量。手臂在回到松弛位置之前在摆放位置上能保持一段时间。手臂可以被摆放于许多不同的位置。自动反应取决于正常张力和交互支配，以及未受损的浅表感觉或触觉，形成功能性和自动使用手的能力。

在评价时可以测试身体任何部分的放置反应，也可以作为一个治疗程序应用。大部分患者由于异常张力和选择性运动(交互支配)的丧失，以及浅表感觉的缺失，肢体摆放对患者来说不是不可能，就是很困难。例如，在上肢，如果患者不能感觉到检查者的手移动他肢体的方向，他将不能正确跟随运动或在检查者松手后把手放回去。需要仔细分析以确定引导反应的改变或丧失主要因于哪种障碍。通过正常人与偏瘫患者的比较可以发现典型的障碍。

仰卧位时，治疗师在抬起正常人的头时感觉轻松，对治疗师表示运动方向的触摸立即有反应，抬起头不费力并能保持在任何位置上(图 3.5)。而患者的头向后压并感到很沉重。患者维持头的位置很费力，治疗师在患者能自己抬头之前需帮助患者抬头。由于颈屈曲，患者的手臂可能向上屈曲(图 3.6)。

站立时，正常人的躯干向前运动没有任何阻力，对治疗师放在肩上的手的轻微压力很容

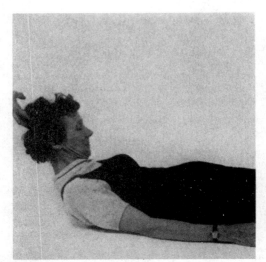

图 3.5 正常人的头部摆放。臂在体侧保持放松。

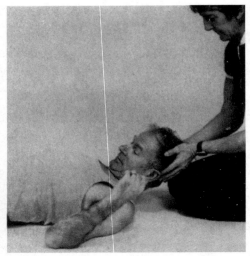

图 3.6 左侧偏瘫的患者摆放头部。当头被抬起时,臂强有力地拉成屈曲。

易做出旋转反应(图 3.7)。正常人能够保持在治疗师的手指定的任何体位。患者试图对治疗师的手做出反应,但其躯干及屈髋有相当大的阻力。因为需要伸肌群的活动支持患者对抗重力,全伸共同运动模式被非选择性运动诱导出来。足跖屈压向地面,所以患者的髋也向后移。髋伸肌过度活动,使髋不可能向前运动。对于治疗师放在左肩上的手,无躯干旋转反应,而是肩胛推向后,臂屈曲。患者使劲地伸颈,这促进了下肢伸展(图 3.8)。

卧位时,正常人的腿可以被摆放在任何位置上。例如,治疗师把腿摆在髋屈位,在足维持背屈同时,膝必须主动保持伸肌活动(图 3.9)。当患者的腿摆放在同样的位置上时,却被牵拉成全屈,因为他在屈髋同时不能主动伸膝(图 3.10a)。如果他试图伸膝,则会诱导出全伸模式,髋过伸,膝伸,足跖屈(图 3.10b)。

如果让正常人坐下,把其手臂置于前伸,在治疗师松手后仍能准确保持在那个位置上。不用费力,他的肩保持主动屈曲,主动伸肘,并能保持腕和手指主动伸直(图 3.11)。当患者的手臂被置于同样的位置时,他试图保持在那里,但需要极大的努力。他上抬肩胛带,肩胛骨难以保持稳定,因为他在保持肩屈曲的同时不能伸肘。尽管肘伸肌收缩,肘还是被拉向更加屈曲。四指及拇指屈曲内收(图 3.12)。

只要患者主动活动,其肢体不能随意摆放的困难就显而易见。其困难程度变化很大,但粗大共同运动的影响仍能在患者偏瘫肢重新获得大部分随意运动功能之后见到。例如,患者不能手掌朝上向前伸手臂。这个活动需要一个组合的运动模式:保持手臂悬空是屈肌活动,所以肩胛骨上提后缩,而肘伸直是伸肌活动,结果前臂旋前伴腕屈曲,手指内收并屈曲(图3.13a)。

当患者试图在其头上方拍手时,可以观察到同样的困难。该活动需要肩屈曲,肘伸,前臂旋后,伸腕伸指(图 3.13b)。

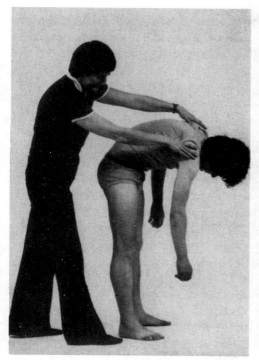

图 3.7 正常人站立位摆放躯干。

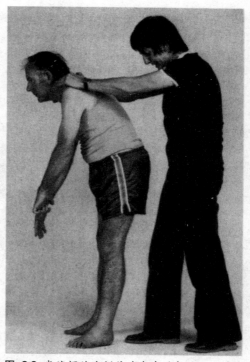

图 3.8 尝试摆放左侧偏瘫患者的躯干。治疗师遇到阻力,不能把患者的躯干移动到不同的体位。

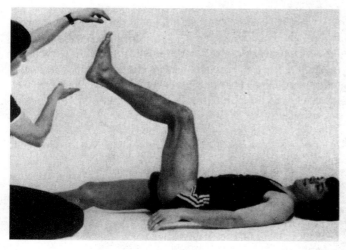

图 3.9 摆放正常人的腿。该体位要求选择性屈髋、伸膝及足背屈。

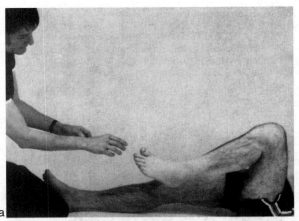

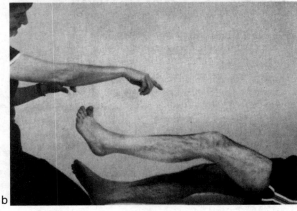

图 3.10 a、b 摆放左侧偏瘫患者的腿。a 腿呈全屈模式,当髋屈曲时无伸膝成分。b 患者试图按要求伸膝,整个腿呈全伸模式。结果他不能保持屈髋,伸膝超过应有的程度。

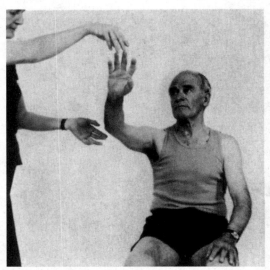

图 3.11 摆放正常人的手臂。

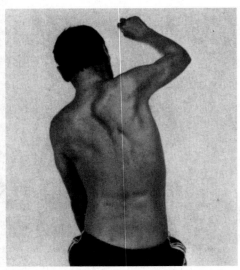

图 3.12 摆放右侧偏瘫患者的手臂。因臂被抬起,屈肌张力增高,全屈模式使需要的运动难以完成。患者也不能伸其手指。

保持伸直的臂水平外展和外旋,同样需要完全的选择性运动。肘难以伸直是因为保持外展的臂悬空需要肩的屈肌活动。当患者试图伸肘时,作为伸肌共同运动的一部分,肩内旋,前臂旋前(图 3.13c)。

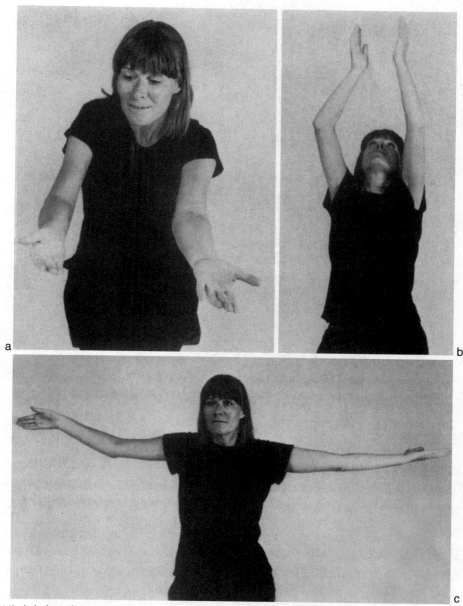

图 3.13 a~c 右侧偏瘫患者双臂主动运动的可能性。**a** 当患者尝试伸双臂向前,手掌向上时,可见到屈肌共同运动的成分。**b** 在头上方拍手时,患者难以伸肘和前臂旋后及肩外旋。**c** 当保持臂外展时,患者不能伸直右肘或手掌朝上。

　　可以看到下肢不能做选择性运动。例如在步态的摆动期,患者带动偏瘫腿向前,但不能在摆动期终末段伸膝。因为他的髋正屈曲,膝也屈曲,足内翻(图 3.14)。伸膝向前迈步的患者在足触地之前,踝难以背屈,以便足跟着地,因为伸肌共同运动,踝跖屈(图 3.15)。

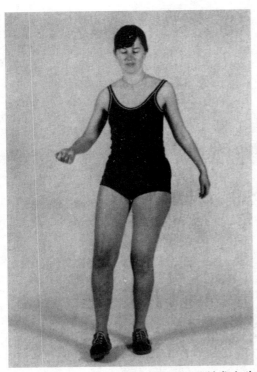

图 3.14 右侧偏瘫患者偏瘫腿以全屈模式向前迈步。

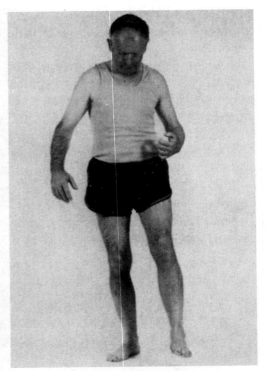

图 3.15 左侧偏瘫患者带动伸直的腿向前,伸膝时足不能背屈。

　　这些异常运动模式的发生,与偏瘫引起的异常张力、原始粗大共同运动的再现、反馈系统的紊乱及其他因素有关,例如躯干肌选择性活动的丧失,尤其是腹肌(Daves 1990)。某些变化可能因病人反复使用异常运动模式做功能性活动而发生。"这将导致许多继发的或代偿的异常模式的产生"(K.Bobath1971)。然而,有人提出,"如果某种程度的恢复是可能的,适当运动模式的频繁重复似乎可能产生更强的神经联系,这些模式并不是更有效更充分的模式,却变成'习得的'或更稳定的"(Carr 和 Shepherd 1996)。因此对治疗的一个重要思考是:"如果未加抑制,不适当的运动控制可以变成一个加强的程序。"(Bach-y-Rita 和 Balliet 1987)

　　未受必要抑制的许多反射机理在引起姿势张力的增高及原始共同运动的再现中起着重要作用。"其实,除少数正常刻板的低级脊髓反射和脊髓上反射不再被激活、修正或抑制外,并不存在病理反射"(Cailliet 1980)。

紧张性反射活动的再现

某些反射好像与常见的运动问题有紧密的关系。了解其影响将有助于治疗师的治疗,治疗的目的在于抑制异常紧张性反射活动并促进正常运动程序,包括高级整合的直立反应和平衡反应。异常姿势反射只见于中枢神经系统损害的病人,在那里它们被解除抑制,导致这种反射以夸大的形式出现。即使这样,也难以区别不同的姿势反应,因为和许多反射同时发生的动作及病人的主观作用使其更复杂(B.Bobath 1971)。Fiorentino(1981)描述婴儿正常运动发育中姿势反射的作用,最清楚地说明了它们作为典型神经残疾的结果存在于脑瘫中。

紧张性迷路反射

紧张性迷路反射是由头部位置的改变诱发出来的。该反射来源于内耳迷路器官,整合于脑干水平(K.Bobath 1974;Fiorentino 1981)。仰卧时,全身伸肌张力增高。头向后仰,脊柱伸直,肩后缩,四肢以伸肌模式伸展。俯卧时,全身屈肌张力增高。如果患者有严重的痉挛,尤其是下肢痉挛,可能只有伸肌张力减低。因为该反射是头部在空间的相对位置引发,其作用也可见于站位和坐位。例如,如果患者伸颈,头后仰,则腿的伸肌张力增高。

该反射对偏瘫患者的病理性影响如下:

· 患者仰卧,腿伸肌痉挛加重。头向后压向支持面,整个患侧后缩。肩胛的前伸有阻力。

· 长期仰卧的患者,下肢伸肌张力明显增高,在上肢,肩胛骨的后缩尤其明显。

· 当患者试图翻身时,由于头后伸增加的伸肌张力妨碍了翻身运动。因为他不能使肩或下肢向前以便开始翻身,因而转身非常困难甚至不能完成。假如他翻身时屈头,屈曲的增强妨碍了他转向俯卧位。下肢和手臂的屈曲也像躯干一样妨碍翻身。

· 患者长期坐轮椅,躯干屈曲,颈必须后伸以便能向前看。下肢伸肌张力增高,引起伸髋,致使他在轮椅的座位上向前滑。膝伸,足被推向前而离开足踏板,以致最终可能滑下轮椅,或在轮椅上呈不对称的半卧位。

· 当患者在没有充分准备或适当张力的情况下试图站立时, 他伸颈以便努力站立起来。发生于腿上的全伸模式,像肩后缩一样把他推向后面。伸直的膝不能前移过足,而足跖屈肌的收缩也阻止了必要的踝背屈。

如果保持伸颈坐下,他能感到同样困难。假如坐下时头屈曲,因为诱发出了全屈模式,他会猛地跌坐于椅子上。通过抬头才能维持站立的患者,患腿将难以向前迈步。伸肌张力的增高妨碍了髋和膝在摆动初期的放松以便腿能充分屈曲,反应性地摆动向前。

· 当患者抬臂同时试图伸肘时,他通过头后伸加强伸臂。此运动不但费力而且影响功能的发挥。

对称的紧张性颈反射

对称的紧张性颈反射是本体感觉反射,由颈部肌肉和关节受到牵拉而引出。通过与迷路反射互相作用,对称的紧张性颈反射使婴儿在正常发育期能够爬行。成人的这些反射互相作用,保证了平衡和头部定向。当伸颈时,上肢伸肌张力和腿屈肌张力增高;屈颈时,下肢伸肌张力增高,上肢屈肌张力增高。

该反射对偏瘫患者的病理性影响如下:

·护理患者在床上半卧位,用枕头支撑使头和躯干屈曲,患腿表现出伸肌张力增高,上肢屈肌张力增高。坐在轮椅上头屈曲产生同样的痉挛模式。

·患者难以从卧位转移到坐位,因为他必须抬头以便开始该运动,结果导致髋伸肌张力增高阻碍了运动。通常,当患者努力站立时,整个腿将显示出明显的伸肌痉挛,尤其是他试图对称地站立时更为明显。

·步行时屈颈及眼睛盯在地上的患者,增高了腿的伸肌张力。膝过伸,足跖屈,髋在支撑期被推向后。患者难以放松伸肌活动以便髋和膝在摆动期能必要的屈曲(图 3.16)。步行时,臂有力地屈曲,头部的位置强化了联合反应。

·当患者试图从床上转移到轮椅上时,他伸头和伸臂,患腿可能出现屈肌张力增高,患者不是滑到床下就是腿抬离地面。患者不能用患腿负重。

·当患者跪下或从地上站起来时,只要他抬头,患腿就呈全屈模式而支持不住。

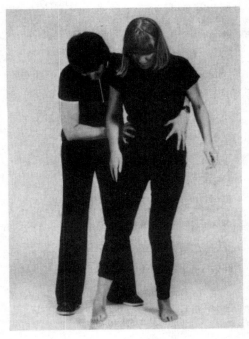

图 3.16 右侧偏瘫患者步行时屈颈看地面。迈步时不能放松髋和膝,足伸肌模式的位置使足难以正确地放在地面以开始站立期。

非对称的紧张性颈反射

非对称的紧张性颈反射是颈部肌肉和关节的本体感觉反应引起的。当转头时,脸朝向那一侧的肢体伸肌张力增高,对侧肢体屈肌张力增高。当正常婴儿伸手取物时,此反射是视觉凝视的基础。它还是 4-5 个月小儿准备翻身俯卧的方式。

该反射对偏瘫的病理性影响如下:

·卧位和坐位的患者通常将头转向健侧,结果偏瘫上肢屈肌张力增高。长期坐轮椅的患者,因迟迟未进行站立和行走,偏瘫腿屈肌张力也增高。当帮助患者站立时,患腿屈肌痉挛,甚至在患者仰卧时被动伸患腿时也能感到阻力。可能形成膝屈曲挛缩。

·当试图伸直偏瘫上肢时,患者使劲地向患侧转头以增强伸肘。他不转头可能就伸不直上肢。

·虽然上肢屈曲痉挛占支配地位并形成屈曲位,但当头转向患侧时,患者不能屈曲手臂去触摸自己的头或脸。若治疗师此时帮助患者屈曲手臂,便会感到有阻力。

·在帮助下站立时,下肢张力过低的患者常将头转向患侧。他将头转向偏瘫侧的位置固定,以加强伸腿(该姿势常被误解为对偏盲的代偿,但当患者坐下时,头部就不必转向患侧)。应阻止头部位置的固定,因为那样会干扰正常的平衡反应。

正支撑反应

正支撑反射是趾腹和脚掌前部皮肤对外部刺激的一种反应, 常在上述部位触地时诱导出来。本体感觉刺激随后由作用于脚掌前部的压力牵拉骨间肌引起。整个肢体的伸肌张力增高,同时拮抗肌一起收缩,以稳定关节使之能负重。正常发育中,该反射是站立和行走的先决条件。

该反射对偏瘫的病理性影响如下:

·如果偏瘫足前掌与地面先接触,如早期踝跖屈那样,过强的反射立即引起整个肢体全模式的伸肌张力增高。腿就像硬直的柱子,伴膝过伸,该腿在负重时难以保持足跟触地,在步行的摆动期髋和膝难以放松。在支撑期开始时,患者还难以将重心转移至患腿上,因为跖屈肌向运动方向抵抗。

·不能通过传统的被动运动维持踝背屈,因为治疗师放在足前掌的手增加了跖屈肌的张力,全范围的运动是不可能的。

交互性伸肌反射

交互性伸肌反射被认为是脊髓反射,当一条腿屈曲时引起另一条腿伸肌张力增高。正常发育中它是准备爬行和步行的前提(Fiorentino 1981)。

B.Bobath(1971)讨论了 Magnus 和 Sherrington 的动物试验,他们描述到当给一条腿疼痛刺激时,引起屈肌回缩反应而出现该反射。另一条腿的伸肌张力增高,以支持额外的体重。

该反射对偏瘫的病理性影响如下：

·仰卧时，患者能将臀部抬离床面，体重由双腿支持。如果他将健腿屈曲抬离床面，患腿则伸成全伸模式，使这个"桥"塌下来。

·当患者用健腿负重从坐位站立时，健腿主动伸，偏瘫腿常屈曲。患者难以将体重转移至患腿上以便开始步行。

·患者在锻炼时或许能够单用患腿站立，腿保持灵活性，他甚至在负重时可屈伸偏瘫膝而无趾屈曲。然而在步行时，当健腿屈曲向前迈步时，偏瘫腿呈全伸模式，致使平衡难以保持，下一步患腿向前迈步时僵硬、费力。

抓握反射

抓握反射即因手掌和手指掌面受到触觉和本体感觉的刺激，引起手指屈曲和内收的抓握反应。该反射在正常婴儿一出生时就存在，随着随意性抓握的发育，该反射逐渐消失。该反射包括初抓握期，由手中向远端运动的物体接触手掌皮肤引起。随后的握持期由已收缩的屈肌牵拉引起。"对本体感觉的刺激无疑是牵拉，被动张力的增加，作用于已被深部皮肤压力兴奋的中枢"（Seyffarth 和 Denny-Brown 1948）。作者区分了抓握反射和本能抓握反应，抓握反应是"通过手掌内静止的接触，引起一系列细小的运动，使整个手掌逐渐地握拢。这个运动最终形成手掌完全紧握。"

该反射对偏瘫的病理性影响如下：

·置于患者手中的物体可能增加腕和手指的屈肌张力并引起屈肘，这是因近端附着的肌肉参与的影响。治疗患者的手屈肌痉挛，常用一硬卷物置于患者手中或应用包括手指的硬夹板来防止屈曲。这两个方法由于引起抓握反射和抓握反应，将导致痉挛加重。

·不应鼓励手恢复部分活动的患者练习用力抓握橡皮球，因为那将刺激屈肌张力，使握紧的手变得越来越难以放松。

·患者可能难以十指交叉握到一起以便进行手臂自我辅助锻炼。当他试图交叉十指时，健手在患手指掌侧远端的运动刺激了抓握反射，手指屈曲内收，妨碍了交叉握双手。

·能主动伸手指的患者可能仍有主动抓握反射，这将阻碍他在做功能性活动时手指放开抓握的物体。不能松手或不能阻止抓握不一定与伸指无力有关。

·某些患者难以阻止不随意的、不适当的抓握。患手甚至在没有参与活动时也可能紧握某物，例如步行时抓握裤腿。患者甚至可能抓住治疗师而使她不能离开，这使患者很尴尬，尤其是当抓握力很大并弄痛治疗师时。

临床观察表明，有抓握反射的患者，偏瘫手的感觉将减弱或受影响。如果治疗师因为害怕引起反射而不把任何物体放在患者的手中，在患者摆弄物体时不对他的手进行引导，那么，患者手的状况会变得越来越差。手体验的触觉输入越少，其感觉变得越差，而使抓握反射越强。坚硬的物体比松软的物体更容易被感觉到和松开，所以首先应该帮助患者抓握和松开那些比较坚硬的物体，如木棒、黄瓜或椅子，只有到以后才发展到操作柔软一些的材料。随着感觉的改善，该反射逐渐消失。

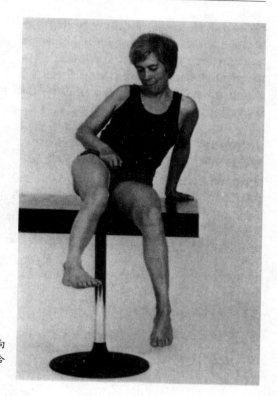

图 3.17 右侧偏瘫的患者，当以不正确的运动及用健手向后拉自己以便坐到桌子上时，手臂和腿表现出典型的联合反应。

联合反应和联合运动

偏瘫的联合反应是患侧的异常反射运动，手臂和腿呈双联的刻板的痉挛模式(图 3.17)。Walshe(1972)描述联合反应为"失去随意支配后姿势反应的释放"。Riddoch 和 Buzzard(1921)为联合反应下的定义是："因随意运动或反射刺激使身体某些部分活动时，引起身体另一部分或几部分姿势的固定或改变的无意识活动。"该反应见于患者用力运动、试图保持其平衡或害怕跌倒时。Mulley(1982)报告一组患者中 80% 有偏瘫手臂的联合反应，与打呵欠、咳嗽和打喷嚏连带发生。在功能性活动中，如用健手穿鞋，若不注意对完成活动的姿势和方式加以抑制，联合反应将蔓延至整个患侧上下肢。

联合运动是伴随着随意运动的正常的无意识的姿势调整。联合运动发生于正常人，以增强身体其他部分的精确运动，或当一个活动需要很大的力量或注意力时出现联合运动。在偏瘫患者试图活动其患侧肢体时，联合运动可以在其健侧肢体上观察到。联合反应是病理性的，联合运动不应与联合反应相混淆，可通过患者能否改变或放松加以区别。联合反应是刻板的，甚至在肢体无主动活动时也发生。患者也不能使联合反应放松。只有在刺激已经停止之后，肢体才能逐渐地恢复原来的体位。

联合反应的不利影响如下：

·偏瘫手臂的异常屈曲体位在外观上是患者不能接受的，它使患者把注意力集中在残疾上。

・由于联合反应使患肢处于固定的痉挛体位,使功能性活动更为困难。例如穿鞋,在伸腿伴足跖屈内翻的情况下几乎不可能穿上。当患者费力地进行该活动时, 伸肌痉挛进一步增强。如果手臂强力地屈曲痉挛,洗患侧手和穿衣都相当困难。

・如果上肢持续地屈曲痉挛,就有挛缩的危险,尤其是肘和手指。

・持续性的屈曲体位使患侧上肢不可能进行功能性活动,并可能妨碍上肢功能的恢复。

・因拮抗肌交互抑制持续亢进,肘伸肌和足背屈肌的主动控制受到消极影响。

・联合反应阻碍上下肢的平衡反应,使保持平衡更为困难。

・整个患侧张力可能都增高,使运动费力并且不能适应环境和活动的要求。

由于联合反应有许多不利的影响, 在患者日常活动期间每个尝试都应避免引起这种张力过高反应。治疗期间,联合反应应作为治疗师的晴雨表,告诉她什么地方的活动太困难,什么地方给的支持太少,什么地方的平衡不充分,什么地方患者做起来太费劲或没有得到充分的感觉信息。治疗师需要分析哪些地方需要调整以减轻张力过高,引导她修正解决的方法。

神经系统的异常张力

长期的异常姿势,如联合反应引起的那些异常姿势,很容易导致神经系统活动性的降低(Rolf 1997)。而且,这种张力的增高可能进一步加重了联合反应的力量,以致产生恶性循环。如果神经系统不能适应性地延长,身体运动必然因此而改变。运动中正常神经活动性丧失的影响及重新获得活动性在第15章描述。

感觉障碍

所有技巧性运动都要有一个完整的反馈系统提供正确信息,以矫正完成的活动,使用正常的反馈以调整程序化的运动。"反馈使程序命令与它们如何执行一起更新"(Brooks 1986)。保持平衡依赖于全身的感觉系统。

要想确切了解偏瘫患者的感觉和运动时他所得到的信息是困难的。虽然常规的感觉检查只能提供一个概况,但其结果可以记录下来,并可作为日后改变的比较。所记录的结果只说明患者在特定的时间、特定的环境,给予检查者的信息。即使患者对其肢体的位置、运动的方向和触压觉的回答都正确, 说不定1小时后他坐在轮椅中试图向前运动时就会把手卷入轮子中。触觉抑制的现象已经描述过了,尽管患者能正确指出检查者触摸了他的哪只手,但同时触摸他双手时,他只能感觉到健侧手被触摸。好像是健侧刺激抑制了患侧的刺激(Isaacs 1977)。

观察患者进行不同活动的操作方式能可靠地提示患者感觉正确的程度。可以研究患者运动的录像以找出各种障碍。观察到诸如患者过度用力、非常紧地抓住身体的某部分或使劲压向支持面都表明他的感觉功能有残损。没有一个患者的感觉像他偏瘫前的感觉那样准确;而现有的感觉检查方法都太不敏感,不能发现反馈的微小差别。

　　痉挛模式和粗大共同运动与感觉密切相关,不管是作为原因还是结果。患者只能以异常的方式运动,所以他得到的反馈也是异常运动的反馈。因为感觉不准确和不适当,所以患者以异常的模式运动。当感觉有障碍时,患者趋向于增高其肌张力以便为他提供更多关于身体空间位置的信息,而且增高的张力使他与环境间更适当的相互作用进一步减少。

　　感觉障碍的患者遇到的一个障碍是不能计划以正常方式进行活动所需要的运动。"'运动定式'(motor set)这个术语表明中枢神经系统已经准备好完成一个预期的运动动作,而计划已经准备执行那个意图"(Brooks 1986)。运动活动的先行特征也在保持平衡中发挥作用,即"为了做预期的运动,必须及早协调姿势的支持以稳定身体、头及四肢"。同样,"在伸手和抓握时,手形成抓握形状产生于伸手期间"(Shumway–Cook 和 Woollacott 1995)。手预先形成抓握形状取决于要抓握的物体的特征,最大的抓握直径是与物体的大小成比例的(Jeannerod 1990)。患者可能够随意屈伸腕和手指,但他不能在运动之前计划时机和安排原动肌及拮抗肌的活动,因此上肢的功能将受到妨碍。患者的手不能预先形成抓握形状,手指必然伸得

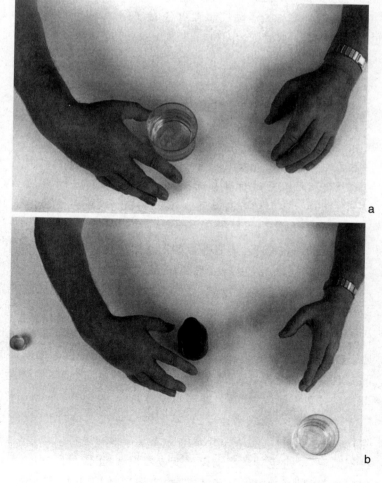

图 3.18 a、b 手未预先形成一定形状(右侧偏瘫)。a 手指没有形成杯子的形状。b 当松开瓶子时抓握的间隙宽度不成比例,手指伸得过度。

过度，这是一个特点(图3.18a)。同样，当患者松开一个物体时也把手张开得过度，而不是正常情况下手指稍微松开(图3.18b；与图2.27a,b比较)。所以治疗师应避免指导患者把手指张开很大，如果手指屈肌张力很高，那样做将鼓励不正确的抓握与不正确的松手动作。

思 考

虽然正常的肌张力被认为是以正常模式省力地、协调地运动的先决条件，但张力过高或痉挛对于偏瘫患者运动障碍的影响不应该估计过高。过度强调其对中风康复的重要性已经引起许多针对特别治疗形式的研究，目的在于通过物理技术、抗痉挛药或注射肉毒毒素减轻痉挛。结果已证明其远期效果令人失望，虽然最初的效果好像还行(Hesse等1994)。通过患者的报告看，提到的改善更像是一种主观感觉，而非真正的功能恢复的反映，尤其是远端症状，并不是问题的根本原因。事实上，在紧张性反射和牵张反射已经减弱，或在中枢神经镇静剂作用下反射性收缩减弱之后，单独的运动行为或动作的改善并没有表现出来(Landau 1980)。因此，为了成功地进行治疗，合乎逻辑的是"临床医师应该认识到，在中风康复中把精力放在重建正常的、主动的运动控制上更合适，而不是减低被动运动时的牵张反射亢进"(Duncan和Bradke 1987)。尽管Betha Bobath为寻找张力正常化的方法已经投入了职业生涯的大部分时间，她仍然以她的聪明才智提醒治疗师：

在治疗中不能期待痉挛的减低并激活一定的肌群，即当患者进行仰卧或俯卧，或翻身，或坐，或跪时，将直接引起更正常地使用手臂或改善步态。即使在'发育性锻炼'中肌肉的功能良好，患者也不可能把获得的运动模式用于日常生活中，或者能用新获得的运动模式，但在不同的功能情况下又不能形成运动。因此，治疗中做的每件事都应该准备直接用于专门的功能性使用中。为这种准备选择的运动程序应该尽可能地与其在日常生活中需要的运动相似。以这种方法在治疗与功能性使用中搭建一座桥梁(Bobath 1977)。

最近的研究表明，其他因素如主动肌的运动神经元恢复不充分，可能比单纯张力过高的影响更大(Shumway-Cook和Woollacott 1995)。

运动是通过不断重复而学到的，在对不需要的活动的抑制增强后，运动成为技巧性的活动。然而，这种重复必须是在很多种不同状况中的"无重复的重复"，因为"运动技能不是运动公式，绝不是铭记在某些运动中枢中永恒的肌力公式"(Bernstein 1996)。为了更熟练地运动，还需要矫正，因为正如Bernstein强调的，如果只是现存的笨拙的、不熟练运动的重复，锻炼不可能取得任何改善。因此，治疗师要用手来帮助患者正确地运动，而不像有时鼓励的那样，让患者自己费力地解决问题，此时对患者来说只能以这种方式解决问题。如果患者只以刻板的粗大的共同运动模式来运动，他将只能学到这些，而把更精细的和选择性的及有效的运动排除在外。治疗的目的从一开始就应该放在帮助患者以最接近正常的和最省力的方式运动，通过不断重复，避免异常运动模式变成习惯。"正像重复好的程序得到好的结果一样，重复坏的程序将引起坏的结果，并且还需要'忘记'它们(Brooks 1986)。

第 1 章
临床评价——一个连续的过程

为了全面、准确地评价患者的能力和障碍,治疗师需要仔细观察,认真思考并充分倾听患者的陈述。首先要全面了解患者在正常情况下是如何活动的,然后要了解患者在不同情况下或进行某些活动时的反应如何,这样她就能立即发现患者的活动或反应是否异常。

迄今为止还没有一种科学的评价系统来评价偏瘫患者。一种只填写是或否的纯功能评价表,比如仍在广泛使用的 Barthel 指数,只能提供定性的信息,说明患者能做什么或不能做什么(Mahoney 和 Barthel 1965)。然而,单纯记录患者的功能能力对制订适当的治疗计划是不够的。例如,"患者不能从轮椅转移到床上"并没有回答"为什么"不能。它只说明了他不能进行这种活动。为了治疗这种特殊的障碍,就必须知道患者的下肢肌力是否太弱,或平衡太差,痉挛是否太严重,甚至是否太胖以致不能将身体从椅座上抬起来。

同样,也应该记录患者具有适当的功能步态,甚至能使用公共交通工具。然而,由于伸肌张力过高,患者也许在伸髋的同时不能屈膝。为了在迈步时带动足向前,患者的下肢划弧,这也许是改善步行的治疗所需要的信息。

为提供有效的、适当的治疗,进行定性评价比定量评价更为必要。

评价的目的

评价的目的在于:
· 确定患者能独立地做什么,是如何做的,他还不能做哪些。
· 为制订治疗计划,找出妨碍患者进行某些活动或以正常方式运动的问题。
· 为了能够经常对比,以便在必要时调整治疗。
· 为其他治疗师能继续有效地治疗该患者提供充分的资料。
· 为进一步治疗或统计目的,正确地记录患者的状况。

正确评价的建议

为确定患者目前能做什么及障碍是什么,必须在他主动活动的过程中观察他。评价所包括的内容远不只是令患者躺在床上活动其肢体。只有当患者以其非常受限的能力活动时,而不是在帮助下完成一个容易的活动时,实际问题才能真正显现出来。在患者确实不能完成一个活动或只能以异常方式或代偿方式完成时,治疗师需要观察和记录。当然,不同患者的操作水平,根据其不同的康复或恢复阶段,将有很大的差异。在急性期,患者也许只能在床上转头或翻身,而在后期,治疗师需要随时观察患者运动的微小变化。有时甚至需要患者慢跑或在身后拍手来观察患者以发现问题。

治疗师在患者第一次来治疗时就应观察患者,从这一时刻开始的评价是一个连续的过程,有些重要变化需要经过更长的时间才能显露出来。

一个全面的评价不可能在一天内完成。有时患者的一次失眠或便秘就可能对评价结果产生不利的影响。

评价总是与治疗联系在一起。治疗师应努力找出患者的主要问题以及自己是否能帮助患者改变某些因素。如果治疗师抑制了痉挛,患者能以更接近正常的运动模式运动吗?如果治疗师给患者一些帮助或以一定的方式给予支持,患者能做什么?因此,评价是整个治疗中不可分割的一部分,而不是一个单独的部分。

治疗师在治疗期间不断地评价和再评价,看看她是否已经降低了患者的肌张力,刺激了活动或使患者能在一定的活动中以更接近正常的模式运动。

治疗师应该不怕麻烦,要使患者舒适,并以他能理解的方式说话,使患者知道他需要做什么。由于患者对治疗师让他做什么不理解,可以使许多评价结果不够准确。

为了评价和随后的治疗,患者应尽可能脱掉外面的衣服,并且应当穿着适当的衣服。否则很多重要的问题可能被忽视。在治疗期间,如果患者穿着很多衣服,就不可能进行充分的刺激和观察。穿游泳衣或短裤和背心对评价和治疗是最合适的。患者自己如何脱衣服与如何再穿上衣服,及需要支持或帮助的程度是评价的重要内容。例如,比较轻的偏瘫患者把脚从裤腿中伸出来时,也可能暴露出平衡问题。通过这些观察,治疗师在检查患者肢体或做特殊检查之前就能获得综合印象。

评价的特殊方面

直接观察

治疗师应记录患者是如何进来的,是否有陪护、扶持或支持。如果患者坐轮椅,应记录患者如何驱动轮椅,是否有人帮助,他是如何坐的,他是否四处看或对周围不感兴趣。同样也应记录患者在床上、在病房或在家里的情况。

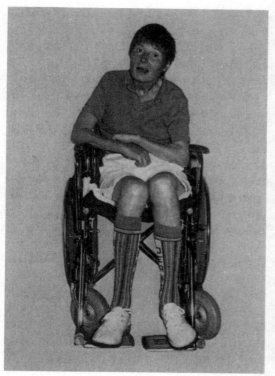
图 4.1 双侧颈内动脉血栓形成引起的双侧偏瘫患者。

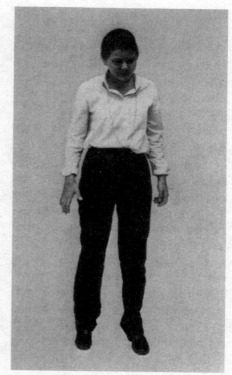
图 4.2 共济失调患者。

治疗师在患者到来并和她打招呼及说话时就应仔细观察，不管他是躺着、坐着还是站着。通过患者当时的行为与相同环境下正常时应该出现的行为进行比较，为治疗师提供了患者知觉障碍的信息。不能以正常方式对相互介绍和问候做出反应、话语过多、不正常的大笑都是典型的症状，很可能是损伤的症状，而不单纯是心理征象。

图 4.1~图 4.3 是患者来评价和治疗时可能的表现。以下能观察到的要点可能在以后的治疗中证实其价值。

在图 4.1 中，患者在向治疗师打招呼时缺乏面部表情，这与当时的情景不协调。面具脸和眼睑距太宽提示患者面部肌肉张力过高，因为上唇拉向左侧。患者的眼睛转向治疗师，但其头仍保持向右转并向左侧屈，左侧胸锁乳突肌的过度活动可能是引起这种体位的原因。

在颈部和躯干屈肌的牵拉下，患者似乎难以抬起头。如果头不能自由活动，那么必定存在平衡问题。张开的嘴表明患者有进食和饮水困难。不能闭上嘴可能是因为闭颌肌无力，或可能是因为拮抗肌群张力过高。

躯干上部显著屈曲，尤其是左侧，其重心在右侧。左侧受到的影响较右侧重。上肢呈屈曲痉挛模式，这仅仅是痉挛，还是挛缩或疼痛限制了活动度？患者能用上肢吗？患者右上肢沉重地压在轮椅扶手上。不用上肢的帮助，就不能维持直立姿势吗？患者的腿内收，这是由于患者

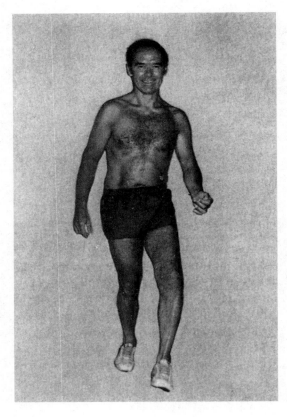

图 4.3 *左侧偏瘫患者。*

在轮椅中的位置造成的,还是因为痉挛限制了下肢外展?

患者的左脚跖屈并且足跟离开脚踏板,这仅仅是跟腱痉挛,还是存在挛缩?

在图 4.2 中,当患者走向物理治疗师时,不能抬头与治疗师打招呼,而是眼睛注视在地板上。从其头、肩和上肢的位置上,可以看到患者的稳定和平衡有障碍。患者只向侧前方迈步而不是向前迈步。右脚一直与地面接触直到重心转移到左下肢。患者总是向侧方转移重心而不是像正常步行时那样向前转移重心。

在图 4.3 中,患者自信地走向治疗师,并有适当的、对称的面部表情和正常的视觉接触,显然他的平衡良好,因为他没有害怕跌倒的表现。左下肢的感觉适当,因为他向前走时不需要看着左下肢。他的骨盆明显向右侧移伴右膝屈曲。虽然他正用左腿向前迈步,但他的左臂也向前运动,而不是他的右臂向前摆动。当患者的腿以屈曲共同运动向前迈步时,他的骨盆后缩并上提,伴髋外展外旋,脚由于胫前肌强烈收缩而被拉成旋后。整个下肢的肌肉表明不是肌肉无力的问题,而是由于痉挛限制了选择性运动。

当患者费力地向前迈左下肢时,上肢呈屈曲联合反应,尤其是远端,手指强有力地屈曲,拇指内收屈曲。前臂旋后而不是屈曲模式常见的旋前。

病 史

治疗师与患者交谈以获取简短的病史,同时仔细观察患者,并得到以下各方面的印象:

1.声音:

(a)患者说话是否清楚,声音是否洪亮?

(b)因呼吸控制不充分说话的句子是否很短?

(c)声音是否嘶哑或单调?

2.面部表情:

(a)患者的表情适当还是异乎寻常?

(b)是否看着治疗师并与治疗师保持正常的视觉接触?

如果患者完全不能说话,了解他的人,如他的妻子应在场以提供必要的信息。不应在治疗开始就采集全部病史,因为许多患者对谈论其疾病的发生情况会感到痛苦。治疗师应先观察患者的能力,然后用手促进一定的运动,逐渐从这些运动中得出患者所存在问题的综合印象。

治疗师在听取患者诉说时,要了解患者是否知道自己的障碍,对预后是否清楚。治疗师可以发现患者对家庭、对工作的态度,有残疾之后,他能否接受新的生活方式。治疗师听取患者自己认为主要问题是什么,为什么寻求帮助,患者对其主要问题的主观看法和通过治疗希望达到的目的。这对了解患者是否现实地对待其残疾提供了重要线索。

治疗师将治疗目标与患者的要求加以比较也很重要, 这样可将两者结合起来形成一个较为实际的目标。没有一个共同的目标将使患者或治疗师或双方均感到失望和挫折。例如,治疗师的目的是患者重新学习走路,而患者的目的是能坐轮椅,只有他们相互认同,成功才有可能。同样,如果治疗师把注意力放在患者不用手杖能步行上,而患者的主要愿望是能重新使用偏瘫手,其治疗过程将会令人失望。

肌张力

在患者坐到凳子上或从椅子站起来,还没有意识到被检查时,治疗师就能获得一个自然情况下肌张力的印象。治疗师可以随时在患者运动或在帮助下运动时观察和感觉。

通常可以通过被动活动, 或者叫牵拉或拉长肢体一部分感觉到的阻力大小来判断肌张力。单纯观察是很不准确的,所以治疗师必须用手感觉这种阻力。

张力正常的肌肉对被动运动的反应是自己担负被运动肢体的体重,允许肢体、头或躯干无阻力地被引导成一定的姿势并自动地维持这一姿势。肌张力正常时,被活动的部分有很轻快的感觉,同时对侧的肌肉平稳地放松,以便运动不受阻碍。如果摆成某种体位,被活动肢体在缓慢回到休息位之前,将短暂保持该体位。

张力过高的肢体或躯干显得沉重并难以运动,因为它会或多或少地阻碍运动。当治疗师松手时,被活动的肢体将被拉向肌张力增高的方向。

肌张力过低使运动阻力较正常时小，感觉肢体软弱、无生气。肢体不能自己承担重量，治疗师松手时，肢体将沿着重力方向下落(参见第 3 章)。

关节活动度

虽然关节活动度的测定在观测者之间常有差异，但仍是患者当时状况的重要记录，并将影响治疗计划的制订。因此，应该注意区分是痉挛阻碍运动，还是结构性关节活动度受限，是软组织短缩，还是骨骼改变，因为这些是确定治疗方法所必需的信息。任何挛缩都将影响运动模式，甚至可能妨碍功能性运动的恢复。在检查时要充分利用某一体位检查各有关的部分，然后再变换体位，但在记录时应把肌张力和关节活动度分组，按身体不同部位分别记录结果。例如，要了解肘关节在上次评价时的挛缩情况，从记录上肢部分的图表中找会比在别的图表中找要容易得多。

运动功能的照片或图解要比只记录等级数字更为清晰。挛缩的评价可以通过测量确定两点间的距离。例如，肘关节的屈曲挛缩，患者仰卧位，肩部平放在支持面上，测量和记录腕背部和治疗床之间的距离。

肌力评价

特殊肌力检查不包括在该评价内。在有痉挛，其程度又是变化不定的情况下，正确评估抵抗痉挛的肌力是不可能的。徒手肌力检查及其相对应的评估表最初是为那些因下运动神经元障碍而肌肉受累的患者设计的。因为瘫痪累及大量肌肉，张力异常及手接触的影响，徒手肌力检查不适合上运动神经元损伤的患者 (Michels 1959；La Vigue 1974)。肢体的姿势和体位也能影响或改变不同肌群的活动，所以其检查结果不能反映功能性使用的真实情况。例如，患者踝背屈肌力可能为 5 级，却不能背屈对抗小腿三头肌的痉挛，尤其是在下肢伸直时。肌力在一定体位能充分表现出来，但是，如果患者只能以共同的、非选择性的模式运动，他就不能功能性地使用四肢或部分肢体。偏瘫患者在仰卧位上肢能够举到头上，在屈肌痉挛被抑制的情况下，常能抗重力伸肘。在这种体位，治疗师大概不能抗阻其伸肌活动，因而肱三头肌肌力将被定为 5 级(图 4.4a)。然而，当患者站立和坐位时，即使利用重力帮助运动，也不能伸肘关节(图 4.4b)。

神经系统张力的增高

由于患者损伤后都有神经系统张力异常增高，所以应该检查并记录神经系统是否存在张力及其程度。失去正常的神经活动性对姿势、肌张力、随意肌肉运动、主动运动的模式、关节活动度和感觉都有明显的影响(Rolf 1997)。Butler(1991)描述的张力检查是整个评价的一部分，由于其在进一步治疗中的重要性，这一部分将在第 15 章中描述。

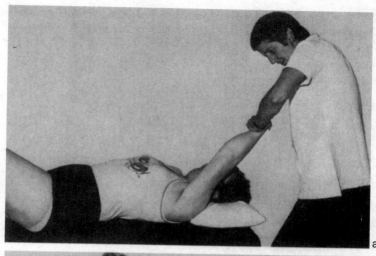

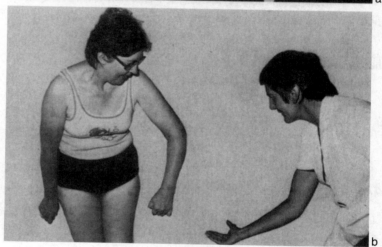

图 4.4.a、b 不能用传统的肌力分级方法检测肌力。患者的体位和拮抗肌变化的肌张力使功能性活动难以进行。a 仰卧位,尽管治疗师给予很大阻力,患者仍能保持抗重力伸肘。b 即使借助于重力的帮助,患者在站立位仍不能伸肘(左侧偏瘫)。

评价记录

记录评价没有捷径,没有一种评价表适合所有的患者和治疗师。结果应清楚、简洁地分别记录或打印,这样主要的情况就不会被忽略。近来,一种精心制定的偏瘫患者的评价表没有提到异常肌张力,这样就忽略了最重要的因素之一。

为使记录更容易,应将检查项目打印在纸上并留出空格,以保证每一部分都能检查到。身体任何一部位的障碍都将影响其他部位的姿势和运动。建议用以下的项目:头部;躯干;上肢;下肢;坐;站;重心转移和平衡;步行;理解;面部、言语和进食;感觉;;功能性活动能力;休闲活动和爱好;反应。

显然,在不同的病例中只要有其他一些明显的特征,就可以记录在适当的项目下。

　　并不是所有推荐的检查和活动对每个患者都适合或可行，而是根据功能障碍的程度或康复的不同阶段各有区别。例如，急性期的患者不能翻身俯卧，也很可能不能步行。治疗师需要选择那些在评价当时可行的活动。

全面评价

头　部

　　在此项目中不必回答所有的问题，只需记录一些有意义的问题。

　　■仰卧位。患者的头在休息时是否位于中立位，或倾斜或转向一侧？头部是否持续屈曲？头是否向后使劲压在检查床上？患者能否纠正头的位置并能自由地转头？能否抬起头看自己的脚？治疗师在向不同方向被动活动患者的头部时是否有阻力？患者自己能否自动支持头部重量？颈部是否有结构性关节活动度受限？

　　■坐位。观察患者头部的位置，然后检查头能否自由活动。被动活动时有无阻力？患者能否主动活动头部？

　　■站立位。站立位做同样的检查。

躯　干

　　■仰卧位。患者仰卧时身体是否对称？是否有一侧短缩？肚脐是否在中线？骨盆是否偏转？腰椎呈固定前凸吗？若如此，能通过屈髋和倾斜骨盆被动纠正吗？可以充分地被动旋转上部和下部躯干吗？患者向两边都能翻身吗？能从仰卧位翻身到俯卧位，再从任何一侧返回到仰卧位吗？他是如何做的？患者不用手能从卧位坐起来吗？

　　■坐位。患者能否保持躯干直立，还是以驼背的姿势坐？躯干是否对称？他能主动向两侧旋转躯干吗？被动旋转躯干是否有阻力？下部躯干能侧屈吗？

　　■站立位。躯干采取什么体位？患者能选择性活动其躯干吗？例如骨盆前后倾斜而保持胸椎不动。患者能旋转骨盆而上部躯干不动吗？

上　肢

　　■仰卧位。上肢在休息时采取什么体位？患者能以正常运动模式随意活动上肢吗？如果不能，请说明其运动模式。向不同方向被动活动上肢时是否有阻力？当患者用力、打呵欠或咳嗽时，臂是否有不随意运动？如果有，是什么运动模式？

　　上肢肌张力的改变是否与头部的转动方向有关？在痉挛解除之后，上肢关节是否存在挛缩？向不同方向的运动是否出现疼痛？

　　■俯卧位。患者能否将其上肢向前放？上肢在这种体位有过度屈曲吗？在这种体位能充分上提双肩并伸肘吗？能用肘部支持体重吗？能用伸直的双臂支持体重吗？

■坐位和站位。仰卧和俯卧位做的检查也应在患者坐位和站位做。许多患者在卧位支持充分的情况下具有相对较好的运动，而某些问题只能在患者抗重力保持自己直立,同时维持平衡时才能见到。

了解患者实际上如何用手更为重要。在自由锻炼的情况下检查不同的运动,不能提供患者在完成一项作业活动时可能发生的信息。应该让患者做一种日常活动,这种活动正常情况下需要用两只手。例如:打开瓶盖,自己倒一杯饮料,然后喝掉;或切一片面包,抹上奶油,然后吃掉它。治疗师可以观察患者完成这项活动的方式是否与其他人不同。即使患者集中精力完成那些相对简单的活动也能显示出他是否存在用手障碍。

下　肢

■仰卧位。用检查上肢的类似方法进行主动和被动运动检查。并且,随后的检查患者取俯卧位。

■俯卧位。患者在不屈髋的情况下能否主动屈膝？被动屈膝是否有阻力？屈膝时,髋是否也屈曲？如果把膝关节屈起,患者能否保持屈曲位？

■坐位。患者在坐位向不同方向主动运动其下肢,如将一侧大腿放到对侧大腿上。治疗师也可被动活动患者的下肢,了解有无阻力或活动度受限？

■站立位。患者向不同的方向提起下肢,在患者用偏瘫腿迈步或踢球时可以进行观察。治疗师还可以通过被动活动患者的下肢感觉有无阻力。

坐

患者不用帮助能否从卧位坐起来？他是如何做的？坐位时躯干是否弯曲？是否向后倾倒？是否更多地向一侧倾斜？

臀部两侧负重是否相同？躯干旋转吗？是否有一侧肩部或骨盆被拉向后？一侧肩较另一侧低吗？

双下肢能否正常地以屈曲姿势悬在床边或椅边？还是伸膝,表现为肌张力过高？坐位平衡如何？使患者向一侧移动时,他有正常的平衡反应吗？患者主动或被动活动其头部、上肢或下肢时能坐稳吗？患者倾倒时能否重新坐正？

站　立

患者如何从坐位站起？是否用力向后挺以维持直立姿势？是否多从一侧站立？

站起后双下肢负重是否相等？抗重力站起时,姿势是否变差？例如:他多采取什么姿势？

骨盆是否向前、向后或向侧方倾斜？由于用力维持直立姿势，身体其他部位是否出现联合反应？在患者努力保持身体直立姿势时，健侧是否存在过度活动？

患者是否需要踝部支持或戴支具才能站立？如果需要，那么没有支具他将怎么办？他能不用帮助戴上支具吗？

重心转移与平衡反应

■坐位。患者能否不用上肢支持将重心转移到一侧，并抬起对侧下肢，对侧下肢能自由活动吗？患者的腿能反应性地或自动地抬起来吗？在重心转移到一侧时，头部能否自由活动并调整至直立位？当重心转移到一侧时，躯干是否适当地伸长和缩短？

■站立。患者能否将重心转移至一条腿上，支撑腿是过伸还是屈曲？他能单腿站立，并活动另一条腿吗？在迈步的体位，患者能否轻松地将重心从前腿移到后腿？他能向侧方、前方或后方迈一步以重新获得平衡吗？当治疗师把手轻放在患者肩上以掌握患者行走方向时，患者能迅速地、容易地采取自动迈步频率跟着走吗？

步　行

确切地描述步行是困难的，最好的办法可能是描述与正常步行的差异。尽可能清楚地记录步行模式，同时也要描述患者靠什么步行更容易，步行的速度、节律和步幅。步宽和脚在地上的位置也应该记录。患者负重膝是否过伸，摆动期骨盆是否上提或膝是否能屈曲，这些都是步态分析的关键因素。分开描述，先描述负重期然后再描述摆动期，这样描述步态可能更清楚。

上肢的摆动是患者步行的自由程度和扭转是否发生的良好指标。手臂在步行中是否采取屈曲的姿势，是因为联合反应还是因为患者努力保持平衡而引起的？患者步行时头能否自由活动，他能边走边谈吗？能否到户外自由行走，甚至在不平的地面上行走？患者步行时上肢是否维持在一个固定的位置？能否在交通繁忙的街上行走，并毫不犹豫地通过人行道？

在无过度疲劳的情况下，患者大概能走多远？(记录患者现在走一定距离所需时间有助于以后的比较)

患者步行时需要支持吗？是否需要别人的帮助，是否需要手杖或腋杖，以及是否穿戴踝足矫形鞋或踝支具(描述在没有这些帮助的情况下患者如何步行也很重要)？患者能光脚行走吗？

■上下楼梯。患者能否上、下楼梯？他能以正常方式，即一步一个台阶上、下楼梯吗？不扶楼梯的扶手，他能上下楼梯吗？

■从地上站起来。患者在不用帮助的情况下能坐到地上吗？他是怎样做的？他能从卧位通过跪位再站立起来吗？他需要什么支持？

理解力

患者能否理解语言指导，或只是在熟悉的环境中模仿或猜测要他做什么，而不是确实理解指导的内容？检查患者理解简单语言指令的能力，可以通过让他看两件物品，例如一个茶杯和一把勺子来检查。治疗师不给任何非语言性的提示，而是叫患者看茶杯或勺子，如果他能正确地跟着做，治疗师给他一个包括两部分内容的指令，叫他用勺子做非常规的事。例如："拿起勺子，在放下它之前用它敲茶杯。"患者的反应可以反映出在治疗中理解指令的能力。治疗师常在说"把手伸给我"的同时，自己已将手伸出去期待着，患者反应正确，治疗师可能认为患者已完全理解，实际上，在已知的情景提示下，无需语言提示就能做出反应。患者理解语言的能力常常被过高地估计，因为他接受了非语言信号的提示。许多治疗师相信她们的患者理解每一件事情，因为患者在治疗过程中配合得很好。在熟悉的环境中简单的指令就行，在不熟悉的场景中语言就更为重要了。Davenport 和 Hall(1981)描述有多少患者符合"高级语言障碍"这一类时，不仅包括说话和书写语言，还包括推理缺陷。"他们的语言，口头的和书写的都是，起初似乎很生动，虽然有些书生气，但进一步检查，存在相当明显的啰唆，不恰当的用词和短语，固执地重复"。还应该记住，失语涉及语言交流的所有方面，即，说话、理解、书写、阅读，而不像有时错误地认为的那样，只是这些障碍中的一到两种。正像学习一种新的语言一样，阅读和理解总比说和写要容易得多。有语言障碍的患者都应该得到有资质的言语治疗师的治疗。能正确书写或在计算机上打出整个句子，但不能说话的患者很可能患有构音障碍，一种由不同原因引起的感觉、运动障碍，资深物理治疗师对此能提供切实的帮助。因此，重要的是要区分存在的问题。

面部、言语和进食

在听取患者主诉病史时，治疗师就已对患者言语能力和面部表情变化有了大概的了解。此外：

·治疗师在辅助患者呼吸，并指出呼吸功能差将影响正常的言语之后，患者的发音是否改善？

·患者的体位是否影响发音？因为异常张力影响言语，使发音费力或单调？神经肌肉功能异常使其言语含糊不清，不能发某些音吗？例如，由于面瘫，患者不能发唇音吗？能吹口哨或鼓腮吗？能两侧交替鼓腮吗？

·患者能左右同样地移动舌头吗？能伸出舌头并上下运动吗？如果不能，说明患者的舌头在口腔内也不能做这些运动。能用舌尖反复快速顶起颊部以及抵在前上齿的后面吗？

·患者吃、喝有无障碍？患者的问题常常是在口腔内移动食物准备吞咽，但食物并没有咽下去。治疗师向患者的亲属询问患者存在的问题极其重要，因为患者常回答他进食没有问题，很少提及他每天不容易进食和饮水。所以治疗师应该在患者实际进食时观察他，这样治疗师才能正确评价患者是如何进食的并记录下观察结果。

·患者的牙齿和口腔是否清洁？或有许多食物残渣？一个简易的，用来检查患者进食是否安全，并评价患者舌头活动能力的检查方法是，治疗师和患者同时各吃一块饼干，当治疗师吃完并全部咽下去后，检查患者的口腔，看患者是否也是如此，是否还有饼干残渣遗留在口腔内或咽喉处。

·患者能否容易、快速地发辅音"t"，"g"和"k"？患者首先需能将其舌尖抵在前上齿的后面，然后抬高舌后部。这些运动不仅对说话时发声清晰是必需的，对食物后送以便吞咽也是必需的。

许多偏瘫患者缺乏面部表情或有不适当的面部表情，这是最令人痛苦的残障。结果，他们可能被误解，被认为是抑郁，没有活力或不友好。患者及其亲属对他面部的异常非常敏感，尤其是流涎或食物残渣留在唇上或下颏。面部和口腔的运动、张力和感觉只要存在障碍，改善这些运动的活动就应包括在治疗范围内，不管它们看起来有多么轻(见第13章)。

感　觉

虽然感觉检查有助于把握解决问题的关键，但也常常被治疗师忽略。所有的感觉检查都应在患者看不见的情况下进行。可用一条毛巾挡在他面前，如果挡得不严，患者可以通过看到的运动获得一些提示(图4.5)。如果患者不能说话，可以告诉患者用健手或脚发信号或表示对检查的非语言反应。

虽然不必做得太详细，但治疗师应做下例检查：

1.触、压觉和温度觉：治疗师仅用手触摸患者的不同部位并且说"你能感觉到我触摸你这里了吗？"是不够的。对治疗师的每次触摸，患者不仅应知道是否触摸，还应该告诉治疗师被触摸或被压的确切部位。

2.位置觉：患者应说出关节被移动的方向或被摆放的位置。治疗师将其患肢摆成一定体位，然后患者再将其健肢准确地摆放成同样的体位(图4.5)。该检查可以两种方式进行：

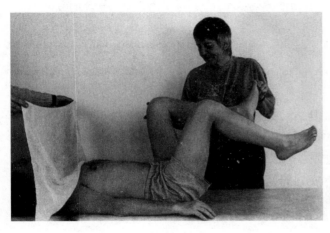

图 4.5 感觉检查体位：治疗师保持患者的偏瘫腿在一定的位置，患者尝试用健腿准确模仿该体位(左侧偏瘫)。

·在治疗师将患肢摆放在某一体位的同时,患者移动其健肢成同样体位。

·治疗师将患肢置于一种体位之后,再让患者用健肢模仿该体位。

3.实体觉:患者能用手辨认出一个熟悉的物体吗? 如一把钥匙。如果他有言语障碍,他可以指出在手旁的同样物体。如果患者不能握这个物体,治疗师可以帮助患者用手抓握。

感觉检查始终是一个复杂的活动,因为偏瘫患者可能由于其他原因,并非感觉差而影响检查结果。检查首先在患者能看到的情况下进行,直到他清楚地知道需要他做什么及怎样做。然后在看不见的情况下开始正式的感觉检查。

然而,不要忘了,检查并不能真正确切地查出感觉上的很多差异,正如 Brodal(1973)以个人的中风经历而指出的那样。即使患者在正式的检查时都能做出正确的反应,他活动或摆弄物体的方式也向细心的检查者显示了他不能像中风前那样辨别和适应。

患者都能不同程度地感知目标,并从他们以前做的方式中得到不同的反馈,所以事实上没有纯运动性中风,只是感觉障碍的程度不同。

功能性活动能力

治疗师必须记录患者完成常规的日常生活活动的能力。这是治疗师了解患者进步和能力的几个客观检测之一。治疗师应全面评价患者的个人卫生,穿衣和进食,以及记录各项活动所需的时间。为避免评价误差,应在患者做这些活动时直接观察,与护理人员讨论,如果患者已经回家,和其家人仔细讨论,可以发现患者的其他障碍。如果治疗师不能在患者自己的生活环境中做评价,这些问题就更为重要。患者如何做这些活动的也应该记录,这样在以后的评价中很小的实质性改善也可以看到。

记录患者的职业、年龄可以给治疗师提供患者在偏瘫前的生活情况的印象及何种刺激有助于患者治疗。这些信息也是患者生活方式的指南和康复的期望。

休闲活动和爱好

当前有一种倾向,就是将实际的康复结果与重新恢复工作联系起来。然而,生活质量并不只取决于是否每天都去工作,尤其是中风患者,通常都是老年人。即使是年轻人,Evans(1981)发现失业的或未被雇用的,“相当多的人已经为他们自己创造了新生活,接受新的技能和兴趣,在观察者看来好像过着满意的生活”。因此,治疗师理所当然地要确定患者在中风前的兴趣,以便根据患者的个人兴趣和能力,建议和帮助患者找出将来乐意从事的新的休闲活动。经验表明,大部分患者愿意接受一种新的运动或爱好,一种他们在功能障碍之前从未体验过的运动或爱好,以避免负面的比较(F.M.Mueller 1997,个人交流)。

思 考

已经描述的评价是非常全面的评价,不一定在治疗初期就完成全部评价。如果患者处在疾病的急性期,许多检查就不能做。同样,还没有经过充分治疗并有肩痛或对运动感到害怕的患者,就不应做俯卧位的检查或跪在地上的检查。治疗师应估计当时什么检查可行。

急性期后的治疗阶段,有必要进行全面的评价,以确切地找出患者的障碍所在。也应记录患者已经接受了多少治疗及何种治疗。

尽管评价好像需要较长时间,但实际上准确的评价可以节约时间,没有它,全面的康复及进一步的改善是不可能的。即使不能记录全部信息,治疗师仍需要考虑上述的所有要点。

在评价时,由"记录员"记下评价结果可能很有帮助。或者用一个小磁带录音机录下来,以后再根据录音实际记录下来。对记录运动来说,可能最有帮助的是录像。患者完成某项活动的录像要比用词语描述这项运动更生动,并可用于以后的比较。即使是一张照片也能清楚地记录下患者的能力或残疾的某些方面。

代偿的或"取巧"的运动可使患者的日常生活在一定程度上独立,但是一旦建立了代偿,将很难改变,甚至可能抑制正常活动的恢复。应认真评价这种代偿运动是否真正需要,若这种运动已成为习惯,这种习惯或许还能改变,所以应更多地进行正常的省力的运动程序。

除了纯功能性评价外,建议进行详细的神经学评价,因为这是治疗师能够治疗疾病本身的唯一途径,而不仅仅是迅速地促进患者达到自立,使患者失去了获得更多正常功能和患侧恢复活动的机会。

当评价的结果与患者独立进行日常活动的能力有明显的差别时,问题很可能出在知觉问题上(见第1章)。例如,治疗师已记录到患者在坐位能活动手臂和腿,并保持平衡,而患者在无帮助的情况下却不能穿上袜子和鞋,因此可能被认为"无主动性"。重要的是理解进行这些活动的复杂要求,以及患者为什么不能自己进行这项活动。对患者来说在有帮助和无帮助时的认知水平之间存在很大距离,例如从治疗师把鞋递给患者穿上,到患者早晨自己独立完成全部穿衣过程。人们学习新的东西是同样的道理。在不需要任何提示就能做教过的事情之前,患者必须能认识到需要他做什么及如何正确地做。

第5章
急性期——床、椅上的体位和运动

成功的康复不仅取决于各种治疗,更取决于患者如何度过每天治疗之外的剩余时间。甚至睡眠的姿势对预后也能产生明显的影响。不论治疗多么好,如果患者在剩余时间里以异常运动模式活动,痉挛就会加重,治疗所取得的进步大部分将会丧失,而无法用于日常生活活动中。同样,如果患者长时间以异常的姿势卧床或坐,不仅肌张力增加,关节活动度也可能丧失。因此,应把康复看作是对每个患者一天24小时的管理或生活方式。

如果从中风一开始就采取这种观点,所有相关的事情就会更加令人满意和更容易。然而,即使患者在后期,如中风后几个月才来治疗,也应采用同样的原则,这对患者赶上已错过的恢复很有帮助。不过这需要更多的时间,因为患者已形成不良习惯,而有些习惯可能难以改变。以下介绍在重症监护室、普通病房、康复中心或家中,患者的正确体位或帮助患者活动的方式。

房间的布置

在患者所处的环境中如何摆放患者的床和椅子有很重要的意义,尤其是患病早期主动活动受限时。如果房间环境不太理想,改变房间布置即使很麻烦,也是很值得做的。因为损伤,偏瘫患者的头转向健侧,不仅有忽略患侧身体的倾向,还有忽略患侧空间的倾向。通常患侧的触觉、视觉和听觉输入减少。必须强化刺激,以应对患侧感觉输入减少的问题。房间的布置应尽可能地使患侧在白天自动地接受尽可能多的刺激。

如果床的放置使患者的患侧对着墙或使患侧活动减少,感觉丧失将会加重。所有护理工作不得不在健侧进行,医生和探视者也得站在健侧。当患者开始从床上坐起时,将向健侧转移,向健侧看,这将进一步使患者忽略患侧。

只要改变床的位置,使得所有的活动和有趣的事都发生在偏瘫侧,情况将会明显改变。护士从患侧接近患者,帮助他洗漱,或带来食物并帮助他就餐,等等。同样,医生听诊,量血压和进行其他常规检查和观察也在偏瘫侧。如果患者早期转头有困难,其他人可用手帮助他转头,并将其头保持在正确的位置,直至感到阻力下降。

　　以这种方式布置房间,可以不断地促使患者将头转向患侧,看着照料他的人。要让偏瘫侧做出反应,全天都有感觉输入。床头柜应放在患侧,这样患者必需转头察看放在柜上的东西,健手横过身体去取他所需要的东西。如果需要,床头柜也可先放在靠近患者的前面,然后随着他情况的改善,能转头,能够着患侧,再逐步把床头柜移向患侧。患者转移到床边的椅子上也应是朝向患侧运动。

　　许多患者在初期不能阅读时,喜欢看电视。电视机也应放在偏向患侧,患者须把头转向患侧才能看到它。如果给予细心的指导,对患者的亲属和朋友也很有帮助。他们应坐在患者的患侧或前面偏向患侧。这样他们在谈话时,患者需将头转向他们,探视者能促使患者直接看着他们。另外,亲属或朋友也可以在与患者谈话时握住其患手,以提供更多的刺激(图 5.1)。

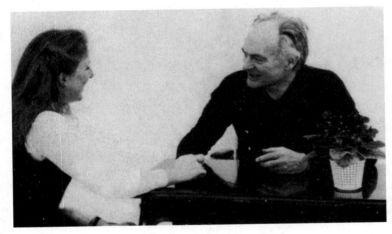

图 5.1.　探视者鼓励患者将头转向偏瘫侧 (右侧偏瘫)。

　　如果不采取这些步骤,患者的眼睛与别人及固定物体的正常接触可能会有困难,因为对侧肌肉的功能亢进,眼睛总是朝向健侧。怀疑有视野缺损事实上常常是因为患者不能转头或眼睛不能转向患侧。通过改善房间布置,不仅患者的颈部更灵活,也促进了眼部肌肉的活动。如果存在偏盲,患者能随意转头也有助于他更容易地代偿视野的缺损。

床上的体位摆放

　　在初期,患者的大部分时间都是在床上度过的,因此,他采取什么卧位非常重要。实际上,几乎没有什么情况能迫使患者卧床超过几天,他应尽早坐起来。实验已经证明,患者在床上卧或半卧的时间越长,痉挛越重,而且在他逐渐开始坐和站时就越害怕直立位的运动。由于长时间在床上制动,可能产生一些严重的并发症,尤其是老年人,如血栓形成、褥疮、坠积性肺炎等等。即使者白天不在床上,晚上仍要在床上度过 8 小时或更长时间。如果要避免肌张力过高和活动丧失的并发症,就更加需要正确的体位摆放。

　　如果需要输液,那么患者在床上或轮椅上的翻身及正确摆放体位与其并不矛盾。

患者的体位必须定时变换,尤其是在急性期,其理由与护理任何瘫痪的或意识不清的患者一样。开始应该每 2 或 3 小时翻身一次,以后,当患者能自己翻身和在床上移动时,间隔时间可以延长,直到患者在清醒时或感到不舒服时能自己改变体位。

偏瘫侧卧

患侧卧位是所有体位中最重要的体位,从一开始就应采用。实际上,大部分患者似乎喜欢这种体位,可能是因为这样可使感觉比较正常的一侧处在上面。由于整个患侧被拉长而减轻了痉挛,由于患者的体重压在患侧床面上,增加了对患侧的感觉刺激输入。另一个明显的好处是健手能自由活动,如拉起床单、摆放枕头或打电话。

在理想的体位上(图 5.2),头应有良好的支持,使头稍高于胸部。如果头部位置舒适,患者更喜欢保持这种正确体位并在这种体位入睡。头部应在上颈段屈曲而不是使其后伸。躯干稍向后旋转,后背用枕头牢固地支持住。

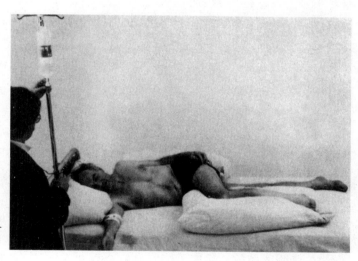

图 5.2. 偏瘫侧卧的正确体位。静脉输液不妨碍患者侧卧 (右侧偏瘫)。

患侧上肢应前伸,与躯干的角度不小于 90°,前臂旋后,腕被动地背伸。帮助者站在患者的前面,将一只手放在患肩和肩胛骨下面,使肩胛骨前伸。患者的体位保持这种前伸,在其肩胛骨前伸时,整个上肢的屈曲痉挛就会减轻,使正确体位得以保持。要检查肩胛骨确实前伸,帮助者应经常检查胸背部。当患者的体位正确时,肩胛骨的内缘不突出,而是平坦地靠在胸后壁上。若前伸不充分,患者常主诉肩痛或不舒适,因为肩受压。

健侧上肢可放在身上或后边的枕头上。如果健侧上肢放在前面,它将带动整个躯干向前,这将引起患侧肩胛骨后缩。

下肢呈迈步位,健腿髋、膝屈曲并由枕头支持。髋和膝都不应完全屈曲,而应以小于 80°

的舒适体位放置。把大枕头放在健腿下面也有助于使偏瘫腿保持在伸髋并且稍屈膝的体位。

健侧卧

达到舒适的健侧卧位可能有一些困难,因为患侧处在上面时患者感到更无助,无力的患侧手臂尤其需要很好的支持,以保持在不引起肩痛的位置。由于患者要定时翻身,而仰卧又有那么多不利之处,因此,仍要帮助患者采取正确的患侧卧位。

在理想的体位上(图 5.3),头仍由枕头良好地支持,以保证患者感到舒适并保持颈椎向患侧侧屈。躯干与床面成直角,即患者没有向前倾成为半俯卧位。

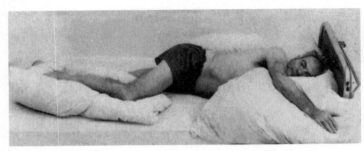

图 5.3. 健侧卧。偏瘫上肢用枕头很好地支持 (右侧偏瘫)。

偏瘫上肢由枕头支持在患者的前面,上举约 90°伴肩胛骨前伸。为保持舒适的体位,必须注意肩胛带不能处于上提位,像在软瘫期常有的倾向那样,肩头几乎触到耳朵。需要用一个大的支持枕头靠胸放在整个臂下面直到腋窝。如果患者肩内旋、前臂旋前,肘就应该稍屈曲,以避免固定的伸肌模式。

健侧上肢可放在患者感觉最舒适的位置,有时可屈曲在枕头下面,或放在胸、腹部。有些患者喜欢向下伸直放在身体前面。

偏瘫侧腿向前稍屈髋、屈膝,并完全由枕头支持,尤其要注意,不能让足悬在枕头边缘内翻。健侧下肢平放在床上,稍伸髋,微屈膝,用大枕头防止健侧腿移向前面,尤其是在偏瘫早期。

仰 卧

应尽可能少用仰卧位,因为这种体位受紧张性颈反射和迷路反射的影响,异常反射活动最强。对于偏瘫患者来说,这种体位还会使骶尾部,较常见的还有足跟外侧和外踝处发生褥疮的危险大为增加。偏瘫侧骨盆后旋,并使患侧下肢外旋,引起上述两处的褥疮。

然而,在做特护过程中或对于那些长时间在仰卧位护理的患者,开始还不能耐受侧卧位期间,患者可能需要这种体位与其他体位交替使用。在这些情况下需要用仰卧位,但是应该尽可能短时间地使用仰卧位。

在理想的体位上(图 5.4),头部由枕头良好支持,上部颈椎屈曲。注意不能使胸椎也屈曲。

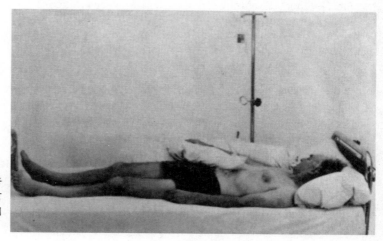

图 5.4. 仰卧位。枕头置于患侧臀部和肩胛下面,保持整个患侧向前及上下肢的正确体位。头转向患侧(右侧偏瘫)。

　　在患侧臀部、大腿下面放置一个枕头,使骨盆向前,以防止患腿外旋。禁忌用沙袋或其他坚硬物体靠在腿上机械性地保持下肢体位,因为腿的体位实际上源于这一侧骨盆的后旋。如果骨盆的姿势不正确,腿将因此而不断受到任何固定形式的压力,容易引起这一区域的褥疮或神经损伤。

　　在偏瘫肩胛下放一个枕头,保持其前伸,并使上肢处于正确抬高的位置, 即伸肘、腕背屈和伸指。

　　下肢伸直。应避免用枕头在膝或小腿下支持,因为前者导致膝过于屈曲,后者可引起膝过伸或对下肢静脉造成不必要的压迫。

体位摆放的注意事项

　　·床应放平,床头不应抬高。任何时候都应避免半卧位,因为它能增加不必要的躯干屈曲伴下肢伸直(图 5.5) 。另外,对骶骨和尾骨的压力增加很容易导致褥疮。在可取的侧卧位,如果抬高床头,患者有滑到床下的危险。

　　·手中不要放置任何东西来对抗屈肌痉挛。其作用正好相反,因为受抓握反射的影响,可引起手紧握掌中的物体。Mathiowetz 等 (1983) 在比较偏瘫手用掌部夹板、泡沫橡胶分指器和完全不用辅助器具的手指屈肌肌电活动的研究中写道:"……用辅助器具固定的作用表明,不使用辅助器具引起的肌电活动最小。"实际上,当戴上掌侧夹板,患者用健手抓握东西时,手掌夹板增加了患手的肌电活动。正确的体位是使患者的手保持张开,尤其是在休息时,而且不能让手处于抗重力的体位。

　　·许多患者难以调整好自己身体与相邻物体的位置关系。最好让患者卧床时使其身体与

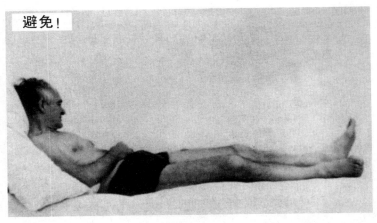

图 5.5. *所有时间都应该避免半卧位。它能强化痉挛模式(右侧偏瘫)。*

床边平行,而不是斜卧,让患者自己卧床时常常如此。

·枕头的大小和硬度在不同的国家也不一样。理想的枕头应个大并填满柔软的材料,如绒毛,这样就可按需要支持并保持身体各部分的正确体位。大部分体位需要 3~4 个欧洲大陆式枕头或 5~6 个英美式枕头。用以支持不同身体部位的不同大小和形状的枕头使工作人员和患者及其家属感到混乱。

·不应在足底放置任何东西试图以此避免跖屈畸形,因为坚硬的物体压在足底部可增加不必要的伸肌模式的反射活动。无论如何,偏瘫患者将脱离不舒适的体位。应避免被褥过重或太紧,如有必要,可用床架支持被褥的重量。

床上坐位

保持直立姿势坐在床上对患者来说是相当困难的,因此,在无支持的情况下应尽量避免这种体位。鼓励躯干保持一定程度的屈曲,髋关节保持一定程度的伸直。长时间保持这种坐姿或半卧位几乎不可避免地引起尾骨处的褥疮,此处的损伤极难治愈。然而,在急性期,护理人员在日间将患者多次转移到直背椅子上有时是不可行的。患者每次进食或喝水必须坐起来 (见第 13 章),一天至少 5 次。当患者刷牙或大小便时必须坐起来。如果必须在床上坐起来,尽可能让患者以最佳体位坐。

在理想的体位上,髋关节屈曲至近于直角的适宜角度,脊柱伸直。足够的枕头适当地放置在患者后背以帮助患者达到上半身竖直的坐位,头部无需支持,以便患者学会主动控制头的活动。一个横过床上的可调节桌子,放在患者的上肢下面,这样可对抗躯干前屈。如果躯干前屈力很大,应在肘下面放一个枕头,以防肘部组织受压。

某些现代化医院的床有可调的靠背,可将其调到几乎垂直的位置。置于患者背后的枕头可使其背部伸直,达到前述的上半身竖直的坐位姿势(图 5.6a)。如果靠背只能调到倾斜的角

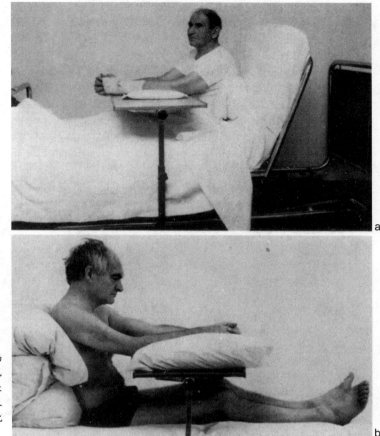

图 5.6a、b. 床上直坐 (右侧偏瘫)。a. 在现代化医院,病床有充分可调的靠背,很容易达到直坐位。b.如果床头不能充分调节,床应放平,患者靠床头坐直并用枕头支持背部。

度,就应将其放平,患者移靠到床头,患者背部放足够的枕头支持。这样就可避免不利的半卧位(图 5.6b)。

以这两种方式坐时要避免出现不利的半卧位,即使如此,也不要让患者坐的时间太久,因为患者不久就会向床下滑,形成很不利的姿势。

坐在椅子(轮椅)上

使用合适的椅子,更容易达到和保持直立的坐姿,因此,只要患者的一般情况允许,就应尽早从床上转移到椅子上。如果患者在帮助下仍不能站立和行走,坐轮椅是最好的解决办法。这样就能很容易地将患者送到治疗间或进行 X 线检查或做其他检查的地方,也能使患者到处看看不同景色,尤其当他学习自己使用轮椅时。如果轮椅靠背使躯干过于屈曲,就应在其背后放一块板,帮助患者保持上半身竖直的坐位。在患者坐在桌前时,应调节这块板使之前倾。只要不向别处移动,其上肢就应放在前面的桌子上,脊柱伸直,髋屈曲(图 5.7a,b)。如果使用一种更加稳定的桌子,患者将会感到更加安全,正确坐姿更容易达到(图 5.7c)。当采用这种体位时, 患者很少有向座位下滑和半躺在椅子上的倾向, 这在早期是一种常见问题(图 5.8)。患者以这种正确的姿势可以坐很长时间,看电视,与探视者或其他患者交谈,甚至可以阅读和写字。但是应认识到,在中风后早期,患者很容易出现疲劳,尤其是患者自己活动时,

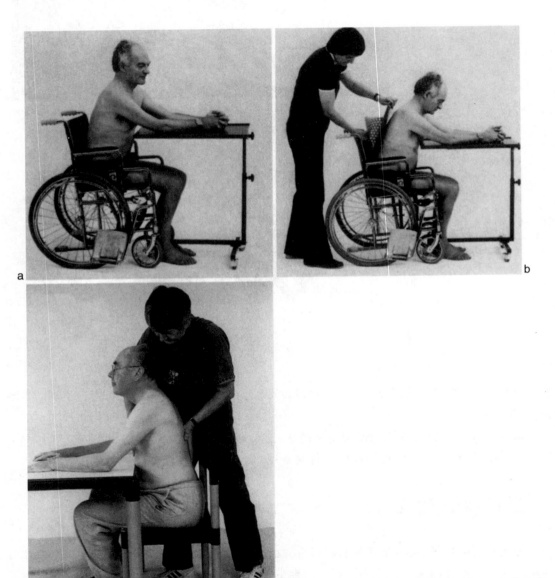

图 5.7a~c. 坐在椅子上(右侧偏瘫)。a 支持手臂。b 放在患者后面的板使其躯干伸直。c 直背椅子和固定的桌子帮助保持良好的坐姿。

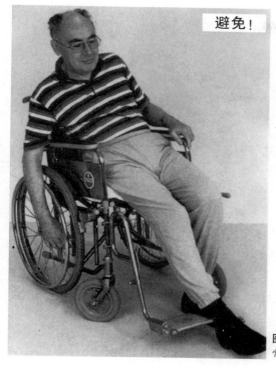

避免！

图 5.8.　典型的不良坐姿。患者前面没有桌子,患者经常从轮椅上向下滑并有跌倒的危险。

所以有必要让其常到床上休息。上床休息一段时间后再坐起来活动,要比他在椅子上以不舒适的体位睡觉为好,这种不良体位可强化异常的肌张力和姿势。

　　患者离床的时间可以逐渐延长,他接受的刺激越多,他能坐的时间就越长。不应把他自己丢在椅子上,而应当经常让患者与其他人在一起做适当的活动。

重新调整患者在轮椅中的体位

　　如果患者已经从轮椅上往下滑,应该立即帮助他纠正姿势,以避免他跌到地上或损伤手臂。

　　■单人帮助。治疗师、护士或其他人可以帮助患者,立即将其双脚平放在地上,同时充分屈膝。帮助者站在患者前面,用双膝抵住患者身体膝部,以防止他从轮椅上进一步下滑,并帮助患者两手叉握在一起(图 5.9 a)。帮助者让患者身体尽量前倾,引导他的手伸向帮助者腿的一侧(图 5.9 b)。由于患者倾向于向偏瘫侧倒,通常建议患者的手臂伸向健侧。一旦患者的躯干充分向前,帮助者向一侧转移患者的重心,然后再向另一侧转移重心,使帮助者能把手放在患者两侧大转子下面(图 5.9 c)。帮助者身体后倾,把患者臀部提起来,同时用膝部抵住患者的膝部(图 5.9 d)。把患者的臀部贴紧轮椅靠背处 (图 5.9 e) 。由于帮助者是用自己的体重来提起患者的,所以帮助者的腰得到保护。在患者自己能以同样的方式调整坐位姿势以前,

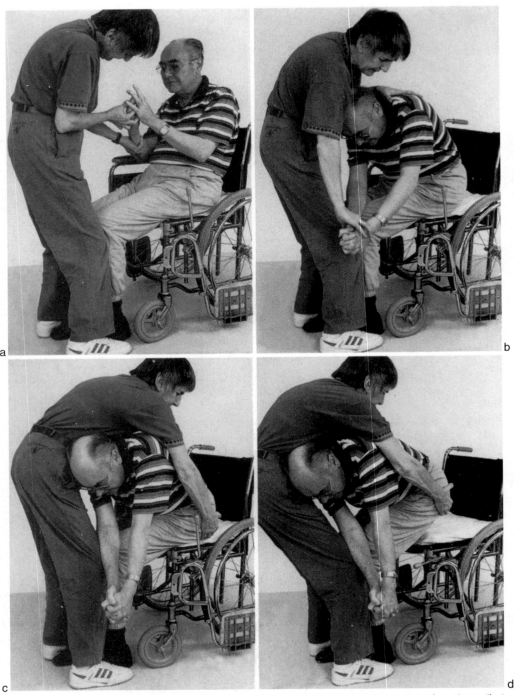

图 5.9a~e. 在患者从轮椅下滑后帮助他重新坐直(右侧偏瘫)。a 叉握双手防止进一步下滑。b 带动患者躯干和手充分向前。c 向侧面转移体重，把双手分别放在两侧大转子下面。d 提起患者的臀部。

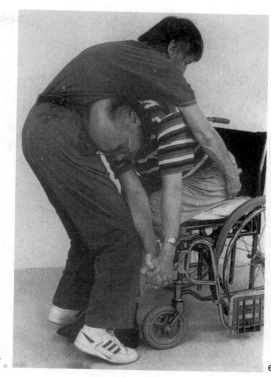

图 5.9e. 把其臀部放到靠后背处坐下。

e

患者可以学习更主动的配合动作(图 5. 10)。这种方法也是为从坐位到站立做准备,像以前教他的那样,身体充分前倾,在重心转移至脚上的同时抬起臀部。

　　■需要一个助手。当调整严重功能障碍或体重很重的患者时,治疗师可能需要一个助手(图 5.11a)。治疗师做上述同样的程序,但有一助手站在轮椅后面帮助把患者从轮椅上提起来(图 5.11b)。两个人一起提起患者的臀部并贴紧椅背 (图 5.11c,d)。患者坐直之后,轮椅桌与放置妥当的软垫都能帮助患者保持正确体位(图 5.11 e)。

学习独立驱动轮椅

　　对于患者来说,能自己驱动轮椅并各处活动是非常好的体验。某些治疗师勉强允许患者这样做,因为他们担心单侧活动可能引起联合反应,并增高偏瘫侧的肌张力。然而,利大于弊,如果认真教给患者驱动轮椅的方法,偏瘫侧肌张力将不会增高。事实上,躯干和肢体的主动运动总是对身体和心理有益。在患者能自己安全地行走之前,可能有几个星期甚至几个月时间,尤其是大部分医院都有很长的走廊。坐在那里等待别人推不仅使得患者感到沮丧,还导致患者明显地被动和缺乏主动性。有两种驱动轮椅的方法已经证明对大多数患者是安全的。

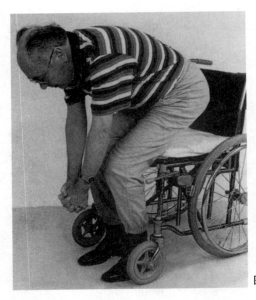

图 5.10. 患者学习不用帮助臀部充分向后,靠椅背坐。

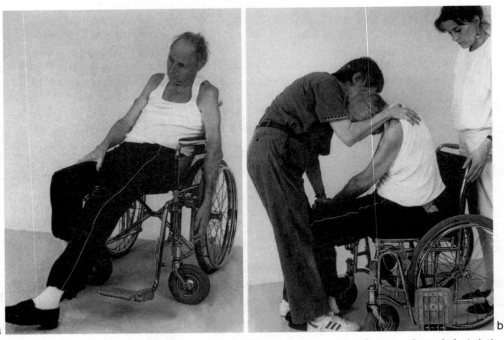

图 5.11a~e. 重度残疾患者需要两个人调整其姿势(左侧偏瘫)。a 从轮椅上向下滑。b 患者的膝被固定,手叉握,重心被带向前。

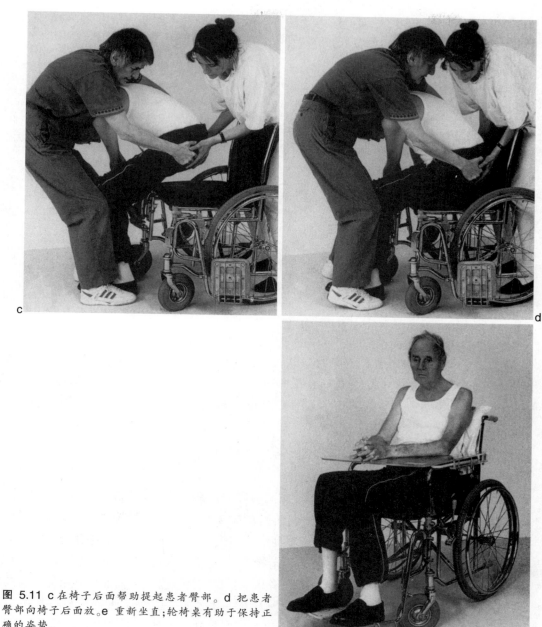

图 5.11 c 在椅子后面帮助提起患者臀部。d 把患者臀部向椅子后面放。e 重新坐直;轮椅桌有助于保持正确的姿势。

　　1. 患者把健手放在轮椅圈上,同时用健足做迈步动作。健侧足踏板必须移开,以便健足不受阻碍地推地。必须鼓励患者臀部尽可能靠近椅背,躯干前倾而不是后仰,应当为屈曲位(图 5.12a)。患者保持偏瘫臂向前并且把手放在大腿上。

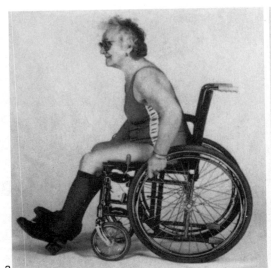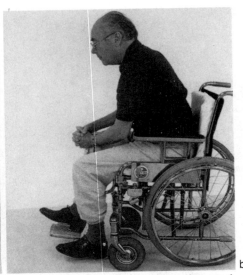

图 5.12a、b. 独立移动轮椅(右侧偏瘫)。a 使用健手和健足。b 患者在用健侧腿驱动轮椅时，双手叉握放在患膝上防止联合反应。

2. 为避免偏瘫侧后缩，从一开始就应该教患者双手交叉握放在偏瘫膝上，只用健侧腿驱动轮椅(图 5.12b)。用这种方法，患侧联合反应受到抑制，只要肢体已经痉挛，任何增高张力的活动都应避免。事实上，上肢这种持续的体位与躯干的运动相结合具有抑制作用。

十指交叉握的自我辅助活动

从早期开始就应教会患者如何放松上肢和肩胛的痉挛，及如何保持肩关节充分地被动上举 (图 5.13a)。由于肩关节的特殊结构，使其在日常生活中具有功能的灵活性，肩关节是一个易受到损伤的关节，对其制动将产生不良后果。因此，在中风后重要的是保持它的活动，如果需要，可行被动活动。两手握在一起，十指交叉，患侧拇指位于最上面，并稍外展 (图 5.13b)。不管是卧位、坐位或站位，都应教患者从十指交叉握并且充分向前伸开始运动，在其试图上提手臂之前，保证肩胛骨前伸。患者伸肘，双手叉握在一起，然后上举至头的上方。这项活动每天应多次练习，治疗组的所有成员，以及家属和其他患者都应鼓励患者练习。即使患者在进行静脉输液，也应小心地继续上举其偏瘫手，以保持充分的肩关节无痛范围的运动 (图 5.14)。细心教患者正确地完成这项活动很重要，否则患者将损伤其肩关节，引起疼痛而不利于上肢活动。十指充分交叉握在一起，双手掌必须保持对称地贴在一起，这样可防止损伤手关节。因为已经证明这项活动有很多益处，已经推荐在治疗中使用，或在帮助患者转移到不同体位时或作为患者家庭锻炼程序的一个特定部分使用 (Biewald 1989; Bobath 1990; Geisseler 1993; Kamal 1987; Todd 及 Davies 1986)。

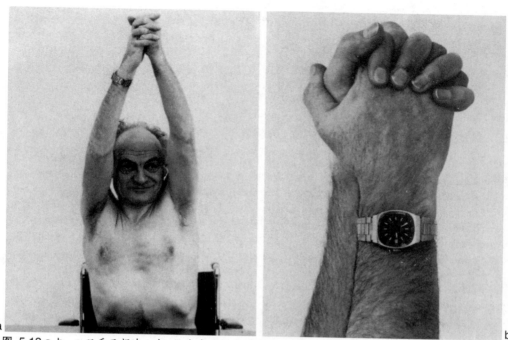

图 5.13.a、b　a 双手叉握在一起,做自我辅助手臂活动,以保持全范围的肩关节活动度。b 手指叉握抑制痉挛 (右侧偏瘫)。

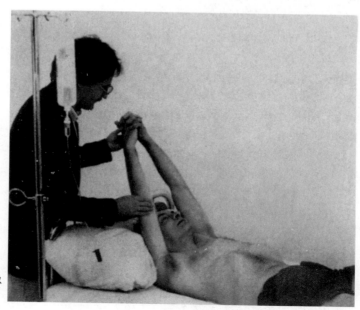

图 5.14.　在调整好输液后,医生可以鼓励患者活动上肢 (右侧偏瘫)。

十指交叉握手有以下重要意义:

▲ 当患者自己在床上移动时或从床上被转移到椅子上时,尤其是从站立位坐下时,偏瘫手和肩得到保护。

▲ 由于健侧手指使偏瘫手指外展,整个偏瘫手臂的痉挛被减轻。

▲ 两手叉握在一起位于中线,交叉十指的活动改善了感觉和知觉。

▲ 握手坐看起来自然,如果采纳这种坐姿,只要患者坐的时间够长,就能相当神奇地减低肌张力,甚至防止肌张力增高。白天,当患者坐车、看电视或和别人在一起时,腿可以交叉坐,交叉握的双手放在膝上,以帮助保持正确的姿势(图 5.15)。

▲ 由于两手保持向前,防止了肩胛骨及整个上肢的后缩,使某些运动程序,例如站立,更容易、更不费力。

▲ 在患者活动时,防止了手臂的联合反应。由于患者是用健手握住患手的,他在活动时就不能用患手推或拉。因此患者更多地正常使用身体的其他部分,躯干活动受到了刺激,对称性运动和负重得到改善。

▲ 或许最重要的是,只要使用简单的手法结合适当的治疗,就可以预防手的僵硬、挛缩的产生。否则,如 Ryerson 和 Levit (1997)及 Kamal (1987)描述的因关节僵硬而丧失关节活动度,肌腱短缩及组织灵活性的丧失就可能发生,限制了随意活动的恢复并危及正常运动模式。

▲ 在家里,如果患者能容易地叉握双手,他将能自己完成一些基本锻炼,通过抑制和保

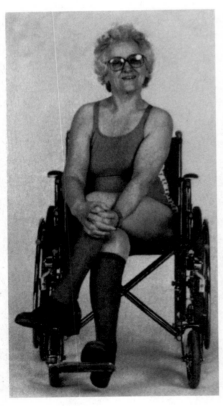

图 5.15. 患者两手叉握于膝部。防止偏瘫上肢拉成屈曲,重心位于患侧 (右侧偏瘫)。

持高张力肌肉的活动,能防止手指和腕屈肌短缩。事实上,如果患者不能把手握到一起,一旦他出院不再治疗后,几乎没有办法保持手指屈肌本身的长度。没有学会交叉握手的患者存在肌挛缩的危险,难看的手不仅不雅观,还难以保持清洁,因为难以清洗,剪指甲也成了问题(图 5.16)。

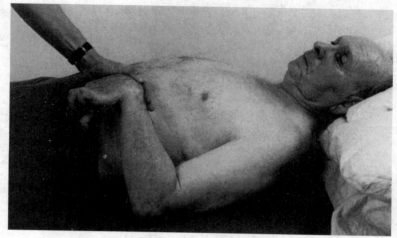

图 5.16. 肘、腕和手指挛缩的患者,如果从一开始就教他如何叉握双手及运动手臂,这种情况完全可以预防(左侧偏瘫)。

仅仅把手握到一起而让手指随意屈曲而不是十指交叉握不会有这些好处,所以值得从早期就开始教患者以正确的方式交叉十指握手。假如患者已经产生了明显的张力过高或一定程度的短缩,不能叉握双手,治疗师就必须加强治疗以克服这个问题,直到他自己能无困难地完成这种抑制性体位。

床上活动

如果患者神志不清或仍不能主动地参与运动,一定要由别人把他转为侧卧位。只要将两下肢屈曲,脚放在床上,然后将两膝转向一侧,这样翻身就很容易。肩和躯干随之转过去。帮助者的一只手放在患者腋后,另一只手放在患者腋前,上抬并向对侧翻转患者。

两位帮助者使用一种推荐的提升方法也可以把患者被动地转为上半身竖直的坐位。采用澳大利亚提升法,两位帮助者分别位于患者两侧,和患者的朝向相反。靠近患者一侧的手放于患者大腿下面,并互相抓握对方的手腕。肩置于患者肩的下方,并相互靠拢,然后帮助者膝部伸直,将患者从床上提起(图 5.17a)。帮助者用他们另一只手放在床上支持自己,以防扭伤自己的

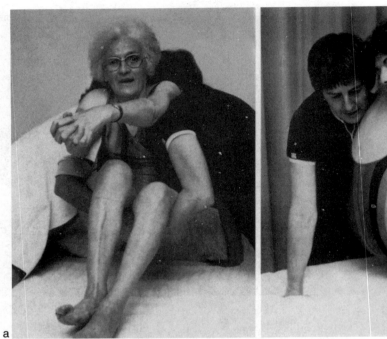
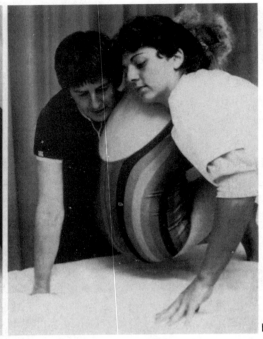

图 5.17.　在床上被动移动患者(左侧偏瘫)。a 采用澳大利亚抬法既安全又舒适。b 帮助者用另一只
手支持自己以保护腰部。

腰,并且调整被褥或枕头 (图 5.17b) 。

　　推荐这种被动搬运患者的方法是因为这种方法对患者既舒适又安全, 且不会损伤患者
的肩部。如果病床的高度不能调节,也可以用这种方法抬起患者向后靠在床头坐直。然而,患
者很快就能自己参与,应鼓励这种活动,但是应有足够的刺激使其以正常的模式进行运动,
而不能让其过分用力。因为治疗的目的是重建正常的运动模式,故不要用绳梯牵拉。如果床
上系有绳梯,患者自然就会伸手去拿,并试图用健手把自己拉成某种体位。随即出现异常的、
单侧的反应,导致偏瘫侧肌张力增高。

向侧方移动

　　患者双腿屈曲,脚放在床上,抬起臀部,并向一侧移动。帮助者通过下压患侧膝,并拉膝
部向前以促进这种运动 (图 5.18) 。 然后,患者将其肩侧移,使身体呈直线,帮助者同时给予
帮助,以防止肩胛骨后缩。当患者需从床上坐起或下床时,可给予同样的帮助。

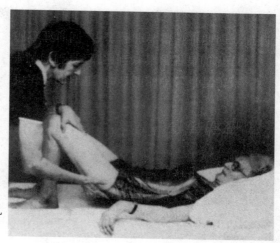

图 5.18.　桥式运动用于床上移动（左侧偏瘫）；也可见图 6.5，6.6。

向偏瘫侧翻身

翻身是最具治疗作用的活动，因为它刺激了全身的反应和活动。如何在治疗中运用它，将在第 11 章叙述。当患者向患侧翻身时，在其翻身的过程中，助手保护好偏瘫肩很重要。助手的做法是把患者手臂架在自己体侧，手放在患者上臂下面使肩关节外旋，并保持肱骨头在关节窝内的位置。患者抬起健腿，并向前摆动，而不是用脚向后面蹬(图 5.19)。健侧上肢主动向前，千万不要鼓励患者抓住床边缘把自己拉过去。助手把手放在偏瘫膝上，以促进偏瘫腿的外旋和伸直。

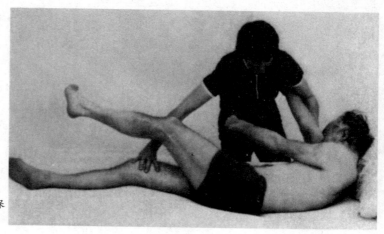

图 5.19.转向偏瘫侧卧，治疗师保护偏瘫肩免受损伤(右侧偏瘫)。

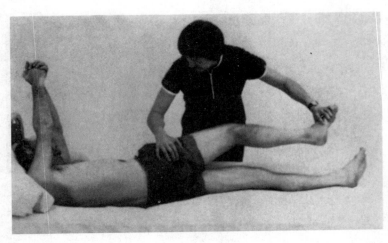

图 5.20. 向健侧翻身。在治疗师促进下肢正确运动的同时,患者两手叉握保护肩部(右侧偏瘫)。

向健侧翻身

患者两手叉握在一起,以使患侧上肢得到支持。助手促进偏瘫腿的正确运动,帮助患者把患腿带向前至健腿上,健腿在这项活动中不起主动作用(图 5.20)。

床上坐位向前、向后移动

患者在帮助下向床头移动,首先把重心转移到一侧臀部,然后再转移到对侧臀部。一侧负重,对侧向后移,犹如患者用臀部行走。帮助者站在偏瘫侧,把住患者的大转子,用身体帮助患者躯干前倾并帮助转移重心,促进移动(图 5.21) 。

患者在转移到轮椅上之前或在离床站立之前,应用同样的运动模式把自己移到床边。在这种情况下,应从前面给予帮助。帮助者把一只手放在患者的大转子上,把另一只手放在患者的对侧肩上,以防患者向后倒,帮助患者转移重心,使不负重的一侧髋部向前移(图 5.22a);然后换手,以促进对侧臀部的下一步动作。在患者从轮椅上返回病床时,帮助者用同样的促进方法帮助患者回到床上,不负重的一侧向后移而不是向前移。

患者很快就能学会以这种方式不用帮助自己移动。这样做可避免患侧下肢的伸肌痉挛,如果患者用健手把自己拉到床边,其患侧下肢可因联合反应而使伸肌痉挛明显增强。其后,患者在物理治疗科的治疗床上向后坐时,也可采用同样的运动程序 (图 5.22b) 。这一活动不仅是功能性活动,也可用于治疗,因为它可刺激重心自动转移、躯干主动旋转和平衡反应,类似于步行所需要的那些活动。

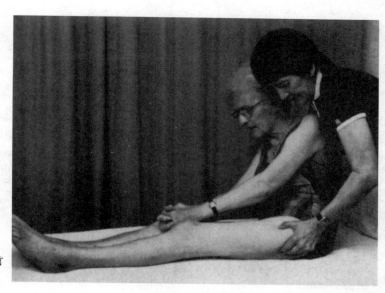

图 5.21. 患者用臀部在床上向前或向后"行走"（左侧偏瘫）。

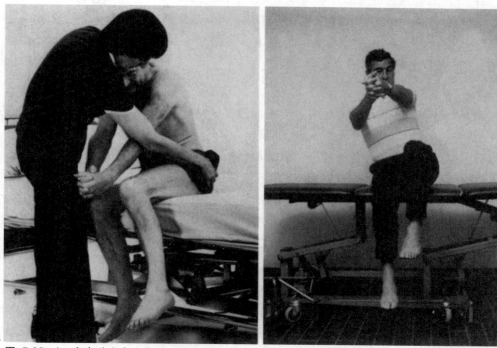

图 5.22a、b. 患者移向床边或返回（右侧偏瘫）。a.治疗师促进其用臀部"行走"。b.患者在治疗床上自己向后移动。

床边坐位

为了发挥治疗作用,应多从偏瘫侧开始进行床边坐起。在正常情况下我们从一侧坐起时,当达到上半身竖直的坐位时这一侧朝前。对患者来说,这意味着偏瘫侧向前,以取代常见的后缩姿势。开始时,患者仰卧在床上,将其偏瘫腿带到床边外,保持膝关节屈曲,开始应有帮助者促进这项运动。然后,患者将健手向前横过身体在偏瘫侧用手推床,同时旋转躯干。患者把自己推起来成坐位,同时摆动健腿下来,通过其平衡作用,帮助完成这一动作 (图 5.23a)。在这一运动中,头是直立的,偏瘫侧被拉长,通过这一侧负重是有益的(图 5.23b、c)。

帮助者将一只手放在健侧肩部,用力向下压,以促进这一运动,另一只手放在髂嵴处,也向下压。若患者需要更多的帮助,帮助者可用手臂环抱患者的头和患侧肩,通过身体侧倾帮助患者坐直。

从床边坐位躺下

如果患者要躺下,可反过来用同样的运动程序。帮助者用一只手引导患者健侧肩向后,另一只手放在患者躯干后面,根据其需要给予支持,以此促进该运动(图 5.24a)。在患者安全地躺下后,帮助者促进患腿无额外用力地提起放到床上(见图 6.5)。当患者的能力改善后,帮助者就减少支持,只用手向前拉偏瘫肩并引导另一肩向后以帮助患者躺下(图 5.24b)。

床、椅间的转移

正确地转移和并不过度用力使患者以后能容易地站立,也有助于通过患腿负重,而不伴有全伸的模式。对患者和护理人员来说,如果转移较容易,便失禁的问题就更容易克服。

当病床可调节到大致与轮椅相同的高度时,转移就更容易、更安全。家里的床通常都相当低,但在医院里,病床不能调低对患者和工作人员来说都存在受伤的危险。如果病床太高,尤其是在治疗师帮助患者再回到床上时,治疗师需发挥其创造性,寻找一种安全、容易的转移方法。一种可能的解决方法是支持其偏瘫腿,如图 6.30 所示,然后帮助他抬起健侧臀部至高床上。在这一侧臀部到床上后,治疗师一只手臂环绕患者健侧肩,并用另一只手帮助患者另一侧臀部上床。

被动转移

当患者自己不能配合时,下面的方法可用于转移患者到轮椅上:

1. 帮助者把患者移到床边,直到两脚平放在地上。帮助者的两脚放在患者的脚两边,用膝部在前面抵住患者的膝关节,同时注意防止患者膝关节倒向外展。帮助者将患者前臂放在

图 5.23a~b. 在床边坐起。a 健手推床从偏瘫
侧坐起来(右侧偏瘫)。b 支持躯干以帮助更重的
患者(左侧偏瘫)。c 治疗师侧倾,下压患者髂嵴。

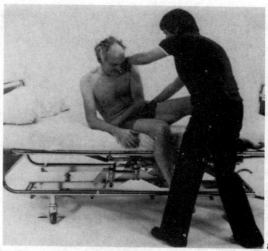

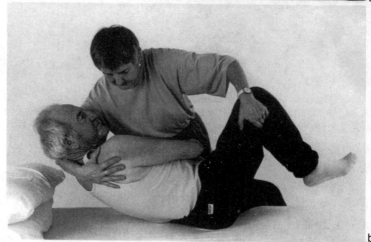

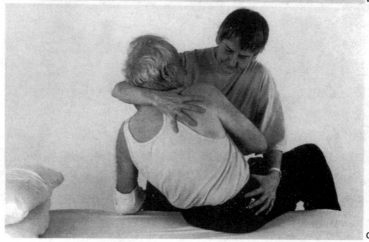

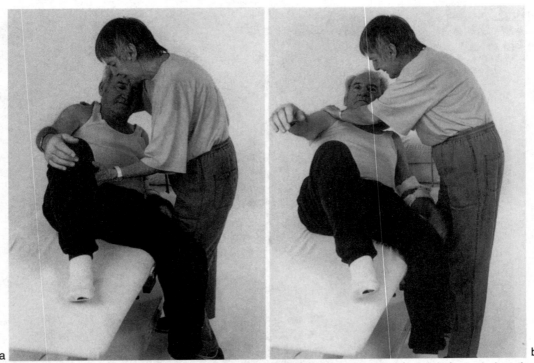

图 5.24a、b. 躺到床上。a 治疗师的手臂放在患者后面支持其躯干的重量并帮助他提起腿。b 当运动控制改善后,仅引导偏瘫肩向前,健侧肩向后。

自己的肩上,把自己的手放在患者肩胛骨上并抓住肩胛骨的内缘,使其向前。帮助者用伸直的上肢托住患者的上肢。然后将患者的重心前移至脚上,在肩胛骨上加压,直至患者的臀部离开床面。如果患者抬起头,有助于重心转移到腿上。帮助者旋转患者接近坐位,把患者放在紧贴轮椅靠背处坐下 (图 5.25)。 患者不应环抱帮助者的颈部,因为他可能用力拉,以下肢全伸模式站立。轮椅应放在患者向偏瘫侧转移的一侧。返回病床,方法同前。

2. 对于体重很重并且不能主动参与床椅间转移的患者,应该使用一个滑板,否则患者的肩有可能受伤,帮助者的腰也有可能受伤。对于肩因某种原因已经受伤并且疼痛者,也应该用滑板。

治疗师把患者向健侧倾斜,手臂环绕患者的肩以防他跌倒。把木滑板的一端放在偏瘫侧臀下,这一侧不再负重(图 5.26a)。用滑板跨越床椅之间的间隙,治疗师沿滑板逐渐移动患者,直到能轻松地把患者置于轮椅上或床上(图 5.26b)。在整个转移过程中,治疗师用放在患者背部的手保持患者的躯干向前,用自己的膝抵住患者的膝,保证患者在滑板上的安全,并用另一只手帮助患者沿滑板慢慢移动。

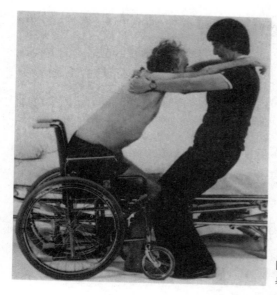

图 5.25. 被动转移（右侧偏瘫）。治疗师引导患者的躯干向前并向下，同时用膝抵住患者的膝关节。

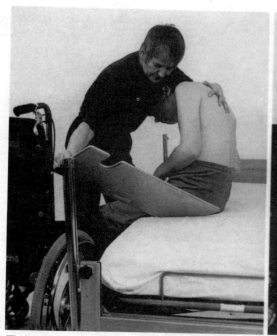
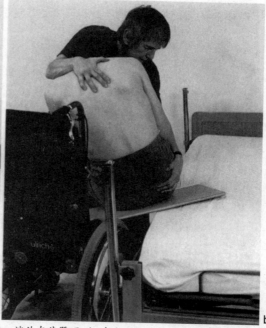

图 5.26a、b. 使用滑板(左侧偏瘫)。a 侧倾患者，把板的一端放在其臀下。b 在充分支持下把患者滑到轮椅上。

部分主动转移

只要患者能理解需要他做什么并能主动参与,转移就更富于主动性。在患者的前面放一个凳子或椅子,患者可以在上面支持叉握的双手。凳子与患者之间应有足够的距离,以使患者的手放在上面时,他的头能超过脚。帮助者抓住患者的大转子,用两个单独的运动促进转移。首先患者从床上抬起臀部,然后转身坐到轮椅上 (图 5.27) 。帮助者仅给予患者需要的帮助,使患者能轻松、顺利地完成这一运动。

主动转移

当患者能借助于其前面的凳子进行转移时,他应学习主动抬起叉握的手做同样的运动。帮助者可将手轻放在患者的肩胛上, 帮助他保持躯干充分向前倾, 然后转身并坐在轮椅上 (图 5.28)。有些患者可能需要帮助其偏瘫脚平放在地上。帮助者把一只手放在患者的膝上,在患者转移时向下压膝关节并向前拉膝关节以超过脚。

失　禁

在疾病的急性期, 某些患者控制大小便都有困难。一旦患者能活动并能自己协助料理

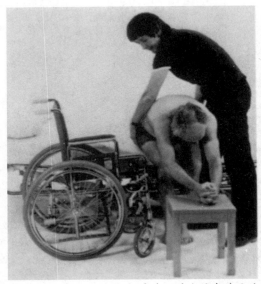 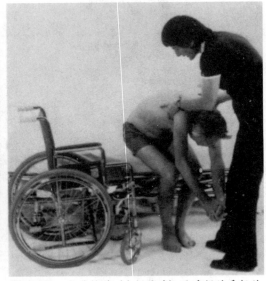

图 5.27.　部分主动转移,患者叉手支撑在前面的凳子上 (右侧偏瘫)。

图 5.28.　主动转移 (右侧偏瘫)。治疗师的手轻放在患者的肩胛上,引导患者的右侧向前,左侧向后,以促进他转到轮椅上。

时,通常这些障碍也就消失了,因此在 3 个月之后,它们很少成为问题。持续的障碍常与知觉问题或病前存在泌尿系统问题有关。

有严重知觉问题的患者不能随意地控制失禁。失禁不是一个孤立的问题,它的出现与不能完成类似复杂的任务相关连 (见第 1 章)。患者也不能自己穿衣服或独立地进行其他日常生活活动。不受控制的膀胱就像婴儿还没有学会适当抑制膀胱的排空一样,而不能认为这是病理性神经源性膀胱。

由于很多偏瘫患者都属于老年人,他们可能一直经受着排尿障碍,如因前列腺肥大或括约肌松弛而引起的障碍。在正常情况下,在中风发作之前,仔细计划和预测确保了不失禁,就像能容易地、独立地在一个熟悉的环境内活动一样。由于中风后活动减少,不熟悉医院的惯例,患者将出现尿失禁或尿潴留。一旦患者能行走,以及能整理自己的衣服,就可以通过重建以前的规律而重获对小便的控制。

不管何种问题引起的尿失禁,在患者能充分控制自己之前,那些照顾他的人都应定期、定时地帮助他,这样可以避免因尿失禁而使患者难堪。急性期使用的保留导尿应尽早拔除,即当患者在活动能力和自理方面取得进步时就应拔除。如果有必要,尿路感染或持续存在的前列腺肥大这类特殊问题需要根据情况予以相应的治疗。

便 秘

便秘是偏瘫早期总能遇到的一个问题,如果不采取适当措施,也可能成为其后康复阶段的问题。患者在床上不动,由于进食困难而使饮食受到限制,由于吞咽困难以致液体的摄入减少,凡事需要别人帮助又使其受到心理性抑制。他以前的定时习惯被医院的常规所改变,他失去了家中的饮食或药物帮助。即使他不再被限制在床上,他也不像以前那样活动。

便秘使患者苦恼,并可能以其他途径影响患者:

· 他不能集中精力进行康复,情绪变得低落。
· 由于患者不能完全排空大便,他可能反复上厕所。
· 肠道超负荷的压力可能干扰排尿或导尿管排尿。
· 如果严重,便秘可引起肠梗阻或呼吸困难。

如果及早使用适当剂量的缓泻剂避免便秘,就容易重新建立对排便的控制。估计缓泻剂的正确剂量要考虑患者以前的病史,可以从患者或其亲属处获知,然后观察结果。轻泻剂应在晚上给,早餐后应将患者转移到厕所或床边的便桶上,因为患者很难在床上"操作"。鼓励患者做深呼吸并轻柔地下压。假如患者大便干燥,可以用栓剂使他排空大便,如有必要,可以灌肠,以保证排空。这样晚上给予的缓泻剂量就需要加大,以保证次日能排便。另一方面,如果缓泻剂开始的剂量太大,造成患者次日腹泻,就应该适当减量。

思 考

　　如果从一开始就教患者以正常的模式做运动,他的整个康复将会更容易和更快。如果患者只能非常费力地控制运动,并以不利的方式主动运动,在争取自理之前,有时候等待一小段时间是明智的。如果不正确的运动模式已经形成,对患者来说,以后很难改变已形成的习惯,因为这牵涉到运动的再学习。当以本章所描述的方法帮助患者时,患者将不会害怕运动,他的肩关节也受到保护而不会受伤。每种体位和运动方式都是为以后独立运动做准备。尽管这不能防止所有的痉挛发生,但在急性期,正确的体位摆放和治疗将明显减轻痉挛。

　　患者卧床的体位也要在他回家及能独立活动之后继续使用。以后有些体位就不用全部枕头支持了,但是,基本的侧卧位应保持和以前一样,以抑制肌张力的增高。在康复期间,教会患者自己在床上翻身,并且在无人帮助下达到正确的体位。

　　在急性期所花费的时间是值得的,因为它将减少住院期间所需要的强化治疗,提高获得更成功的康复结果的可能性。

第 *6* 章
使肌张力正常化的姿势及选择性运动

对治疗师来说，最重要和最困难的任务可能是使患者肌张力正常化及教患者如何以正常模式省力地运动。当肌张力太低时，患者将不能支持住自己或对抗身体各部位的重力。当肌张力太高而使痉挛成为一个问题时，患者只能以刻板的模式费力地运动，以对抗拮抗肌过高的张力。不论张力过高或过低都可能有所偏重，但最常见的还是两者混合存在，或肌张力状态波动于两者之间。患者每天如何运动或被摆成何种体位对其肌张力将产生明显的影响(见第5章和第10章)。在张力过高或过低的情况下，不管患者自己以什么方式费力地运动，都将导致进一步的张力异常。所以从一开始患者就应该学习选择性地运动，并且应当充分帮助患者，使其粗大的共同运动不变成习惯，否则张力将不断地增高。有人甚至认为，"通常被称为痉挛的基本上是中风后习惯性的不必要的肌肉活动，是某些优势肌肉相对那些弱势肌肉的持续收缩"(Carr 和 Shepherd 1982)。反复使用异常运动不仅促进痉挛，而且习惯模式在以后还难以改变，甚至妨碍患者恢复功能性活动，而这些患者本来是可以恢复的。"经常重复适当的运动模式似乎可能产生更强的神经联系，这些模式却不是有效的模式，更容易变成'习得的'或更稳定的"(Carr 和 Shepherd 1996)。治疗期间，在尽可能使肌张力正常之后，应该遵循促进的原则。治疗不是一系列孤立的锻炼，而是要达到特定目标的活动程序。当某一治疗性活动使张力正常时，开始练习选择性运动，然后用于功能性活动。虽然不能单独治疗身体的某一部分，因为身体一部分活动可影响到其他部分，但本章主要论述躯干与下肢的活动。在第8章论述躯干与上肢的活动。

以下的活动是为行走做准备的，选择性运动对行走时有一个正确的支撑期和摆动期是必要的。即使患者已经用异常模式行走，这些活动也能改变和改善患者的步行情况。在控制腿的同时，重要的是上肢不能拉成屈曲，而应保持在体侧(见图6.2)。治疗师可能首先要抑制痉挛，然后让患者尝试把上肢放在体侧，有意识地抑制其屈曲的倾向。患者以不产生联合反应的方式进行各种活动，因为这样做，患者可以学习抑制联合反应，而联合反应常常是影响行走和其他功能活动的障碍。

这种对痉挛的主动抑制优于患者在练习下肢活动时把手叉握在一起，并把上肢伸到头上或向前伸。事实上治疗师应把患者的手臂作为一个标志，提示患者当时是否有不正确的地方。如果患者的手臂拉成屈曲,治疗师需要判断该活动对于患者是否太难了,他是否太用力,还是给予的支持不充分或语言刺激太重。在学习选择性运动时,用健手使劲握住偏瘫手伸直有几个额外的缺点:

　　·需要很大的力量,健侧肩可能因长时间扶持患手而受累。冈上肌炎并不少见。

　　·用力可增加下肢的肌张力,而患者正集中注意力于下肢的选择性运动及不过分用力。

　　·手臂的屈曲位妨碍了身体其他部分同时发生的正常反应和运动模式。

　　·在站立时,当患者准备伸直躯干和髋关节时,两手叉握在身体前面反而增加躯干和髋的屈曲。

　　·不能以这种体位做功能活动,因为患者需用健手做更富技巧性的活动。

　　·以后,当患者能自己到外面步行时,他不能再把手叉握举到头上,而要学习保持手臂放松,放在体侧的正常位置。

卧位,躯干和下肢的重要活动

抑制腿的伸肌痉挛

　　患者仰卧,双腿屈曲,叉手抱住双膝。将头从枕头上抬起,身体轻轻地跷起成进一步屈曲,然后再放松 (图 6.1)。该运动在减少腿的伸肌痉挛的同时,使肩胛前伸,抑制了上肢的屈肌痉挛。提起叉握的手,尝试保持双腿屈曲,再将手放回膝部,然后主动屈曲下肢。同样的活动可单独用偏瘫腿做,而把另一条腿平放在治疗床上。

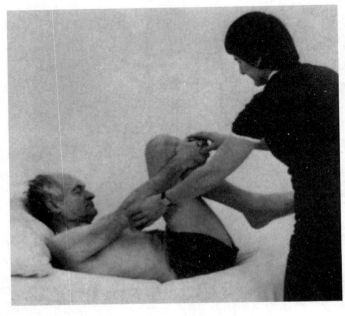

图 6.1.抑制腿的伸肌痉挛。其后患者学习自己进行这项活动 (右侧偏瘫)。

选择性腹肌活动的再训练

为了患者能以更接近正常的步态模式安全地行走,选择性控制腹肌是基础。偏瘫时腹肌的随意运动和反射活动都丧失,这对肌张力和运动控制有很大的影响(Davies 1990)。尽管腹部肌群有屈肌活动,从一开始就必须做腹肌的选择性活动的再训练,即保持伸胸椎。在腰椎和下肢伸肌张力和过度活动被抑制之后,治疗师将患者的脚放在床上,互相靠近与躯干成直线。治疗师帮助患者一条腿横过另一条腿,并通过有节律地向两边运动患者的膝而促进其髋外展和内收。治疗师用另一只手稳定患者胸部,轻轻地下压其胸骨(图 6.2a)。让患者主动配合左右运动,然后两腿交换,用他的另一只脚支持在治疗床上(图 6.2b)。只要该运动能平稳地进行而无额外用力,治疗师就减少帮助,轻轻地把手从患者膝上拿开,但要保持随时给予必要帮助的状态。一旦该运动变得困难或费力并失去节律,就立即给予促进。最后,活动时偏瘫手臂没有表现出张力增加,患者抬起健侧手臂,保持外旋,肩屈曲 90°(图 6.2c)。

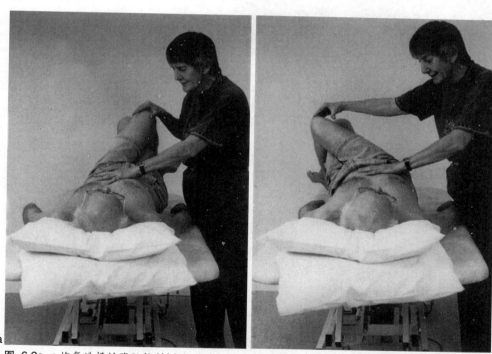

图 6.2a~c.恢复选择性腹肌控制(右侧偏瘫)。a 一条腿架在另一条腿上,膝向两侧活动。b 治疗师帮助稳定其胸部并保持其节律。

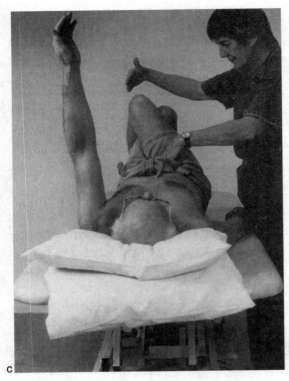

图 6.2c 患者抬起健侧手臂主动稳定胸部,治疗师几乎不予帮助。

腿全活动范围的控制

患者髋、膝屈曲,治疗师一只手把住患者的足于背屈旋前,用另一只手保持患者髋的位置(图 6.3a)。然后引导患者的腿向下伸直,患者主动负担下肢的体重,避免粗大共同运动的影响。患者在腿屈曲时,要努力保持髋关节不外展外旋,伸腿时应防止内收内旋(图 6.3b)。如果治疗师感到患者的腿推向伸直,就应立即让患者把腿抬起一些重新进行,治疗师用自己的手在患者膝下面负担一些重量。反复练习该活动,直至患者能主动地全程控制离心肌肉的运动。

腿摆放于不同位置

治疗师把患者的腿摆放于不同位置,把手拿开后,患者保持这一体位。开始时大概只能保持髋膝屈曲、脚被支持在治疗床上的体位。随着控制能力的改善,可以进行更难的体位摆放。髋屈曲并内旋内收对功能性活动是很重要的,因为是屈髋伴不同程度的伸膝,即选择性伸膝(见图 3.9)。

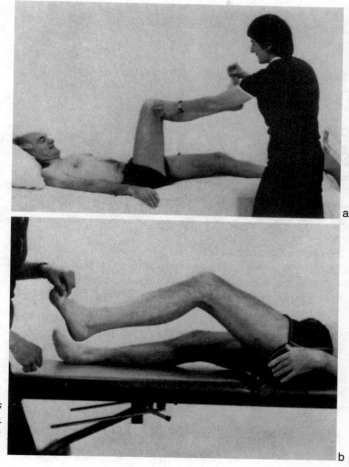

图 6.3a、b. 学习主动控制腿。a 开始时，患者比较容易控制下肢于屈曲位（右侧偏瘫）。b 以后，患者必须学习控制逐渐伸腿(左侧偏瘫)。

伸髋时抑制伸膝

　　将患者的偏瘫腿置于床或治疗床边的外侧，治疗师用手提起患者的足趾，使其充分背屈，并用拇指在跖趾关节处给予一定的反向压力以完全抑制跖屈 (图 6.4) 。同时，使膝关节放松于屈曲位，直至所有运动阻力消失。然后患者主动把脚抬到治疗床上，治疗师必要时可腾出一只手在患者膝部给予帮助 (图 6.5) 。然后，患者将患足再次放于床边的外侧，保持膝关节屈曲，如同刚才做的那样。在伸髋同时屈膝的能力是行走时摆动期开始的基础。该活动也能使患者从床上坐到床边之前将腿放到床下。

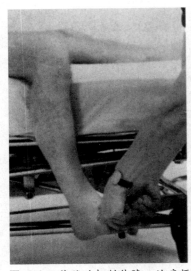
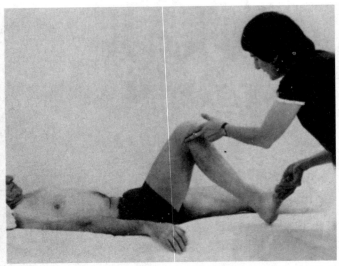

图 6.4. 伸髋时抑制伸膝。治疗师
还抑制踝跖屈。避免触及足底,因为
这可能刺激伸肌痉挛 (右侧偏瘫)。

图 6.5. 抑制痉挛后,下肢做选择性屈曲,使腿抬到床上。上肢放
于体侧,没有用力拉至屈曲 (右侧偏瘫)。

髋的主动控制

仰卧位屈膝、足支撑在治疗床上,患者将偏瘫膝做离开健侧膝的运动,健侧膝保持稳定。
患者学习平稳地做这项活动,并能在指定的位置停住,而不是倒向外展。患者也可以练习在
活动健侧膝时保持患膝稳定。

选择性伸髋——桥式运动

用相同的开始体位,患者将臀部从治疗床上抬起,并保持骨盆呈水平位。治疗师将一只
手放在患侧大腿上,用其前臂下压膝关节,同时向足前方拉股骨内外侧髁(图 6.6)。用另一只
手轻拍患者臀部,刺激其活动,帮助他伸患髋。然后让患者将健足从治疗床上抬起一些,这样
所有的重量都落在偏瘫侧 (图 6.7) 。患者仍必须保持骨盆于水平位,不允许它向健侧后旋。
治疗师减少帮助,让患者控制该活动,不能让膝推向伸直或倒向侧面。患者重复该运动,以接
近正常步行的节律抬起然后再放下脚。每次都应该把脚完全平放在床面上,而不仅仅是点一
下床面或用脚趾先着床。随着控制能力的改善, 患者在抬高和放下臀部时可以只用患腿负
重。当患者能很容易地完成该活动时,行走中他就能防止膝关节于过伸位锁住。在进行桥式
运动期间,两脚间距离越大,患者伸髋时保持屈膝所需的选择性运动的成分就越多。

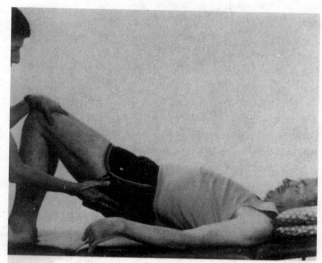

图 6.6.　促进桥式运动 (左侧偏瘫)。

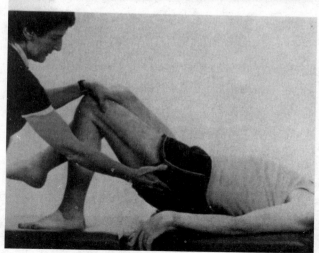

图 6.7.　桥式运动,当健腿抬起来时保持骨盆水平位(左侧偏瘫)。

伸膝分离运动

　　患者仰卧位,足跟放在床上,治疗师用身体使患足充分背屈,患者以静态的伸肌收缩做伸膝等长运动(图 6.8)。为保证患者的脚完全背屈,治疗师可能先要稍屈曲患者的膝,使其能达到被动的活动度,然后向前倾斜抵住患者足底,同时慢慢伸直患者的膝。治疗师刺激患者伸膝肌需要的活动,嘱患者在绷紧大腿肌肉时,不要用足或足趾蹬治疗师的身体。如果开始先用健侧膝正确地完成该活动,通常对患者理解如何做该活动将有所帮助。在开始伸膝前,

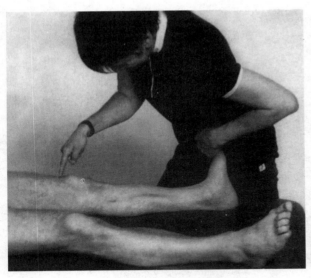

图 6.8. 选择性伸膝,足充分背屈。治疗师用手指确切指出活动应在什么地方发生(左侧偏瘫)。

先将患者的膝略屈,对于治疗师也有所帮助,但是,一旦患者自己能做膝等长收缩,那么在进行这一运动时就完全不用先屈膝。该活动除能使患者站立时足无跖屈外,也能抑制小腿三头肌的痉挛,在刺激足的主动背屈之前也可运用。

刺激足和足趾主动背屈

患者在仰卧位,下肢屈曲、足支撑在床上时,最容易刺激背屈运动。在仰卧位,腿的伸肌痉挛减轻,因为此时患者无需抗重力来维持直立姿势。患者不应过分用力将足背屈,只要将足趾稍抬起来,然后再放松。如果患者过分用力完成这一活动,拮抗肌的张力将会增加,从而使预期的运动不能完成,或引起足内翻。先用健足示范该活动,有助于患者正确地完成这一运动。在开始运动前,要抑制拮抗肌的高张力,治疗师在踝关节的前方握住患者的足,向下压在床上,然后通过它从内收到外展活动患者的腿,即通过腿近端的活动使足外翻。该运动可以解除因用力而引起的足内翻,并放松足固有肌。然后,治疗师用虎口下压踝关节,同时用另一只手将患者的足和足趾提至充分背屈并外翻 (图 6.9)。当足对被动运动无抵抗时,治疗师刺激足背屈,同时患者主动参与。治疗师寻找一种能诱导出正常背屈模式而无内翻的刺激方法,让患者同时抬起足趾。下例方法相当有效,事实上常能诱导出理想的反应:

- 用大块的冰快速刺激足趾尖,或在外侧两足趾间塞进冰块 (图 6.10)。
- 用冰刺激足的外侧缘。
- 用瓶刷擦刷足趾尖和趾背。
- 用瓶刷轻叩足背外侧。

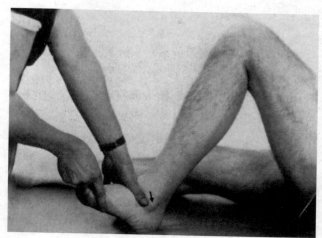

图 6.9. 抑制足跖屈。持足趾于完全背屈位
(左侧偏瘫)。

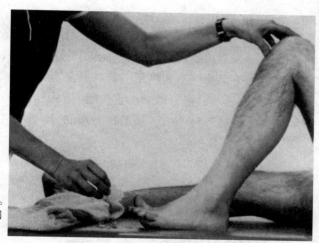

图 6.10. 在抑制拮抗肌后,用冰刺激主动背屈。
毛巾不能放在足底,因为那样可引起跖屈(左侧
偏瘫)。

　　有时在用瓶刷之前,需将足全部浸泡在冰水里。有些患者无需强刺激,或只用手指搔抓其足趾或向上轻弹外侧足趾就能诱发出反应。不论哪种刺激有效,患者必须学习自己进行主动运动。患者运动正确时,应该能感觉到或从治疗师那里获得反馈信息。然后治疗师减少刺激的强度,并让患者重复这一活动,直到只需治疗师的指导就能完成。一旦建立了该运动,在抑制痉挛后,治疗师可用同样的方法在患者坐位刺激这一运动,最后在站立位进行。足主动背屈而无内翻的能力意味着患者不必总穿踝足矫形器,所以这是治疗上一个很重要的方面。

翻 身

　　翻身,尤其是躯干的旋转,不仅是抑制全身张力过高的有效方法,还能在张力正常之后增进主动控制。患者可以自由地、放心地翻身而不必抗重力保持平衡,可以促进无额外用力的运动。该活动也能够刺激头部直立反应。翻身侧卧时腿和躯干的主动运动类似于步行时必需的运动。所以,促进以正常模式翻身是患者学习重新行走的实用和有效的前期准备活动。治疗性翻身只应当在宽阔的支持面上进行练习,如床或放在地上的垫子,高垫子或两张治疗床并在一起。如果让患者在窄的治疗床上翻身,他因害怕从床上掉下来而不能随意、正常地运动。促进翻身在第 5 章和第 11 章中描述。

坐位的活动

矫正坐姿

　　患者在其康复的所有阶段,坐位时总是伴随着伸髋,并通过脊柱前屈来代偿(图 6.11)。这样就妨碍了许多功能性活动,或只能以异常方式完成,重要的腹肌都不能发挥作用。躯干屈曲使坐位的平衡反应不能恢复, 如果胸部不能为控制肩胛骨和肩关节的肌肉提供稳定的基础,上肢随意活动的恢复就会严重受阻。当从坐位站起时,患者必须弯腰以使其重心前移。长时间伸髋坐位导致整个下肢伸肌张力增高,使功能活动更加困难。因此,重新获得髋充分屈

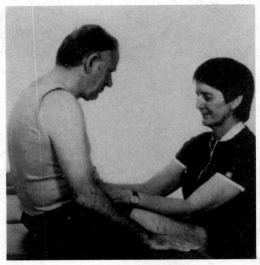

图 6.11. 典型屈髋不充分的坐姿,应从基部纠正 (左侧偏瘫)。

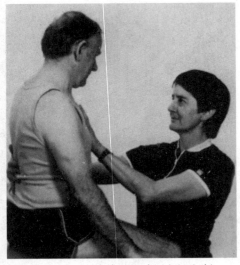

图 6.12. 纠正患者的坐姿 (左侧偏瘫)。

曲及身体挺直坐的能力是治疗的首要任务。治疗师告诉患者坐直几乎没有用,因为患者将顺从地把肩向后缩,但正确的姿势只能维持很短的时间。纠正姿势需从基础开始,即调整患者髋和骨盆的体位。治疗师站或跪在患者前面,用一只手放在患者的腰椎部向前拉,直到髋充分屈曲,躯干垂直于骨盆(图 6.12)。治疗师用另一只手帮助患者伸其胸椎,使之不向后倾。越早教患者正确的坐姿,以后患者越容易自动那样坐并保持正确坐姿。

急性期的患者及未受过这种早期训练的患者,如果他们坐在无支持的床或治疗床上,就很难使躯干充分向前。那些有严重知觉障碍的患者也有同样的问题,如果在他们前面没有支撑,他们就不敢把躯干靠前。

这类患者需要逐步提高,开始时在他们前面放置一张桌子,在屈、伸躯干时把上肢支撑在桌子上。为促进该运动和姿势,治疗师站在患者后面稍偏向患侧,用一只手臂环绕患者下部肋骨,帮助患者整个腰部完全弯曲,直到他腰部触到椅背(图 6.13a)。另一只手放在患者肩胛上,向前放松其患侧肩胛带,同时也帮助患者屈曲胸椎。然后让患者后背离开椅子靠背,下胸部向前触及桌子边缘。治疗师一只手放在患者下胸椎明显后凸部位,稳定加压使之伸直。另一只手放在患者前面胸骨处,引导患者的胸部向上、向后伸其躯干(图 6.13b)。患者连续屈、伸躯干,后面的椅背和前面的桌沿为每次运动提供了参照点。一旦患者能随意地、有节律地完成该运动,他停止于伸直体位上,下部肋骨与桌子接触。躯干保持伸直不动,患者尝试抬起健侧手臂。一旦患者学会了在桌子前挺直地坐,就应鼓励患者在日间经常采取这种姿势,例如在看电视、与来访者谈话或进食时。

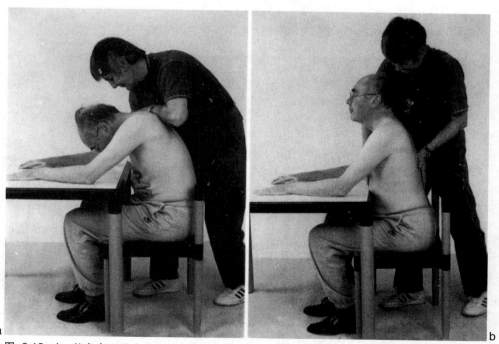

图 6.13a、b. 教患者正确地坐。a 手臂支撑躯干完全屈曲。b 伸直躯干,髋屈曲(右侧偏瘫)。

选择性屈、伸腰椎

当患者练习屈、伸其整个躯干时，颈部也随之运动，活动应该越来越具有选择性，直到患者能局部活动其腰椎而保持上部躯干、肩或颈部完全不动。患者坐位、手支撑在桌子上，学习局部运动更容易。治疗师手臂环绕患者前面下部肋骨并牢固地把持住，以此帮助他稳定胸壁，然后让患者只运动腰椎。

当患者感到有小的局部屈、伸运动时，可以尝试在手臂无支撑的情况下活动。刚开始患者坐在升高的治疗床上，在脚无支持的情况下做腰椎选择性运动可能更容易，因为当患者的脚在地面上时，他通常会用健侧脚蹬地面，这样就妨碍了其髋带的自由运动。

当患者能随意完成选择性运动时，他必须学习坐在椅子上，脚放在地面上做同样的运动。治疗师跪在他前面，一只手放在其胸前，以使之保持不动，同时用另一只手表明什么地方应该运动，并帮助患者伸直下背部成开始体位(图6.14a)。治疗师把一只手放在患者的骨盆侧面，促进其有节律地前后运动，以便选择性地屈、伸腰椎(图6.14b)。如果患者的腿处于外展位，治疗师在他运动近端时把住患者的膝使之相互靠近。另一方面，如果患者偏瘫腿内收内旋，治疗师在其活动时使其双膝分开。这种运动明显地减轻了髋和膝周围的伸肌痉挛。当患者能在屈髋的情况下伸脊柱时，从坐位到站立对他来说将更容易，并将以正常的方式进行，因为他能将其重心充分前移超过脚。

腰椎选择性运动将在以后的站立中得到应用，并且对改善患者的步态有不可估量的价值。

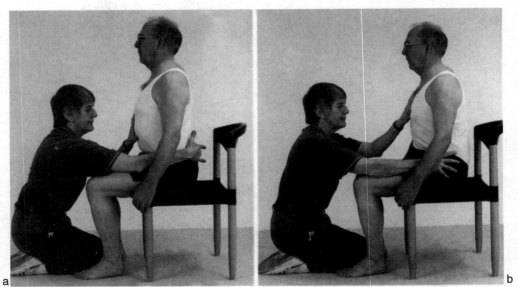

图 6.14a、b.　坐位，腰椎选择性运动。a 下背部伸直；治疗师指出运动应该发生在何处。b 当腰椎屈曲时，胸部保持伸直(左侧偏瘫)。

患腿的摆放及促进患腿交叉放到健腿上

治疗师一只手从下面握住患者的脚使之背屈，同时用另一只手帮助患者抬腿而无外旋或外展。患者在把脚缓慢地放在地上时，自己主动承担患腿的重量(图 6.15) 。在进行这项活动时，患者要保持挺直的坐姿，不能向后靠或使患侧回缩。治疗师促进患腿交叉放到健腿上(图 6.16) ，这是患者在穿裤子、鞋和袜子时所需要的运动 (见第 10 章)。患者在交叉腿和放下腿时，不能用健手拉患腿，健腿足跟不得离地。

使足跟着地

当患者足跟压在地面上时，其膝的伸肌张力就会增高并自动诱导出活动。同时刺激了主动的足背屈。不管问题是由肌张力低下还是感觉差或主动控制太差而引起，患者也能更清楚地感觉到其在地上的足跟，并且这一活动对站立和患侧下肢负重是很好的准备活动。治疗师跪在患者前面，用一只手握住患者的足和足趾使其充分背屈，把另一只手放在患者的膝上。

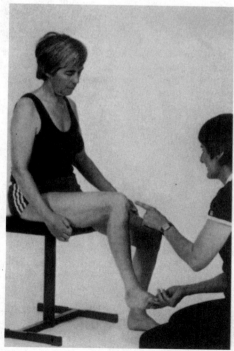

图 6.15. 患者学习坐位控制其偏瘫腿(右侧偏瘫)。

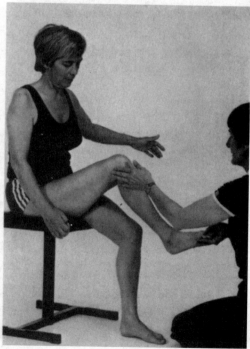

图 6.16. 学习主动将偏瘫腿放在另一条腿上而不用健手拉患腿(右侧偏瘫)。

从足底抬起患者的腿,然后在膝部向下压,使足跟着地,踝关节必须充分背屈,这样足掌就不会触地 (图 6.17)。为充分支持患者腿的重量同时保持其膝和踝的体位,治疗师的前臂支撑在自己的大腿上,这样做只需要治疗师屈肘,然后再伸肘。患者还可以主动参与着地运动,因为这个运动促进选择性伸髋屈膝和踝背屈。

如果患者感觉不到他的足跟在地上,治疗师可以将患者的足跟在地上前后磨擦。治疗师用一只手的虎口向下压患者的踝关节,另一只手握住患者的足趾于伸位,以维持足的充分背屈 (图 6.18)。

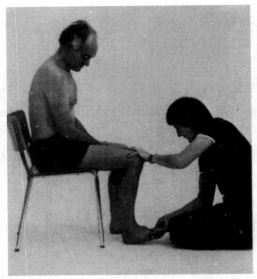 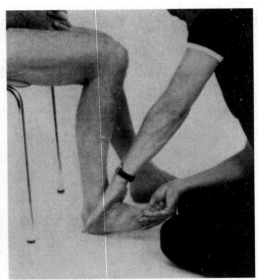

图 6.17.　在站立之前用足跟踏地以刺激张力低下的腿活动。同时也刺激主动背屈(右侧偏瘫)。

图 6.18.　将患者的足跟在地上用力磨擦,以改善感觉 (右侧偏瘫)。

从坐到站

选择性伸腿负重

一旦患者的下肢为负重做好了准备,他应该练习以正常的运动模式起立成站立位。如果没有经过正确的训练,大部分患者都会用健手把自己推起来,大部分体重在健侧,而偏瘫腿为全伸模式。这样重心就太靠后,这一活动就费力,最后使姿势不对称,强化了伸肌痉挛模式。

患者坐位,脚平放在地上,将其叉握着的手放在前面的凳子上,凳子所放的位置应使患者的手放在上面时其肘能够伸直,头向前超过足,以确保起立的正常模式。治疗师引导患者将臀部从椅子或矮床上抬起,一只手将患侧膝部向前拉超过足,另一只手放在患者对侧大转子部位帮助患者抬起臀部。治疗师用肩部抵住患者的肩胛骨以防止患者躯干向后倒

(图 6.19)。 在治疗师撤除帮助时,患者应学会保持这个体位,并练习将髋部向两侧移动,然后坐回到椅子或治疗床上。

当患者能容易地进行该活动时,他的手可以分开平放在凳子上,偏瘫手保持在凳子上的同时,患者抬起髋部,上肢不能拉成屈曲 (图 6.20)。最后,前面不用放凳子,不叉握双手,患者两上肢以正常方式稍向前摆动来练习该运动 (图 6.21)。

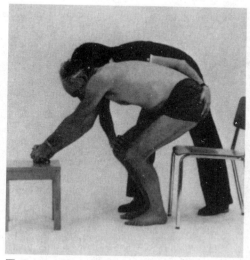

图 6.19. 教患者用正常的运动模式从坐位站起。凳子摆放的位置能使患者的头部位于其足的前方。治疗师帮助患侧膝部向前运动 (右侧偏瘫)。

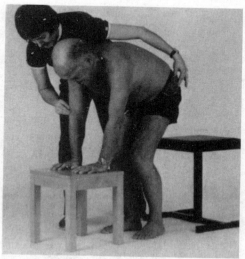

图 6.20.　为站立做准备。当患者将髋部抬起时,手保持在凳子上(右侧偏瘫)。

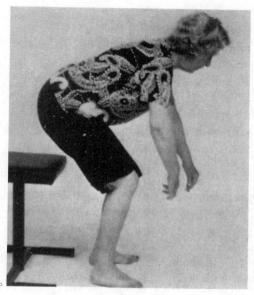

图 6.21. 上肢自由摆动站起来 (右侧偏瘫)。

屈髋伸直躯干

患者常常需要帮助才能充分屈髋并使躯干伸直前倾。患者手臂支撑在凳子上,治疗师首先在患者的脊柱上加压,以帮助达到被动地伸直躯干。治疗师可以把一只脚放在前面的凳子上,让患者把手臂放在治疗师的膝上,或把叉握的手放在凳子上(图 6.22a)。 当感觉被动伸直更容易后,让患者主动伸直背部并抬起手臂 (图 6.22b)。

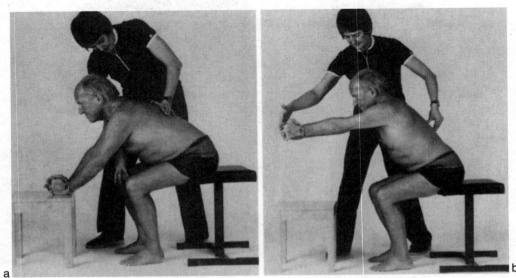

图 6.22a、b. 坐位,患者学习在屈髋时伸直背部。a 治疗师向下压患者屈曲的脊柱,以促其伸直。b 患者将手从凳子上抬起,并主动伸背部。治疗师用手指在脊柱上加压以指导患者的活动 (右侧偏瘫)。

还必须教患者带动伸直的躯干向前,手臂放在体侧,肩胛内收。如果患者不能学习保持其肩向后、上部躯干伸直,当他站立或行走时,其偏瘫的手臂将内旋并悬在身前。

为促进该运动,治疗师坐在患者的身边,先帮助他伸直胸椎(图 6.23a)。治疗师两手放在患者两肩上,拉其肩胛骨向后相互靠近,并让患者保持肩胛骨的位置(图 6.23b)。然后,治疗师一只手放在患者前面胸部, 另一只手放在胸椎处以稳定胸廓, 帮助其躯干向前运动 (图 6.23c)。患者保持肩胛骨主动内收,手臂放在体侧。

躯干向后运动伸直后,患者把躯干再次向前,但这回他从座位上抬起臀部,直到重心全部移到腿上,髋和膝保持屈曲。患者保持半站立位,同时仍保持躯干伸直、肩向后的位置(图 6.23d)。

一侧肌张力低下的患者,在从坐位到站立位时,下肢常用全伸的共同运动。结果患腿内收、内旋,足跟可能因跖屈肌亢进而离地。为促进正确运动,治疗师跪在患者的前面,双手交叉在患者股骨髁上面抓住其大腿。在患者站起时,治疗师拉膝部向前超过患者的腿,并将两

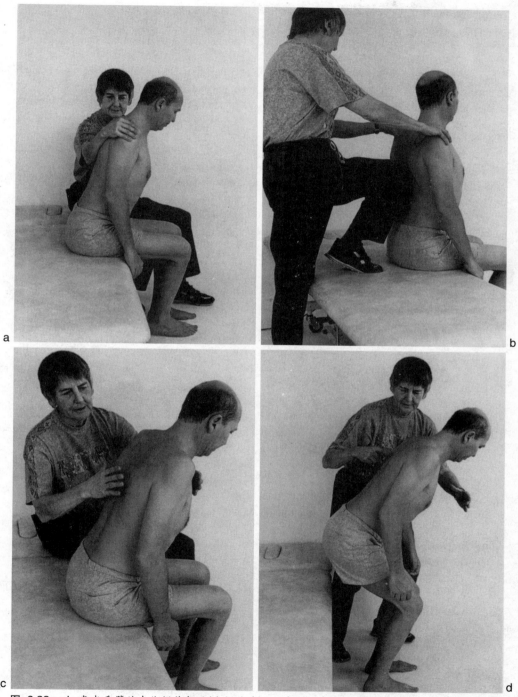

图 6.23a～d. 患者手臂放在体侧伸躯干(左侧偏瘫)。a 肩向后身体向前倾。b 治疗师用膝帮助患者伸展胸部,同时松动肩胛骨使其内收。c 当躯干向前倾时,主动保持肩胛骨在内收位。d.患者伸躯干抬起臀部时,肩和手臂保持其位置。

膝分开(图 6.24)。治疗师慢慢移开双手,逐渐减少手法帮助,使患者知道自己的腿不能再抵靠在治疗师的手上。

一旦能站立,患者应保持伸髋并外展和外旋,尽量屈膝,但足跟不能离开地面(图 6.25)。随着患者的进步,可以从站立直接蹲下或坐在矮台阶上,然后两膝分开再站起来。

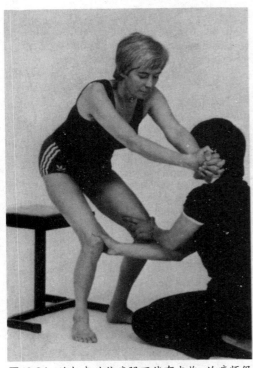 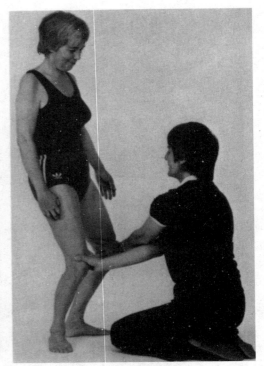

图 6.24. 站起来时偏瘫腿不伴有内收。治疗师促进正确运动,患者试着保持两膝分开(右侧偏瘫)。

图 6.25. 髋伸、外展并外旋地站立。患者屈膝,并练习选择性地倾斜骨盆 (右侧偏瘫)。

偏瘫腿负重的站立活动

为了患者步行的安全及以正常方式步行,他必须能用偏瘫腿选择性地伸髋、伸膝而负重。需要认真准备在步态的支撑期主动负重,不管是在着手准备步行之前,还是在改善已经能步行患者的步态时。

骨盆倾斜伴腰椎选择性屈、伸

患者两脚分开,双膝屈曲站立,有节律地向前后倾斜骨盆,保持躯干、肩和头的稳定。在活动中,患者的膝应保持在大约 40°角,因为膝伸直而前后倾斜骨盆对患者来说几乎是不可能的。骨盆运动的同时患者体重逐渐向偏瘫侧转移,直到他能把健侧足抬离地面。

教患者选择性地倾斜其骨盆,治疗师需要让患者从粗大运动逐步过渡到局部运动。治疗师坐在患者前面,将自己的膝放在患者的偏瘫膝两侧,然后内收双膝靠在患者的股骨髁上,用自己的膝向前拉患者的膝以保持其屈曲度,指导患者并用手帮助患者身体向前。治疗师一只手放在患者腹肌处,另一只手放在其臀部后面(图 6.26a)。未经训练的患者开始时只能以整个躯干向后倾斜来完成该运动。

当尝试骨盆向前倾时,患者不是伸直其腰椎,而是通过屈髋使整个躯干向前(图 6.26b)。治疗师开始时可以接受代偿运动,因为患者清楚地知道应该怎么做,但还做不了分离运动。治疗师告诉患者尝试保持其胸部相对静止,只运动脐以下部分。治疗师用手和口令帮助患者,促进该运动,直到获得成功。当患者屈曲其腰椎时,治疗师用手在其臀部后面使其臀肌收缩,好像臀部绷紧那样。治疗师用另一只手帮助患者下面的腹肌收缩(图 6.26c)。当患者单独伸腰椎时,治疗师让患者感到下面的腹肌被拉长,臀部上提(图 6.26d)。

当患者能有节律地选择性地前后倾斜骨盆时,治疗师用自己的腿把患者逐渐向偏瘫侧移动。当全部体重都移到患侧时,患者抬起健足,但不能干扰骨盆的运动(图 6.27a)。患者的健足不应该前后摆动来代偿偏瘫髋屈伸控制障碍,因为健足有这种趋势。取而代之的是,治疗师让患者保持腿屈、髋屈而膝在前面不动(图 6.27b)。

足趾下放绷带卷站立

未经必要的训练,几乎所有的患者在站起来时都不能选择性地伸偏瘫腿。不仅膝以粗大伸肌模式过伸,而且足跖屈,脚趾强烈屈曲,在步态的支撑期偏瘫腿负重时,偏瘫腿的问题尤其明显。如果不从一开始就用特殊的治疗预防这些问题,或者这些问题已经存在再来克服它,不仅使肌张力逐渐变得过高,而且可能出现关节活动度的丧失。直到患者重新获得充分的选择性伸直,而在训练用偏瘫腿负重的活动中,在患者足趾下放置一个适当大小的绷带卷最有帮助且有效(图 6.28)。绷带卷使足趾保持在背伸,抑制了踝关节的跖屈和足趾的屈曲,保持了相关肌群的伸展性,包括足内在肌。

如果跟腱短缩或变得张力过高,足将在摆动期强烈地内翻,患者在步行时就得穿戴支具以便保持背屈或防止踝关节扭伤。未经预防性强化治疗,这种问题很容易发生;Garland(1995)甚至说:"马蹄足是偏瘫下肢最常见的畸形。"

脚趾屈肌张力过高或短缩引起脚趾抓地,这种畸形可能非常疼痛,也妨碍步行。由于脚趾使劲压向地面,趾腹将产生角化硬皮。趾间关节的屈曲可能引起局部变红,甚至由于足趾背面持续地抵在鞋上的压力而形成开放性溃疡。另外,小腿肌或趾屈肌的挛缩将妨碍患者感觉足与地面的正常接触,而这种感觉能为站立或步行时的平衡和信心提供必要的信息。

只要使用简单的程序使患者站在绷带卷上,帮助患者运动近端以抵抗远端高张力,治疗师就能预防张力过高的发展,避免关节活动度的丧失。事实上,在足下放置绷带卷之后,治疗师常可通过刺激踝和趾的主动背屈活动有效地抑制全足的跖屈。还可以教患者在停止物理治疗后自己在家里完成该运动(见图 16.8 及 16.9)。

图 6.26a~d. 学习站立位选择性地屈、伸腰椎(右侧偏瘫)。**a** 当要屈曲下背部时，开始患者向后倾斜整个躯干。**b** 髋后推而不是伸腰椎。**c** 治疗师用促进选择性腰椎屈曲来稳定胸部。**d** 患者在选择性地伸腰椎时保持膝稍屈曲。

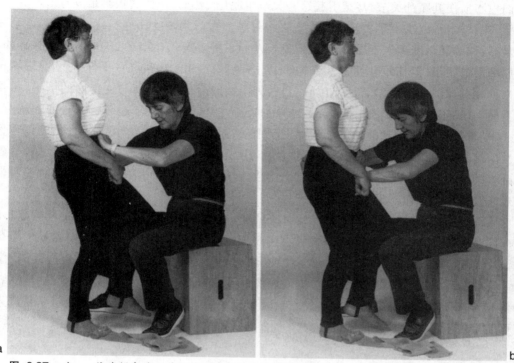

图 6.27 a、b.　偏瘫侧负重屈伸腰椎。a 屈曲时健侧脚抬起来。b 稳定胸部选择性地伸 (来源于 Davies 1990)。

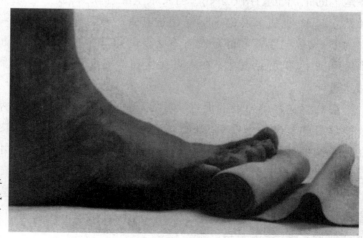

图 6.28. 将绷带卷放在患者足趾的下面,以抑制屈曲。当张力降低时, 可逐渐增加绷带卷的尺寸 (右侧偏瘫)。

　　由于没有完全理解足的生物力学，某些治疗师就不愿意在患者足趾下放置绷带卷，因为他们担心损伤其跖趾关节，甚至引起这些关节半脱位。然而，他们的担心是没有道理的，因为有关节结构本身以及由足底筋膜和韧带提供保护。考虑到跖趾关节本身，"与手形成了鲜明的对照，伸的活动度远大于屈的活动度，这与步行的需要有关。大脚趾的跖趾关节尤其如此，其屈的度数很小，但其伸有可能达到90°"(Johnston 和 Willis 1954)。在步行中，当足跟在支撑终末期抬起来时跖趾关节背屈(伸)21°，当后脚跟抬起时，脚趾保持与支持面的接触，跖骨体向上倾斜(Bojsen-Moller 和 Lamoreux 1979)。Perry (1992)以她对步态分析的全面理解，描述"该运动如何在整个摆动前期不断增加直到最后达到伸55°位置的"，并说明"足能用跖骨表面自由滚动依赖于跖趾关节有充分的被动活动度并受屈肌的控制"。她继续解释从跟骨延伸到趾骨的足底筋膜如何在支撑期末和摆动前期提供被动稳定的，清楚地说明"这种筋膜带是通过跖趾关节背屈而收紧的"。

　　因此很清楚，在患者足下放绷带卷保持足趾一定程度的背屈，进行静止的负重活动不会损伤跖趾关节。如果治疗师发现脚的位置出现偏差或患者表现出不适，可以仔细调整绷带卷的大小。根据治疗师的观察，当紧张与僵硬解除，活动度增加后，绷带卷的高度应逐渐增加。

　　当然，预防性活动远胜于后期被迫采取外科手术治疗来克服该问题。任何这样的治疗，即使有 Garland (1995)描述的那些好处，也是复杂、昂贵及痛苦的，延长了康复期，某些人甚至可能出现不利的后果。

负重腿的屈、伸

　　患者坐位，治疗师把绷带卷放在其脚趾下面，被动地松动患者的脚，以抑制张力过高，这样能使脚底保持与地面正常接触(图 6.29a)。治疗师一只手放在患者足背并向下压其内侧，以克服任何内翻倾向。另一只手放在其膝上，向两侧运动其腿，同时把握住患者的脚以保持脚在地上的正确位置(图 6.29b)。当紧张全部解除，脚放松地保持在该位置上时，治疗师帮助患者站立起来，促进其膝向前运动超过其脚。一旦站起来后，患者首先应该努力保持对称的、直立的姿势，他的手臂和健足没有不必要的肌群紧张和代偿运动(图 6.29c,d)。患者将重心转移到偏瘫腿上，健腿抬起来。在患者缓慢屈伸支撑腿时，治疗师帮助保持平衡，要注意不能让膝猛然过伸。

　　■对感觉障碍患者的促进。偏瘫下肢有感觉障碍的患者需要感觉正确的负重，这样他们才能学习重新产生负重感。开始时治疗师可能需要完全支持住患者以促进该运动。治疗师站在患者的偏瘫侧，用双膝或大腿在这一侧夹住患者的膝部，用上肢抱住患者，将患者拉向自己，并让患者提起健腿 (图 6.30)。 然后，治疗师用自己的腿交替内收、外展来使患者的膝关节做屈和伸的运动。当治疗师感到患者有主动活动时就应将自己的膝稍离开患者的膝，当患者运动正确时就应给予言语反馈。当患者的膝处于轻度屈曲位时，治疗师稍移开双膝，帮助患者保持平衡，让患者自己继续做。

　　■对害怕站立的患者的促进。当患者害怕用偏瘫腿站立或发现患者只能通过膝过伸站立时，治疗师坐在患者的前面，支持他的腿和躯干，以帮助患者解除顾虑。治疗师坐在凳子

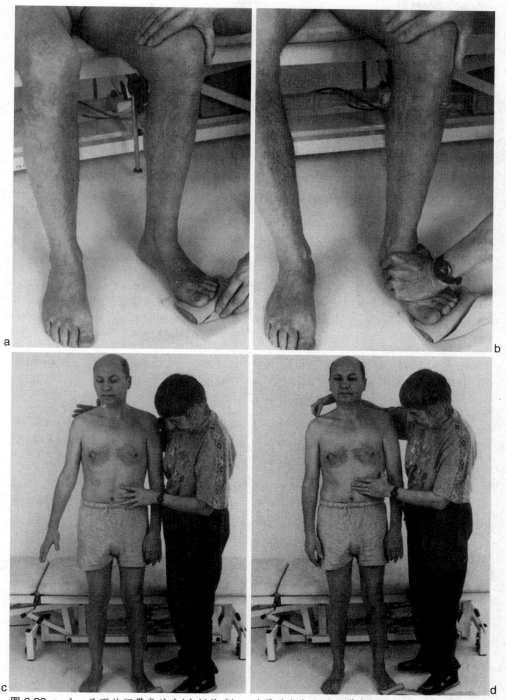

图 6.29 a~d. 足下放绷带卷站立(左侧偏瘫)。a 放置适当大小的绷带卷。b 通过膝的运动来松动足部。c 健侧手臂和足的过度活动。d 放置绷带卷后能放松地、有信心地站立。

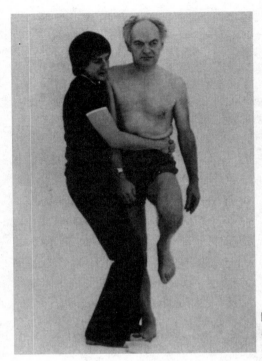

图 6.30. 在完全支持下用偏瘫腿负重。治疗师用腿促进患者膝关节屈、伸，患者开始主动参与。患者的重心必须完全转移到偏瘫腿上(右侧偏瘫) 。

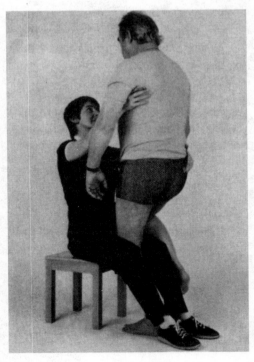

图 6.31. 在支持下，患者用偏瘫腿站立而无膝过伸。治疗师在患者负重时保持其肩胛带于水平位 (左侧偏瘫)。

上,用双膝夹住患者的患侧膝,这样当治疗师的腿内收时,用股骨髁防止患者膝后推成过伸。采用这种体位,治疗师可以使双手解脱出来,以便用手帮助患者伸髋,调整骨盆的位置和躯干的姿势 (图 6.31)。治疗师用膝部轻轻地两边移动患者,并令患者不要用健腿抵压治疗师的腿。患者这样做是要通过内收以全伸共同运动来增强伸直运动。当患者感到信心增强时,就会抬起健腿或可以向侧方或后方迈一步。治疗师通过减少膝部的用力,来逐步减少支持的力量。

用偏瘫腿下高床后站立

患者移到床边,偏瘫足平放在地上并使下肢外旋。治疗师引导其足平放到地上,用手握住偏瘫足和足趾使之背屈,停止在这个体位。患者选择性地伸膝和屈膝,尽可能伸膝,但勿使膝部猛然过伸和足趾抓地。治疗师用另一只手促进患者的膝部运动,并确保患者坐直,而不能让患者向健侧倒向治疗床或用健手支撑自己。治疗师站在患者侧面,这样在患者从治疗床上抬起健侧臀部、双脚并拢站起来时能促进患者进行正确的运动,患膝仍保持一定程度的屈曲。在患者臀部从治疗床上抬起来时,治疗师用手最大限度地帮助患者伸髋,并把患者的重心前移到脚上。另一只手放在对侧骨盆上,向前旋转健侧骨盆。患者努力保持用偏瘫腿负重站立,健腿仍抬起悬空,同时把健侧骨盆向前,直到与对侧骨盆在同一直线上。该活动需要调整骨盆,因此需要调整这一侧躯干和髋的肌肉。为坐回到治疗床上,患者抬起健腿并向后旋转骨盆,把健侧臀部再坐回到治疗床上(图 6.32)。不管是从治疗床站起来还是再坐回去,由于该活动需要伸患侧髋关节并有独立旋转的成分,所以是很有价值的活动。

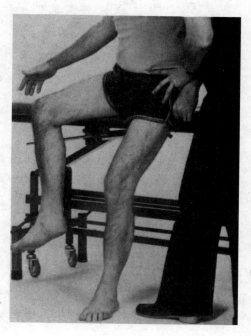

图 6.32. 从高治疗床上用患腿单独站立负重,或再坐回去。在整个活动中膝关节保持稍屈曲 (左侧偏瘫)。

偏瘫腿负重上一个台阶

　　患者常常发现不把偏瘫膝固定在某种体位,如过伸位或过屈位,负重就很困难。为了使患者在负重时能感觉到活动性,将患足放在他前面的台阶上,然后另一脚向上迈到上一个台阶。然后再下一台阶,尽量缓慢地将健腿充分向身后运动,把脚放在地上。为促进该活动,治疗师首先帮助患者把偏瘫足正确地放在台阶上。治疗师把手放在患者大腿上,在患者上台阶时,拉其膝向前并超过脚。治疗师靠近患者站立,用髋部从后面抵住患者髋部,以便在患者身体向上运动时增加伸肌活动。治疗师的手和肩放在患者后面,手绕到患者健侧,防止他向后倒,并帮助患者的整个躯干垂直向前超过前面的脚(图6.33)。

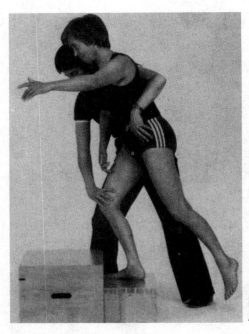

图6.33. *偏瘫脚放在患者前面的台阶上。患者练习用健腿上台阶,然后再把健腿尽量向后伸下台阶(右侧偏瘫)。*

　　当患者能力已经充分改善,需要的支持减少时,可以增加台阶的高度(图6.34a)。更高的台阶需要髋和膝伸肌的更多活动。治疗师用与前面同样的方式促进向上运动,并让患者保持健脚悬空一会儿,而不是立即放在台阶上(图6.34b)。

健腿负重站立的活动

　　患者用患腿难以迈步,常常把患腿带向前而没有充分屈曲髋和膝,因为伸肌张力过高。因此,他们上提患侧骨盆,好像是戴了一个全腿支具一样,并用对侧髋的活动整体地摆动患

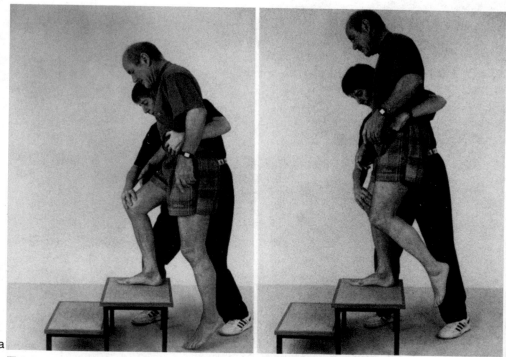

图 6.34 a、b.偏瘫腿负重上更高一些的台阶。a 治疗师促进患者的膝向前运动。b 推迟把健足放到台阶上需要增加伸肌活动(右侧偏瘫)。

腿向前。另外,一些患者以全屈模式主动抬腿向前,伴足内翻。许多患者不能正确地转移重心斜角向前至健侧,在偏瘫腿仍负担部分体重时就试图移动偏瘫腿。为步行的摆动期做准备,治疗师活动的目的包括使患者能用健腿站立并教他在摆动期选择性运动偏瘫腿。

放松髋和膝

患者双脚站立,偏瘫侧髋和膝放松,膝屈向前,同时骨盆向下向前放松。治疗师跪在患者的前面促进该运动,用一只手引导患者骨盆向前向下方运动,同时用另一只手在膝前面将膝向前拉 (图 6.35a)。如果治疗师用手在患者的膝后面推就可能刺激患者的腿向后抵治疗师的手。患者在行走时,在用其后面的偏瘫腿开始步行的摆动期时同样做屈膝活动。由于伸髋时整个下肢的伸肌痉挛增加,在这种体位的运动更加困难。当髋和膝向前屈时,足跟必须离地,治疗师帮助防止足内翻,嘱患者将足向内倾 (图 6.35b)。因膝屈曲时,下肢趋向于以全屈模式外展,患者应该努力让膝向内向健侧放松。因为两侧之间的协调常很困难,大多数患者还是通过弯曲双膝而使患膝屈曲。如果患者不能防止健侧同时屈膝,治疗师可坐在凳子上,用自己的膝挡住患者的健侧膝,而用手促进患侧下肢屈膝运动 (图 6.36)。当患者的健腿能保持伸直时,治疗师应逐渐撤除对膝的支持。

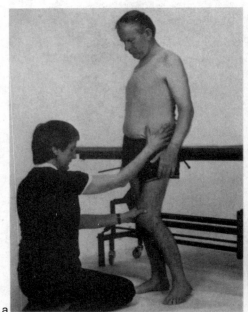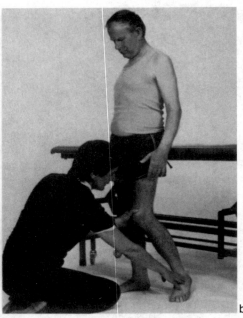

图 6.35 a、b. 用健腿负重站立,放松偏瘫腿的伸肌 (左侧偏瘫)。a 两脚平行放置活动较容易,这样可降低伸肌张力。b 偏瘫足放在后面,行走时整个下肢的伸肌张力就会增高。治疗师防止患者的足跖屈内翻。

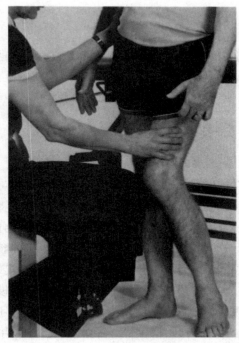

图 6.36　在偏瘫腿放松的同时,防止健腿屈曲 (左侧偏瘫)。

偏瘫腿向后退步

　　向后退步的能力对许多功能是必需的,例如向后移动坐到椅子上,或开门时向后退或有人快速接近的时候向后躲。快速向后退步也是我们正常生活中保持或获得平衡并防止跌倒的重要功能。训练这项活动,并教患者选择性地运动偏瘫腿,将重心完全转移到健腿上,这两项活动还改善向前行走的模式。患者用健腿负重站立,用偏瘫腿向后做退一小步的尝试。治疗师跪在其偏瘫侧, 一只手放在患者的髂嵴上, 防止患者上提骨盆——否则他就会上提骨盆,用腿的全伸模式后移来取代屈膝。治疗师用另一只手握住患者的足和足趾于背屈位,以促进向后退步的正常动作,即伸髋同时主动屈膝 (图 6.37)。 如果治疗师因其阻力太大而不能引导下肢以正常的运动模式做此运动,可以让患者用健手在治疗床上稍加支持,治疗师嘱患者除在治疗师的帮助下活动其腿外不能做其他任何动作。然后治疗师以正确的运动模式运动患者的下肢,一小步接一小步地向后退,每次脚都要轻触地面,以使患者知道该如何做。当治疗师感觉阻力消失后,便应给予正确的反馈,并令患者跟着主动做。当患侧脚在身后时,令患者将脚放在那里,不蹬向地面。然后,治疗师引导患者的脚像钟摆一样向前正常行走(图 6.38)。当患者向前迈步时,治疗师不能让患者迈小步,因为这将鼓励患者主动屈髋屈膝,这不是正常的运动模式。当患者能以这种方式向后退步时,治疗师可站起来,用手在患者骨盆两侧促进患者自动向后行走(见第9章)。

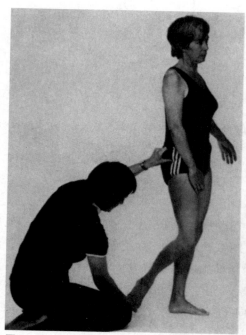

图 6.37　用偏瘫足向后退小步。患者不能将骨盆向上提或向后移 (右侧偏瘫)。

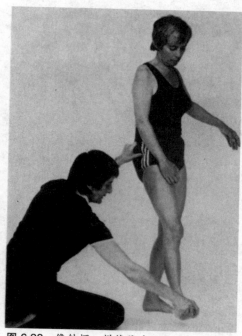

图 6.38　像钟摆一样将偏瘫足向前摆动,而不伴有主动提腿 (右侧偏瘫)。

偏瘫腿的摆放

为了使患腿能随意、正常地向前迈步,患者必须能用健腿单独站立,无需患腿参与而能保持平衡。患者背靠在高治疗床上保持平衡,使治疗师能抬起患腿并自由活动它。然后在治疗师引导患者的脚逐渐向下时,患者用髋屈肌的主动离心收缩控制腿,直到脚最后着地但不负重 (图 6.39)。站立位下肢的摆放较卧位时更为困难,因为患者必须抗重力保持身体直立,因此下肢的伸肌张力就会增高。患者还必须稳定躯干,而在卧位时,其躯干完全由床支持着。

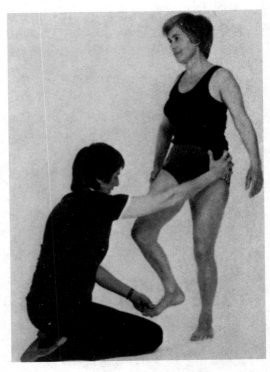

图 6.39　用健腿站立,患者在整个过程中主动控制患腿,直至放到地面上(右侧偏瘫)。

当腿向身后伸髋时,整个下肢伸肌痉挛更加严重。为抑制痉挛并使患者能容易地用健腿站立,治疗师站在患者后面,用一只手臂支持患者的身体,并把患足向身后提起使患者屈膝。治疗师用两膝夹持住患者的小腿,用手帮助患者保持骨盆于水平位,使患者的大腿向对侧膝部下垂(图 6.40a)。当治疗师感到患腿不再拉向髋屈曲或向下推向伸直时,就将患者的脚慢慢放到地上。患者应注意不能用力向下蹬,而应努力使足轻轻放在身后的地上(图 6.40b)。

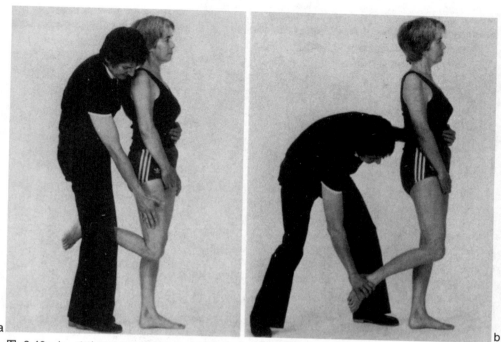

图 6.40a、b. 用健腿站立,抑制伸肌痉挛 (右侧偏瘫)。a 治疗师站在患者后面,抓住偏瘫腿用两膝夹住,患者在伸髋时保持屈膝。b 当偏瘫腿放松时,治疗师将其足缓慢地放在地上。患者应注意不能将腿向下蹬成伸直。

被动地拉腿向前

将患者的偏瘫足放在宽绷带上,在患者努力抑制整个腿的活动的同时,治疗师用绷带将患者的足向前拉。该运动是行走时摆动期活动, 它可改善后腿髋和膝的放松并促进前腿伸膝。因为患者尝试保持不动,在腿向前移动时,不会因胫前肌的过度活动而使足内翻。这种下肢肌肉的放松是摆动期必需的。开始时患者可能需要用手轻扶椅背支持自己,以便充分放松腿(图 6.41)。 以后,他必须学习不用扶持任何物体而保持下肢放松,因为他需要不用手杖自由行走。

思 考

当患者接近几乎能独立运动的阶段,如果他不能选择性地运动并且无过分用力的话,其痉挛将逐渐增加。学习不用原始粗大的共同运动模式进行运动,需要治疗师和患者都充分重视和严格对待。在帮助患者避免用刻板的异常共同运动之前,治疗师必须知道正常运动程序

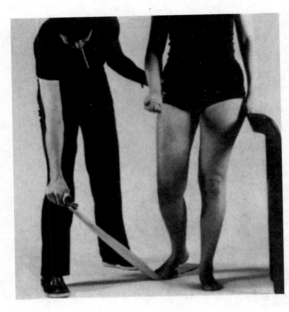

图 6.41　放松偏瘫腿，足放在绷带上被拉向前，不伴有抵抗该运动 (右侧偏瘫)。

的确切模式。不是练习步行就能改善步行,更主要的是恢复失去的成分。支撑期和摆动期需要选择性运动,包括躯干的主动稳定,需要在治疗中加强这方面的工作。同样的原则也用于恢复或改善患者上肢的功能性应用。"控制身体空间位置的能力是能够活动身体的一部分,这里指的是上肢,而无身体其他部分不稳定所必需的"(Shumway–Cook 及 Woollacott 1995)。另外,恢复上肢选择性运动也相当重要,因为"手臂的功能性活动与空间活动能力联系最紧密。手臂在空间的运动是复杂的运动,它依赖肩、肘、前臂和腕良好的协调和校准运动,以便充分为手的功能活动定位"(Ryerson 及 Levit 1997)。这些作者还强调在手臂运动的再训练中躯干的重要性:"由于躯干对线的改变及躯干运动控制的丧失妨碍了直立位的手臂功能,这也是偏瘫手臂康复的重点部分。"

　　本章描述的活动,其成功完全取决于完成每个活动的准确性,取决于患者活动时不过分用力。患者越是拼命用力地完成超出其能力的活动,而治疗师给予该活动的帮助又太少,他用代偿机制完成治疗师指令的危险性就越大,结果增高了肌张力。"病理性影响将产生有害的程序,导致异常的姿势,并限制运动能力。正像重复好的程序将产生好的结果一样,重复差的程序也将产生不好的结果,并且还需要'忘记'它们"(Brooks 1986)。因此,治疗师必须仔细观察,当给予指导或反馈时,调整使用的声音和用词,始终用手和身体其他部位提供充分的支持,使患者不需要用代偿或替代运动就能完成。

第7章
重新训练坐和站的平衡反应

一个非常重要的治疗目标是患者最终能重新上街行走,而不用别人担心或引人注目。为达到这一目标,必须训练患者在任何体位都能迅速地、自动地抗重力反应。患者还必须重新获得一些保护性或自救性反应,这样患者在失去平衡而要跌倒时才能保护自己。

充分的平衡不仅对行走,而且对行走过程中完成的每个活动都是必要的。在不同体位保持平衡的能力为所有技巧性运动提供了基础,这些技巧性活动对自理、工作和娱乐都是必要的。中风后在床上制动时间越长,以后让患者站立时他越害怕,因为在卧床期间,患者完全由床、枕头支撑,不必对重力做出任何反应。因此,最早的时机,最好在发病的第一周内,就应帮助患者下床,开始习惯向各个方向做离开中线的运动。还必须教会患者重新回到直立体位。在患者不能自我保护时,要给予最大的帮助,使其不致跌倒,因为受惊吓的经历必定增加患者的担心。另外,跌倒引起的上下肢骨折不仅延长了康复期,还可能显著影响预后。所以绝不能让患者在无支撑时单独坐,因而护士或治疗师去取东西、接电话或与别的患者、同事说话,即使时间很短也不行。许多中风患者跌倒的痛苦经历无疑强调了需要特别护理。对一个康复机构中住院患者跌倒的特点及后果的调查表明,这种意外大部分发生于患者坐或转移期间。调查了 161 位患者,有 62 人跌倒过。"跌倒总数是 153,这与每 10,000 患者日中有 159 人次意外跌倒相符"(Nyburg 及 Gustafson 1995)。

从一开始,治疗师就应在治疗中包括特殊活动,目的是恢复失去的平衡反应。这些活动不仅能使患者在任何情况下保持平衡和安全,而且,如果操作正确,它们还能为患者的躯干和四肢恢复选择性活动提供良好的途径。

坐位活动

下面的活动,患者可在物理治疗科里坐在床边或治疗床边进行,以后可在椅子上进行。如果首先进行双脚无支持的坐位平衡反应训练,就会刺激头和躯干更多地活动。双脚放在地上,健腿则过度反应,并妨碍或改变身体其他部位的正常反应。然而,将双脚放在地上训练也是非常重要的,因为在日常生活中,这是我们维持正常平衡的姿势。

　　旨在向侧方转移体重的活动都应向两侧练习。如果不训练,许多患者不能正确地将重心转移到健侧,或只能用健手支撑来做。在康复后期,当该反应一直不充分或太慢时,仍可以进行这些活动。当患者的能力改善时,给予支持的量应减少,活动的速度应加快。

向一侧倾斜并用肘支撑

　　患者向侧方倾斜过去,直到肘部接触到治疗床,然后自己再坐直。治疗师站在患者的前面,用前臂支持患者处于上部的肩,促进这一活动。治疗师的另一只手引导患者的手或上肢,让其肘先触到床 (图 7.1a) 。治疗师用前臂在患者肩部向下压,促进患者头的直立反应。 当患者从健侧坐直时,治疗师从上面轻轻握住患者的健手,这样患者就不会用健手推,偏瘫侧就必须主动发挥作用 (图 7.1b) 。

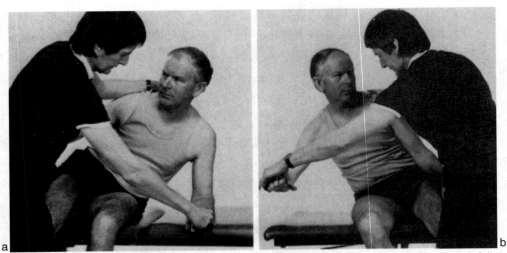

图 7.1a、b. 坐位向一侧倾倒并用肘部支撑(左侧偏瘫)。a 向偏瘫侧。b 向健侧。患者不能用健手推回直立位。

重心向侧方转移

　　根据患者向不同侧方的运动,治疗师的促进活动也明显不同。然而,不管重心被转移到左侧还是右侧,患者的躯干都应保持正直,双肩互相保持在同一水平线上。而且,在正常平衡反应状态下,骨盆和肩胛带应该互相保持平行,不应向后方或向前方旋转(见第 2 章)。

　　■向偏瘫侧。治疗师坐在患者的患侧,将患者的重心移向自己。这一侧的躯干不应像其常出现的那样短缩,所以治疗师的手放在患者的腋下,防止其肩胛带向下运动。偏瘫侧躯干短缩可能有三个原因,治疗师要分析是哪一个原因引起该患者的问题。最常见的是,患者为保持坐直而过度上提健侧肩胛带,致使患侧肩胛带向下。还可能由于偏瘫肩胛带张力过低及不活动导致肩下沉。另一个可能是患者过度向患侧倾斜以替代实际的重心转移,这样做时患者可能感到不够安全。为促进健侧正确运动,治疗师在将患者拉向自己时,另一只手在患者对侧的侧屈肌处,刺激对侧收缩 (图 7.2a)。在患者能随意地、安全地向患侧运动之前,治疗师绝不能拉患侧上肢,因为患肩容易受伤,尤其是在外展时。

重复这一运动,患者开始越来越多地主动参与。治疗师让患者保持这一体位,同时减少支持,或运动到正确的体位而不予帮助。

■向健侧。当患者向健侧转移重心时,需要头保持直立,偏瘫侧主动缩短,以保持身体抗重力。治疗师用虎口在患者的躯干侧屈肌上加压,以刺激其活动,另一只手压患者同侧肩部,以促进头的直立反应并防止在患者将重心向健侧转移时患侧肩上抬(图 7.2b)。治疗师不要让患者用健手支持,而是将健手向外侧提起。随着患者能力的改善,治疗师减少给予的帮助,患者更主动地参与。

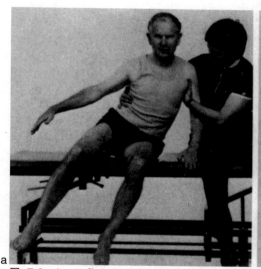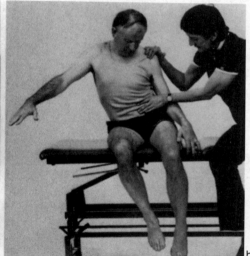

图 7.2a、b. 促进坐位的平衡反应 (左侧偏瘫)。a 重心向偏瘫侧转移。治疗师防止偏瘫侧缩短。b 重心向健侧转移。治疗师促进躯干侧屈肌活动。

包括所有平衡反应成分的活动

一旦躯干的正确活动能自然产生,患者能随意地、安全地向两侧转移其重心,就应该增加运动的幅度。患者向侧面的运动幅度越来越大,治疗师刺激患者头、躯干和四肢的正常反应。

■进一步向偏瘫侧倾。治疗师站立,把患者的手臂架在身上,用手臂把持住。手从下面支持上臂,以保证盂肱关节的正确位置并预防对肩关节的任何损伤。然后患者充分向偏瘫侧转移重心。当他充分侧移到支持髋上时,另一条腿应该反应性地抬离床面,其髋屈肌和外展肌、膝伸肌保持该腿悬空。开始时,治疗师需要嘱患者抬起腿或用另一只手引导其腿到位 (图 7.3a)。除非患者得到认真的训练,否则他总是在向患侧转移重心时使用典型的代偿运动,最常见的是图 7.3a 所示:

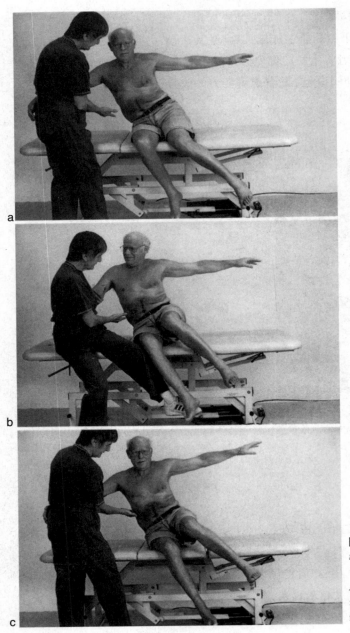

图 7.3a~c. 坐位,重心进一步向偏瘫侧转移以训练平衡反应(右侧偏瘫)。a 治疗中经常遇到的困难。b 治疗师把脚趾放在患者足跟下面,促进伸膝和髋侧旋。c 治疗师矫正任何存在的障碍,如腹肌收缩不充分。

·患者的胸部侧移到支持侧,这一侧的腹肌没有等长收缩,以保持肋骨向下在适当的位置上。还需要它们的活动为对侧肌肉提供一个稳定的支点,对侧肌肉必须能保持身体抗重力(Davies 1990)。

·偏瘫膝不知不觉地屈曲,以致这一侧的脚被拉到床下。

·负重髋保持一定程度的内旋,这妨碍了重心完全转移到这一侧。

·健侧腿不能自然地抬起来悬空;患者通过屈膝保持其腿在床上。

·健侧肩胛带上提,这样妨碍了这一侧躯干的短缩。

治疗师需要仔细观察和分析患者整个身体的反应,然后通过促进适当的正常反应成分,努力消除类似的代偿运动。下面是一种成功训练了许多患者平衡反应的方法:治疗师靠在后面的治疗床上支持自己,脚贴在患者足跟下面。当患者向治疗师这边转移重心时,治疗师用脚使患者的脚向内侧运动,以引导其髋脱离内旋。同时防止患者的膝拉成屈曲,在患者足跟下面轻轻向上抬,帮助患者支持侧必要的伸腿(图 7.3b)。用另一只手指出患者应该收缩腰部肌肉并使下肋部离开治疗师的手。侧向运动重复数次,当治疗师的脚感觉患者的腿不再阻碍正确的运动成分时,再逐渐把脚从患者足跟处移开。然后治疗师站起来,让患者重复该运动。对患者仍不能自己充分控制的部分,治疗师用手予以帮助,例如收缩偏瘫侧的腹肌(图 7.3c)。

■进一步向健侧倾。患者向健侧转移重心时所遇到的典型障碍也必须分析和克服 (图 7.4a):

·偏瘫侧躯干侧屈肌未短缩以保持身体直立抗重力,患侧肩胛带上提。

·偏瘫腿未反应性地抬离床。

·臂未伸直外展。

为促进正常平衡反应,治疗师坐在患者患侧治疗床上。一只手放在患者肩上,另一只手放在患者下部肋骨和躯干侧屈肌处并将虎口靠在患者体侧。让患者向对侧运动并向下压肩以防止肩胛带上提。同时用下面手的虎口加压,帮助其躯干侧屈,并刺激这一侧腹肌的活动(图 7.4b)。治疗师在这个阶段不应该指导患者的偏瘫腿抬起来悬空,因为在他恢复充分的髋和躯干的控制之前,他不得不使用代偿运动。典型的表现是,患者很费力地屈曲整个躯干并提起下肢成全屈模式。结果使骨盆后缩,张力增加。取而代之的是,向健侧运动应该谨慎地练习,直到患者能充分激活其躯干的侧屈肌。只有当患者能够容易地把重心充分转移到健侧,治疗师才帮助他抬腿离床或用口令指导他这样做。治疗师使用抑制过度活动的词,例如,"让它悬空"和"让它待在那里"。即使患者的腿不用治疗师的帮助也能反应性地抬起来,治疗师可能仍需要促进患者躯干的动作和肩胛带的位置(图 7.4c)。治疗师必须保证自己的位置能使患者在抬腿之前充分侧向运动。在患者向偏瘫侧运动时,再次减少给予的帮助并加快运动速度。治疗师还可以做意外的方向改变,在练习向另一侧运动之前把它作为一个单独的锻炼,而不总是一成不变地向一侧做数次练习。

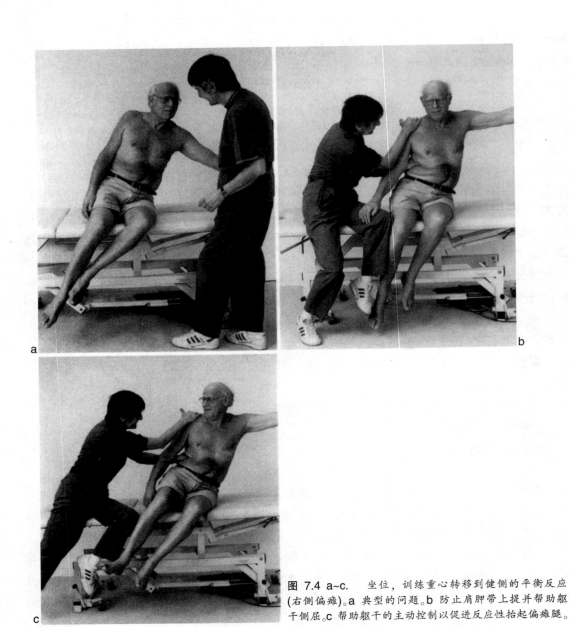

图 7.4 a~c. 　　坐位，训练重心转移到健侧的平衡反应
(右侧偏瘫)。a 典型的问题。b 防止肩胛带上提并帮助躯
干侧屈。c 帮助躯干的主动控制以促进反应性抬起偏瘫腿。

坐位，两腿交叉——重心移向下面腿的一侧

在患者穿裤子、袜子和鞋时，需要采取一条腿交叉到另一条腿上的坐位，两腿交叉坐时，患者需要保持平衡。该活动对于再训练胸部稳定同时选择性腰椎侧屈非常重要，这是步行所必需的。重心转移过程中，还促进负重腿的选择性伸直并外旋。患者向下面腿的一侧转移重

心并抬起对侧臀部离开支持面,同时腰椎侧屈。其双肩保持在同一水平面上,胸椎伸直并垂直于地面。该活动不应该有头和手臂明显的平衡反应。应有节律地、流畅地完成该活动,而不引起过度用力。

　为促进用偏瘫侧负重的正确运动,首先治疗师帮助患者把患足放到中线上,在一条腿交叉到另一条腿上之前,这是正常情况下做的自动调整。治疗师把持住患足在原位,同时患者抬起健腿交叉到患腿上。治疗师站在患者前面,用自己的上肢环绕在患者肩上,这样,治疗师弯曲的肘部可促进患者头部竖直的体位(图 7.5a)。治疗师的手放在患者的胸椎上,这样治疗师的手指就能促进患者的胸椎伸直。治疗师的另一只手在对侧大转子下方,帮助患者转移重心及将臀部从治疗床上抬起(图 7.5b)。治疗师让患者重复这一活动,尽量不要用头部抵压治疗师的臂。之后,治疗师逐渐减少支持,直到患者能自己正确地运动。

　当患者将重心转移到健侧时,为促进其正确运动,治疗师帮助患者抬起偏瘫腿交叉放在健腿上。由于患侧髋后缩及某些肌群张力过高,常常使偏瘫腿从健腿上滑下来。因此在刚开始时,治疗师可能要用自己的大腿保持偏瘫腿的位置(图 7.5c)。治疗师用一只手刺激胸椎伸直,同时用另一只手帮助患者抬起臀部离开治疗床(图 7.5d)。当患者重心转移到那一侧再回来时,治疗师能感觉到患者腿的阻力逐渐下降,直到治疗师撤除支持腿而患者的腿仍能保持在交叉位置上。

　一旦患者能两脚悬空做该活动,就应该将下面那条腿的脚平放在地上,练习向两侧活动。如果床或治疗床的高度不可调,患者就坐在椅子上,同时在其两边也放上椅子(图 7.5e)。旁边的椅子可以给患者安全感,也可用于练习患侧上肢负重的活动。

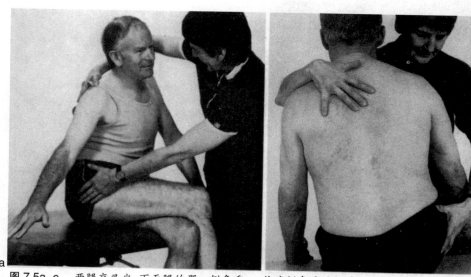

图 7.5a～e.　两腿交叉坐,下面腿的那一侧负重。a 偏瘫侧负重时促进头的直立反应。 b 帮助患者从治疗床上抬起健侧臀部。

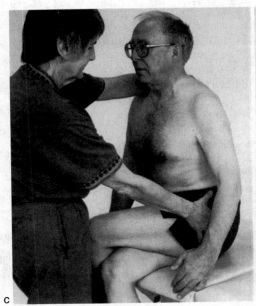
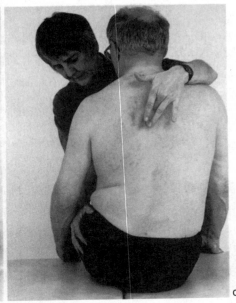

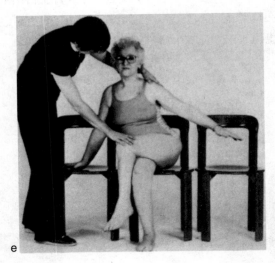

图 7.5 c 保持偏瘫腿的位置。d 稳定胸椎并抬起患侧臀部(左侧偏瘫)。e 偏瘫腿放在地上，抬起健侧臀部(右侧偏瘫)。

双手前伸触地

如果患者前面没有任何支撑物，即使双脚都放在地面上，许多患者也害怕向前倾斜。在患者能主动向前转移重心之前，必须帮助他克服这种担心，并能以不同的体位容易地、自信地向前下方弯腰。许多功能性活动需要该运动，当然这也是患者以正常方式从坐位站立起来的先决条件。为促进该运动，治疗师跪在患者前面，患者的双腿支持在地面上。治疗师引导患者的双手向前触其脚趾,让其知道偏瘫手必须先触到(图 7.6a)。患者双脚应该平放在地面上,不伴有向下蹬。这个活动常需要认真改进。刚开始,患者向前运动的程度是以他能在足跟不离地的情况下重新回到上半身伸直的坐位。反复练习该活动,直到患者能将双手平放在地面上。患者应该学会完全放松颈部、躯干和手臂,即使治疗师把他轻轻向两侧摇摆也能做到(图 7.6b)。

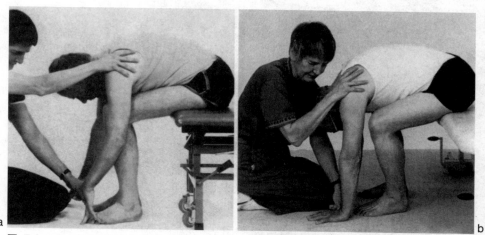

图 7.6 a、b. 坐位,弯腰向前(左侧偏瘫)。a 患者用手触其足趾,足跟不能离地。b 把双手平放在地面上。

躯干伸直并叉握双手向前伸

患者叉握双手向前及向各个方向伸,同时双脚保持平放在地面上。刚开始时,治疗师支持患者偏瘫膝。让患者向不同方向推球或把球击向别人可以引起患者的兴趣并刺激自动反应。

双腿负重站立的活动

双膝屈曲重心向两侧转移

站立位,但双髋双膝轻度屈曲,患者向两侧转移重心,旋转身体,像滑雪的姿势一样。患者的两上肢放松摆动于体侧。治疗师用手在患者骨盆两侧促进这一运动,在每次一侧髋负重时,保持其向前,并帮助其旋转身体(图 7.7a)。

用叉握的手推球

患者通常害怕将重心前移,但当集中精力做某项活动时,如推球,他们就会自动地将重心前移。治疗师用手在患者的骨盆两侧促进该活动，在重心前移时，保持稳定住患者 (图7.7b)。这一活动也可让患者一只脚在前、另一只脚在后练习,以促进患者在窄支持面上的平衡反应及重心向前腿的转移。

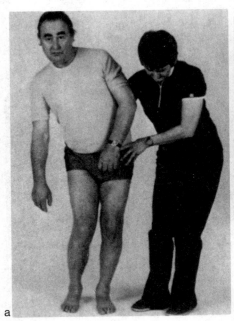 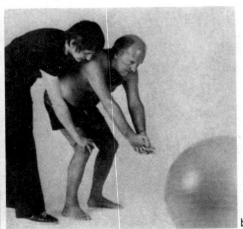

图 7.7 a、b. 站立位重心转移。a 双膝屈曲重心向两侧转移 (左侧偏瘫)。b 向前弯腰推球。

玩气球活动

患者用叉握的手或单用偏瘫手把气球击向别处或反复向空中拍打气球。随着平衡和迈步能力的改善,可在向空中击球的同时,鼓励患者向前迈步(见图 8.11d)。

被动向后倾倒

当重心后移超过重力线后,患者必须产生正常的平衡反应。刚开始,治疗师拉患者身体向后及引导其躯干和手臂向前运动时,在患者后面给予完全的支持。如果没有认真训练,当患者失去平衡时,其髋将趋于保持伸,如果不能屈髋使躯干向前以平衡体重,患者将始终处于向后跌倒的危险之中。开始时通过患者主动调整头、躯干和上肢的姿势,慢慢促进正确的运动。以后增加运动速度,直到该反应能自动发生,即使治疗师没有给患者任何提示,突然将患者的骨盆向后拉,患者也能保持平衡(图 7.8)。由于双脚的背伸是正常平衡反应的一部分,该运动也用于刺激偏瘫足的背伸活动。

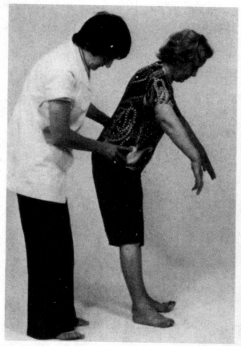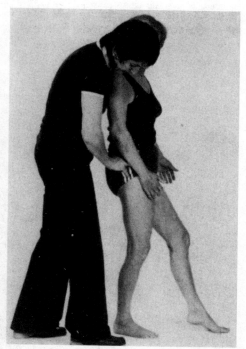

图 7.8　通过向后倾斜训练患者的平衡反应 (右侧偏瘫)。

图 7.9　偏瘫腿负重站立, 用另一条腿向前、向后迈步。治疗师帮助伸髋 (右侧偏瘫)。

偏瘫腿负重站立的活动

如果患者在无支持的情况下要自信地行走, 他需要能用偏瘫腿负重而不必担心失去平衡。患腿负重使患者能感到它的存在, 这可改善感觉并促使肌张力正常。髋关节应保持伸直, 患膝任何时候都不应过伸。

偏瘫侧骨盆后缩、主动伸髋不够或踝过度跖屈, 把小腿推向后倾可能是引起膝过伸的原因。结果下肢变成了僵硬的柱子, 所有的肌肉都以全伸模式活动。由于这种支持是静止的, 所以不可能出现正常的动态平衡反应, 用患腿快速迈出一步以重新获得平衡虽然不是不可能, 但也是很困难的。

在完全用偏瘫腿负重的活动中, 治疗师通过帮助患者伸髋并外旋及骨盆向前运动超过其脚来防止膝过伸。治疗师能使患者的负重腿达到正确对线的方法之一是站在患者身后, 把大拇指放在其股骨头上, 通过患者足的长轴, 向前向外侧放松其腿。

1.偏瘫腿负重站立, 患者用另一脚向前、向后迈小步, 也向外侧迈小步。他不是将重心立即转移到健腿上, 而是稳定地保持在偏瘫侧(图 7.9)。为增加对活动的兴趣, 可以让患者用健侧脚在地上写数字或字母。

2.患者将健足放在前面的一个小台阶上。将足放在台阶上时,要缓慢、小心地做,而不是向下蹬或重重地落在上面 (图 7.10a)。在偏瘫腿保持平衡时,患者可将健足轻轻地和有节律地在台阶上打拍,当他的控制能力改善时,足可先在一侧拍打,然后在另一侧打拍。

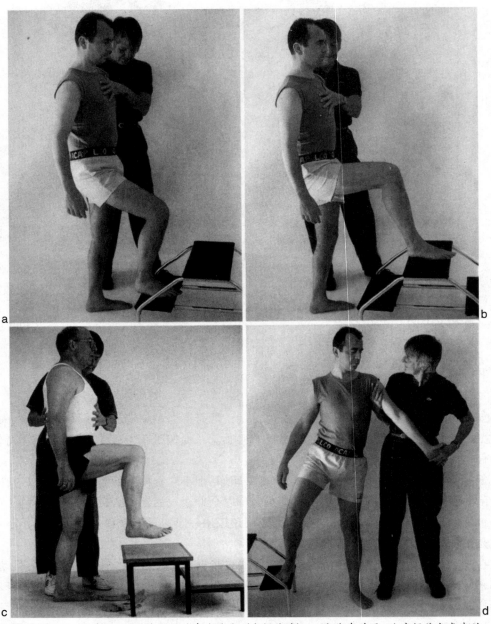

图 7.10a~d. 偏瘫腿站立,健侧足放在台阶上 (左侧偏瘫)。a 台阶在前面,治疗师稳定患者的胸部。b 台阶的高度增加。c 保持足在台阶正上方。d 台阶在侧方。

通过提高台阶的高度,需要伸髋肌更多的活动,尤其是在整个足平放在台阶上而不仅仅是足前掌放在上面时(图 7.10b)。治疗师常需要帮助患者稳定其胸部,以促进此时需要的腹肌活动。治疗师把一只手放在患者胸骨下端,另一只手放在大约第十胸椎水平。然后让患者抬起健侧脚,在放回去之前,保持在台阶正上方一会儿,该活动仍需要腹肌和伸髋肌更多的活动(图 7.10c)。患者重复数次抬脚及放回去的运动,然后把脚放回地面(图 7.10c)。

3.在患者的健侧放置一小台阶,可以刺激偏瘫髋的外展肌活动并改善伸髋控制。患者把健足放到台阶上,重心仍保持在患腿上(图 7.10d)。如果患者把整个脚平放在台阶上并与其边缘平行,而不是仅用脚趾接触,还需要工作肌更多的活动。

4.患者将健腿放在体重秤上,体重秤可以放在患者的前面或侧面。患者努力减少秤上的重量,直到他的脚仍与秤接触而重量为零 (图 7.11)。

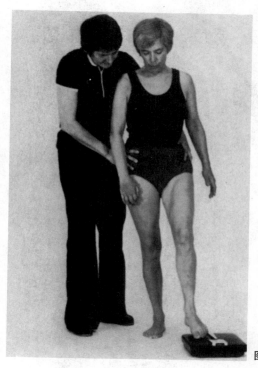

图 7.11 站立,将健足轻轻地放在体重秤上 (右侧偏瘫)。

5.偏瘫腿负重站立,患者用健足移动或踢足球。他将足球往墙上踢或踢给别人,但强度只限在他仍能控制偏瘫腿并防止其用力形成全伸模式的情况下进行。用其足内侧缘踢球将改善负重髋的选择性伸髋及外旋(图 7.12a)。如果患者把球踢向站在其健侧的人,他必须更加选择性地伸其支撑髋,因为他的双腿处于外展位(图 7.12b)。把球踢向站在其患侧的人需要髋外展肌和足内翻肌更多的活动(图 7.12c)。事实上,两种情况都能刺激足内在肌引起平衡反应。

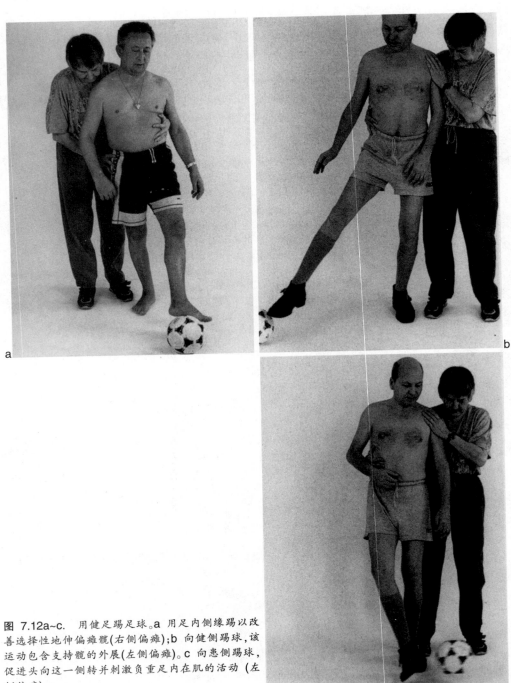

图 7.12a~c. 用健足踢足球。a 用足内侧缘踢以改善选择性地伸偏瘫髋(右侧偏瘫);b 向健侧踢球,该运动包含支持髋的外展(左侧偏瘫)。c 向患侧踢球,促进头向这一侧转并刺激负重足内在肌的活动 (左侧偏瘫)。

使用体重秤和球所做的活动很有价值,因为它们不仅促进患者选择性地伸腿负重,而且还促进用偏瘫腿保持平衡,而不是以头部固定的姿势来稳定自己。患者还会在踢球时主动地看着球,或在称体重时看体重秤读取数值。

6.患者背靠高治疗床站立,治疗师跪在患者前面,患者将健足轻放在治疗师的膝上 (图7.13a)。然后,重心保持在患腿上,同时把健足移到身后。治疗师在这一位置的好处是,当患者伸和屈膝关节时,促进患者的髋和膝做动态负重。治疗师还可将手指放在患者的足趾下面,以防止它们向下抓和促进足的平衡反应。

随着患者偏瘫腿平衡能力的改善,治疗师用一只手握住患者的健足,慢慢将其向不同方向移动,患者同时跟随活动(图7.13b)。在整个活动中,患者的手是自由的,没有握在一起,因为当患者用一条腿控制平衡时,手可能产生自动运动。在患者后面放一桌子或治疗床很重要,万一患者突然失去平衡,由于治疗师跪在地上,若没有桌子或床,就无法防止患者跌倒。

双腿交替负重的活动

上、下楼梯

上楼梯可使重心自动转移,先转移到一侧腿上,然后再转移到另一侧腿上。对于成年人

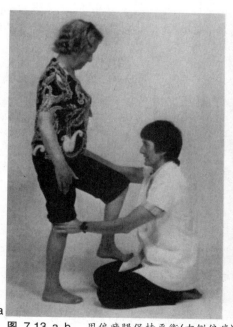
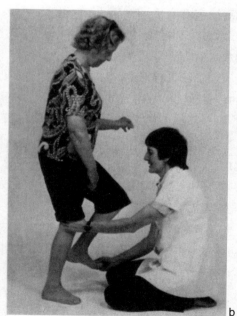

图 7.13 a、b. 用偏瘫腿保持平衡(右侧偏瘫)。a 将健足轻轻放在治疗师的膝上。患者的膝不能过伸。b 治疗师慢慢向不同方向移动健侧足。

来说它是一项熟悉的活动,对于患者来说这项运动可以产生相当正常的运动模式。该运动也可用于仍需要帮助才能行走的患者,这可改善他们的行走。上下楼梯的能力也是全面康复的一个重要部分,因为我们在日常生活中,常常需要穿越楼梯。从一开始就应帮助患者以正常的方式上下楼梯,即一只脚上一个台阶,而不是双脚上同一个台阶。

以下是上楼梯的程序：

1.如果患者或治疗师觉得不保险,患者可用健手扶着扶手。治疗师要鼓励患者尽可能轻地扶着扶手,而不要把整个前臂放在扶手上。患者将重心转移到偏瘫腿上,用健侧脚上第一个台阶。为促进正常的运动程序,治疗师把前方的手放在患者膝上,用拇指和其余四指分别抓住股骨内、外上髁,轻轻向下压。在患者用健侧腿上一阶楼梯时,治疗师向前拉偏瘫膝超过其脚(图 7.14a)。

2.当患者将重心充分前移至前面的健足上时,治疗师的手从偏瘫侧膝部滑到胫骨前面,通过一圆弧运动将患足放在第二阶楼梯上 (图 7.14b) 。刚开始,许多患者都需要这样的帮助,因为在伸髋的情况下,整个下肢的伸肌张力增高,不可能充分地主动屈髋屈膝。治疗师另一只手绕过患者后面放在其对侧骨盆上。在重心向健侧转移并抬起偏瘫腿时,治疗师用手臂稳定患者的躯干。

3.当患足一放好,治疗师立即将手再放回患者的膝上面,这样在患者用健足上台阶时,可以再次帮助其膝部向前超过足。任何时候双膝都不能完全伸直,而应以正常的模式进行有节律的周期式运动。

当患者的能力和信心提高后,患者可将双手叉握于身前进行这项活动 (图 7.14c),如能将上肢随意放在身体两侧就更好 (图 7.14d)。 当治疗师感到患者能主动控制其双腿的运动时,治疗师可将放在患者膝上的手拿开,只在骨盆两侧支持。给予的支持逐渐减少,直到最后患者能独立掌握上下楼梯。

对于大多数患者来说,下楼梯要比上楼梯更困难,尤其是用偏瘫腿向下迈步时。当患腿被带向前时,该腿倾向于用力拉向内收,交叉于健腿前面,足以全伸模式内翻。患者不能将该足平放在下一个台阶上,或做起来很困难。患者向下看楼梯也可能感到害怕。下楼梯的程序如下：

1.患者轻轻地把住扶手,治疗师站在患者的偏瘫侧,让患者先用健腿下台阶。为促进正常运动程序,治疗师要把前方的手放在患侧膝上,拉该膝向前充分屈曲,足跟抬起来,以使健足得以够着下一个台阶 (图 7.15a) 。另一只手放在患者对侧骨盆上,并将上肢环绕在患者的骶部,以帮助其髋部向前超过足。

2.当患者将偏瘫腿向前迈时,治疗师放在偏瘫膝上的手保持同样的位置。为了偏瘫腿能向前迈,患者的重心必须转移到健侧上,治疗师用其肩靠在患者背部促进必要的重心转移。治疗师另一只手放在患者另一侧躯干上,提供稳定并促使患者向健侧运动。当偏瘫腿向下迈且出现内收时,治疗师引导它向外,同样,用另一只手在患者的后面帮助骨盆向前移(图 7.15b)。

3.当患足正确地放在下一个台阶上开始负重时,治疗师立即拉患膝向前,以防止该腿用力成全伸模式 (图 7.15c)。然后,患者用健腿向前下台阶。

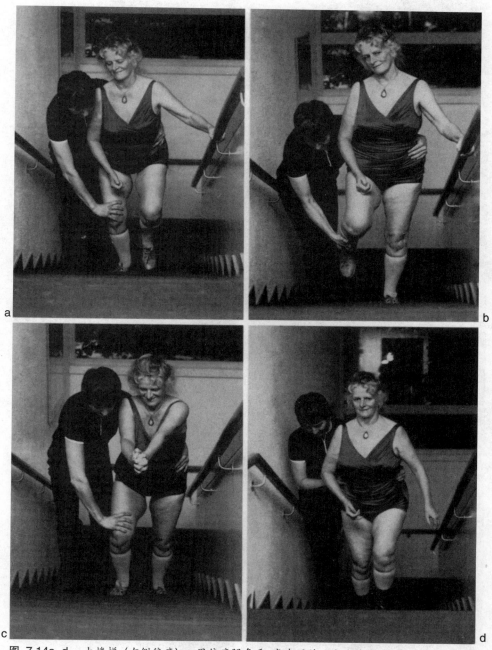

图 7.14a~d. 上楼梯（右侧偏瘫）。a 用偏瘫腿负重，患者用健足上台阶。b 治疗师将手滑到胫骨前面，以圆弧运动，帮助偏瘫足放在第二个台阶上。c 当患者用健足上楼时，治疗师拉患膝向前，在患者信心增强时，其双手可叉握在身前。d 患者不再需要把持扶手，治疗师已减少支持。

图 7.15a~e. 下楼梯（右侧偏瘫）。a 患者先用健腿下一台阶,治疗师拉偏瘫膝向前。 b 当患者用偏瘫足下楼梯时,治疗师应防止该腿内收。 c 当偏瘫足放在楼梯上时,治疗师帮助患者重心前移而不能伴有膝过伸。 d 在早期训练时,可用绷带防止足内翻。

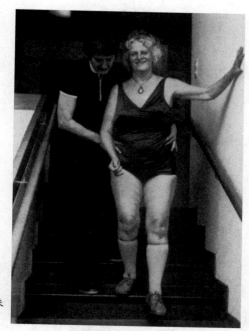

图 7.15e. 患者不再需要把持扶手,可用健手扶墙壁以稳定自身。

从开始行走时就应指导和鼓励患者要一步一个台阶地上下楼梯。若开始时控制足内翻较困难,早期训练可用绷带矫正足内翻跖屈,使患者能继续进行上下楼梯训练 (图 7.15d)。

患者学会正确的运动程序后,就不再需要扶扶手了。在过渡阶段,患者可用健手扶着身边的墙壁以稳定自身 (图 7.15e)。当患者有充分的安全感时,就应停止用手支持,治疗师在患者骨盆处促进平衡和运动。以后再逐渐减少支持,直到患者能自信地上下楼梯而无需任何帮助,这对患者在医院或康复中心以外的日常生活至关重要(见图 9.26)。

平衡板上重心向侧方转移

平衡板可用于训练站立平衡反应及教患者向两侧转移重心。即使那些离开帮助就不能行走的患者,当他们感觉及观察平衡板上的运动时,也能学习正确的重心转移,控制也很有条理。平衡板向侧方倾斜,直到它碰到地面为止。为避免患者担心,治疗师在开始时可用其双臂围绕着患者给予完全支持。如果必要,将患者拉向自己,直到患者不再害怕。然后治疗师逐渐减少帮助。患者首先两腿分开站立在平衡板上,两脚与平衡板两边平行,学习向两侧倾斜该板。患者先把偏瘫足站到平衡板上,治疗师帮助患者将偏瘫足放在正确的位置上。治疗师站在患侧紧靠患者,在患者迈上另一只脚时,用自己的髋部支持患者的髋部,用另一只手稳定患者的膝关节(图 7.16a)。一旦患者安全地站在板上,治疗师帮助患者站直,将体重平均地

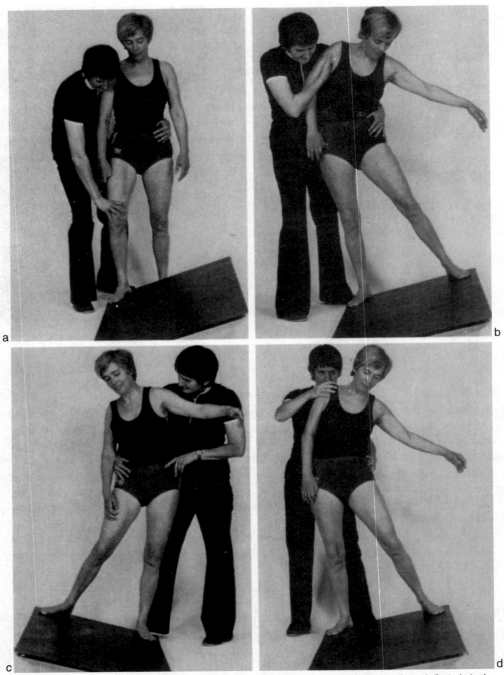

图 7.16a~d. 平衡板向侧方倾斜 (右侧偏瘫)。a 先用偏瘫足踏上平衡板。治疗师引导该膝向前。b 将重心转移到偏瘫侧。治疗师将偏瘫侧躯干拉长,用治疗师的髋部保持患者伸髋。c 将重心转移到健腿上。治疗师已改变自己的位置,以使患者朝向治疗师运动。d 治疗师减少支持。

分配到两腿上,平衡板保持水平。治疗师仍站在其患侧,让患者首先移动髋部将重心朝向治疗师移动,促进患者的正确运动。

治疗师一只手放在患者腋下,拉长偏瘫侧,同时用另一只手使健侧缩短 (图 7.16b)。患者的上肢放松在体侧。当患者能正确重复向偏瘫侧的运动时,治疗师转到患者的健侧,在这一侧练习同样的运动 (图 7.16c)。许多患者向健侧正确运动有同样多的困难,在行走的摆动期,为使偏瘫腿能轻松迈步,患者需要这种功能。当患者能较容易地向两侧运动时,治疗师可站在患者的背后,对患者的姿势做小的调整,促进患者利用骨盆转移重心 (图 7.16d)。

一步站,重心向前及向后转移

许多患者不久就学会了两脚分开站立的平衡,但是将发现当一只脚在前、另一只脚在后站立时平衡很困难,这种姿势类似于步行中支撑中期的姿势。支持面很窄,因此需要躯干肌和髋外展肌的更多活动。学习一步站的平衡将有助于训练这些肌肉的活动,也使患者能以更正常的步宽行走,而不是两脚过于分开,若不训练,患者很容易那样做。另外,他可练习重心向前腿转移,而不伴有典型的代偿运动或采取异常的躯干姿势。

患者健侧靠近墙站立,健侧手放在稍高于肩的墙面上。治疗师跪在偏瘫侧稍靠后,患者用健侧腿向前迈一步,只把足跟放在地面上,踝保持背屈(图 7.17a)。在患者努力保持平衡,甚至健手从墙上抬起来时,治疗师鼓励他伸负重腿的髋关节。肩胛带和骨盆保持相互平行,不伴有任何一侧的后旋。保持躯干的姿势,患者将重心完全转移到前面的健腿上,尝试用偏瘫足跖屈推动自己向前。大部分患者将弯健侧膝,这样才能拉自身及患腿向前。因此治疗师在患者向前运动,帮助其患足蹬离地面时,要指导患者保持健腿相对伸直(图 7.17b)。治疗师支持患者足跟以防止足内翻,并保证与另一足的位置关系。患者的膝应保持伸,因为他还不能把重心全部转移到前腿上。只有当治疗师帮助他的髋及全部重心都移到支持腿上,后腿才可以屈膝,像正常步态中摆动期开始所做的那样(图 7.17c)。患者再把重心转移到后面的偏瘫腿上,让足跟下沉到地面上,治疗师再次促进足跟和髋的活动及膝伸肌。当患者把重心转移到偏瘫腿上时,前面的足应该背屈并且只有足跟着地。该活动前后反复进行,患者尝试越来越少地用健手支持,直到能把手从墙上拿开。只要患者的足在离地期不再用力推成跖屈内翻,治疗师就站起来促进其向前运动,治疗师把自己的脚放在患者的后面帮助必要的跖屈活动。治疗师把脚放在患者偏瘫足跟下面,当他将重心移到前脚上时,帮助他抬起后脚跟。治疗师两手放在患者两肩上稳定其胸部于伸位,内收其肩胛骨并能促进其整个身体通过髋向前运动(图 7.17d,e)。

还要偏瘫足在前、健足在后练习该活动,两脚平行,无外旋。治疗师仍跪在患者侧面,在患者重心向前转移时帮助腿和脚的正确摆放。当患者把重心转移到偏瘫腿上时,他可能难以控制选择性伸膝。治疗师一只手在患者膝前面,另一只手在后面,通过用手同时加压、拍打来刺激肌肉共同收缩,以支持其负重。当患者重心完全转移到偏瘫腿上时,治疗师手呈杯状,向下放在膝前、后肌上,用力向下压可能最有效(图 7.18a,b)。

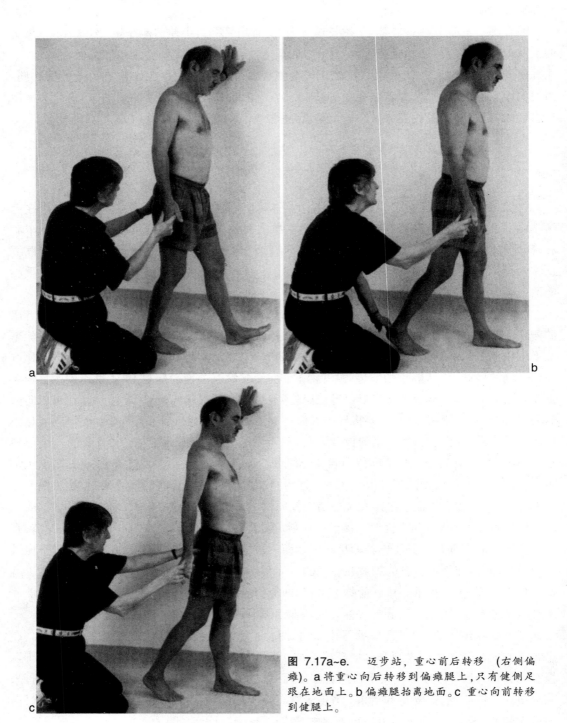

图 7.17a~e.　迈步站，重心前后转移 (右侧偏瘫)。a 将重心向后转移到偏瘫腿上，只有健侧足跟在地面上。b 偏瘫腿抬离地面。c 重心向前转移到健腿上。

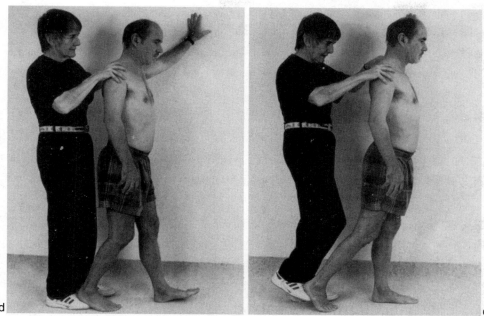

图 7.17 d、e 治疗师的腿在患者足跟下面促进抬足向前转移重心。

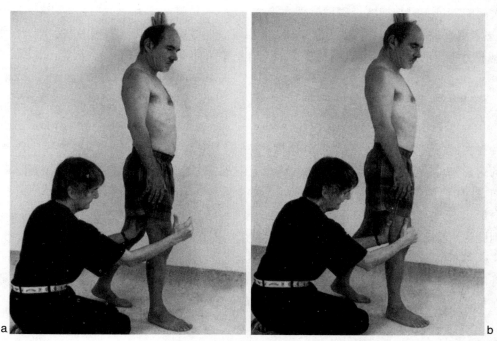

图 7.18a、b. 一步站,偏瘫腿在前面(右侧偏瘫)。拍、压,以刺激稳定膝关节肌肉的活动。a 患者重心向前,治疗师一只手在前,一只手在后,保持在膝关节稍偏上的位置。b 治疗师双手呈杯状放在膝前、后肌肉上用力向下压。

双腿交叉向侧方迈步

向侧方保护性迈步的能力是平衡和保护机制的重要部分。练习该活动也可教患者如何随意地将重心向两侧转移。开始时,在帮助下缓慢正确地练习,直至不管向哪一侧移动患者,他都能快速自动地迈步。

■向偏瘫侧迈步。患者将重心转移到患腿上,健腿横过患腿向前侧方迈步,进行这一活动时,注意防止膝突然过伸。该活动需要支撑髋的明显内收,伴股骨转子远远越过足及患侧拉长。治疗师一只手放在患者腋下,当重心充分移到患侧时,防止这一侧短缩。另一只手在患者对侧向下压骨盆,帮助大转子向偏瘫侧运动(图 7.19a)。

■向健侧迈步。正常的运动程序同上,但由于大部分患者都有典型的障碍,所需的促进也不同。当患者用患腿横过健腿向健侧方迈步时,由于屈髋抬腿引起粗大的屈肌模式,导致骨盆后缩,髋外展外旋。患者需要帮助内收患侧腿,并放松整个患侧,以便把足平放在地上,尽管该足有内翻的趋势。治疗师通过向下向前压髂嵴帮助患者,当足在正确位置上时,帮助转移重心到偏瘫腿上(图 7.19b)。治疗师在患者用健腿迈下一步时,还帮助他保持伸髋。患者面对地板上的一条线向侧方迈步,脚恰好放在线后面的位置增加了控制的程度和难度。否则患者代之以沿一斜线的路径向侧方行走。当患者的能力改善时,他应尝试迈更大的步子,在每次向侧方迈步时都把整个脚同时放在地面上,而不是脚趾先着地,然后其余部分再慢慢着地,患者要两脚平行地放在地上(图 7.19c)。当患者向健侧迈步节奏太慢时,治疗师手臂靠在其躯干上能帮助拉长那一侧,同时促进他充分把重心向支撑腿一侧转移(图 7.19d)。

健腿负重站立的活动

患者能不费力地用健腿站立,偏瘫腿放松,这是正常行走摆动期的先决条件。为训练患者的这种功能,治疗师跪在患者前面,将患足提起来悬空,逐渐提高速度并减少提示及准备时间。患者努力使腿无阻力地运动,然后主动控制整个落地活动,直到脚再次放到地上。出于安全原因,开始时患者靠在高治疗床或桌子上,这样也可使患者臀部靠在上面练习该活动,直到腿的平衡和控制得到改善。最后患者应该能不用治疗床支持直立,将脚慢慢放到地上,而完全不再向下蹬 (图 7.20)。

因为许多患者难以将重心充分地转移到健侧,以便患腿能随意地向前摆动,所以患者用偏瘫足移动一个实际物体的活动,常能使患者自然地转移重心。

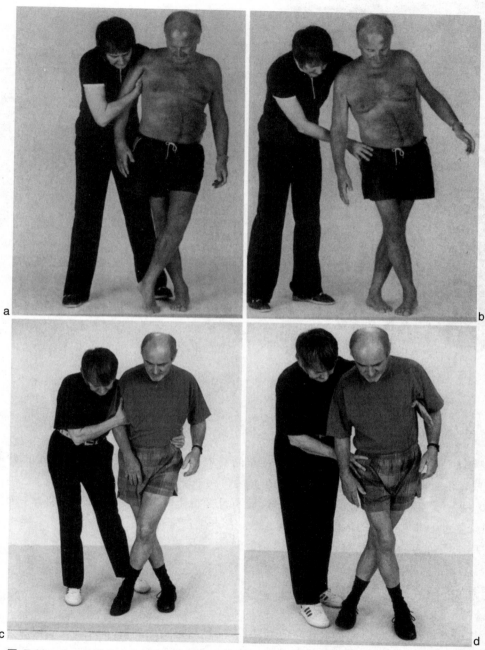

图 7.19a~d.　两腿交叉向侧方迈步（右侧偏瘫）。a 向偏瘫侧。患者用健腿向前向右迈步，偏瘫膝无过伸。治疗师促进这一侧拉长。b 向健侧。治疗师帮助患者骨盆向前、向下运动。c 足保持在线后面的侧向运动。d 侧迈一大步，整个脚同时着地。

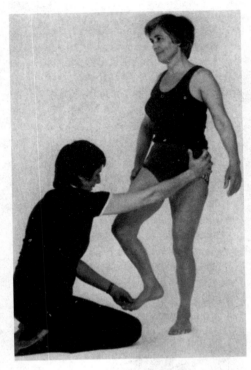

图 7.20.　健腿站立,患者控制偏瘫腿全范围活动,没有向下蹬成伸直 (右侧偏瘫)。

踢足球

将球放在患者前面，使患者能先用健腿向前迈一步，再用偏瘫腿向前摆动正好能踢到球。或者治疗师帮助患者把偏瘫腿先放在身后再踢球。当患者的双脚靠得太近时,不应试图踢球,因为那样患者需主动屈腿才能踢球,而不是像行走时的向前摆腿。踢球是一项在儿童时期就学过的非常熟悉的运动,该活动能使患者产生正常运动的奇效,即使他不能按口令去活动腿。任何年龄的患者都非常喜欢这一运动。

患足在毛巾上或纸上向前滑动

将患足放在毛巾上,患者用脚向前滑动毛巾,然后再由治疗师帮助患者把脚与毛巾恢复到原处。如果开始时患者因全伸模式将足向下蹬,或因全屈模式将足抬离毛巾而使这一运动难以进行,治疗师就要帮助患者完成该运动,以此来教患者正确运动。患者将足轻轻地放在毛巾上,治疗师慢慢地将毛巾向前拉,患者不要抵抗,足保持与毛巾接触 (图 7.21)。通过体会正确的运动,患者学习如何自己完成该活动,并逐渐开始主动活动。同样的活动也可以在一张硬纸上练习,硬纸容易滑动,甚至可以在铺地毯的地上练习。

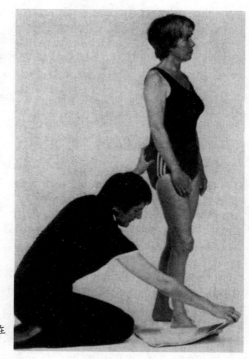

图 7.21. 当患者注意减少对运动的阻力时,治疗师将在毛巾上的偏瘫足向前拉(右侧偏瘫)。

思　考

　　人类天生就害怕跌倒,有些人尤其明显。这种害怕是天生的,甚至很小的婴儿都如此,说明不是由于某些心理因素引起。在生命的头三个月,如果支持面突然移动或用称为头部跌落的方法, 使仰卧位婴儿的头向后跌落约 10°, 可以观察到 Moro 反射 (McCarthy 和 Atkinson 1986)或"惊吓反应"(Bobath 1974)。通过跌倒和引起疼痛的实际经历,有些人就更害怕了。虽然害怕是十分自然和正常的,但许多残疾人,如偏瘫患者尤其害怕这种跌倒的经历,因此,人们常常错误地警告他们,甚至送他们去看心理医生。事实上,害怕跌倒是一种保护机制,将有助于防止跌倒及损伤自己。

　　治疗师常常很难理解患者为什么这样害怕, 即使在治疗期间患者看起来有充分的运动控制来保持平衡。在年轻女患者的丈夫责怪她不能走过其病前能走过的一块空地后,患者大声抱怨说:"你根本不了解我的体验和感受！"大部分患者都像这个例子一样,其经受的过度的和难以理解的害怕缘于知觉障碍,使其周围世界变得陌生和不稳定,因为他们通过不同感觉渠道得到的信息是混乱的和矛盾的。除了这种"天然错误"(Reason 1978)状态之外, 如果我们考虑到偏瘫患者保持或重获平衡的全部或大部分反应不是缺失就是降低，或许容易理解偏瘫患者的害怕心理,除非他们经过认真的训练。

其表现概括如下:

1.由于肌张力过高、健侧过度活动,或患者采取自我稳定的姿势,使头维持于固定位,这样头就不能随意活动以帮助身体保持平衡。

2.由于肌张力过高或肌张力过低及健侧过度活动,躯干不能适当地缩短和拉长。

3.下肢不能外展以平衡体重,患者不能迅速迈步以避免跌倒。由于痉挛或伴有无力,偏瘫腿反应太慢,患者常不能用健腿迅速迈步,因为那样做偏瘫腿必须能负重,而患者害怕那样做。

4.偏瘫侧上肢既不能伸直和外展,也不能做保护性伸展反应。张力过高使患侧上肢拉近体侧,或张力过低使得患侧上肢不能迅速进行活动。

因此未经训练的患者只会用健手帮助保持平衡,不是抓握住什么东西就是支撑在支持面上。当患者站立或行走时,则需要依靠手杖,即使那样,他仍不能保护自己不向患侧或后方跌倒。手杖离地时,只要一个小的偏离中线的运动就足以导致患者失去平衡。

如果患者要随意移动而不必害怕跌倒及行走时不用手杖,必须重新建立平衡反应,并形成一些保护性机制。为进行日常生活活动,患者必须功能性地运用健手,当他完全依靠健手来保持平衡时,他就不能这样做。患者只用灵活的功能手做保持平衡的原始活动似乎太可惜了,因此,平衡反应的恢复在成功的康复中发挥着重要作用。即使上下肢没有恢复随意肌肉活动迹象的患者,也能很好地重新学习平衡反应,在站立或行走时恢复迅速迈步以保持平衡的能力。只要有充分的平衡,害怕跌倒的心理就会消失。

重新训练坐位和站立位平衡反应的另一个重要原因是,肢体所有的主动运动都需要姿势调整和预程序反应,以便"为肢体,包括头和躯干的基本运动和平衡反应直接提供姿势稳定性"(Latash 和 Anson 1996)。正如作者所解释的:

"任何随意运动就其本身而言,都是因与关节相关联的机械力引起的一种姿势调整(postural perturbation)。运动部分通过身体的连接部分传递力和力矩是姿势调整的主要原因。一个随意运动引起的姿势调整如果在运动之前被释放,它们被称为'预先的(anticipatory)'。这些调整代表的是前馈姿势控制,与防止或减少姿势和平衡障碍的运动控制有关。它们是预程序的(preprogrammed),由内部触发,并且锁定时间于未来运动的初始期。它们的机械作用抵消了预计来自计划中的运动的姿势障碍。"

Jull(1996) 发现由上肢运动引起的姿势调整是'预先的',从而证实了其特征,实际上在手臂由三角肌收缩而外展之前,腹横肌已经发挥着稳定脊柱的作用。平衡反应的恢复是偏瘫上肢完成主动运动功能的先决条件,促使恢复平衡反应的活动应该包括在以训练手臂选择性控制为目标的治疗中,这些将在下一章中描述。

第 8 章
促进手臂的功能恢复并减少联合反应

大部分医院和康复中心把治疗重点放在训练患者重新步行及在日常生活活动中独立上,结果常常忽略了手臂,没有进行旨在恢复其功能活动的特殊治疗。随着患者越来越熟练地用健手进行所有的活动,患手的潜力再也不可能得到充分发展。即使手臂没有显示出活动能力,对其治疗仍很重要,因为身体的每一部分都可能影响到其他部分。如果手臂表现出明显的联合反应,以痉挛模式强烈地屈曲,将影响到患者的步行,妨碍平衡反应,并干扰其进行日常生活活动的能力。由于手臂总是屈曲在身前的位置,这吸引了人们对其功能障碍的注意,患者也将为不美观而苦恼。

为改善不同的知觉障碍——它总是以某种程度存在于这种性质的损伤之后,强化上肢的治疗是至关重要的。手臂的感觉输入不仅改善手臂本身的感觉,而且还对整个身体的知觉及其与周围环境的关系有益。说到肌肉关节觉,生理上称为本体感觉系统,其在运动控制中的重要作用,Bernstein(1996)解释说,"本体感觉的意思是'感觉自身',即对人自己身体的感觉"。如在第 1 章中所述,有助于与环境的相互作用,也能帮助改善许多其他认知能力。还要记住,对于手功能的应用,"其灵巧性看起来不在于该运动本身,而在于它们与环境的相互作用"(Bernstein 1996)。

从发病时起,就必须充分保持患者手臂的活动性,并抑制屈曲痉挛模式。即使手臂还处于低张力状态,也应尽可能多地做下面所述的活动。充分抑制手臂和躯干的痉挛,促进任何可能的主动运动,这是各个康复治疗阶段的重要组成部分。下面的治疗程序将阐述患者于卧位、坐位和站立位时,是如何通过近端和远端的抑制而减轻手臂的痉挛,以及如何才能刺激患者的主动运动。如果运动因不同的肌群或其他软组织结构的疼痛性短缩而受限,治疗师的工作就必须小心,但要坚决地恢复患者丧失的肌肉伸展能力。关节本身的运动受限也适用同样的原则。不管是什么原因引起的疼痛或挛缩,都能抑制主动运动的恢复,或妨碍患者运用他已具有的运动功能。Maitland(1991)描述"疼痛抑制"作为一种因素,它"能引起明显的(不是实际的)肌无力,不稳定,关节活动度受限"。

仰卧位的活动

1.在活动患者手臂之前,治疗师必须先减轻躯干的痉挛,以使肩胛骨能自由运动。治疗师旋转患者的躯干,将患侧躯干拉长并使骨盆向前,患腿置于屈曲位,患膝倚跨于另一条腿上(图 8.1a)。治疗师的工作要直到使患侧骨盆能保持前挺,患腿无须扶持能处于所要求的位置为止。如果肌张力确实被降低了,腿和骨盆就能保持这个位置而无需患者主动用力,也无需治疗师放置沙袋和枕头以固定臀部和脚。在进行手臂活动期间,如果引起伸腿或膝倒向侧方,在继续活动手臂之前,治疗师必须反复抑制患侧躯干和肢体的痉挛。姿势能被动地维持住是肌张力不再增高的指征。因此腿不必总是机械地保持在放置的体位上。通过某些种类的外固定,如沙袋或防滑材料来保持其位置可能达不到目的,因为有关张力增高的有价值的信息来源将丧失。肌肉可能处于高张状态,但是腿的位置被机械地固定,妨碍了任何由肌肉收缩引起的运动,张力增高被忽略。

2.治疗师用体侧和上肢夹持住偏瘫臂,用另一只手使患者肩胛骨做上提并前伸的运动。在治疗师将手掌置于患侧肩胛冈下使肩胛带向前、向上运动时,要求患者尽量无阻力地顺从这一运动(图 8.1b)。在肩胛骨近端和远端的痉挛都减轻后,治疗师可将偏瘫手臂缓慢地外旋。

3.如果肩胛骨可容易地运动,治疗师可将患者的患侧手臂向前、向上屈曲抬起,同时肩胛骨保持前伸,肘关节伸直。治疗师的肘靠在患者的肘上,用适当的压力保证臂不拉成屈曲。然后向外拉患者拇指,张开患者的手,充分背伸腕关节及其他手指 (图 8.1c)。治疗师的拇指顶在患者手腕背面,提供一个反向压力以克服来自手腕和手指屈肌的阻力 (图 8.1d)。

4.当患者手臂在伸直情况下能充分上举后,治疗师应再将手臂移至水平外展位,同时前臂旋后。治疗师将自己的肘部置于患者肘关节下方,以保持其伸直,同时要防止肩胛骨后缩,并保持肱骨头在盂肱关节中的正确位置 (图 8.1e)。被动运动确保肩部屈肌及内旋肌保持充分的伸展。

5.在臂的痉挛已被抑制,被动运动不再有阻力时,可让患者试着主动运动手臂,但勿过分用力。治疗师让患者保持手能触摸治疗师的前额 (图 8.2a)。然后患者在适当的帮助下用手触摸自己对侧肩,并努力保持在这个位置上,不被拉成全屈模式(图 8.2b)。同样,患者也可用手触摸自己的头部并放在那里休息一下 (图 8.2c),然后再次用手触摸治疗师的前额。

6.对于患者更难的是,当治疗师把患者的手臂摆放在不同位置时,让他努力将手保持不动并放松(图 8.3a)。如果患者要用臂和手做不同的动作,他就必须学会用这种方法分阶段进行运动。其难度将因手臂所摆放的位置越来越复杂而增加,而那些位置更易受痉挛模式或粗大共同运动的影响。例如,让患者缓慢地将手放低至体旁而不伴有肘的屈曲或手的握拢(图 8.3b)。

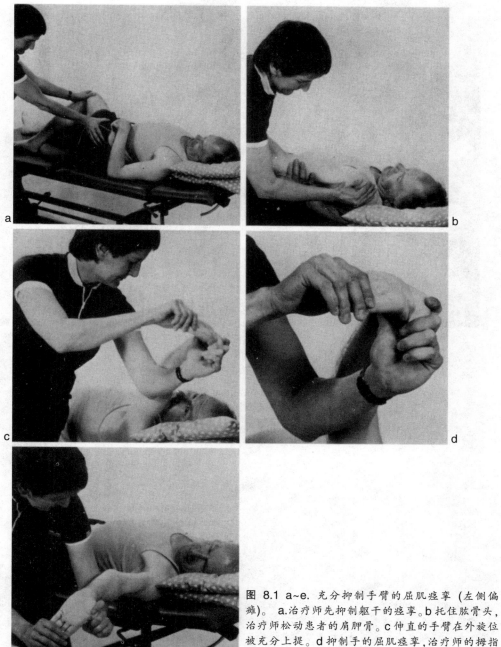

图 8.1 a~e. 充分抑制手臂的屈肌痉挛 (左侧偏瘫)。a.治疗师先抑制躯干的痉挛。b 托住肱骨头,治疗师松动患者的肩胛骨。c 伸直的手臂在外旋位被充分上提。d 抑制手的屈肌痉挛,治疗师的拇指在患者腕背上施加反向作用力。e 手臂被外展与身体成 90°角。

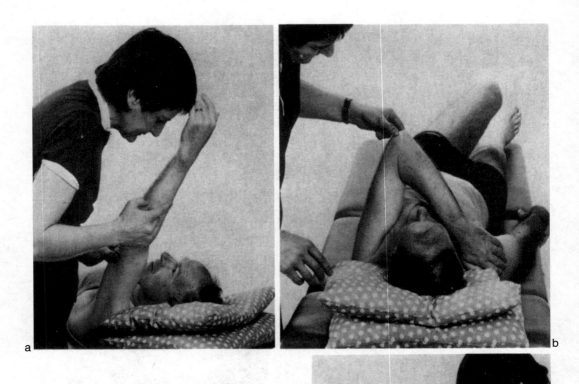

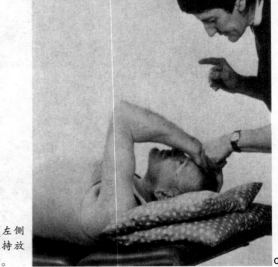

图 8.2 a~c. 患者尝试做一些容易的主动运动 (左侧偏瘫)。 a. 患者移动手到治疗师的前额 (手指保持放松)。b.手移到自己的对侧肩。c.手放在自己的头上。

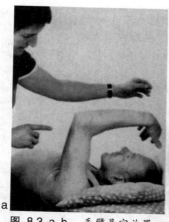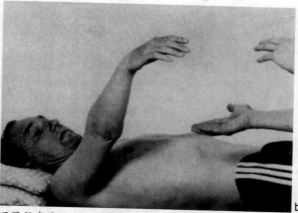

图 8.3 a、b.　手臂悬空放置。a 不同程度的屈曲 (左侧偏瘫)。b 肘伸直手指放松,手臂下降在自己体侧 (右侧偏瘫)。

坐位的活动

　　在日常生活中,我们主要是在坐位或站位时使用双手,更衣、进食、书写、工作以及娱乐都在这些体位进行。所以在促进患者手的主动运动时,治疗最好在坐和站的体位进行。这些体位也使得治疗师能够应用运动肢体近端对抗肢体远端的痉挛成分从而抑制张力过高的原则。

　　1.患者坐在治疗床上,双侧手臂伸直外旋置于身后。重心向两侧转移,同时保持双手掌平放在支撑面上。治疗师用手促进患者必要的肩胛骨运动,及躯干两侧交替地缩短和拉长。当患者的重心转移到左侧时,左侧就被拉长,使左侧肩胛带和肩胛骨上提;右侧相应地短缩,肩胛带下沉,使手能放在支持面上。当患者的躯干向右侧移动时,治疗师帮助患者的左肩胛骨进行必要的下沉。通过这种活动,治疗师用自己的双肘使患者双臂保持伸直。直到患者自己能保持这一姿势 (图 8.4a)。

　　2.治疗师将偏瘫手臂放在患者身体侧面,并保持外旋和手指伸展。治疗师用前臂支撑患者肘关节伸直,用手使患者的肩向前,帮助将重心移向这一侧 (图 8.4b)。要特别注意避免因腕过度背屈而损伤。保证患者手臂充分外旋可以避免这种损伤,因为当患者向两侧转移重心时,手掌的内侧面负重,背屈程度没有增加。同样,肩胛骨必须在重心向两侧转移时随意地上升和下降,通过运动近端对抗手臂痉挛。当痉挛已被抑制时,治疗师就可撤除对手臂的支持,然后让患者选择性地屈和伸肘关节,即不用运动躯干来产生肘的屈和伸,也不用肩关节内旋来增强肘的伸直。

　　3.由于肩胛骨常常是整个上肢痉挛的关键,所以在上肢进行主动运动之前,治疗师必须特别注意抑制这一部位的痉挛。

　　a.把患者的手平放在身后的治疗床上,手指指向后面,治疗师帮助屈、伸其躯干。近端的

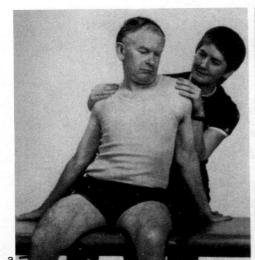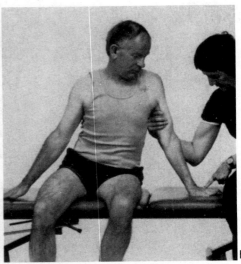

图 8.4a、b. 通过运动近端身体对抗远端的痉挛成分来抑制手臂的过高张力（左侧偏瘫）。 a 臂伸直，手平放在身后的治疗床上，患者向两侧交替运动。b 偏瘫手臂伸直支撑在体侧，患者向该手臂移动其重心。肩胛骨上提，手指保持伸直。

运动不仅抑制了肩胛骨周围的痉挛，还抑制了整个手臂的痉挛。当躯干屈曲时，两侧肩胛骨被带向前伸。治疗师站在患者后面，向下、向后压其后背，以增加其胸椎的屈曲，同时治疗师用另一只手尽可能使其肩胛骨向前。双侧肩胛带必须同时向前，否则，健侧肩胛骨将自动向后代偿。同样，治疗师用其肘靠在患者肘上以保持其伸直(图 8.5a)。当患者伸直躯干时，治疗师拉患者双侧肩胛向后内收并帮助其伸直胸椎 (图 8.5b)。

　　b.当患者的躯干和肩胛带运动自如，患者学习在稳定一侧肩胛骨的同时运动另一侧肩胛骨。治疗师先有节律地向前、向后运动健侧肩胛骨三次，同时用另一只手保持对侧肩胛骨的位置(图 8.5c)。治疗师指导患者让肩容易地活动，再让患者随治疗师无额外用力地活动肩。然后在偏瘫侧肩做同样的运动。当治疗师感到患者能主动运动时就逐渐减少帮助，一旦运动变得费力或失去节律，治疗师要准备随时再次提供帮助(图 8.5d)。

　　4.通过教患者主动上提和前伸肩胛骨，能促进肩胛带的主动控制：

　　a.治疗师把患者的肩峰向其鼻子方向运动，即向前、向上，以对抗痉挛模式。治疗师嘱患者尽量不要阻抗该运动，并可主动帮助运动。在患者主动运动其肩胛骨时，治疗师保持患者的手充分背屈，手指伸直(图 8.6a)。大部分患者发现，首先用肩胛骨的等长收缩保持被动上提更容易，只需在以后逐渐从中立位向上运动成等张性上提。

　　b.患者双臂屈曲交叉于胸前，用健手拉患侧肩胛骨向前伸，患手放在对侧肩保持放松，以平稳连续的运动向前及向后旋转躯干(图 8.6b)。需要注意的是，患者的双膝应保持在开始的姿势，否则髋部的旋转将取代躯干的旋转。当痉挛被充分抑制后，患者可逐渐减少对偏瘫臂

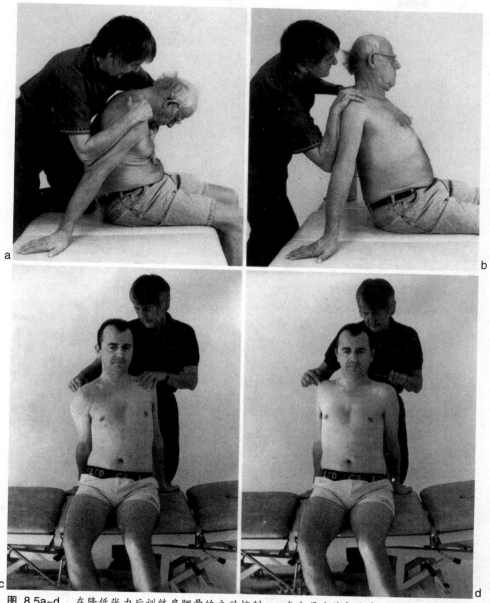

图 8.5a~d.　在降低张力后训练肩胛骨的主动控制。a 充分屈曲胸部使肩胛骨前伸。b 伸躯干，帮助内收肩胛骨(右侧偏瘫)。c 稳定偏瘫侧肩同时使健侧肩有节律地前后运动。d 学习主动运动偏瘫肩，必要时治疗师给予帮助。

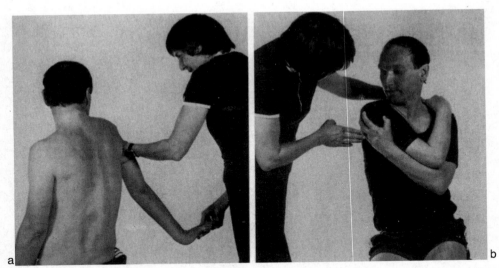

图 8.6 a、b. 上提和前伸肩胛骨 (右侧偏瘫)。 a 上肢在伸直、外旋位使肩峰朝鼻子的方向运动。b 患者双臂抱肩,躯干向健侧旋转。健手带动偏瘫肩向前。

的支持,直到最后偏瘫臂能自己维持需要的体位。在治疗师的帮助下,患者把偏瘫手从肩上拿开,然后再主动放回去。

5.患者坐位,双手叉握放于身前的桌子上或治疗床上。

a.保持双肘伸直,患者先向一侧转移重心再向另一侧转移重心,以抑制臂和手的痉挛。当患者能向一侧充分倾斜时,就把一只手放在另一只手上面,向下压下面的手,使肩外旋,前臂旋后(图 8.7a)。躯干反复向两侧运动减轻了肩前伸肌以及手指屈肌的痉挛。当下面手的拇指触到桌子时,患者可以保持手在这个位置上,直到他感到张力减小,然后尝试不用健手帮助而让患手保持在该位置。患者还可以双手沿桌面远端推向健侧,这将使患侧肩胛骨前伸。然后双手沿着桌面转向另一侧使重心落在偏瘫侧。

b.患者双肘保持在桌面上,治疗师帮助患者把双手掌置于自己下颏的下方,让手指托住面颊。作为预防措施,治疗师要保持患者的手指尖轻轻接触面颊,以防止手指意外抓伤面部(图 8.7b)。当感到手指已放松时,治疗师将患者偏瘫手拉离面颊,然后要求患者轻轻地将手放回脸上(图 8.7c)。此运动可促进肘关节在旋后位的选择性屈曲而不伴有手指屈曲。如果手继续保持放松,可让患者在把手放回下颏之前将手尽量伸直。

6.为帮助患者平稳地运动而无过度活动,治疗师将患者伸展的手放在治疗师的手上,并要求患者的手随着治疗师的手运动 (图 8.8a)。根据患者的能力不同,可通过增加运动速度和改变运动方向来增加运动的难度。如果患者的双手放在治疗师的双手上并跟随治疗师的手

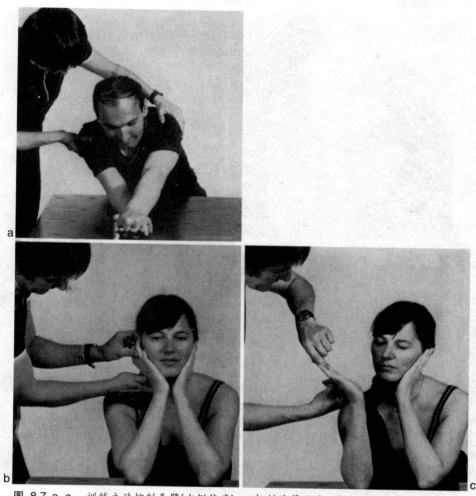

图 8.7 a~c. 训练主动控制手臂(右侧偏瘫)。a 抑制前臂旋前。患者交替向两侧移动重心。b 患者双手放在自己下颌部,手指放松。c 治疗师使偏瘫手离开患者的脸,患者再把手放回到脸上。

同时运动,这个活动难度更大,但这有利于防止健侧手臂的过度活动 (图 8.8b)。

　　7.患者随着治疗师的手向前、向上,治疗师用短促,快速地推压患者手掌的动作促进该运动(图 8.8c)。假如患者的肩部肌肉活动不充分,治疗师可以用另一只手支持其上臂,帮助肘伸直并防止运动突然失控对肩造成的损伤。

　　8.常用大橡皮球促进患者的活动,因为患者对球的运动较熟悉。球也增加了治疗的趣味性。

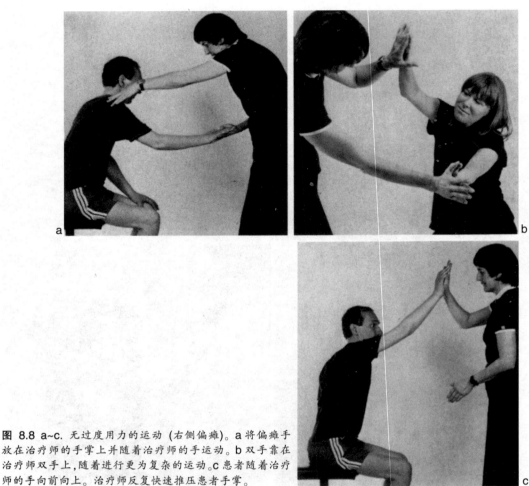

图 8.8 a~c. 无过度用力的运动 (右侧偏瘫)。a 将偏瘫手放在治疗师的手掌上并随着治疗师的手运动。b 双手靠在治疗师双手上,随着进行更为复杂的运动。c 患者随着治疗师的手向前向上。治疗师反复快速推压患者手掌。

　　a.患者双手叉握放在健身球上,然后尽可能向前推球(图 8.9a)。患者也可将球尽量推向健侧,这样患肩就会前伸。这种活动既可抑制痉挛,也可促进患者的重心向前转移。不仅训练了手臂,同时其他的运动能力也受到再训练。将球推向偏瘫侧将促进患侧肢体自动地负重。

　　b.当痉挛减轻之后,帮助患者用单手运动球能刺激患肢的活动。手指无屈曲地控制球可使手臂的选择性运动得到训练 (图 8.9b)。用同样的姿势开始,患者也能用单手将球从一侧运动到另一侧,但要求仅肘关节运动而肩固定不动。患者也可用手背来推球。

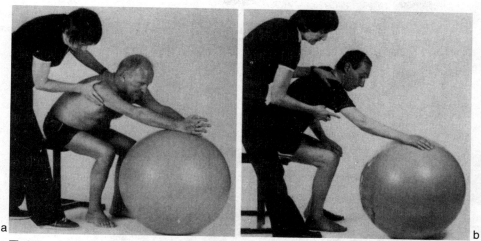

图 8.9 a、b. 坐位,推球以促进手臂的选择性运动(右侧偏瘫)。a 叉握双手推。b 用偏瘫手推。

站立位的活动

用体操球活动

1.用手背推球也可在站立位进行练习。这样能使患者手臂更自由地摆动,并且自动地使重心前移而无恐惧感 (图 8.10a)。治疗师促进该运动并帮助患者防止异常运动的发生,例如髋内收或肩后缩。

2.患者也可在治疗师的引导下用双手松开球使球落下然后再抓住球。在活动中,治疗师应握住偏瘫手的拇指和其余手指,使之处于所需的伸展位 (图 8.10b、c)。必要时,治疗师也可先引导健侧手,防止患者过分使用健手活动,并促进正确的运动。

3.患者可以用偏瘫手或双手交替地拍球,这个活动比让球落下再抓住更高级。治疗师指导患手的运动,以保证动作的流畅甚至有节奏感 (图 8.10d)。如果治疗师感到患者能不费力地主动运动,应让患者自己继续活动 (图 8.10e)。如果该运动使患者紧张或失去节奏,治疗师应立即把持患者的手,再使活动平稳地进行。

向地下扔球、接球和拍球活动结合行走练习更有效。使患者的步行更具有自主性,并且使患者的眼睛看着球而不是盯着地面。因为患者向前走来拍前面的球,他的重心也前移,这样他迈步也是反应性的,而不是通常的主动迈步。

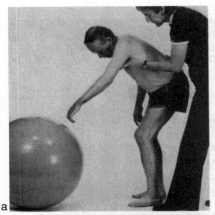

图 8.10 a~e. 站立位,用一个球来刺激手臂的活动。a 用手背把球推开 (左侧偏瘫)。b、c 双手把球投下,再抓住。治疗师引导患者偏瘫手 (左侧偏瘫)。 d、e 双手交替拍球。治疗师先引导患者的偏瘫手,直到患者自己能连续拍球。

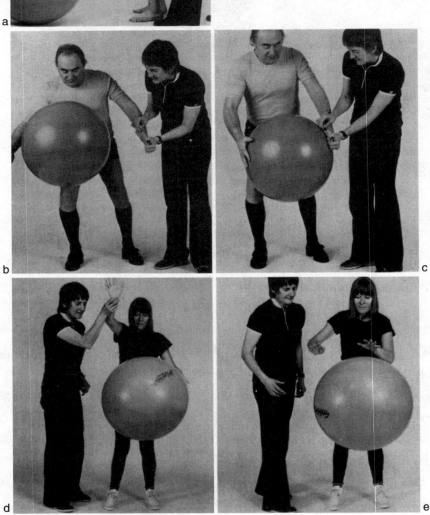

用气球活动

气球常常用于刺激臂、腕和手无过度用力的伸肌活动,并自动地促进眼-手协调。

1.患者通过叉握双手,几乎无随意活动的偏瘫上肢,能将气球击向空中,治疗师帮助支持其手臂和肩。

2.为促进活动,可以帮助患者单用偏瘫手击球。患者的手臂应该连同整侧躯体一起向前

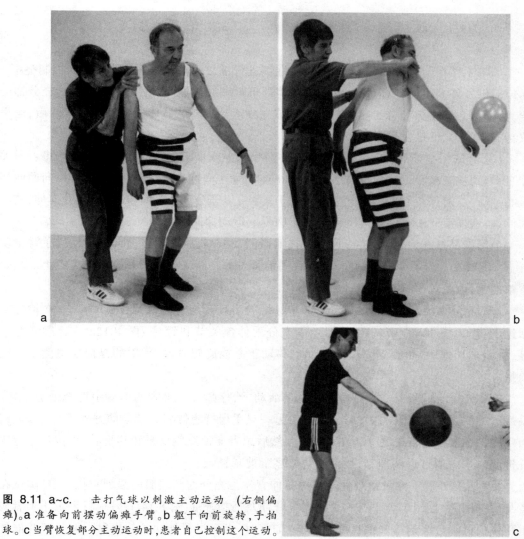

图 8.11 a~c. 击打气球以刺激主动运动 (右侧偏瘫)。a 准备向前摆动偏瘫手臂。b 躯干向前旋转,手拍球。c 当臂恢复部分主动运动时,患者自己控制这个运动。

摆动,而不是只从肩膀抬高手臂。通过充分的促进,即使没有恢复活动的手臂也能进行该运动。治疗师站在患者后面充分向后旋转患侧躯干(图 8.11a)。当帮助者把气球扔向患者时,治疗师指导患者让其手臂不过度用力地摆向前。治疗师两只手放在患者两肩上,通过拉健侧向后、推偏瘫侧向前促进躯干旋转,这样使患者能通过摆臂把气球击回帮助者(图 8.11b)。有趣的是,在摆动手臂击打气球时,肩胛骨被拉向前,以前不常活动的肩周围肌肉也开始活动了。当学会了正确的运动,恢复了充分的肌肉活动后,患者可以练习不用治疗师帮助来击球。

手臂运动控制较好的患者可试着连续向上击球使之停留在空中。当患者跟随气球移动时,也就促进了他的自动迈步。

抑制站立位的痉挛

如果手臂在随意运动中张力增高,在继续进行正常运动模式之前必须再次抑制痉挛。站立位提供了许多途径,以应用运动近端肢体降低远端肢体过高肌张力的原则。为充分抑制痉挛,治疗师必须在患者自己能主动运动之前充分运动患者的肢体。在抑制痉挛之后,运用已改善的肌张力,促进手臂做一些活动。

1.患者的手指伸展,双手支持于身前的治疗床上或桌子上。治疗师帮助保持患者肘关节伸直,直到痉挛减轻,患者自己能保持手臂的伸直姿势。在这一姿势下,患者可以向两侧移动重心,或在双肩保持固定的情况下旋转躯干。也可以充分屈曲其胸椎,使肩胛骨前伸,然后脊柱伸直,这样反复进行。通过胸部相对肩胛骨的运动抑制痉挛。

患侧髋部靠在治疗床上,将重心放在偏瘫侧,健腿向后、向前迈步,刺激支撑手臂主动伸直 (图 8.12a)。 为了充分抑制痉挛,上臂和前臂可放在越来越外旋和旋后的位置上。只要痉挛被抑制,就可练习选择性伸肘。

2.患者背靠治疗床站立,双手支持于身后的治疗床上并且双臂外旋、伸直。在治疗师的帮助下,患者臀部离开治疗床并尽可能充分地伸髋关节和脊柱 (图 8.12b)。让患者伸直双膝,可增加伸髋。也可在这一姿势下左右移动重心或旋转骨盆,重要的是促使患侧尽可能向前挺。

3.为拉长患侧躯干并放松肩胛骨以便活动,治疗师握住患者的偏瘫手臂充分上举外旋。治疗师的一只手保持对患手的充分抑制,另一只手保持患侧肩关节向前并外旋。这可能需要治疗师站在必要高度的凳子上 (图 8.13)。然后患者向偏瘫侧反复转移重心,以拉长患侧躯干并抑制痉挛。通过近端抑制,整个手臂的痉挛被减轻。

4.患者在外展手臂时很难保持肘关节伸直。为充分抑制屈肌的强烈牵拉,治疗师站在患者身后,一只手控制患者手腕和手指充分背伸及拇指外展(图 8.14a),另一只手防止患者肩部出现代偿运动。当治疗师握住瘫手外旋、伸直时,患者尽可能向外伸出另一侧手臂并向健侧转身 (图 8.14b)。 然后健手朝着患手的方向弧形前摆。随着肌肉和神经张力的降低,每次重复该活动,患者都应努力更进一步地向后转身。

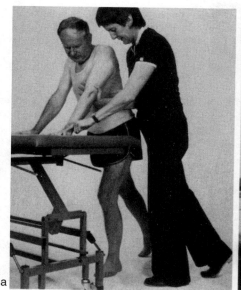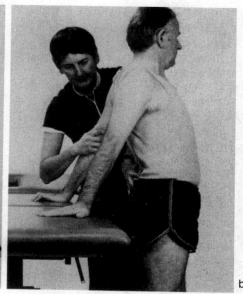

图 8.12 a、b. 站立位,抑制上肢痉挛(左侧偏瘫)。a臂伸直,双手撑于身前的治疗床上,健腿向后退一步。治疗师帮助保持肘伸直。b双手撑于身后的治疗床上,患者的髋部尽可能向前挺出,并伸整个脊柱。

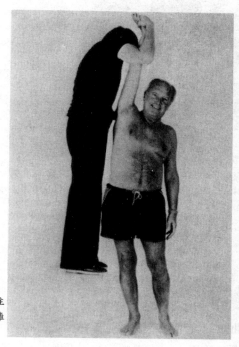

图 8.13. 站立抑制肩胛骨周围的痉挛。治疗师把持住患者伸直的手臂充分上举并外旋,患者转移重心到偏瘫侧(右侧偏瘫)。

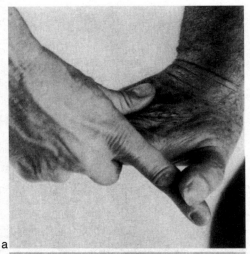

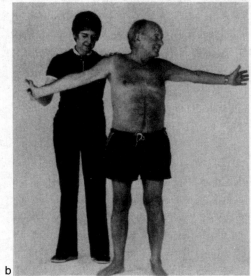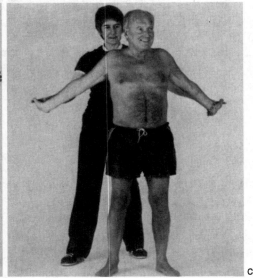

图 8.14 a~c. 抑制痉挛,使肘关节在手臂主动外展时能伸直 (右侧偏瘫)。 a抑制手屈肌痉挛的抓握手法。b治疗师把持住伸直的手臂于外展位,同时患者向健侧转身。c无肘关节屈曲的双臂外展。

5.治疗师握住患者的双手处于同样的姿势,使双臂在两边向上抬高,患者应尝试主动协助这一运动 (图 8.14c) 。在双臂外展程度逐渐增加的情况下,患者也应注意不要牵拉肘关节成屈曲位。治疗师一旦感到患侧肘关节即将屈曲,就降低双手的高度。如果治疗师不能同时抓住患者的双手或患者的肩容易受伤,可让患者自己正确地运动健手,然后用腾出的手帮助或刺激患臂肘关节伸直或从下面保持盂肱关节的正确位置。

6.患者首先十指交叉握在一起,并翻转双手使掌心向外。治疗师帮助他前伸肩胛骨并伸肘关节,这时患者把双手靠在治疗师胸部。患者双手在这种位置上举到头上方,使肩部充分上提。患者的手向上推治疗师的一只手,治疗师的另一只手帮助保持患肩前伸。然后患者向患侧移动重心,并尽可能地侧身拉长偏瘫侧躯干 (图 8.15)。患者重复这一侧向运动,每次重复应努力进一步拉长患侧躯干。这样手屈肌痉挛可明显地降低,也能刺激手指的伸展。

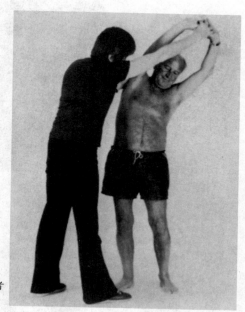

图 8.15. 抑制臂和手的屈肌痉挛(右侧偏瘫)。 患者翻转叉握的双手使掌心向上,然后双臂向健侧倾斜。

刺激主动的功能性运动

兴奋性刺激的应用

为激活手指伸肌或增加手指活动,治疗师可使用三种有效的刺激方法。

1.擦-拍:治疗师一只手托住患者的手臂,另一只手在患者前臂伸肌群表面,自肘关节向手指尖有力地快速擦过(擦-拍,Bobath 1978)。当擦过手腕后必须给予手背一个向下的压力,再快速向上擦过手指(图 8.16a,b)。治疗师的手指在进行快擦运动时必须伸直。在快擦几次后,患者可能自然地伸手指,如果没有的话,可让患者试着主动地伸手指。

进行伸手指再训练时,最重要的是要避免单独背伸腕关节,除非在伸腕时手指也能保持主动伸。如果在患者能伸手指之前鼓励伸腕,屈肌腱的牵拉作用将增强手指屈肌的痉挛,使

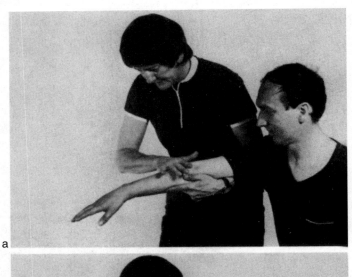

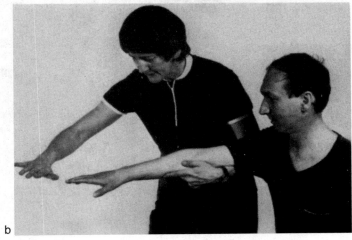

图 8.16 a、b. 擦–拍刺激手指伸直 (右侧偏瘫)。

手不能张开或不能进行功能活动。因此,在擦–拍过程中或之后,治疗师可让患者试着抬起指尖,使伸手指先于伸腕关节。

　　2.浸冰:将偏瘫手放入混有碎冰的冷水中,可反射性松弛手指和手腕的屈肌痉挛(图8.17a,b)。有许多例子,在浸入冰水后,立即就可完全无阻力地被动伸手指和手腕,而后患者有可能能伸手指。虽然其作用不会持续很长时间,但其对痉挛的抑制能使治疗师更容易地使用其他抑制活动,也能促进手和手指的主动运动。某些手部没有明显痉挛的患者,似乎对强刺激也有良好的反应,并且可能由此而诱发出运动。冰和水的比例要适当才能产生最佳效果,即水的量要正好能让患手没有困难地插入冰水中。治疗师握住患者的手浸入冰水。治疗师不

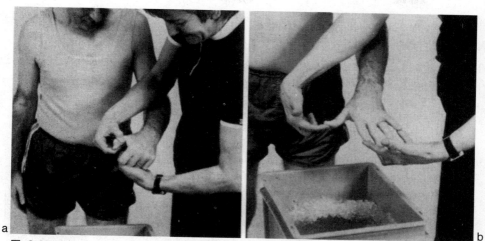

图 8.17 a、b.　用冰水抑制手屈肌痉挛 (左侧偏瘫)。a 冰水抑制前的手。　b 刚在冰水中浸过的手。

应该戴胶皮手套,这样才能判断可以忍受多长时间。已有的经验是,在达到痉挛被完全抑制前,需要进行三次浸泡,每次持续大约 3 秒钟,每次间隔仅需数秒钟。

　　3.瓶刷:治疗师托住患者的手臂向前,肘伸直,用一只瓶刷从偏瘫手中拉出。让患者非常轻地握住瓶刷,然后治疗师将刷子从手中拉出,再让患者握住它。患者常能伸指以便让瓶刷通过 (图 8.18)。在进行下次抓握之前应该预先伸指,而患者不必主动伸手指,只考虑让瓶刷再进入手中就行。

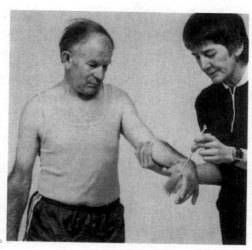

图 8.18.　用瓶刷刺激手的活动 (左侧偏瘫)。

当刺激产生了手指的活动时，治疗师应选用一些能帮助患者恢复握住和松开运动的物体，以这种方式模拟那些需要完成的实际活动。例如：

1.患者在身前水平或垂直地握住一根木棍 (图 8.19a)。治疗师给予必要的帮助，患者松开偏瘫手，向上越过健手再抓住木棍。偏瘫手握住后，健手再进行同样的运动。治疗师要确保患侧臂不拉成屈曲状态，患者保持双肘伸直。

在动作熟练后，患者可单用偏瘫手垂直握住木棍，然后稍微松手使木棍下落，再迅速将它握住 (图 8.19b)。可通过计算每次到达棍顶端之前松手和抓握棍子的次数来评价患者手功能的改善情况。

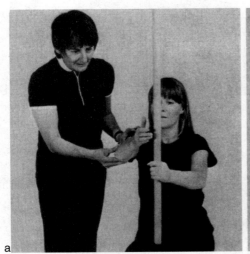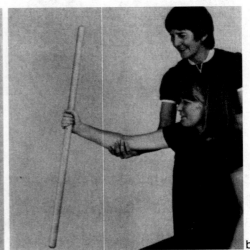

图 8.19a、b. 抓住和松开木棍 (右侧偏瘫)。a 双手交替向木棍上方抓握。b 让木棍落下一段再抓住它。

2.手鼓可提供许多锻炼手功能的方式，并且有声音的反馈。患者可以用手掌击鼓，手画弧线再击鼓，或用手指交替击鼓 (图 8.20)。通过改变手鼓的位置可以促进前臂旋前、旋后，和抬高伸直的手臂，而不伴有手指的屈曲。使用鼓槌敲打手鼓还要求手腕和手指有更精细的控制能力，如腕和前臂处于不同位置时手指屈曲。

保护性伸展反应的应用

在朝向偏瘫侧失去平衡时，大多数患者不能用患侧手臂来保护自己。由于伸肌活动不够，尤其因害怕跌倒引起屈肌张力增高时，不能出现保护性伸展反应(Bobath 1990)。对于上肢有一些主动运动的患者，可以促进其保护性伸展反应。这不仅对自我保护有益，而且能刺激伸肌活动，增加现有功能运动的速度。

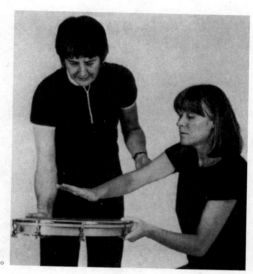

图 8.20.　拍打手鼓(右侧偏瘫)。

坐位保护性伸展反应的训练

为做手臂保护性伸展反应训练,可让患者向偏瘫侧倾斜,并用自己的手帮助支持躯干。治疗师轻轻拉患者,使之失去平衡,然后迅速上推患者手掌,注意不要增加患者伸腕。治疗师这样做可以挤压患侧上肢的各个关节,引起支持肌群的稳定性收缩。开始时治疗师用一只手支持肘关节伸直(图 8.21a),以后随着活动的增加,可撤除对肘关节的支持,并提醒患者保持肩部向前(图 8.21b)。

其后,患者坐在治疗床上,治疗师拉患者一次比一次更向侧方倾斜,然后再松手,让患臂迅速地支撑在治疗床上。该活动可在不同的方向上进行,随着患者能力的增加也可在站立位进行。

站立和行走时保护性伸展反应的训练

治疗师握住患者的健侧手臂,将他推向有治疗床、桌子或墙壁的前方或侧方。患者通过偏瘫手臂的伸展来保护自己,治疗师则控制速度,并通过控制健手来防止患者真的跌倒。

跪位的保护性伸展反应训练

保护性伸展反应也可在垫子上练习。跪位使患者很容易失去平衡,因而有利于刺激伸展活动。患者跪在垫子上,如果治疗师跪在他前面并握住偏瘫手而使之张开,也能控制伸指和

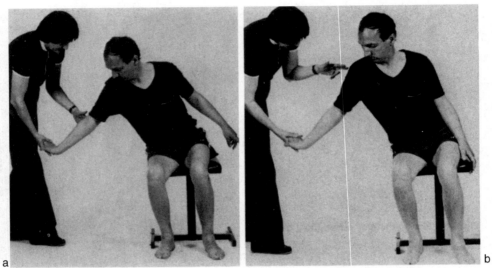

图 8.21 a、b. 保护性伸展反应刺激主动伸直(右侧偏瘫)。a 治疗师帮助肘关节伸直。b 患者保持肘关节伸直。

伸腕。患者应抑制健侧手臂的主动伸展反应,否则在失去平衡时它将比患侧臂做出更快的反应而支撑到地上。

选择性手臂屈曲再训练

　　描述过的大部分活动都强调臂、腕、手指伸直的再训练。然而不要忘了,在正常的日常生活中应用手的功能时,手臂的选择性屈曲实际上更为重要。屈曲手臂持物的能力是许多活动,如洗脸、穿衣、进食、饮水、个人修饰等的基础。当然,这种能力也用于携带物品从一处到另一处,例如,在布置桌子或餐后洗盘子时。因此,把再训练手臂的选择性屈曲包括在治疗活动中同样重要。Bobath(1990)在描述为训练独立及肘关节的运动控制时,解释为"肘的屈曲并旋后使手能到达嘴边及对侧肩部或耳朵。事实上,他学习的运动控制将是以后用手进行功能性活动所需要的",以及"手的运动如何独立于肩和肘的位置之外"。对于手的功能相当重要,却又在治疗中常常忽略的活动是需要腕不同程度的屈曲,手指也屈曲握住器具或一件衣服,例如,拿起一把刀或钢笔,或提起裤子。

　　然而,由于肘、腕和手指屈肌张力过高或痉挛可引起患者相当大的问题,许多治疗师不敢在治疗中加入任何主动的屈曲运动。他们担心屈肌张力过高可能进一步增加或引起及加强抓握反射。

　　因此,他们从不允许患者用偏瘫手握东西,物理治疗和作业治疗的上肢活动都只限于那些主要以伸直手臂负重的活动。练习的大部分屈曲运动都是那些肘伸肌的离心活动而不是屈肌的活动。在允许患手握持某物的活动中,只让患者在伸腕的情况下活动,因为治疗师担心促进原始的屈曲抓握反射。

然而,完全没有理由担心或误解训练主动屈曲可能增加屈肌痉挛,事实上正相反。用必要的促进,以正常模式进行随意运动,实际上将抑制张力过高。当治疗师"抑制不必要的异常全模式"后,"这种抑制控制的恢复可能使痉挛持久减轻"(Bobath 1990)。正如作者所解释的那样:"抑制利于促进,促进又利于抑制。"

另外,手握实际的、熟悉的物体改善了手的感觉输入,反过来又有助于克服反射性抓握,因为该反射的存在是由于手上的感觉减低或障碍所致。

然而,所有的随意运动必须是选择性的,不能以原始粗大的共同运动完成,那样将加强异常模式并确实增高参与肌肉的张力。甚至有人提出,"大部分中风后的患者,通常被称为痉挛的是已经成为习惯的不必要的肌肉活动"或"练习不适当的肌肉活动将导致训练出错误的运动,习惯性的及不必要的运动反应形成了所谓的痉挛"(Carr 及 Shepherd 1982)。

对于患者来说,当运动更有效、更具有功能性时,合适的运动行为不应该再通过没有什么帮助的重复来学习。

治疗师可以通过在治疗计划中加入特殊活动及帮助和促进患者使用患手进行简单作业活动来恢复上肢的选择性屈曲功能。

特殊治疗性活动的应用

在促进和训练上肢选择性运动时,直径 2 厘米的短木棒可能没有什么帮助。木棒的直径很重要,因为用那些通常能买到的细体操棒,患者难以形成适当的抓握。因此获得适当粗细的木棒很重要。

患者用手握住木棒,开始时治疗师帮助患者保持手指环绕木棒。患者感受木棒的重量,手与木棒表面紧密接触。当患者学习以不同方式运动手臂时,应该把注意力集中于运动木棒上,而不是笼统地集中于使劲收缩那些需要活动的肌肉上。如果木棒保持正确的位置,就有迹象表明没有激活不需要的粗大的屈肌共同运动成分。例如,当让患者把木棒拿向头部,这必须屈其肘,他努力保持木棒的水平位,这样做可以避免前臂旋前。通过保持木棒与胸部平行,消除了肩的内旋和外展,因为肩胛骨后缩。

木棒活动的一些例子:

1.前臂旋后握木棒:治疗师站在患者侧面,一只脚放在凳子上或治疗床沿,用膝支持患者的肘关节,这样患者自己不用主动稳定其肩关节。患者握木棒,治疗师使患者的前臂充分旋后。如果患者慢慢屈、伸躯干,同时治疗师保持患者前臂充分旋后,其旋前肌的痉挛就被抑制。通过按摩软组织可以解除把前臂拉向旋前的肌肉张力,使张力进一步减低。当治疗师感觉不再有阻力时,让患者不用帮助自己保持手的位置。治疗师的手拿开,如有必要可在靠近患者的肘关节处帮助,治疗师的手指引导运动慢慢进行(图 8.22a)。当控制改善后,患者不仅练习握住木棒在那个位置,还要练习稍微旋前然后再旋后,每次增加一点运动幅度。通过增加关节活动度及运动速度而强化该运动。

2.选择性屈肘运动木棒:治疗师仍站在患者侧面,用大腿支持患者手臂。治疗师检查患者能握住木棒处于无旋前的位置,然后让患者保持木棒水平位并把它拉向头部。在该活动中患者努力使其肘保持在治疗师的腿上,这样消除了肩胛骨的后缩趋势(图 8.22b)。治疗师帮助患者保持手的正确位置,把木棒向患者头部运动,然后再返回,当治疗师感觉无阻力时,让患者与其一起主动运动(图 8.22c)。刚开始先小范围运动更容易一些,这样在再次屈肘之前患者不用完全伸直肘关节。每做一次,治疗师都要检查运动的完成不过分用力,或在让患者松开木棒时,无粗大痉挛模式(图 8.22d)。如果患者能容易地松开手指,则其屈曲就不是反射性抓握,而是主动抓握。患者控制运动平稳地进行,逐渐运动木棒远离头部,然后再朝向头部运动,治疗师减少给予的帮助,直到患者能不用帮助连续做数次。

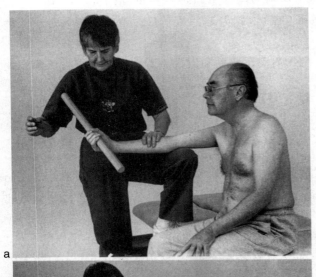

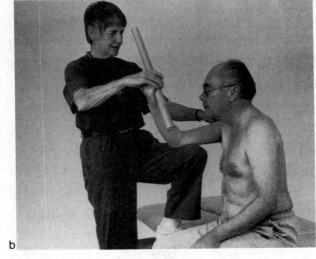

图 8.22 a~d. 用木棒训练选择性手臂运动(右侧偏瘫)。a 前臂旋后保持木棒的位置。b 屈肘时肩无回缩。

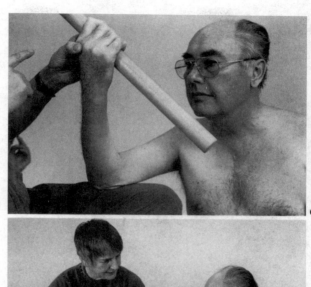

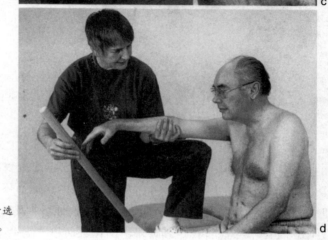

图 8.22　c 保持木棒与地面平行选择性地屈肘。d 随时能松开木棒。

3.在不同体位静止握木棒:患者常常能通过屈、伸肘来运动木棒,但保持静止于一个体位就比较困难,这种能力对功能性活动也很重要。治疗师帮助患者弯曲臂,保持抓握及前臂无旋前,握住木棒停在一定位置上,治疗师把手拿开。开始让患者屈肘大约成直角通常比较容易(图 8.23)。一旦患者能保持木棒的位置而无晃动或旋转成垂直,同样的活动可以在治疗师减少近端支持的情况下进行。治疗师拿开支持患者肘的腿,让患者自己保持手臂的位置。随着肘关节的逐渐伸直,该活动变得越来越难。

4.腕单独屈、伸运动木棒:患者轻轻握住木棒,治疗师让患者的手上下运动而臂完全不动。治疗师站在患者前面,当患者屈腕时,在木棒两边握住木棒,帮助负担一部分重量(图 8.24a)。尽管腕屈曲,患者要努力保持手指的位置。患者还要注意不向近处拉木棒,因为那样的话表明在他试图屈腕时用臂拉起,肘以全屈模式屈曲,肩外展。为了让患者体验腕的单独活动,治疗师把食指放在其腕下面,拇指在其手背面来促进需要的运动。然后患者努力让腕向下运动而臂不动,同时治疗师用拇指和食指轻轻压患者手背,使运动平稳和无过度用力

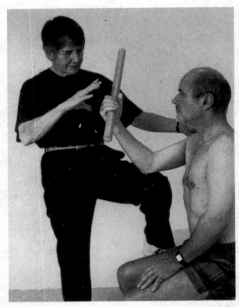

图 8.23. *肘屈曲 90°保持木棒静止。*

(图 8.24b)。治疗师减少帮助,直到患者能自己连续做数次运动。一旦患者能选择性地上下运动木棒,患者应逐步以臂在不同位置做同样的运动而不用重力帮助,像其将来做功能性活动时需要的那样。治疗师在其前面支持患者的肘屈曲及前臂旋后。患者屈伸腕而不改变臂的位置(图 8.24c)。当患者稳定其臂于不同位置而单独运动手腕时,该活动变得更为复杂。

用手进行简单的作业活动

正如第 1 章所描述的那样,可以帮助患者通过学习适当的日常活动以恢复失去的功能。面对实际的目标和事情有助于患者恢复其记忆中的正常运动模式。用手完成实际生活活动十分有利,这时,言语解释成为多余。运动很难用语言解释和理解,语言指令的使用可能进一步加重已经存在的运动问题。在一个有关正常成人按语言指令完成运动的手臂三度空间轨迹研究中,Morasso(1983),做了简洁的评论,"这种简单的实验揭示了用自然语言来表达运动和空间关系非常不准确"。用手活动还能帮助改善整个上肢的控制。人们难以理解中枢神经系统如何计划和控制运动轨迹,如何在数量众多的程序中选择其一来控制运动的关节数量和自由度,以便产生需要的手运动路径和速度。在一个人类手臂轨迹形成的研究中,似乎是"这些结果与轨迹最初是按手的位置来计划的,然后转变成需要的关节位置和力矩"(Abend等 1982)。作者提到,Bernstein(1967)也提出过同样的观点。因此似乎可以合理地假设,在治疗中为完成活动,手与稳定面或物体的接触可能提供了参照点,从而增强了臂近端的主动运动。

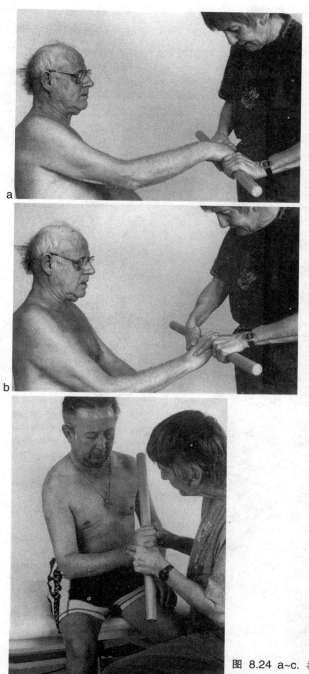

图 8.24 a~c. 握住木棒屈伸腕关节(右侧偏瘫)。a 屈腕,手不能松开。b 伸腕,臂不能向下推。c 屈肘旋后时活动手腕。

　　当偏瘫手和臂已恢复某些主动运动时,应帮助患者尽可能多地使用手臂,不仅在治疗过程中,还要在其日常生活中完成实际的活动。活动的操作是一个重要因素,因为"运动技巧不是运动公式,绝不是印在某些运动中枢中的永恒肌力公式。运动技巧是解决一种或多种运动问题的能力"(Bernstein1996),即使手臂仍无主动运动,作为一种治疗也要在活动中给手臂以引导。通过这种方式可改善偏瘫侧的感觉和知觉,并且刺激潜在的主动运动恢复。即使用手

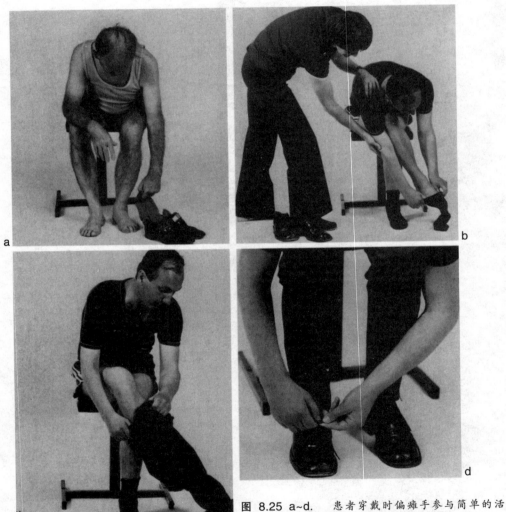

图 8.25 a~d.　　患者穿戴时偏瘫手参与简单的活动。a 拾起一只袜子(左侧偏瘫)。b 用双手穿上袜子(右侧偏瘫)。c 双手穿裤子。d 患手帮助系紧鞋带。

臂做非常简单的活动也是预防联合反应发生的最佳方式,否则,在患者费力地用健侧手单独完成活动时,偏瘫手将发生联合反应。

下面是能使用偏瘫手活动的例子。只要随意运动稍有恢复就可进行。

1.穿衣为患侧手臂提供了几个比较简单的活动,即不要求肩和肩胛骨稳定的活动:①患者用偏瘫手拿起袜子 (图 8.25a),然后用健手穿上。②如果可能,患者用双手穿上袜子,治疗师尽可能少地给予帮助 (图 8.25b)。③患者用双手穿上裤子 (图 8.25c)。④在患侧手指和拇指几乎不能活动的情况下,患者也能系上鞋带,只要用患手握住鞋带一端即可(图 8.25d)。

2.其他日常生活活动为应用偏瘫手进行简单作业活动提供的机会,例如:①食用烤面包或面包卷 (图 8.26a)。②喝一杯饮料 (图 8.26b)。③往牙刷上挤牙膏,然后刷牙 。实际上刷牙

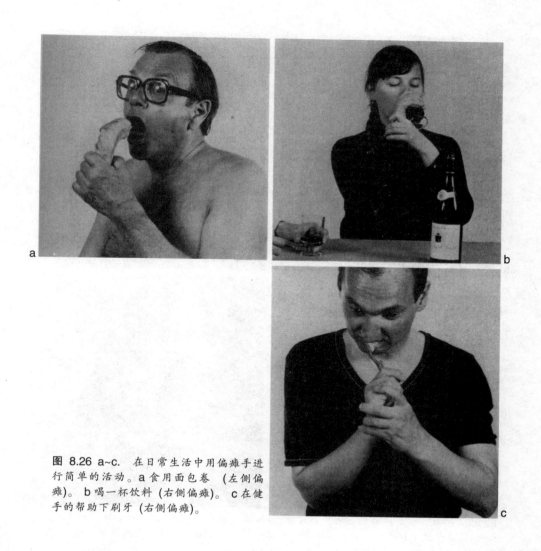

图 8.26 a~c. 在日常生活中用偏瘫手进行简单的活动。a 食用面包卷 (左侧偏瘫)。b 喝一杯饮料 (右侧偏瘫)。c 在健手的帮助下刷牙 (右侧偏瘫)。

需要精细的运动控制，所以在开始的时候，患者需要用健手帮助偏瘫手(图 8.26c)。在觉得自己不用健手帮助就能控制部分动作后，可在不同阶段逐渐撤除这种帮助。

3.当要求用双手来完成由几个步骤组成的更复杂的活动时，治疗师要引导偏瘫手以正常的方式进行所有必要的运动。例如：①先将橘子切成两半 (图 8.27a)。②再压榨出汁 (图 8.27b、c)。③将橘汁倒入杯中(图 8.27d)。④然后喝掉它(图 8.27e)。随后清洁桌子及清洗和烘干这些器皿也是整个活动的一部分。患者不应该以异常模式费力地用手。没有治疗师的帮助，患者可能只能那样做，因为"如果一个学生只重复其不熟练的、笨拙的运动，这种锻炼不能有任何改善"(Bernstein1996)。正如作者明确地指出"锻炼的本质和目标是改善运动，即改

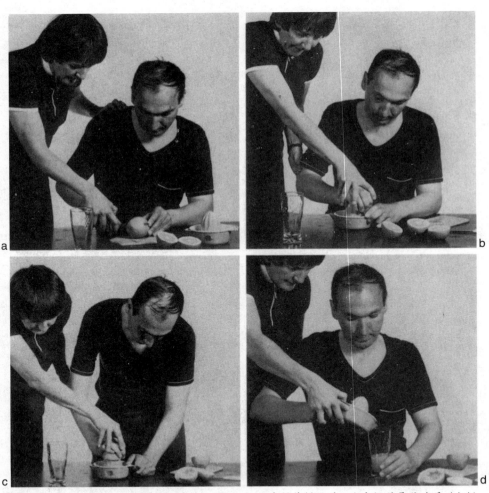

图 8.27 a~e.　进行一项完整的作业活动,如用双手制作橘子汁。治疗师引导偏瘫手 (右侧偏瘫)。a 将橘子切两半。b 压榨橘子。c 站起压橘子 (自动站立可改善平衡)。d 将橘子倒入杯中。

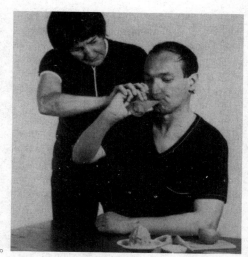

图 8.27e 饮用橘子汁。

变它们。因此,正确的锻炼事实上是一种无重复的重复。"

4.用双手进行一项只用单手也能完成的活动,可以防止偏瘫手臂出现联合反应,并能促进主动控制能力的恢复。因此,偏瘫手参与活动是非常重要的,即使患侧上肢未恢复主动运动之前也是如此。例如:

(1)切碎洋葱:如果患者只用健手,其偏瘫手臂立即拉成屈曲位 (图 8.28a)。如果用便于双手同时使用的工具切洋葱,使健手恰当地握住偏瘫手,防止了联合反应的发生,整个身体变得更加对称,该运动更为自然 (图 8.28b)。

(2)清洁或擦拭家具:患者可叉握双手清洁或擦拭家具或轿车。如果可能,把偏瘫手平放在抹布上,健手再放在患手背上进行擦拭(图 8.28c)。

(3)铲雪、耙拢树叶或使用吸尘器:在这些活动中,也是偏瘫手握住把手,如果需要,再用健手握住偏瘫手 (图 8.28d)。

(4)熨衣服:熨衣服很费时间,如果单用健手,可使患侧手臂在一段时间内拉成屈曲位。然而双手使用熨斗就变成了一种很好的治疗活动 (图 8.29a),有时患者能单用偏瘫手继续推熨斗,而健手在熨斗前面抚平衣服 (图 8.29b)。如果必要,可在熨斗手柄和发热体之间安置一个保护性木条,以避免烫伤手指。

(5)用偏瘫手携带物品,如手提包或公文包。即使这种携带可能仅仅是反射活动,也能帮助患者将注意力集中到患肢上。此外,还能减少联合反应,使患者随意地用健手从事更具技巧性的活动 (图 8.30)。

(6)行走时,患者的健手在身体后面握住患手,使患肩保持外旋的位置,以抑制联合反应(见图 9.10)。在和好朋友或亲属到户外活动时,患者用健手握住另一人的手,这样可保持外观自然及良好的患臂摆动而无手臂拉成屈曲位的问题。臂向前摆动,对侧腿在后面;在同侧腿

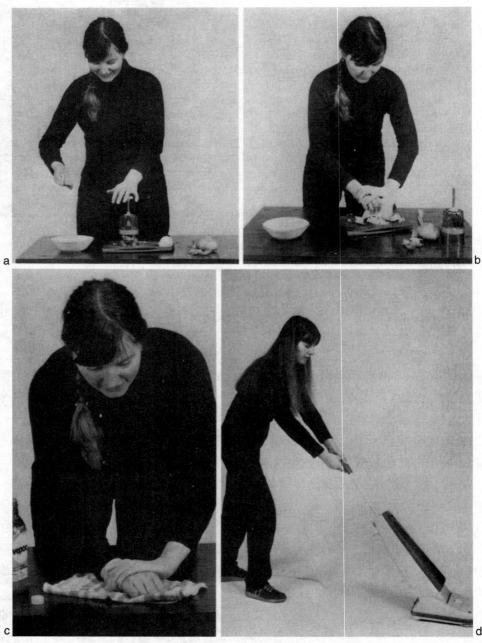

图 8.28 a~d. 防止联合反应并通过双手活动刺激恢复 (右侧偏瘫)。 a 单用健手切洋葱导致偏瘫手臂拉成屈曲位。b 用双手切洋葱,患臂参与该活动。c 擦拭家具。d 使用吸尘器。

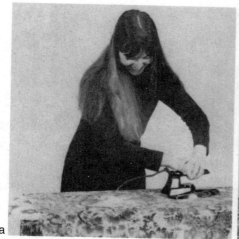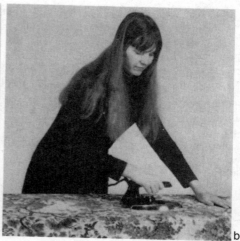

图 8.29 a、b. 使用双手刺激主动运动（右侧偏瘫）。a 用双手熨衣物。b 短时间单用偏瘫手继续推熨斗。

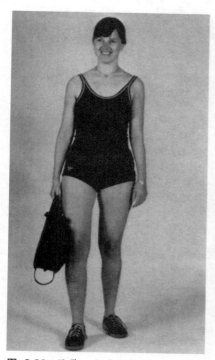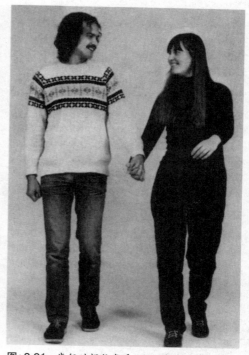

图 8.30. 携带一个手提包，即使只能做反射活动，也能防止手臂和一侧的屈曲（右侧偏瘫）。（比较图 3.14）

图 8.31. 步行时握住患手，防止手臂的联合反应。

摆动期,臂再摆向后。很容易发生帮助者和患者都以同侧腿开始迈步的情况,例如,都先以右腿开始迈步。结果患者手臂的摆动将超出其摆动期。以右侧偏瘫为例,其右臂与右腿都向前摆动,是因为其伙伴拉患者的左手向前(图 8.31)。为保证对侧手和腿的交互性摆动,患者和其伙伴必须用他们外侧的腿或两条靠近的腿同时开始迈步。

思 考

如果患侧手臂不参与运动和日常生活活动,手臂就几乎完全没有运动体验或正常感觉输入。在这种情况下,没有受到感觉刺激,主动运动可能一直处于休眠状态。与患者每次迈步都可激活的下肢不同,手就像无用的工具一样被废弃。这可能就是为什么腿的感觉趋向好转,而同时手的感觉损害却更加严重的原因。

患者应该为可能的功能活动制定出始终使用偏瘫手的个人原则,即使是用健手可能会做得更容易、更快,也仍然要使用偏瘫手。"当然,某些患者尽管做了努力,可能仍没有恢复任何功能, 但也不应该不给手一个训练机会而从一开始就放弃手臂恢复的努力"(Semans 1965)。

第 9 章
步行功能的再训练

　　"用双腿直立行走的能力,在三百多万年的人类生命进程中起着十分重要的作用"(Sagan 1979)。这种能力扩大了我们的生活范围,并使我们获得了无数的技能,否则这是根本不可能的。"步行是人类最基本的运动。它是最复杂、最完善的运动之一,当然也可能是人们最习以为常的运动。但步行不像呼吸是与生俱来的。必须学习才能步行"(Winter 1988)。由于直立姿势的基面相对较小,我们需要非常复杂的反应以保持步行时的平衡。这些平衡反应取决于正常的姿势张力和进行选择性运动的能力。这在第 2 章和第 3 章中已有描述。根据动物试验的结果,有人假设,基本的共同运动由所谓的中枢模式发生器(central pattern generator)产生于脊髓水平(Brooks 1986;Grillner 1981;Smith 1980)。然而,这种脊髓产生的传导路,当受到紧张性活动刺激时,"由于缺乏来自脑干和小脑的重要调控的影响, 充其量也只能产生一种笨拙的步行"(Shumway-Cook 和 Woollacott 1995)。事实上,作为人类的运动,需要多种程序相互作用而产生的功能性步行,包括知觉和运动,还有来自于个人、活动及环境之间的相互作用。"与腿的运动比较,共同运动层面能产生肢体内的和肢体之间的模式,但不是实用的、功能性的运动,这需要对即将面临的环境预先作连续的有意义的调整","简单的共同运动层面能保证运动内在的一致性, 而不能调节在环境中产生变化的复杂的及协调的运动"(Turvey 和 Carello 1996)。在实际生活中,涉及行走的运动受控于计划、意图、完成活动或解决问题的愿望,当然必须适应环境和其中的物体。在每一步态循环中,根据活动的需要精细地调整运动(Grillner 和 Zangger 1979)。因为人类的移动实质上非常复杂,并取决于许多更高级的中枢,因此步行的再训练远不止是刺激下肢活动或加强相关肌肉那样简单。这就很容易理解,为什么有些患者在学习步行之前需要长时间的及强化的治疗,为什么另外一些人,虽然很快就能用脚站起来,却仍需要专业化治疗以改善他们的步行方式。除这些问题外,还需要付出时间和努力,以保证得到最佳的效果。

　　对每个偏瘫患者来说,恢复步行是康复的主要内容。能够重新步行是患者最大的愿望和期待,这是患者能够充分理解的目标。一些研究表明,在存活的中风后偏瘫的残疾患者中,有 60%~75% (Lehmann 等。1975;Marquardsen 1969;Satterfield 1982) 出院后不用帮助能够独立行走;另外一些研究的数字甚至高达 85% (Shilbeck 等,1983;Moskowitz 等,1972)。 这些研究不包括步行的速度、步态,或患者是否依赖助行器,如矫形器或手杖,患者是否能在室内、外不同的地面行走,也不清楚是不是边走边完成日常活动。在试验的情况下行走 20 米完全不同于步行同时注意力集中于手上的活动,并对不断变化的环境做出调整。Mulder 等(1995)提醒,过高估计患者步行能力有很大的危险,正如他们解释的"实验室和日常环境的差别看起来非常大"。Kesselring 等(1982)也强调在实验室的人造环境中研究步行的不足,在实验室里,环境的影响被尽可能地排除了,只考虑各个肌肉的收缩或步态的不同分期。作者认为在"真实世界"中研究步行的运动程序尤其重要,因为行走构成了生物体和环境之间相互作用的一个特殊类型——表现其行为的类型。因此,以 Kesselring 及其合作者的观点看,不能认为那些用活动平板或减重悬吊设备进行的步行研究是可信的,因为技术设备将引起不自然的运动程序。

治疗性思考

随着康复训练水平的提高,不仅可以提高能独立步行的比例,而且还能获得更接近正常和省力的步行模式。

真正具有实用功能的步行必须是:

·安全,这样患者就不必担心因跌倒而受伤。

·相对省力,这样不致使患者步行时耗尽所有可利用的能量。

·足够的速度,使患者能在一定时间内穿过一间屋子或超市,并能跟上陪伴他的人。

·外观自然,使患者在人群中行走而不致引人注目。

·尽可能不用手杖,使患者能用健手从事某些活动。

·能自动行走,使患者在行走时能把注意力集中于其他活动上。

要达到这些目标,治疗师就必须了解步态的各个成分并训练相关的运动,这样才可能帮助患者达到最接近正常的步行模式。如果允许或鼓励患者用被称为"典型的偏瘫模式"步行,依赖手杖或四脚杖的支持,这些目标就不可能实现。许多年前,人们认为以这种非常受限的方式步行是中风患者唯一的选择,不幸的是今天仍有人持这种观念。然而,经验表明,通过良好的治疗,能够达到一种更流畅、更安全及更省力的步态。

正如 Bobath(1978)推荐的:

"为准备进行基本正常的步行,首先应该练习平衡、支撑期站立及重心转移。在摆动期,患者需要放松髋、膝和踝的痉挛,以便能抬腿迈步。当脚要着地时,他还需要控制伸腿。如果所有这些都事先在站立位经过练习,患者的行走比腿尚无必要的控制能力就立即步行会产生更好的步态。"

何时开始步行

最重要的是,要尽可能早地把步行训练包括在治疗计划之中。长期坐轮椅的患者,当他重新开始以站立姿势活动时,会对新的高度感到害怕。即使没有神经损害的患者,由于疾病或矫形外科情况而长时间制动,当让他们再次站起来步行时也会感到害怕。另外,长时间坐轮椅还加重患者全身的屈曲,使以后在直立抗重力时更为困难。

虽然许多需要步行和保持平衡的运动都可以在卧位练习,获得这种相对简单的控制绝不相当于拮抗肌群在垂直姿势为保持平衡所必需的快速反应。"因此,虽然卧位似乎能提供运动损害个人的直立功能的准备,但实际上控制身体各节段直立的方法是比较特殊的,它们只能通过在垂直姿势时获得"(Butler 和 Major 1992)。

所有相关的人都难以决定患者何时开始步行,因为这个问题始终是个体化的,如果要避免失败的尝试和不利的影响,还要考虑许多因素。然而,下面一些有用的指南和标准可以帮助治疗师决定患者是否开始步行:

·在早期尝试步行期间,不需要用手提供过多的支持,治疗师不需要助手帮助把持患者直立的腿或被动运动患者的腿。

·患者能用患腿负重,因此不必依靠手杖、四脚手杖或拐杖以便用健腿向前迈步。

·在练习步行以前,患者必须能用偏瘫腿负重而无膝持续过伸和足跖屈。否则,通过重复,学习了异常运动模式及其许多不利之处,并在以后难以改变,因为正如 Bach-y-Bita 和 Balliet(1987)提醒的"如果不加抑制,不适当的运动控制能变成固定程序"。出于这种原因,只要患者仍难以保持其肢体的正确姿势,治疗师必须首先克服这个问题,不管是通过改变支持方法,还是通过训练患者腿选择性伸直。

·在治疗师治疗时,患者能把重心转移到健腿上,并用偏瘫腿迈步,躯干不发生大的歪扭,不用治疗师推或拉他的脚向前。

·在适当的帮助下,患者能以相对正常的模式行走,没有明显增加肢体的痉挛。

·如果患者每次尝试行走都感到恐慌,尽管治疗师能鼓励和支持,也不应该强迫他继续进行,更不能指责他缺乏勇气,尽管他的运动能力似乎很充分。知觉障碍始终是问题的潜在原因,使步行成为一种可怕的经历。孤立地练习步行只能趋向于强化反应,导致失望及失去再尝试的愿望。如果患者直立运动时感到头晕或恶心,也适用同样的原则;这些症状很可能是因为他得到了不协调的运动提示引起的,Reason(1978)描述为"神经性失调"。在这两种情况下,最好通过患者步行时进行目标定向活动及第 1 章描述的治疗知觉障碍的方法来克服这些症状。

步行的促进

根据简明牛津词典,促进(facilitation)的意义是"使之更容易,提升能力,帮助向前,减少劳力,帮助(一个人)"。甚至鞋的类型也能帮助促进步行,从一开始患者就应穿结实的皮底、低橡胶跟鞋。这种鞋能给患者以良好的支撑,并且在脚着地时可发出声音,使患者能听到自己步行的节奏。穿拖鞋会造成脚在地上拖曳的步态,不能为脚提供稳定的支撑。正常人穿拖鞋行走都不方便!

治疗师有许多不同的方法帮助患者以更接近正常的模式步行,每种方法克服患者不同的障碍。治疗师的选择要根据患者对治疗的反应及步态是否因此而改善。为促进正常运动顺序和平衡反应,Bobath(1990)建议使用她称之为近端和远端的"控制关键点",近端关键点涉及躯干,即脊柱及与其相连的头部、肩胛带和髋带,远端的关键点是肢体的一部分,如肘、膝、手和足。两种类型结合使用,因为根据作者的意见,它们对张力和运动的影响相互重叠。"使用近端关键点促进肢体的运动,而远端的关键点促进躯干的运动。"在治疗师决定把手放在哪里帮助患者最有效时,Bobath提出了下面的建议:

"关键点是可以改变的,必须根据患者的反应进行调整。在患者运动时,根据治疗师要抑制或促进的运动障碍类型,来改变控制运动顺序的关键点。因此,没有一个关键点能控制或用于获得全部的运动顺序。"

治疗师的手在哪里及怎样帮助患者才能获得最佳效果,也为治疗师指明了患者最大的问题所在,由此形成了评价的一部分。

指导护理人员和亲属

一旦治疗师确定促进该患者步行的最满意方式,就应该教会护理人员和亲属如何更好地和患者一起步行。这样患者就能经常行走,而不是只在治疗期间练习,然后就孤立地待在轮椅中。通过认真的指导——其中必须包括实际练习,可以防止患者形成不良习惯;若没有这种指导,那些帮助者将自动地站在患者的健侧,使患者用健手把持住他们,并向他们倾斜。教正确促进步行的最好方法是治疗师的手放在帮助者身上,让他们体会治疗师帮助哪个运动,及在什么方向给予压力。然后,当帮助者和患者一起行走时,治疗师的手再放在帮助者的手上,并让帮助者的手放松,以便感觉治疗师的手是怎么做的(图9.1)。患者在有人帮助其行走时,就不需要使用手杖作为支持,因为帮助者能帮助患者保持平衡并确保在行走时重心的正确转移。

步行的重要特征及相关障碍

不管治疗师选择哪种方式帮助患者,都应该记住正常步行的某些特征,并预见到患者最可能经历的障碍。观察患者步行与标准步行的差别也能为治疗师指出患者关键问题所在。下面的正常步态特征不仅为治疗师提供了促进的目标,而且提供了治疗师在分析患者步行障碍时对照的基础。Montgomery(1987)强调了观察对评估和治疗的重要意义:"临床评价偏瘫步

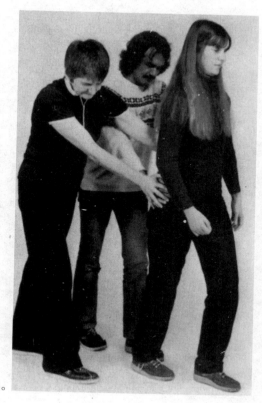

图9.1.患者的丈夫在学习促进患者步行 (右侧偏瘫)。

态障碍最有效的'工具'是熟练的观察者。使用这种'工具'能全面预测姿势、关节运动、肌肉活动、临时特征及步态的微小差异。"

从椅子站起和坐下

安全、不费力地站起和坐下是正常功能性步行的一个重要组成部分。正确的直立姿势作为准备步行的姿态已经描述过了(Klein–Vogelbach1976)。当一个人从椅子上站起来时,伸直的躯干从髋部开始对称地向前倾,两腿平均负重。在腿选择性伸直时,臀部抬离椅子,在重心前移超过脚之前,膝和踝保持屈曲(见图 2.4)。只有在重心前移超过脚之后,髋和膝才伸直,带动躯干成直立姿势。坐下时躯干和肢体以相似的关节角度和重心分布做相似的运动,但伸肌的活动是离心的,而其拮抗肌是向心性收缩。在坐下之前,脚要移到适当位置,臀部置于支持面的预选位置,这个位置根据情况不同而变化,但必须保证平衡和安全。

常见障碍:如果患者不能把重心充分前移超过其脚,站立就相当费力,手臂和腿的痉挛将加重。不对称站立的患者,身体倾向健侧,完全用健腿负重,以不正确的姿势完成直立姿势(图 9.2a,b)。步态从一开始就受到负面影响。

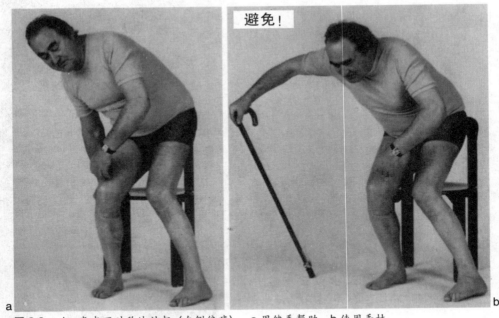

图 9.2 a、b. 患者不对称地站起 (左侧偏瘫)。 a 用健手帮助。b 使用手杖。

重新坐到椅子上可能是不稳定的, 因为要通过相当复杂的运动程序才能达到真正的安全。那些不能转身对准椅子的患者,或错误估计椅子距离的患者都有跌倒的危险。那些坐下时重心没有充分前移的患者,挺直身体倒向椅子或坐下过快,可能导致椅子移动,甚至向后翻倒。由于知觉障碍,患者可能过于向偏瘫侧坐下,可能从椅子边缘滑下去。

前行

Carslöö(1966)说明了由站立启动进入行走状态是"由于姿势肌 (包括脊柱伸肌和一些腿部肌群) 停止活动而引起身体失去平衡所致"。随后的迈步由重心不断地向前转移引起(Klein-Vogelbach 1976)。"身体重量的不同力矩使重力线移位,先向侧面和背面,然后向腹面,到一定的位置,推进肌就能做功并且迈出第一步"(Basmajian 1979)。在支撑期,产生出保持身体运动必需的推进力。

"最常见的产生前进推进力的是跖屈肌(腓肠肌和比目鱼肌)在步态的支撑期末的向心性收缩。身体向前运动越过足的能力,连同腓肠肌的向心性动作,意味着身体运动中心在支撑期末将处于支撑足的前面,产生一临界的向前倾倒动作促使前行"(Shumway-Cook 和 Wool-lacott 1995)。

根据 Winter (1988)的论述,因腓肠肌与比目鱼肌收缩使足主动跖屈,提供了最重要的推进能量,产生了"一个爆发的蹬离"。

"在步态中产生的前行力量是身体向支撑足前方下降时,由势能转变的动能。然后在下一个支撑期,身体在对侧足上面上升时,再次获得势能"(Knuttson 1981)。

常见障碍:大部分偏瘫患者因几种不同的原因,步行时的重心位于正常重力线的后面。因此,第一步及其后的迈步必须主动提腿及放下足,因为没有通过重心向前转移或身体向支撑足前方倾,产生自然的钟摆样动作。由于伸肌痉挛及丧失选择性运动模式,患者可能难以把重心带向前至站立腿上。许多患者相当担心向前跌倒,由于缺乏保护机制,因此,当他们把重心保持在很靠后的位置时才觉得更安全。或许最直接的因素是不能主动地、选择性地跖屈足,这是绝大部分患者都经历过的问题。治疗师倾向于集中精力恢复足的背屈,但没有主动跖屈,就失去或缺少使身体前进的推动力。已经发现许多明显的步态异常的产生是因为腓肠肌–比目鱼肌瘫痪的结果。"这种异常包括步长、步速、前进压力中心,步态时序、地面反作用力和关节力矩的改变",膝的稳定性也受到影响(Lehmann 等 1985)。没有跖屈的蹬离动作,迈出的步子就非常短,因为膝在摆动期末没有伸直,使足过早地触地。因此步行的速度明显减低,据估计,最大减幅达 50%(Waters 等 1978)。为代偿失去的跖屈推动力,健侧膝在着地期和负重期保持屈曲,因为患者要用该腿为该侧的支撑期拉重心向前。

步长

正常步长在 70~80cm 之间,因几种因素而有所不同。Murray 等在 1964 年发现,60 岁以上者的步长短于 20 岁者的步长, 身材高大者趋向于迈大步。然而, 正像 Klein-Vogelbach (1995)指出的那样,"认为腿长迈长步,腿短迈短步可能把问题过于简单化了"。作者解释道,步长不仅取决于腿的长短,而且取决于两髋之间的距离,双脚的大小与伸髋、旋髋的程度也起作用。她估计以正常速度步行时, 正常步长是一个人脚长的 2.5~4 倍, 换句话说大约在 60~96cm 之间。

常见障碍:患者健侧腿和偏瘫腿的步长都明显地变短。通常健足放在接近偏瘫足的地方或在其前面仅数厘米处。如果偏瘫腿以屈曲共同运动迈向前,膝在摆动期末没有伸直,步长将明显缩短,结果步行速度非常慢,能量消耗过大。

步行速度和频率

正常步态在时间和距离两方面都是对称的。左右两侧的支撑时间和步长都相等。"最适宜的行走速度大约是每秒 3 英尺(0.91 米/秒),这样可使能耗降到最低而又有一个合理的推进速度"(Basmajian 1979)。

一个省力的理想步行速度要求在单位时间内用最少的力量走相对最远的距离。"当不限制步行速度，让一个人步行时，他选择的速度会使肌肉活动最少"(Basmajian 1979)。Klein-Vogelbach (1995)描述的省力的步行速度大约为每分钟 108~120 步。Drillis(1958)做的大样本研究结果，平均频率是每分钟 112 步，而 Murray 等(1964)观察的步行频率是每分钟在 111 和 112 之间。"速度的增加可通过减少迈步的时间 (增加步行频率) 或增加迈步长度来达到，正常情况下是两者结合使用"(Wall 和 Ashburn 1979)。如果行走速度降低到每分钟 70 步以下，骨盆的旋转几乎完全消失，而且手臂将因此不再交替摆动 (Klein-Vogelbach 1995)。

常见障碍：偏瘫患者的步行，在时间和距离两方面都不对称，步行是无节奏的。健腿迈步又短又快，可能是为了避免以患腿单独站立和维持平衡，当偏瘫腿在后面时，还要避免随着伸髋而诱发出痉挛的伸展模式。以低于正常频率缓慢地、小心地行走，需要更好的平衡并消耗更多的能量，结果患者很快就会疲劳。由于步行速度降低以及躯干僵硬，骨盆停止了旋转，手臂也不再摆动。手臂本身的痉挛也阻碍了自由摆动。通过改善步长和频率来增加步行速度是治疗和促进的重要目标。否则患者将不得不独自步行，别人跟在后面，或他们不得不接受缓慢的速度，这对所有相关的人都是难以接受的、令人沮丧的。虽然老年人走得都很慢，但调查发现，他们步态的其他改变可能是由潜在的病理情况引起的，而不单是由衰老引起的。在一个研究中，没有明显病理改变的老年人事实上在步态参数检查上没有发现有任何变化 (Gabell 和 Nayak)。

步宽

步宽是在足着地期间两足长轴中心的两点间的横向距离。在一个全面研究中，发现平均步宽是 8cm，与研究对象的年龄和身高无系统差异(Murray 等 1964)。这个距离明显小于两个髋关节之间的距离，这是由于股骨的倾斜以及为了省力地步行，这样，足在步行中不在髋的正下面就很容易理解。即使是 Murray 及其协作者，他们的研究结果也是出乎意料的："尽管步宽的范围是很大的，但我们惊奇地发现许多例子，其步宽是多么窄。甚至，正常人一只脚的中点横过另一只脚时，测出的步宽就是负值。"Klein-Vogelbach(1995)以她独特的方式，提出了一个避免提出一个绝对数值而又允许个体差异存在的定义："步宽是允许摆动足从支撑足旁边通过而不受其阻碍的尽可能窄的轨迹。当这样做的时候，足跟的内侧几乎能触到站立腿的内踝。"

步行时相对窄的基面很重要，如果双下肢是平行的，可能需要相当大的重心侧移，以便把重心转移到支持腿上，这将降低速度并增加能量消耗(Saunders 等 1953)。

常见障碍：几乎所有的患者，步行时与他们以前的步宽相比两脚明显地分开，这有几个原因。如果他们的平衡不好的话，两脚分开可能感觉更安全；他们的重心不再处于偏瘫腿上，或者当腿外展时，用患腿迈步对他们来说更容易些。治疗师出于安全的考虑，可能鼓励患者以更慢的速度和更宽的基面步行。然而，在慢速步行中需要更具选择性的肌肉控制来保持平衡。最近的研究表明对于老年患者，"和大家的愿望相反，更大的步宽对增加稳定不仅不必要，还似乎预示了跌倒可能性的增加"(Maki 1997)。两脚分开超过正常，重心不仅向前转移，还要向两侧转移,这使步长也缩短了。按 Klein-Vogelbach(1995)的说法,这种步态像海员在摇晃的甲板上行走。

足角

当足着地时,其长轴与中线形成的角两侧相同,但表现出个体差异。该角与躯干和髋内旋或外旋的程度有关。Houtz 和 Fischer(1961)指出:"躯干和髋区向足上转移它们位置的运动,启动了步行中每只脚的运动。起始于躯干的运动引起腿和脚姿势的自动改变。"虽然身高并不影响足角,但 60~65 岁的老年研究对象比年轻的研究对象表现出更明显的"外八字脚"(Murray 等 1964)。作者提示,老年对象足角的增加可能是他们获得额外侧向稳定的方式。

常见障碍:许多患者在步行时不能充分稳定躯干,促使侧屈或过度旋转的发生。另外一些人屈或伸其躯干以便带动偏瘫腿向前,或使劲地伸健腿来求得稳定。躯干和髋起始运动的扭曲引起迈步异常,以致健足也不能采取正常姿势,而有转向中线的倾向。偏瘫足大踇趾常常指向外侧,而大腿可能因反相作用旋向内侧。

髋的向前动作

可以在两侧股骨大转子水平观察到,双髋的运动方向在正常步行中从未向后,也没有静止期。整个步态周期中双髋关节在空间沿着一波浪形轨迹连续向前运动 (Klein-Vogelbach 1976)。

常见障碍:髋关节不像正常步行时那样向前运动,其运动方向是变化的,常常是向运动方向的相反方向运动。如果膝过伸,髋向后运动就发生在支撑期,如果髋上提后缩,偏瘫腿主动以屈曲共同运动向前迈时,髋向后运动就发生在摆动期。

摆动期

"正常步态的摆动期是一个低耗能期。一旦启动,腿就会像钟摆那样向前摆动,但这个过程受下肢的几个肌群控制"(Basmajian 1979)。"由于骨盆旋转连同腿向前摆的力,使髋在整个摆动期外旋"(Basmajian 1979)。Klein-Vogelbch (1984)认为,腿的运动始终是整个摆动期中髋外旋的一部分,并描述腿的反应性向前运动是由对侧主动支撑引起的。因此,摆动期的肌肉活动仅限于摆动期的初期和末期,因为腿向前摆动像受重力影响的钟摆一样。为了足向前摆动不受阻碍,腿必须缩短,根据 Perry(1992)的论述,"在摆动期,膝关节的灵活性是肢体自由向前的主要因素"。在支撑期末,该腿迅速减负,膝被动地屈曲大约 30°以便开始摆动期。在摆动中期摆过支撑腿时,膝进一步屈曲到大约 60°。另外,为了让腿缩短并自由向前摆动,必须从上面悬起腿的重量,这需要躯干腹侧肌适当地活动,以支持骨盆(Davies 1990)。

在摆动期为了使足趾抬离地面,需要足主动背屈。胫骨前肌在伸趾长肌和伸踇肌的协助下背屈踝关节特别重要。背屈时腓骨肌并不活跃。"在摆动中期,胫骨前肌有一段时间不收缩而使足外翻,并在摆动中期保持外翻。这使足能充分离地,而内翻肌不收缩符合拮抗肌交互抑制的观念"(Basmajian 1979)。

认为足内翻是由于腓骨肌群无力引起的这一普遍观念需要重新考虑。腓骨肌仅在支撑期防止过度足内翻起重要作用,这样可保持脚与地面的适当接触。腓骨长肌有助于支撑中期腿和脚的稳定,Walmsley (1977)发现在平常的步行中,腓骨短肌和腓骨长肌同时起作用。

常见障碍:偏瘫患者行走时难以完成一个正常的摆动期。其困难的类型和程度很不一样,但对于大部分患者来说,不能在摆动期开始放松膝关节,以便被动屈曲30°,在摆动中期增加到 60°是引起偏瘫腿向前异常运动的最明显的原因。引起偏瘫腿摆动期主要问题的主要因素有三个:

·第一个因素是伸肌痉挛妨碍了腿的必要缩短。在健腿向前迈出一步后,后面的患腿所有伸肌群都呈现出明显的张力过高。伸髋加重整个腿的伸肌痉挛,形成全伸模式 (图 9.3a)。由于髋、膝和踝屈曲很困难,甚至不可能 (图 9.3b),患者为了使足离地,上提患侧骨盆,伸直的腿通过划弧运动迈步向前 (图 9.3c)。

Dimitrijevic 等(1981)认为,"对偏瘫患者的患足进行观察,多数病例似乎是一种由于高张力的小腿三头肌牵拉引起的'主动'瘫痪"。患腿在摆动末期整个足底接触地面,并且常常是脚掌前部先着地。患侧骨盆后缩常使足外旋。一些患者可能摆动整个患侧躯干向前,而腿在前方着地时被旋向中线。

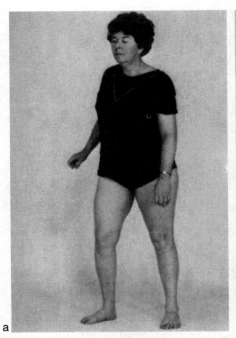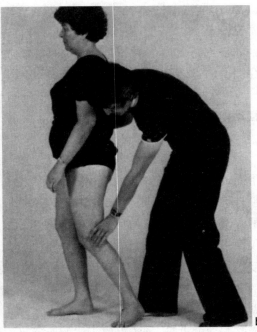

图 9.3 a~c. 偏瘫腿的伸肌痉挛妨碍了正常的摆动 (左侧偏瘫)。 a 健腿向前迈步后的全伸模式。b 屈髋和屈膝时有明显的阻力。

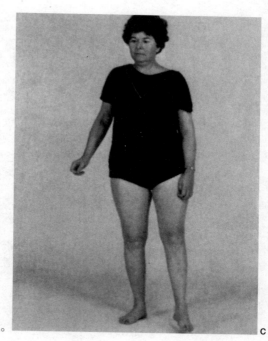

图 9.3 c 患者上提骨盆,伸直的腿划弧以抬离地面。

　　·第二个因素是选择性运动的丧失伴交互抑制障碍。这个问题较突出的患者,提起偏瘫腿向前迈步,在粗大的屈曲模式作用下,该侧骨盆上提,髋关节屈曲、外展并外旋,膝屈曲,踝和足背屈并内翻,趾屈曲。在整个前进运动中,失去交互抑制的胫骨前肌持续收缩,引起足内翻 (图 9.4) 。在足着地前,腿在无伸膝的情况下被带向前,因此步长明显缩短。

　　·第三个因素是不能充分地把重心转移到健腿上以使偏瘫腿自由摆动。多数步态摆动期有障碍的患者,也难以将体重转移到健腿上,同时用对侧骨盆上面的躯干肌支持那一侧骨盆。当这种活动不充分时,过多的重力留在偏瘫腿上,因为要从下面支持患侧骨盆 (图 9.5) 。 患足连续地触压地面,无法为摆动期做好放松准备。在迈步前,患者就必须费力地主动抬起腿,为了抬腿,身体不是向健侧倾斜就是上提患侧骨盆。

支撑期

　　在步态的支撑期,支撑腿必须稳定地负担身体重量;它必须为前进提供必要的推进力,还要调整速度、方向及本身的支持面。

　　正常行走时膝并不完全伸直。在一定阶段可看到伸到差 5°~10° 才达到最大伸直范围。保持这种轻度屈曲可起到减震的作用,并能使支撑期平稳地、容易地过渡到摆动期。最大程度的伸膝不是发生在支撑期,而是发生在摆动期末,以便能使足充分向前方迈步。

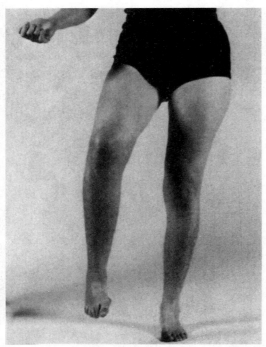

图 9.4. 由于胫骨前肌的活动未受抑制,致使摆动期足内翻 (右侧偏瘫)。

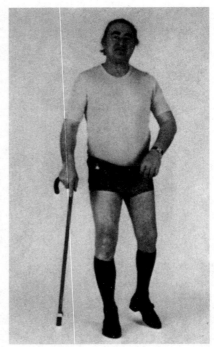

图 9.5. 尽管使用了手杖,患者向健腿转移重心仍有困难 (左侧偏瘫)。

常见障碍:

·如果没有从一开始就进行正确的训练,大部分患者的步态支撑期将出现膝过伸(图 9.6)。 膝过伸有许多弊端,当患者重新开始练习步行时就应该避免,如果在负重期已经有膝锁住的问题,也应该克服这个问题。另外,不断使用全伸模式可能引起伸肌痉挛的持续增强、跟腱短缩及踝关节生物力学的改变。支撑期偏瘫膝没有必要程度的屈曲,随后的摆动期将失去使腿向前运动的动力。

许多需要屈腿的功能性活动也受到妨碍,如穿鞋和袜子、上楼梯及进入浴室。发生膝过伸或膝 "锁住" 通常是因为:

·患者不能主动地选择性伸髋,因此无法把重心向前移到偏瘫腿上。当健腿向前迈步时,患侧髋部向后运动,扰乱了向前运动的连续性。由于股骨向后倾斜、膝过伸,使体重压在髋、膝的韧带及软组织上。

·在尝试伸髋和伸膝以便负重的情况下,整个下肢以粗大的模式伸直,包括踝跖屈。患足蹬压在地面上,使胫骨向后运动,导致膝过伸。

Knuttson (1981) 指出,在偏瘫步态中,"小腿三头肌可能活动过早,由于患足常常是以整个足底着地或足下垂足尖着地,使患足一着地或在稍后小腿三头肌立即收缩"。小腿三头肌早期激活,通常导致肌张力明显增高,致使该肌肉在身体向前越过患足之前就短缩。

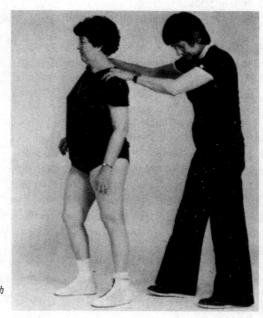

图 9.6. 支撑期偏瘫膝过伸。该侧髋部向后运动
(左侧偏瘫)。

· Bobath (1978) 描述了偏瘫腿的足跟是如何在足趾触地后才着地的。"腓肠肌痉挛所产生的阻力,使患腿在负重及体重前移时踝关节不可能充分背屈。因此,患者身体从髋部前倾并屈髋,以便向支撑腿转移重心。结果导致膝过伸。" Bobath 还说明只要使患者能伸髋并充分向前挺,膝关节也将伸直,而无膝过伸。

· 如果腿有感觉障碍,患者将锁住膝以确保伸膝并负重。当患膝轻度屈曲时,软组织的张力只有微小的变化,提供的关节位置信息也很少,只有在膝关节活动度受到机械力的限制时,患者才感到完全受阻,这个阻力告诉他已经完全伸膝了。

平衡

步行可以被认为是不断失去平衡并且再获得平衡的过程,因为在摆动期末足触地之前,重心要向前转移。"步行中,重心没有在足基础支持面内,因此身体处于连续的失衡状态。防止跌倒的唯一方法是在重心前移时,把摆动的脚置于重心的前侧方"(Shumway-Cook 和 Woollacott1995)。因此,使用重复的模式,能使两腿交替地支撑在地上放弃平衡,再重获平衡(Brooks1986)。当他们需要完成不同的活动时,或避免与别人或物体相撞,及在不稳定的支持面上保持直立时,保持平衡的方法是随机应变。步行中保持平衡或重获平衡最常用、最安全的方法可能是向需要的方向上迅速地自动迈步。Maki 和 McIlroy(1997)写道,"与传统观点相反,动态的支撑反应不仅是最后的手段,而且,在重心接近基础支持面的界限时被很好地启动",当让患者选择时,他们似乎选择这些反应。

常见障碍:未经特殊训练,患者通常不能在任何方向上反应性地迅速迈步,结果感到不安全。增加的张力及失去选择性活动妨碍了偏瘫腿反应性地迈步,偏瘫腿不能负重又妨碍了健腿迈步。患者可能用健腿迈一步,但通常只迈一步对恢复平衡是不够的。尤其是患者向偏瘫腿这一侧跌倒时,因为一旦患者把健腿横到偏瘫腿前面,他就不能再屈偏瘫膝向侧面快速迈步了。因此,患者需要用健手紧紧抓住邻近的固定物或重重地靠向任何形式的固定支持物上。

头的运动

为了安全地进出门,头部需要能随意地独立运动而不干扰步行模式或节奏或速度。平衡依赖于颈椎和颈部肌肉感受器提供的信息,如果颈部僵硬地固定在一种姿势,这些信息将异常或缺失(Wyke 1983)。能向两边看是避免与物体、汽车或其他人相撞的基本要求,正常转身时,头好像领路一样,要先转过来。在直立姿势的运动、做游戏、转头与同伴谈话、逛街以及其他自然活动中,自由的颈部运动都是必要的。

常见障碍:患者的颈部常常僵硬地固定于一个姿势,导致平衡很差,如果不能自由地转头,他就有撞到其周围物体的危险。如果他额外还有偏盲,由于不能通过转头来代偿视野缺损,这种危险就更大了。许多患者在转头看某物时,就难以保持向前直行,而其他人感到他们只能盯着地或盯着正前方的一点行走。当患者转身时,不是把头先转过来,而是与其脊椎保持一致。由于紧张性颈反射的影响,头的位置将影响整个身体的张力,尤其是四肢的张力。

以实用的方式促进步行

治疗师以不同的方式用手促进步行,目的在于防止常见障碍的发生。治疗师的手可以帮助患者运用选择性运动模式,抑制或预防不必要的活动,帮助患者适当地转移重心。促进步行意味着使患者能用偏瘫腿负重而不伴有膝过伸,摆腿向前时无需上提骨盆或腿划弧,步长在时间和距离上更接近正常值。促进技术应使步行更省力、更快并更有节奏感。任何有助于患者轻松而有节奏地步行的促进形式,都可以作为适当的治疗加以考虑,但下面的方法已证明是最有效的:

促进站起来

正确地准备从坐位站起来在第6章已有详细描述。必须认真地练习这些活动,直到患者能够不费力地将重心充分前移,并且不用健手支撑能从坐位站起。在站起准备步行时,可给患者一些必要的帮助,使患者能以正常模式站起。治疗师将双手放在患者骨盆两侧,在患者站立时,向前上拉其骨盆以协助站起。这样可帮助患者选择性地伸髋,以避免膝过伸(图9.7)。必要时治疗师可将肩顶在患者胸后,以防止患者在站起时以全伸模式向后倾倒。治疗师不是机械地阻止该运动,而是让患者努力不要压靠在治疗师的肩上。

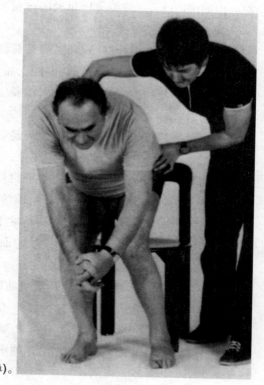

图 9.7. 不用手支撑从坐位站起 (左侧偏瘫)。

　　一旦患者站立起来,治疗师鼓励患者把手放松在身体两侧,用双腿平均负重,在开始步行之前,让呼吸平静下来。

促进坐下

　　治疗师提醒患者,在移动到与椅子保持适当的位置关系并帮他转过身之前先不要坐下。在他开始坐时,治疗师告诉他弯双膝,臀部充分向后坐到椅子上,而不要跌坐在椅子上。治疗师一只手放在偏瘫膝上,拉该膝向前超过偏瘫侧脚并向外以防止腿内收。另一只手放在对侧大转子上,引导其臀部慢慢坐在椅子中间。治疗师的臂和肩在患者后背,通过帮助患者的躯干充分向前超过其脚来调控运动速度。

促进步行

通过帮助伸髋防止膝过伸

　　对于仍需要帮助伸髋以避免膝过伸的患者, 治疗师站在患者侧面并且将双手放在患者骨盆的两侧,放在偏瘫侧的手,拇指要直接放在股骨头后面,其位置大概在臀肌群形成的凸起的中间(图 9.8a)。髋关节比想象的位置更靠内侧,需要仔细地触摸以避免把手指放在股骨上。其余手指放松于髋侧面。

治疗师让患者稍微屈曲双膝,然后帮助他把重心转移到偏瘫腿上。当患者用健腿向前迈步时,治疗师引导他的髋向前伸并外旋,用放在股骨头后面的拇指帮助正确地运动。拇指的压力向前下及旋的方向,这样使患者的膝沿支撑腿的长轴运动。通过帮助患者伸髋,将重心充分向前转移到支撑腿上,促进伸健腿的反应性摆动期,偏瘫膝不能后推成过伸(图 9.8b)。鼓励患者尽可能以接近正常的步长迈步,足背屈并稍外翻且足跟先着地。

然后重心对角地向前转移到健腿上,直到偏瘫腿能屈曲以便开始摆动期。治疗师的手臂支持患者健侧,给患者充分转移重心的自信(图 9.8c)。

患者放松髋和膝,让其足向内倾,即髋外旋,准备摆动。治疗师在患者髋和膝屈曲时,沿股骨线向前、向下压骨盆。防止患侧骨盆上提,并帮助其在腿向前摆动时前旋(图 9.8d)。

只要患者的偏瘫足在前面一接触地面,治疗师就迅速引导其髋向前到偏瘫腿上,以避免膝后推成过伸,还要矫正其姿势(图 9.8e)。

然后重复这个程序,用健腿开始摆动期。开始时,步行运动要缓慢地、准确地练习,当患者做得正确时,要给予患者正面的反馈。在患者掌握运动顺序、时程和模式之前,治疗师要完全控制和协调他的步行。治疗师用手和语言为步行定出节奏,在感到患者已能按节奏步行时可加快节奏。患者的能力提高后,治疗师应逐渐减少手和语言的支持。当速度足够快时,可以

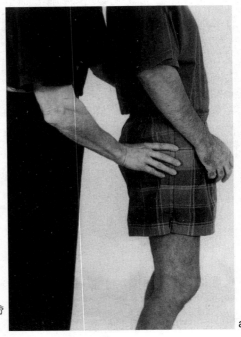

图 9.8 a~e.从髋部促进步行(右侧偏瘫)。 a 治疗师右手拇指直接放在股骨头后面。

a

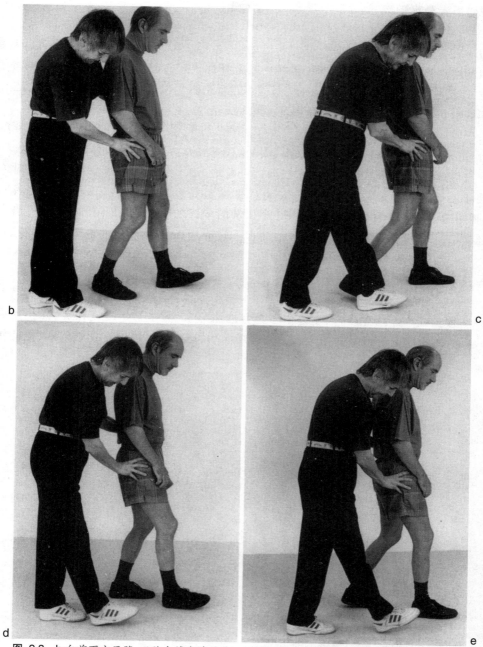

图 9.8 b 向前下方压髋,以防支撑期膝过伸。c 帮助屈膝以开始摆动期,重心充分转移到健腿上。d 在偏瘫腿迈向前时,防止骨盆上提。e 为保证在负重时选择性伸髋,足一着地,立即向前下方压并外旋股骨头。

通过骨盆促进手臂的摆动(图 9.9)。

帮助患者稳定胸椎

如果患者不能充分稳定胸椎,其腿的运动将是异常的。治疗师用手稳定患者的胸部,并使之向前运动,这样随后的反应性迈步将更具选择性模式。即使没有直接控制肢体本身,以这种方式促进步行也将抑制共同运动。那些不能矫正躯干与骨盆相对位置的患者,把治疗师放在其胸前后的手作为参照点,也能从感觉中得到益处。

治疗师一只手放在患者胸后大约第 8~10 胸椎水平,另一只手在前面横放于胸骨角和下面肋骨处(图 9.10a)。两手紧靠在胸壁上,用一点上提的运动使重心转移到偏瘫腿上,然后向前引导出健腿迈步(图 9.10b)。健足跟在前面一着地,治疗师立即转移患者的重心,对角地向前到健腿上开始新的支撑期,偏瘫膝屈曲开始摆动期(图 9.10c)。在治疗师不断把患者躯干前移时,膝用这种动力伸直,完成摆动,在一个正常的步长之后,足跟着地(图 9.10d)。当步行的速度足够快时,躯干在治疗师稳定手的下面水平旋转,手臂开始反应性地摆动。

一只手臂向前上方外旋时行走

一位患者或许能独立步行,但是由于手臂屈肌痉挛,其步态是缓慢和费力的,其重心过于靠后。为防止行走时偏瘫侧躯干和偏瘫肩缩向后,治疗师可以通过抑制模式,把持住患者

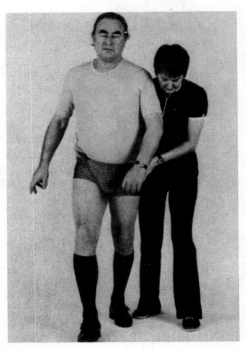

图 9.9. 通过旋转骨盆促进手臂的摆动 (左侧偏瘫)。

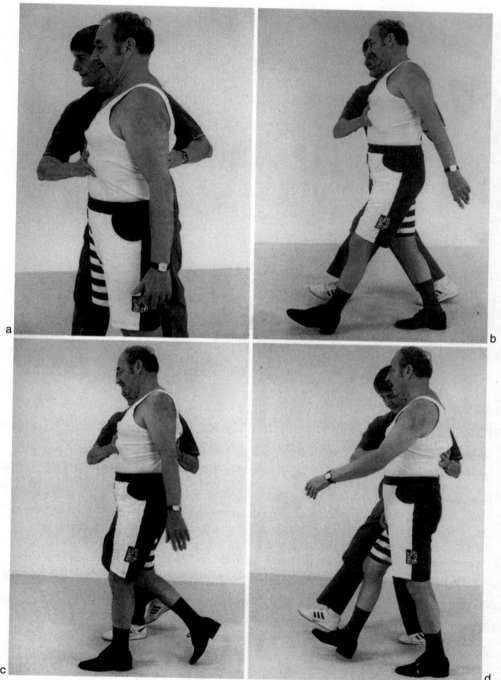

图 9.10a~d.稳定胸椎以促进步行(右侧偏瘫)。a 治疗师双手把持住患者下胸部,一只手贴在胸骨处,另一只手靠在胸椎上。b 重心向偏瘫侧转移,健侧足向前主动迈步。c 整个身体对角地向前,向健侧运动以便开始摆动。d 偏瘫腿随后自然地选择性地迈步。

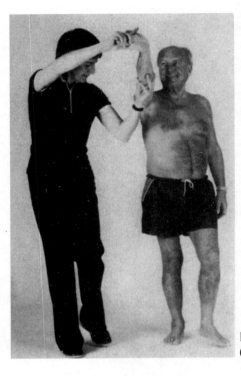

图 9.11.保持偏瘫手臂向前与躯干成90°角促进步行
(右侧偏瘫)。

偏瘫臂伸向前外侧,促进重心向前转移(图 9.11)。患者必须是那些已经能不用帮助就可以步行,并且在支撑期偏瘫腿有充分的主动控制者,因为治疗师的手支持患者的臂于抑制体位,一旦他失去平衡或腿未支持住,很可能损伤患者的肩。

治疗师先在患者肩胛处于上提、前伸位时松动其肩胛骨,以此抑制患者手臂的痉挛。治疗师的一只手放在患者肱骨下面接近肘关节处,保持其肘伸直并向前外侧上提,直到肩被屈成90°角。

为稳定躯干并防止在上提手臂时牵拉肋骨,治疗师前臂紧紧地压靠在患者的胸廓上。治疗师的另一只手用图 8.14a 所示的抑制性抓握手法,于背屈位握住患者的腕和手。

当患者用健腿向前迈步并开始步行时,治疗师支持患手用蚓状肌抓握,从下面引导肱骨髁逐渐向前。用虎口支持患者上臂的重量,并轻度外旋,以便保持肩关节的正确对线,并防止肩周围软组织结构的损伤。

随着患者偏瘫侧不再后缩及其重心的前移,其后将以选择性的流畅的方式迈步。

在患者身后握住其双臂步行

对于能充分控制伸髋和伸膝的患者,治疗师可在患者身后握住其双侧手臂,使臂保持伸直外旋,手和手指保持背伸(图 9.12a ;也可见图 8.14a)。 通过对抗躯干和肩的屈曲,治疗师

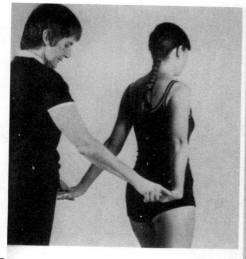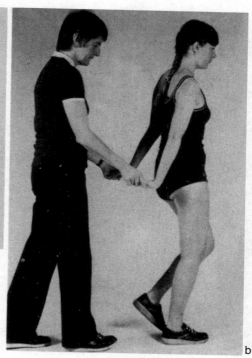

图 9.12 a、b. 在患者身后握住双臂于外旋位，促进步行 (右侧偏瘫)。

的促进能使患者更容易地伸髋和伸躯干。行走时，治疗师握着患者双臂固定于某一位置，以降低偏瘫臂的过高张力。躯干近端相对于手臂远端的运动抑制了痉挛，并抵抗了上肢的联合反应 (图 9.12b)。治疗师用同样的抓握，通过手臂在伸直、外旋位适当地向前运动患者肩部，可促进行走时躯干的旋转。

当以这种方式促进患者步行时，重要的是不能拉患者手臂使其重心偏向后。因此，治疗师要用手指在患者手掌给予伸直的臂一个轻度且不间断向上、向前的压力，这样可以帮助患者在整个步态周期中保持整个身体向前、重心处于足上。

从肩部帮助躯干旋转

当治疗师感觉患者的手臂已经放松，能以适当的步态行走时，可以开始促进步行时反应性的手臂摆动。治疗师将双手轻放在患者双肩上，四指在肩前、拇指在肩后，这样就可以帮助患者内收肩胛骨并伸直胸椎。治疗师用拇指帮助患者向侧前方运动到每条腿负重。

治疗师帮助患者稳定上胸部，两侧交替地，按腿的节奏及时前后旋转患者躯干，就像正常行走一样。肩本身不应该前后运动，治疗师用手确保患者躯干的旋转发生在第 8 胸椎以下，使手臂开始摆动(图 9.13)。应注意，只有达到一定步行速度时手臂才摆动。如果走得太慢，

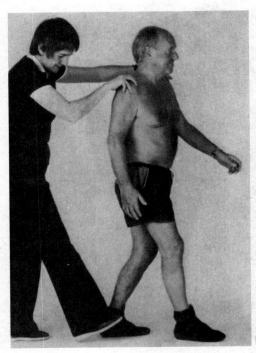

图 9.13. 通过双肩促进手臂的摆动 (右侧偏瘫)。

患者就会以僵硬的和人为的方式主动模仿摆臂。

　　然而,在某些病例中,可让患者主动摆臂,以克服健臂固定在体侧或为了稳定而将健臂僵硬地保持在某个位置上的倾向。

偏瘫手臂放在治疗师肩上行走

　　并不推荐治疗师在患者前面,患者双臂都放在治疗师肩上促进行走,因为这种姿势增加躯干和髋的屈曲 (图 9.14a)。当一个人向前抬起手臂时,髋就会屈曲以维持平衡,这是一种正常的代偿反应(Klein-Vogelbach 1976)。因此,要让患者把偏瘫手臂放在治疗师的肩上,治疗师用手固定患者的手臂,并把手掌放在患者肩胛骨上使其保持向前。然后治疗师用另一只手帮助患者带动髋部向前越过支撑腿而且伸直 (图 9.14b)。如果治疗师让患者在每次迈步前有节奏地前后转动骨盆几次,这种方法可有效地促使腿负重时的骨盆旋转。

　　治疗师在患者前方促进步行有一些不利之处。由于治疗师是倒退着走,妨碍了步行的自然节奏。患者倾向于向前倚靠在治疗师的身上,从而使手臂伸直而不是髋伸直。该体位也使患者对站在前方的人产生依赖。事实上,患者必须像实际日常生活那样,学会在前方有一定空间的情况下行走。

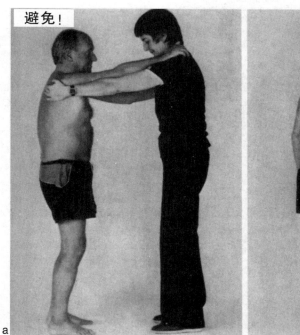
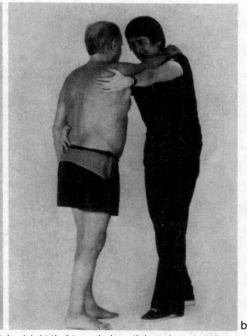

图 9.14a、b. 偏瘫臂支撑在治疗师肩上促进步行（右侧偏瘫）。a 患者双臂都放在治疗师肩上，增加了躯干和髋的屈曲。b 只支撑偏瘫臂，治疗师可用另一只手帮助伸髋。

避免上肢的固定位置

在开始练习行走时，许多患者把健侧手保持在固定位置上，试图以此稳定躯干，要么就是由于他们的平衡还不够充分。如果存在张力过高，偏瘫手臂上的联合反应就很常见，持久的屈曲姿势不仅不雅观，而且对步态也有负面影响。引入需要患者用两手完成的活动有助于克服这两个问题。这些活动既有乐趣，又使那些仍对直立姿势感到害怕的患者减少恐惧。

患者行走时可以在身前往地上拍球，或向空中抛球再接球(图 9.15)。如果患者每迈一步就拍球或抛球一次，该活动就增加了改善步行节奏的作用。

患者可在步行中有节奏地拍打手鼓，拍出自己步行的节奏并努力保持有节律地拍打。如果偏瘫手有主动功能，患者可自己握住手鼓(图 9.16)，否则就让治疗师为患者拿着手鼓。治疗师可通过改变手鼓的位置，促进患者头部自由运动，避免双眼紧盯着地面。

联合反应的自我抑制

如果患者行走时偏瘫臂强烈地屈曲，由于不雅观，而且患者或其治疗师担心痉挛进一步

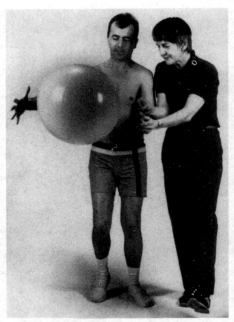 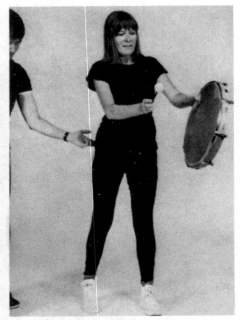

图 9.15. 步行时拍球及接球抑制偏瘫臂的
联合反应,也改善步行节奏。治疗师引导患
手,直到患者自己能做(左侧偏瘫)。

图 9.16. 击鼓时保持有节奏地步行,患者的
眼睛不盯着地面(右侧偏瘫)。(比较图 3.16)

加重,他们可能不明智地考虑用健手防止痉挛反应。

行走时不应该让患者双手在前面叉握,因为这种姿势会加重躯干和髋的屈曲并妨碍手
臂摆动。而且,用力控制肢体痉挛只能使问题更严重。以后,当训练了平衡和选择性活动,患
者已经练习了更自信地步行,并且不那么费力时,手臂将不那么强烈地屈曲并保持在体侧。

可以理解有些患者在单独外出时选择在身后握住双手,以预防偏瘫手臂的异常姿势,这
吸引了对其残疾的注意力。如果一个患者希望在公共场所以这种方式行走,应该教患者握住
患手于外旋位,这样患者的躯干更直,并对抗肩的内旋(图 9.17)。虽然在前面叉握双手更好,
但手臂的固定位置有同样的弊端。

恢复平衡的保护性迈步

为了安全地和功能性地步行,患者需要能快速自动地向任何必要的方向迈步,不管用哪
一条腿。刚开始,这种保护性迈步常需要慢慢而认真地练习,然后逐渐增加速度。向后和向侧
方迈步也是基本的功能活动。为了能调整坐在桌子前、上厕所或上车的姿势,患者必须能向
任何需要的方向调整脚的位置。

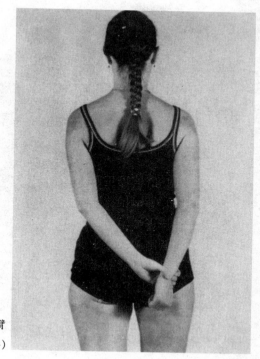

图 9.17. 步行时患者自己抑制偏瘫臂的屈肌痉挛(右侧偏瘫)。(比较图 3.14)

向后保护性退步

当向后退步的各个成分像在第 6 章所描述的那样已练习过之后，患者要学习以正常模式向后退行。在向后的保护性快速退步中，身体自髋以上向前倾。治疗师双手把持住患者骨盆两侧，甚至在没有任何提示和准备的情况下，将患者骨盆向后加速拉向自己(图 9.18)以促进该运动。

向侧方保护性迈步

练习侧方行走不仅使患者能够进行保护性迈步，而且也将改善行走的支撑期和摆动期。患者迈步时，一条腿从另一条腿前面横过，速度逐渐增加(图 9.19)。

引导迈步

为了能自信及安全地步行，患者必须能够快速自动地向任何方向迈步。治疗师将双手轻

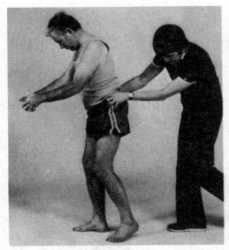

图 9.18.向后保护性退步 (左侧偏瘫)。

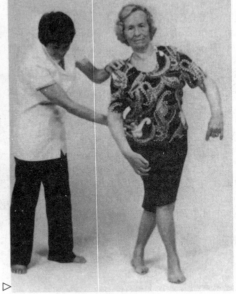

图 9.19.向侧方保护性迈步 (右侧偏瘫)。 ▷

轻放在患者的肩上,进行这种"引导迈步"。行走中,治疗师用手控制患者朝不同方向行走,患者应顺着治疗师用力的方向行走而不要抵抗(图 9.20)。在治疗师不予口头指令,仅通过活动偏瘫手臂引导运动方向时,患者也应该能自动地迈步(图 9.21)。

重要的是要记住,在步行中我们正常转身时,头先转过来,这样才能看到前进方向。许多患者不能自动地朝运动方向转头,而是维持在一个固定的位置。只有躯干已转过来才带动头部转过来,脸才会朝着新的方向。开始可能要练习有意识地转头。练习翻身需要同样的转头,可帮助训练该运动。边转身边拍球或击鼓,也有助于克服转头困难。

支持偏瘫足

为了能有一个正确的步行模式,患者踝关节需要有一定程度的主动背屈和伸趾,还要能抑制胫前肌的过度活动,避免胫前肌的强烈牵拉使足背屈时发生内翻。对于许多患者来说,由于其屈肌成分,包括内翻肌,摆动期步态受到整个腿的全屈粗大共同运动的影响。在调整足的姿势之前,如果过早地用偏瘫腿负重,摆动期末明显的足内翻或跖屈内翻很容易导致踝扭伤,甚至骨折。

通过认真治疗,步行的各个环节分别得到练习,一般能够克服存在的障碍。不要过早决定使用永久性踝足矫形器或某种硬足托,因为大多数患者都能学会不用矫形器而自我控制

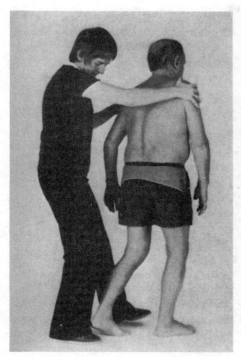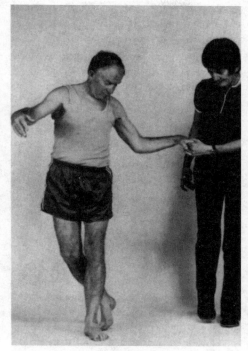

图 9.20.向不同方向引导迈步 (右侧偏瘫)。　　图 9.21.快速向任意方向自动迈步(左侧偏瘫)。

足的运动。治疗师首先要考虑的是患者的鞋,因为鞋本身就能在其步行安全和模式上引起很大的问题。不幸的是,现代流行时尚的名牌运动鞋,许多患者不顾其实际年龄,来治疗时穿着特意为这种场合买的这类新鞋。但是,一直延续到脚趾的橡胶底增加了脚抬离地面的困难,鞋的减震作用也削弱了感觉差的患足从地面得到的信息。因此在决定穿什么鞋之前,应该试穿不同类型的鞋。虽然存在很大的个体差异,但具有下列特征的鞋将对大部分患者有所帮助:

· 宽出鞋面两边的宽鞋底。
· 柔软的皮革底,迈步时在地板上不涩。
· 2~3cm 的鞋跟高度可以帮助缺乏主动跖屈的患者向前推进。
· 宽橡胶跟能在负重期增加稳定性。
· 鞋里不能有粗糙处,以免引起压疮。
· 带扣或尼龙搭扣可以避免系鞋带的困难。

　　Billy 在瑞士专门设计了一款具有这些特征的鞋,已经帮助许多患者改善了步态,并使另外一些人不用矫形器就能行走(图 9.22a)。这种鞋对于一些患者可能因为太贵而买不起,但可以在市场上找到类似特征的鞋(见图 10.21)。一种半靴式鞋提供了额外的侧面支持,这可能有助于一些患者更自信地行走(图 9.22b)。

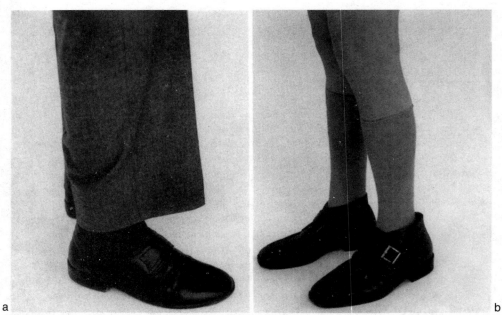

图 9.22 a、b. 合适的鞋。a 综合了多种特点的鞋,瑞士制造(右侧偏瘫)。b 半靴式鞋提供了外侧的支持,这增强了患者步行的信心(左侧偏瘫)。

利用绷带临时支持

在患者能充分地主动控制足之前,不管是治疗师促进步态还是患者自己行走时,必须维持足的正确姿势,否则患者可能害怕自己行走,并有损伤踝关节的危险(图 9.23a)。如果脚无主动背屈或背屈不充分,患者将趋向于强烈地屈曲整条腿,以便其足趾能离地。摆动期步态变得扭曲,步行的自然节奏丧失。

然而,不要因为患者不能主动控制足的运动,就拖延行走训练。尽管存在痉挛及失去选择性活动,用一条弹力绷带牢固地缠于鞋外,可使足保持在背屈位并防止内翻。由于绷带是在鞋外包扎的,鞋内仍然舒适,患足与鞋底仍有正常的接触。这种绷带只有少许伸缩性,可以缠得足够牢固,以保持正确的姿势,因为鞋底可以保护足的血液循环。

绷带的应用

·患者坐在椅子上,治疗师跪在他前面,并抑制足的痉挛。

·患者膝关节屈曲成直角,治疗师使患足放松,直到足跟能稳固地放在地板上,而足趾支在治疗师膝上。

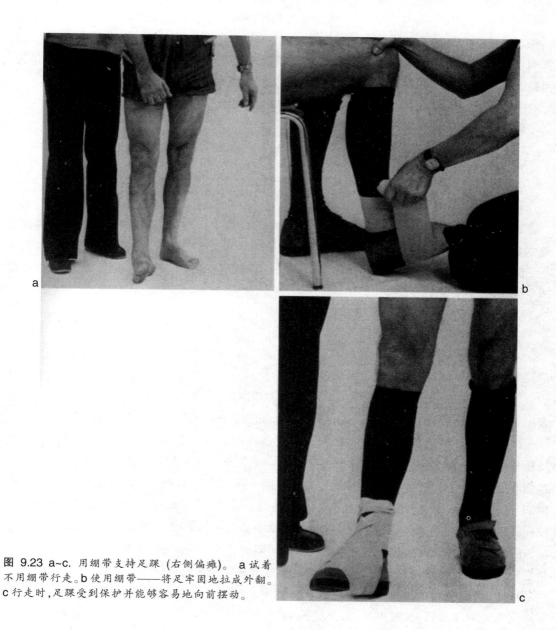

图 9.23 a~c. 用绷带支持足踝 (右侧偏瘫)。 a 试着不用绷带行走。b 使用绷带——将足牢固地拉成外翻。c 行走时,足踝受到保护并能够容易地向前摆动。

· 治疗师用绷带在足前段缠绕两圈使之固定良好,缠绕的方向是由足内侧经足底绕向外侧。

· 治疗师从鞋外侧缘向上拉紧绷带,然后横过踝前方并从踝关节后面绕过来。同时用力下压患者的膝,以防止足跟抬离地面 (图 9.23b)。绷带缠绕踝关节时不要拉紧,只在缠绕鞋底时拉紧。

· 绷带连续缠绕,并沿着鞋底从第五跖骨头水平向靠鞋跟处扩展。鞋跟不被覆盖,以免绷带滑脱。尤其要注意在外踝下面和前面给予直接支持,这里能最有效地控制足的内翻倾向。

以这种方式正确地使用绷带,患者就可以在步态摆动期中很容易地以跖行姿势摆腿向前(图 9.23c)。如果患者总是存在扭伤踝关节的危险,应用绷带就是他早晨要做的第一件事,否则,踝关节也可能在转移时或由于坐轮椅时,足长时间位置不正确而造成损伤。患者的反复创伤可引起足和踝侧面局限性水肿。如果对踝进行全程保护,几天后水肿就会迅速消失,但绷带必须每隔数小时解开一次,以解除压力,然后再缠上。

使用绷带的指征

1.坐、站或行走时足有内翻的危险。

2.行走时,足的主动背屈不够。

3.早期想尝试学习正确地上、下楼梯 (第 7 章)。

4.年轻患者,希望通过强化训练获得对足踝的充分控制,而决定暂缓预定踝足矫形器或踝支具。

5.已用过一段时间踝足矫形器的患者,临时用绷带帮助其不用矫形器练习行走 (可逐渐减少绷带对足的支持)。

选择矫形器

矫形器一词通常泛指多种足夹板和支持物,其范围从不同类型的塑料踝足矫形器(AFO)到金属条和皮带做成的固定足体位的支具。为表述清楚,在下面的内容中,支具(brace)将用来表示某种类型的塑料踝足矫形器,踝足矫形鞋(calliper)指有金属支条的矫形鞋。

决定使用矫形器负有很大的责任,因为大多数患者将发现,到了后期,一旦已习惯于使用矫形器支持足,不用它行动会有困难。然而,一些患者通过穿踝足矫形器自由行走,在获得自信心后就放弃使用它。对患者来说尤其重要的是在家中足不用外力支持能够短距离行走。例如,洗澡后走到床边,或夜间上厕所。如果患者的偏瘫腿已学会负重而不伴有膝过伸的全伸模式,就很少需要穿戴矫形器。髋和膝在支撑期的选择性伸肌活动消除了跖屈肌的过度活动,在向前摆腿之前就能放松膝关节。由于摆动期膝关节充分屈曲,足几乎不需要主动背屈,当它成为步行模式的一部分时,这种活动对于患者来说通常是可能的。

然而,在对步行的各个阶段进行强化的和专业的训练之后,足内翻仍持续存在,而且没有恢复主动的踝背屈,这时患者的足就需要某种形式的支持了。对患者来说,如果在两者之中选其一的话,穿戴踝足矫形器比不得已使用手杖更可取,因为选择前者在行走中能腾出手来从事功能性活动,例如行走时拿杯子或盘子或携带其他物品。在考虑哪种类型的踝足矫形器或支具更适合一位患者时,需要说明的是,Ofir 和 Sell (1980) 进行的研究很有趣,"许多患者功能性行走能力的进步没有因使用不同的矫形器而改变, 结果似乎与矫形器或支具的种类无关"。

矫形器有许多品牌和类型,所有类型都有缺点,常见的一种能保持足于固定位置,常能对抗很大的肌力。另外一些有一定活动度的矫形器,由于用弹性阻力对抗这些肌肉,可能刺激跖屈肌产生过高的张力。

然而,有两种类型的矫形器可以充分矫正足的体位又不锁住运动,并且很少有争议。

■塑料的踝支具。一种小型轻便的支具,最初是为踝韧带损伤而设计的,能对抗偏瘫足内翻,并帮助背屈。这种踝矫形器不仅在外观上令患者满意,由于它能容易地放入正常的鞋中,还能使前脚掌随意活动。这种矫形器远比其他类型的便宜,并且有不同型号,分左右脚,能迅速地容易地为个别患者调整。踝能妥帖地放入支具中,用尼龙搭扣系紧(图 9.24a)。用一只手就可以很容易穿上并系紧它,足跟前面的脚不制动(图 9.24b)。这种支具对那些不用矫形器能行走,但因足内翻下垂而行走缓慢和小心的患者最为理想(图 9.25a)。这样的患者在进行日常生活活动或在户外行走时,始终存在扭伤踝关节或脚趾绊到不平的路面及跌倒的危险。用这种支具,患者的脚在摆动期很容易抬离地面,并防止足内翻,使支撑初期能容易地把重心转移到偏瘫腿上(图 9.25b)。由于足掌部不受支具限制,在开始下一个摆动期之前,当足跖屈时,足跟能抬离地面(图 9.25c)。

治疗师可以在手头保留一些这样的便宜及实用的支具为合适的患者试用。当患者刚开始步行时,主动控制仍在训练之中,还可以用这种支具作为临时支持,以保护患者的踝关节。在促进患者增加行走速度或用器材训练节奏和头的自由运动时, 这种支具可以为踝关节提供临时性保护。

■踝足矫形鞋防止足内翻并帮助背屈。如果塑料支具不能矫正患者足的姿势,或者想要为足背屈提供足够的帮助,患者可能就需要踝足矫形鞋了,这种鞋更稳定。已经描述了许多

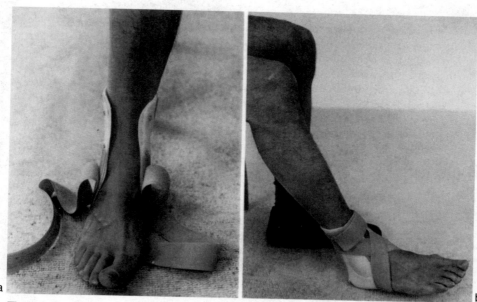

图 9.24a、b. 塑料踝足矫形器。a 用一只手就可轻易地戴上。b 足前部不受限制。

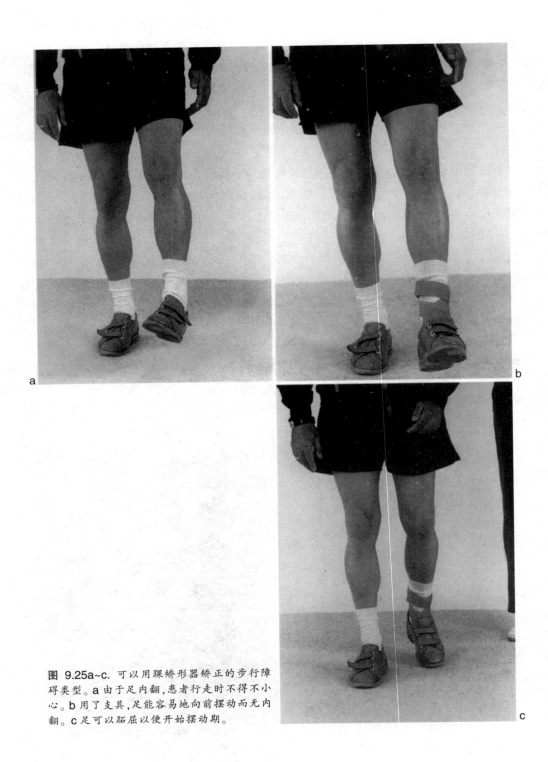

图 9.25a~c. 可以用踝矫形器矫正的步行障
碍类型。a 由于足内翻,患者行走时不得不小
心。b 用了支具,足能容易地向前摆动而无内
翻。c 足可以跖屈以便开始摆动期。

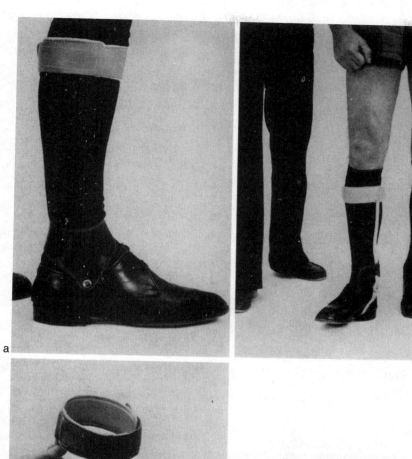

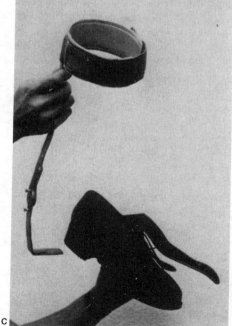

图 9.26a~c.推荐的踝足矫形鞋。a 皮带压在距骨颈上防止内翻 (右侧偏瘫)。b 通过对足背屈的不同程度的帮助,使摆动期更容易 (右侧偏瘫)。c 矫形器支架可从鞋子上卸下来 (左侧偏瘫)。

类型的踝足矫形鞋并可以应用,但这里推荐一种最初由英国人设计的有内置铁件、外有 T 形皮带,以后又在瑞士得到发展的矫形鞋(图 9.26a、b)。通过直接压迫距骨小腿关节及跗骨下关节,这种踝足矫形鞋具有防止足内翻的优点。其他类型的矫形器有增加足部跖屈和内翻肌张力的趋势,因为它们主要通过鞋本身或鞋内底作用于足底。除非患者穿上靴子,否则这些矫形器也不能控制显著的足内翻。

里推荐的踝足矫形器,称为"Valens"踝足矫形鞋,在康复临床上得到发展,它在外观上也很理想,尤其在患者穿上裤子后,仅有内侧一小部分金属支条可以看到。

踝足矫形鞋不妨碍跖屈,并在踝关节处有一个有用的机械结构,通过拧紧或旋松它上面的小螺丝,可帮助改变足背屈的程度。其程度可以从完全支撑调节到无支撑,这一点很重要,因为许多患者仅仅要求帮助防止足内翻, 对踝关节背屈的完全支持将减少对背屈肌主动收缩的要求。

这种踝足矫形器用单手容易穿上,并能从鞋子上卸下,也可以装配在患者的其他鞋子上(图 9.26c))。由于矫形器是可拆卸式的,只要拆掉支架,只穿着鞋子仍可继续进行步行训练。

上、下楼梯

上、下楼梯的练习对步态会产生有益的作用,如果患者不能上、下楼梯,他的行走就不可能是真正的功能性步行。一旦患者离开医院或康复中心或其后自己的家这样的保护性环境,当患者进入剧院、饭店、厕所及老式公共建筑时,经常要面对阶梯的问题,甚至在穿越马路时,也必须迈上人行道。在进入或离开一建筑物时,患者常常发现没有扶手 (图 9.27)。

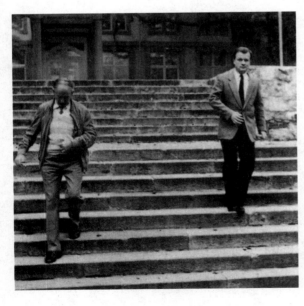

图 9.27. 两个患者正离开一幢老式公共建筑,在无扶手可用的情况下走下楼梯(左侧偏瘫和右侧偏瘫)。

如果康复的早期就包括上、下楼梯的训练,患者学会该活动的困难就会很少,并且能更快地达到独立步行。从第一次练习步行开始,就教患者以正常方式上、下楼梯,即两脚交替上下台阶。刚开始,治疗师要给予患者充分的支持,以使该运动能平稳地、有节奏地进行,患者不会感到害怕 (第 7 章)。当信心增加之后,患者逐渐减少对扶手的依赖,治疗师也减少给予的帮助。

使用手杖

不能认为给患者一根手杖就能使他安全地行走。当患者向偏瘫侧或向后方跌倒时,手杖没有多大保护作用。因此,治疗师可以应用一个有些自相矛盾的原则,"只有患者能不用手杖行走时才给他手杖"。这意味着患者在早期步行训练中,不应该依赖手杖行走,而应教他另外一些保持平衡的方法。如果患者过早地使用手杖,他以后会发现不用手杖很难行走,在行走时也不能携带某些东西或在直立位完成某些活动,因为他要用健手保持平衡。当患者能不用手杖在医院或家里这样的庇护性环境中行走时,治疗师可以决定他是否真的需要额外的支持。

许多患者,尤其是老年患者,在冒险上街时喜欢带一根手杖。他们觉得那样别人就可以看出他们平衡有问题,从而能照顾他们。只要可能,这些问题应通过在实际场所中进一步练习和体验得到克服。然而,事实上患者感到自信和做好自己外出的准备才是最重要的,带着手杖外出远比一直坐在家里要好得多。手杖的存在对于那些担心患者向健侧失去平衡的亲属们也有帮助,并且这种方式能促使患者用患侧下肢行走。必须注意,如果一只手拿手杖,他将向持杖侧倾斜,同时导致另一侧手臂趋向内收体位。

如果要用手杖,这里推荐普通木制手杖。它在外观上较容易被接受,实际上相当优雅,并且不会使别人立即注意到残疾上来。可调节的金属助行手杖仅用于要选择适当手杖高度的患者。有时,使用比所推荐的到股骨大转子高度稍长一些的手杖,可以防止患者向持杖侧过度倾斜。

某些治疗师认为不应该使用加拿大式肘杖,因为它可能鼓励患者过多地支撑自己或引起明显的不对称。事实上,拐杖没有为偏瘫患者提供额外的安全,患者没有理由依赖它。有些患者更喜欢肘杖而不喜欢手杖是因为用肘杖看起来不那么衰老,以及其吸引人的现代色彩,使其外观更容易接受。

切不可使用四脚或三脚手杖,因为这些手杖很笨重,也没有提供更多的支持,除非重心直接转移到手杖上时,即远离偏瘫侧。手杖的金属外表让人明确地把它与医院和残疾联系在一起,从而改变了其他人对偏瘫患者的态度。任何形式的用手支撑都将引起重心过度偏向健侧,并加重患侧的后缩。在一些病例中,患者几乎是向一侧斜着走,始终在后面的一侧身体越来越容易被忽略。

如果患者仍使用手杖或肘杖,他仍应努力保持运动的正常模式。例如,从坐位站起时,患者应尽可能将手杖或肘杖沿地板向前伸出,保持偏瘫手臂向前伸直。通过这种方式,患者的头部前移超过双足,这将帮助他以一种正常的模式站立(图 9.28)。患者再坐下时,也适用同样的原则。双足平行,患者在向下坐进椅子前尽可能使手杖下端向前滑动。健侧用力直接向下

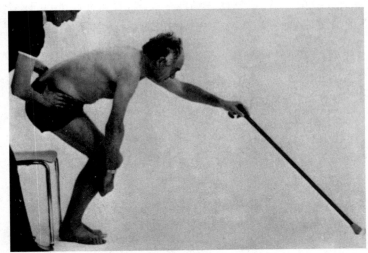

图 9.28.虽有手杖，患者仍要以正常模式站起。

推支撑物站起的患者使体重都偏到健侧，步行开始采取的姿势就不对称，偏瘫足常常没有负重，甚至抬离地面。

思　考

步行是人类的一个自然而又轻松的活动，并提高了我们的生活质量。每位患者都渴望重新学习步行，并能更努力地锻炼以达到这个目标，因为这是一个他能真正理解的目标。当开始步行训练时，患者能感到自己正在取得进步，他的信心也明显增强。看到他能重新行走不仅鼓舞了患者的家属，也鼓舞了护理人员。对于担任继续治疗的医生来说，步行是一种客观改善，一种可测量的及可观察到的改善，比治疗师在病房的报告更有帮助。例如，报告肌张力或平衡"本周稍有好转"。从生理的观点看，直立姿势改善了循环、肌肉的伸展性及活动，以及其他重要的身体功能。

一个已经能步行的患者，在来治疗时就不应该再坐轮椅了，即使他的步态还很不理想，因为低落的情绪和长时间地坐，不可能改善步态或降低痉挛。相反，患者日间不断地行走，治疗师分析其障碍，并针对原因采取一些措施，帮助患者改变某些习惯，异常特征就会每天都减少。

那些未达到完全独立行走的患者，仍然能从站立位及在站立的活动中受益。即使患者仅能在他人的帮助下行走，日常生活的许多活动也将变得更容易、更有乐趣。能够随意行走就易于接近那些坐轮椅不可能达到的地方，使患者有更大的选择自由。能够功能性地行走的患者将达到更大的独立性，能更好地保持他们的活动性并且保持住及停止治疗时达到的水平。

第10章
日常生活活动

　　偏瘫患者的康复目标在于在日常生活中尽可能获得最高水平的独立。对成年患者来说，日常生活独立是能够恢复以前生活方式的首要步骤。独立意味着他不再是个病残者，在每天的日常活动中不再需要别人的帮助。独立使患者能够选择他喜欢的地方、时间及与喜欢的人在一起共度时光，甚至可以让他自作主张。事实上，对患者来说重要的是他知道自己能够独立进行日常活动，但少许帮助常常对他大有好处，不应被生硬地拒绝。

治疗性思考

　　·患者如何进行日常生活活动，不仅影响他总的运动质量，也影响到他已经恢复的功能的保持。24小时生活习惯的重要性已经在第5章讨论过。如果在精心治疗、充分抑制了痉挛之后，患者仍费力地用错误的方式穿衣，并有明显的联合反应发生，这等于自欺欺人。

　　所有的日常生活活动都应以避免发生联合反应的方式进行。运动要尽可能做得省力和正常，要鼓励正确的姿势。在能自主地、正确地按顺序完成运动之前，患者常常需要在充分的引导下认真、反复地训练。通过反复体验，日常生活活动必须成为患者全部技能的一部分，以便在任何需要的情况下都能进行日常生活活动，而不是只有治疗师在场时才能做。

　　·由于日常活动是有规律地发生的，因此可成为一种有价值的反复治疗，并成为以后患者家庭治疗计划的一个重要部分。因为同样的原因，如果以错误的方式进行日常活动，不利的影响将很明显。

　　·患者在熟悉的日常场所中学习将会更容易，并在实际活动中促进以前的功能恢复(见第1章)。在日常生活活动中，患者可学习做计划、运动和感知，像清洗、穿衣这样的活动可以帮助患者克服对偏瘫侧的忽略。

　　·在站立和行走中以直立姿势进行正常的日常活动，平衡反应会得到明显改善。

　　每位患者都对生活有不同的愿望和期待。这里选择了几种对多数人来说是很普通的日常活动，相同的原则也适用于不同人的需要，例如工作环境和爱好。切不可太晚才开始将日常活动纳入治疗计划中，只要治疗师给患者充分的引导以避免挫折或失败就行(第1章)。

个人卫生

清　洗

患者坐在洗手盆前,最好是坐在凳子或椅子上。当患者将盆中装满水并测试温度后,将偏瘫手臂放入洗手盆。这样就抑制了偏瘫侧身体下沉,达到对称的直立姿势。用这种姿势洗手臂和腋窝也较容易(图 10.1)。

清洗健侧手臂时,将浸过肥皂水的毛巾固定在洗手池边缘,患者健侧手臂就在上面擦洗(图 10.2)。要擦干健侧手臂时,可将一条毛巾放在腿上,把手臂在上面擦干(图 10.3)。一种带吸盘的指甲刷使患者能够清洗指甲(图 10.4)。

只有少数患者能自己修剪指甲。把一种固定在小木条上的指甲刀,通过两个吸盘固定在一个支持面上,使患者能修剪指甲(图 10.5)。

为擦干后背,患者将毛巾抛过一侧肩,披于身后,然后从身后抓住毛巾的另一端向下横擦后背。然后再换到另一侧肩上。这种方法可用于洗澡或淋浴后,需要擦干后背的其他情况都可用这种方法(图 10.6)。

刷　牙

首先坐着,如果洗手盆边缘足够大,就把患侧手臂放在洗手盆边上。即使偏瘫手只恢复少许主动运动,也可用偏瘫手握住牙刷,用健手挤牙膏,而不是用患手放在洗手盆上保持平

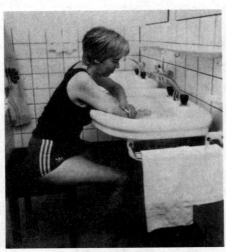

图 10.1.　在洗手盆前的姿势(右侧偏瘫)。

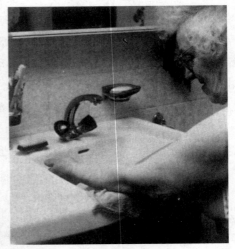

图 10.2.　洗健侧手臂(右侧偏瘫)。

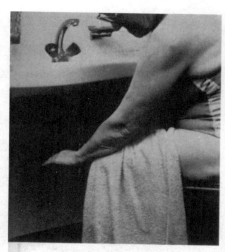

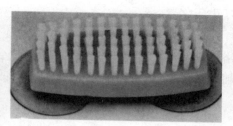

图 10.4. 改装后的指甲刷,可用于清洁指甲或假牙。

◁图 10.3. 擦干健侧手臂(右侧偏瘫)。

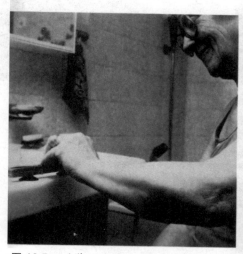

图 10.5. 改装后的指甲刀(右侧偏瘫)。

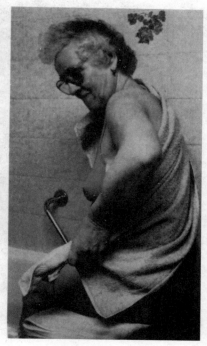

图 10.6. 将毛巾从右肩抛到后面,用健手擦干后背(右侧偏瘫)。 ▷

衡。只要可能，患者就应当站立刷牙。当恢复了充分的活动能力后，可用患手把持住水池的一侧，或者把患臂向前置于抑制痉挛的位置。

盆内洗浴

盆浴不仅是为了卫生，还是一种享受。教会患者如何安全地、容易地进出浴盆很重要，最好不用辅助具。大多数可以独立步行的患者将能够掌握下面的方法。患者第一次试着在盆内

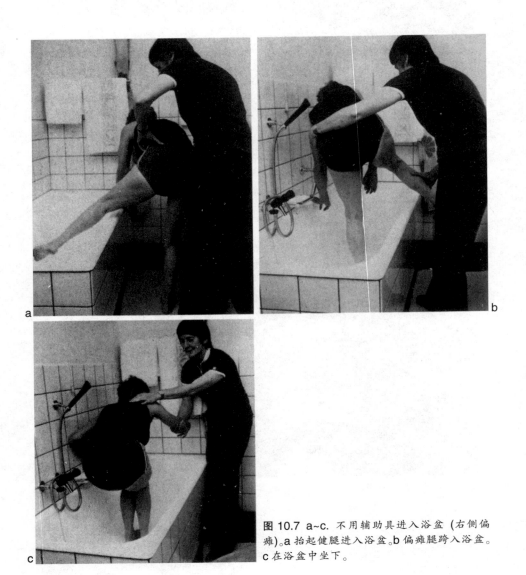

图 10.7 a~c. 不用辅助具进入浴盆（右侧偏瘫）。a 抬起健腿进入浴盆。b 偏瘫腿跨入浴盆。c 在浴盆中坐下。

洗浴时常有困难,往往需要治疗师帮助才能学习该活动程序。该方法由患者自己解决问题,是个有价值的练习,因为它不需要特殊的浴盆或扶手。

进入浴盆

不论水龙头和塞子的位置在哪一头,患者都用健侧靠浴盆站立。浴盆内已放满温度适宜的水。用健手抓住靠近的浴盆边缘,同时抬起健腿进入浴盆。治疗师扶着患者骨盆两侧帮助他完成这一动作(图 10.7a)。

患者健手移到浴盆另一侧边缘,向前上方抬起偏瘫腿进入浴盆。治疗师帮助他充分屈曲膝关节和髋关节。患者向后抬腿进入盆几乎是不可能的,因为这是一种很强的选择性运动,即主动屈曲膝关节同时伸髋关节(图 10.7b)。

患者把持住浴盆侧边或水龙头,身体下沉进入盆内坐下。水产生的浮力能帮助患者。治疗师的一只手放在患者肩胛骨上,身体后倾,用体重对抗患者向下运动。另一只手向前放松患者的手臂,防止患臂出现屈曲联合反应(图 10.7c)。

患者自己洗澡时,用细绳穿住一块肥皂挂在颈部,使患手能将肥皂擦在洗澡巾上或健手上(图 10.8)。

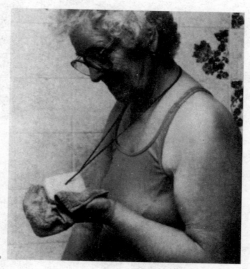

图 10.8. 用细绳拴住的肥皂(右侧偏瘫)。

从浴盆中出来

洗完澡后,患者拔掉塞子,然后尽可能屈起双腿准备从浴盆中出来。患者用健手帮患膝充分靠向健侧,双足尽量靠近浴盆另一侧。患者用健手拉偏瘫手臂向前横过身体,并且尽可能向健侧绕,使患肩充分向前,达到躯干旋转(图 10.9a)。

然后,患者将健手置于身后支持在浴盆底或按在浴盆端头,用双膝负重,抬起臀部使自

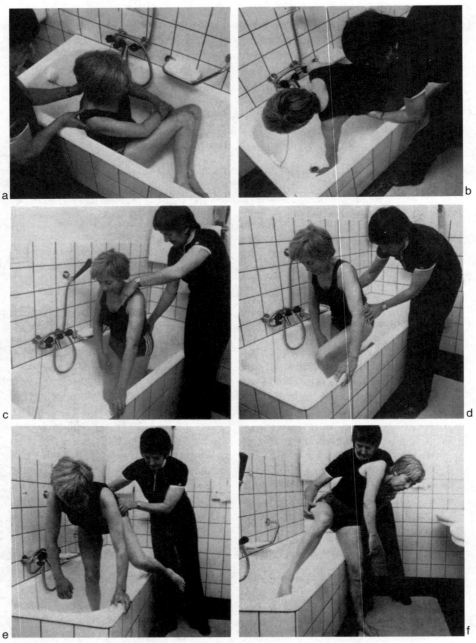

图10.9 a~f.不用辅助具从浴盆中出来(右侧偏瘫)。 a准备双膝支撑转身。b双膝支撑转身,治疗师扶着患者骨盆给予帮助。c上身直立成跪立位。d偏瘫膝支撑的半跪位。e站起并抬起健腿跨出浴盆。f转身抬起偏瘫腿出浴盆。

己完全转过身来。治疗师扶着患者骨盆两侧促进抬起臀部并且转身(图 10.9b)。

接着,患者跪立,直起上身,向前伸髋(图 10.9c)。

健手把持住浴盆边缘,一条腿向前(最好是健腿) 形成单腿跪位(图 10.9d)。

重心向前移至前脚掌上,身体向上站起,但手仍把持住浴盆边缘,然后抬起健足跨出浴盆(图 10.9e)。

手仍保持在那里,患者外旋健侧髋使足踩在地面上。患者转身,用健手抓住身后浴盆边缘,通过屈曲而抬起偏瘫腿跨出浴盆(图 10.9f)。

对于还不能掌握这种方法进出浴盆的患者,有两种辅助方法会有所帮助:

1.对于仍在使用轮椅及从坐位到站立有困难的患者,可把一块宽木板放在浴盆一端上面。板下面用螺丝拧上两个橡皮柱以固定该板在浴盆上的位置(图 10.10a)。患者在帮助下从椅子上向木板上转移,偏瘫侧要先上木板(图 10.10b),又握双手,抬起偏瘫腿进入浴盆(图 10.10c)。然后,主动抬起健腿进入浴盆。一条毛巾铺在板上,帮助患者滑到板中间。接着患者坐在板上开始自己洗澡。浴帘塞在患者的健侧臀下, 可防止淋浴器的水冲洒到地面上 (图 10.10d)。患者擦干身体后,在帮助下移回到轮椅上。

2.把一只矮浴凳放在板的下方,并在浴盆中充水。患者首先像在第一种方法中那样移坐到木板上,然后充分前倾身体并从板上抬起臀部,以便帮助者拿掉木板并引导患者坐在矮浴

图 10.10a~d.在帮助下进入浴盆(右侧偏瘫)。a 一块木板被放在浴盆上。b 偏瘫侧先从轮椅中转移到木板上。

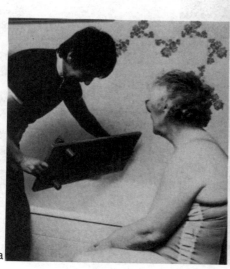
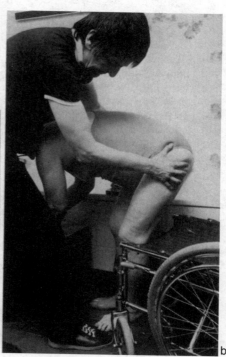

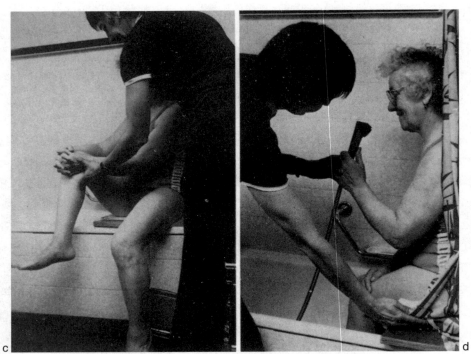

图 10.10 c 抬起偏瘫腿进入浴盆。d 坐在木板上,洗浴前把浴帘塞在一侧臀下。

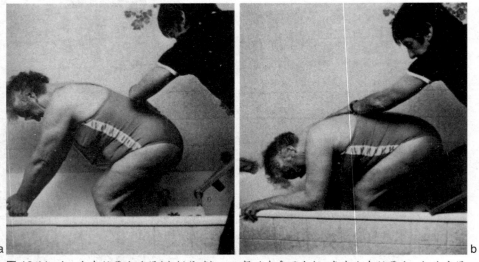

图 10.11a、b. 坐在矮凳上洗澡(右侧偏瘫)。 a 帮助者拿开木板,患者坐在矮凳上。b 洗完澡后患者抬起臀部,使帮助者能将木板放回。

凳上(图 10.11a)。患者在这个位置上洗澡并擦干身体,洗完后可将浴盆中的水排尽。然后从矮凳上抬起臀部,帮助者将木板放回,让患者再次坐在木板上。由于这种坐位较低,患者手臂可能需要前伸并把持住浴盆边缘以便支持自己,而不是双手叉握在一起(图 10.11b)。患者在帮助下转移到轮椅上。

普通淋浴

一些患者可能喜欢淋浴或发现进行淋浴比较容易。必须给患者提供一个座位,使患者能坐着洗澡。在单独的淋浴间里,座位可以是折叠型的,装在墙上或者在靠墙角的地方放个洗浴凳,以得到额外的支持(图 10.12)。如果淋浴器在浴盆的上方,患者要像已经描述的那样先进入浴盆,并需要把某种类型的座位放在浴盆内或固定在浴盆上。用线穿过肥皂以固定肥皂仍很有帮助。

穿　衣

不要忘记,穿衣之前还要决定穿什么以及要到衣柜中取出衣物(图 10.13)。 患者要坐在直背的轮椅上,双足平放在地上,而不要坐在床边。因为床垫的稳定性差,会增加患者维持坐位平衡的难度,并且床的高度也常常不合适。患者最终都应该能穿上他们所选择的衣服,但首先选用宽松简单的衣物能使他们更容易、更快捷地学会穿衣的步骤和衣服的摆放(Leviton-Rheingold 等,1980)。

当衣服摆放在患者面前时,即衣服在他的视觉范围内,以正确的顺序放置,这样,穿衣过程就更为简单,并符合患者的认知水平(图 10.14)。以后,衣服可在偏瘫侧放好,使患者拿衣服时都转向患侧。

在患者刚开始学习自己穿衣时,不必自己穿所有的衣服。如果患者有明显的知觉障碍,穿衣可能要占用很长时间。应该是治疗师或护士帮助患者按常规顺序,指导他穿上一两件衣服。重要的是帮助患者穿衣的每个人,从一开始就要遵循相同的常规步骤,这样患者就能按照同样的顺序学会穿衣。

单手穿衣有许多不同的方法,决定用什么方法在于各个治疗师。重要的是患者在完成穿衣过程中不能过度用力,也不要出现联合反应。下列方法推荐给大多数患者。一个简单的原则是,每种方法均从偏瘫侧肢体开始。

穿内衣

衣服放在偏瘫侧椅子上,患者首先穿上内衣。穿衬裤和穿外裤的方法相同,首先把偏瘫膝交叉在健腿上,使他能从脚上拉起裤子(见图 10.16a)。

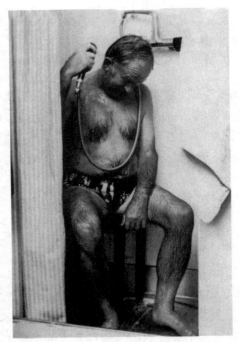

图 10.12. 坐在凳子上淋浴(左侧偏瘫)。

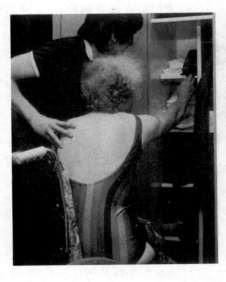

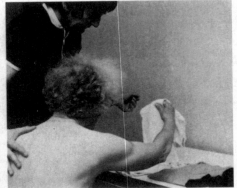

图 10.14. 把衣服以正确的顺序排列在患者面前,使穿衣变得简单(左侧偏瘫)。

◁图 10.13. 从衣柜中取出要穿的衣服(左侧偏瘫)。

穿袜子

穿袜子时,患者首先要将偏瘫腿交叉在健腿上。如果不能主动这样做,可用叉握的双手抬起偏瘫腿(图 10.15a)。患者切不可用健手抓握偏瘫腿用力拉腿成交叉放置,因为这将引起偏瘫侧以痉挛模式强烈后缩。然后,患者用拇指和食指张开袜口,身体充分向前倾斜,把袜子套在脚上。套袜子之前,患者要使自己偏瘫手臂向前,肩前伸并且伸肘(图 10.15b)。用同样的方法穿上另一只袜子,这样体重都压在偏瘫侧上,从而防止了该侧手臂和腿的联合反应(图 10.15c、d)。

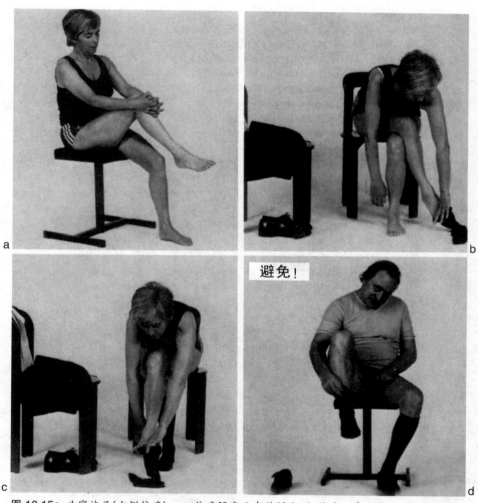

图 10.15a~d.穿袜子(右侧偏瘫)。a偏瘫腿交叉在健腿上。b偏瘫足穿上袜子。患臂保持向前。c健腿跷起,健足穿上袜子。d当健腿没有交叉在患腿上时,发生联合反应(左侧偏瘫)。

穿裤子

　　穿裤子时,患者首先将患腿交叉在健腿上,然后尽可能向上套上裤腿(图 10.16a),当这一只裤腿套好,患足已平放回地板上时,患者就可以套上另一裤腿。整个过程中,偏瘫手臂都要保持充分前伸。

　　双脚负重站立,患者将臀部抬离椅子并将裤腰向上拉到腰部(图 10.16b),接着在站立位或再次坐下后系好裤带。首先要指导患者的手不要忽略偏瘫侧,造成该侧裤子掉下。如果患者站立时维持平衡有困难,在他前面放一张桌子会有很大帮助。它提供了安全及定位作用(图 10.16c)。

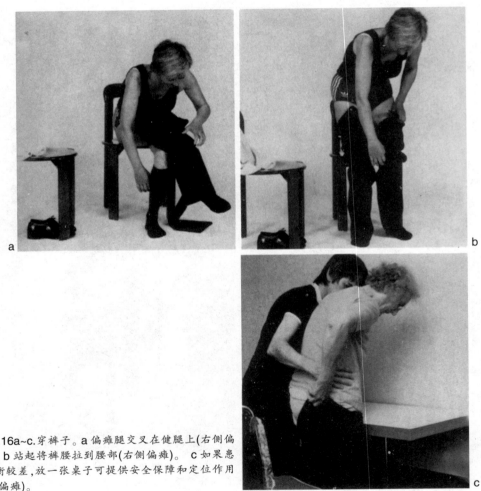

图 10.16a~c.穿裤子。a 偏瘫腿交叉在健腿上(右侧偏瘫)。 b 站起将裤腰拉到腰部(右侧偏瘫)。 c 如果患者平衡较差,放一张桌子可提供安全保障和定位作用(左侧偏瘫)。

穿衬衫或夹克衫

穿衬衣、羊毛开衫或夹克衫时,患者将衣服横放在双膝上摆好,让袖筒悬垂于双膝之间,使得偏瘫手容易穿入其中(图 10.17a)。然后,患者将袖筒沿手臂上拉到肩(图 10.17b)。患者肩胛前伸,保持肘关节伸直。患者健手从身后绕过去抓住衣服,把它拉向健侧,直到健臂能穿入这一侧袖筒。一些站立平衡良好的患者将发现,站着穿衬衣会更容易些。

系健侧袖口扣子的问题,可以通过在袖口缝上松紧带而得到解决。这样既能保留扣子,又不影响手臂穿过袖口。

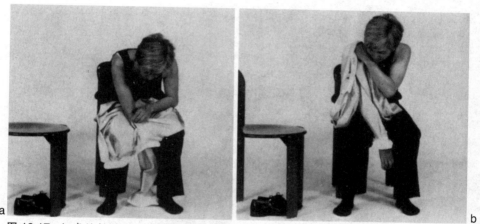

图 10.17a、b.穿衬衫(右侧偏瘫)。 a 偏瘫手臂穿进已整理好的袖子中。b 将袖子拉到肩上。

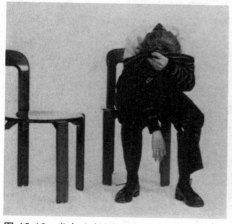

图 10.18. 穿套头衫(右侧偏瘫)。

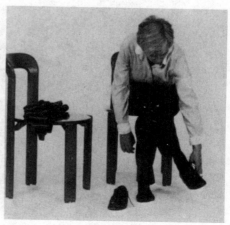

图 10.19. 穿偏瘫侧的鞋(右侧偏瘫)。

穿套头衫或 T 恤衫

穿套衫或 T 恤衫时,患者在双膝上整理好衣服,使领子朝前,颈部标签在上方。患臂的袖子仍然悬垂于双膝之间。用健手帮助偏瘫手臂伸进袖子里,健手将袖子拉到肩上,然后健臂再穿入另一袖子。抓住套衫的背面套过自己的头,身体仍然充分前倾,使患侧手臂保持伸直(图 10.18)。

穿　鞋

患者可以像穿袜子那样穿上鞋(图 10.19),但脚要平放在地板上才能系上鞋带。如果患者穿系带的鞋子,必要的话,鞋带的穿法应使患者能用单手系紧(图 10.20a~c)。

图 10.20a~c. 单手系鞋带。a 鞋带一端在鞋的一侧打一个结。b 鞋带两次穿过顶端孔以保持牢固。c 鞋带打结。

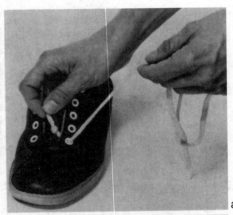

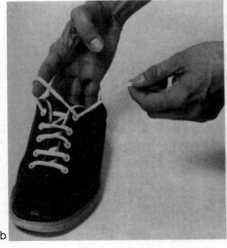

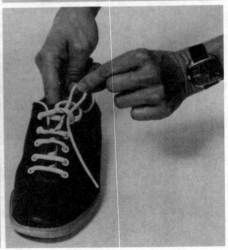

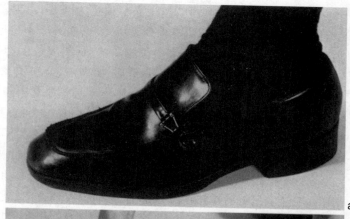
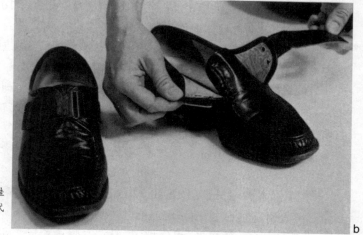

图 10.21a、b.不用系鞋带的鞋。a 软皮鞋有坚固的支撑作用。b 用尼龙扣带取代原来的鞋带。

软皮鞋外观漂亮又无需系鞋带,而且对脚有良好的支持(图 10.21a)。有些患者发现带有拉链的短统靴穿起来更容易,并对踝关节有额外的支持作用。某些鞋或短统靴带有尼龙扣带,患者也可让当地的鞋匠在自己的鞋上安上尼龙扣带(图 10.21b)。

穿外套

户外穿的外套在患者站立时最好穿,就和穿羊毛开衫一样。如果偏瘫手臂有严重的痉挛,或这个外套相当重,患者可能需要在桌子上整理好外套,使偏瘫手能在健手的帮助下穿入袖子中。

戴胸罩

如何用一只手戴上"乳罩"是一个独特的问题,因为以前解决该问题的方法对于大部分女性患者来说,已经被证明不太令人满意,其实并非不可能。许多现代女性自己选择不再戴胸罩,但不应该强迫那些偏瘫前戴胸罩的患者,仅仅因为她们不能自己戴,就放弃她们的习惯。老年患者确实感到戴胸罩很不舒服。此外,患者戴胸罩还有另外的原因,尤其是那些乳房太丰满、太沉重的人。步行时保持胸椎伸直是偏瘫常遇到的问题(Davies1990),没有支撑的乳房重量可能明显增加保持胸椎伸直的困难。一位多年前患偏瘫的女士,发现了一种用一只手容易而且有效地戴胸罩的方法,此后许多患者已经学会了应用这种方法。

左侧偏瘫的患者:

·患者把胸罩放在左侧大腿上,靠近身体,右杯内面朝上,吊带朝向膝。

·用健手把右吊带挂在左拇指上,然后向身体方向拉胸罩,使右吊带紧靠左手虎口。要保证胸罩这一端平放在大腿上,左手拇指朝上钩住吊带(图 10.22a)。

·然后右手横过身体前面,把胸罩另一端尽可能从身后绕过来。

·健手从右侧后面抓住胸罩这一端,绕到身体前面,拉到挂钩朝上的另一端(图 10.22b)。尽管弹力带往回拉,那一端因吊带由偏瘫手虎口钩住而保持在那里。

·用健手把持住这一端,使扣眼朝下,对准位置下压,与挂钩挂住(图 10.22c)

·把右吊带从偏瘫手虎口处拿下来,然后充分拉胸罩转向左侧,直到左吊带充分转到左侧前面,能在健手帮助下让左手穿进环中(图 10.22d)。

·仍用健手把左吊带上拉到左肩上,并把胸罩拉圆,然后向上拉,使左乳房正好在杯中(图 10.22e)。

·右手滑入右侧吊带中(图 10.22f),把它提到肩上,然后拉右杯扣在右乳房上并调整乳罩其余部分至舒适的位置(图 10.22g)。

对于右侧偏瘫的患者,程序相同,但左右侧正相反。主要不同是用右手固定左侧吊带的位置,带扣眼的一端将位于患者大腿上,扣眼朝下。因此她在把胸罩带钩的另一端绕到前面系上胸罩之前,必须把它翻转过来。

·患者把胸罩放在右侧大腿上,靠近身体,左杯内面朝上,吊带朝向膝。

·用健手把左吊带挂在右拇指上,然后向身体方向拉胸罩,使左吊带紧靠右手虎口。要保证胸罩这一端平放在大腿上,右手拇指朝上钩住吊带。

·然后左手横过身体前面,把胸罩另一端尽可能从身后绕过来。

·健手从左侧后面抓住胸罩这一端,绕到身体前面,拉到扣眼朝上的另一端。尽管弹力带往回拉,那一端因吊带由偏瘫手虎口钩住而保持在那里。

·用健手把持住这一端,使挂钩朝下,对准位置下压,使挂钩挂住扣眼。当她拉胸罩另一端绕到前面而使扣眼移位时,在挂上拉钩之前,用健手摆正其位置,同时仍用患手拇指与食指之间钩住那一端。

·把左吊带从偏瘫手虎口处拿下来,然后充分拉胸罩转向右侧,直到右吊带充分转到右侧前面,能在健手帮助下让右手穿进环中。

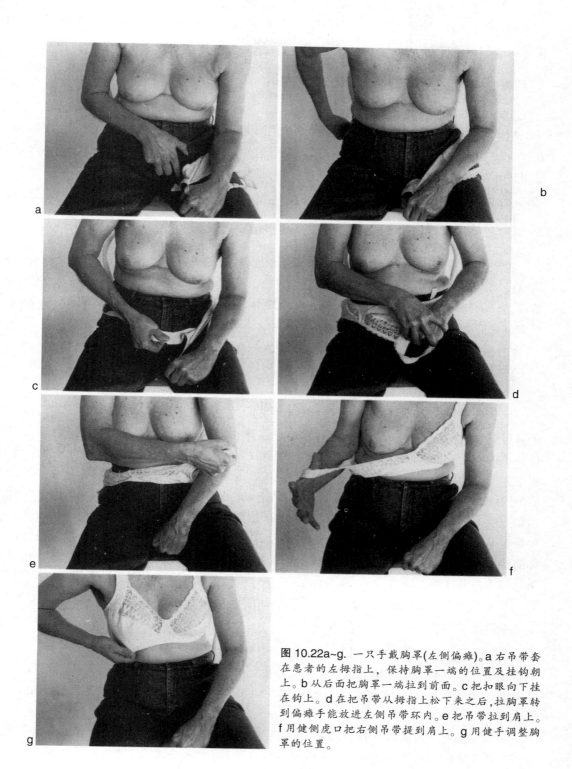

图 10.22a~g. 一只手戴胸罩(左侧偏瘫)。a 右吊带套在患者的左拇指上，保持胸罩一端的位置及挂钩朝上。b 从后面把胸罩一端拉到前面。c 把扣眼向下挂在钩上。d 在把吊带从拇指上松下来之后，拉胸罩转到偏瘫手能放进左侧吊带环内。e 把吊带拉到肩上。f 用健侧虎口把右侧吊带提到肩上。g 用健手调整胸罩的位置。

·仍用健手把右吊带上拉到右肩上,并把胸罩拉圆,然后向上拉,使右乳房正好在杯中。

·左手滑入左侧吊带中,把它提到肩上,然后拉左杯扣在左乳房上并调整乳罩其余部分至舒适的位置。

脱胸罩

用一只手脱胸罩对于患者来说通常不存在问题,尤其是那些右侧偏瘫的患者。她用左手在后背解开挂钩,然后先取下健侧吊带,再取下患侧吊带。如果患者在后背解开挂钩有困难,她可以先脱下健侧吊带,再脱下患侧吊带,然后把挂钩转到前面再解开。

脱　衣

脱衣服比穿衣服要简单些,因为患者已认识到应该做的每一步骤(认知水平;Affolter 1981)。该活动是以穿衣同样的顺序和模式进行的,即腿交叉跷起,保持偏瘫手臂向前伸等。然而,患者必须先脱健侧,这样才能从偏瘫侧脱下衣服。在正常生活中,脱掉衣服或脱衣服后把衣服放好是常规活动中的组成部分,所以应包括在患者的训练程序之中。

进　食

患者进食所遇到的问题将在第13章做充分的讨论。另外,教患者如何坐下,如何移动椅子靠近餐桌也很重要。患者走到桌旁,将椅子拉开些使自己能坐下。坐下后他从两腿之间抓住椅子前边,充分前倾身体,以便能抬起臀部,将椅子拉近餐桌(图10.23a)。患者把偏瘫手臂置于桌子上向前放,调整坐姿。进食时,手臂正确的位置将帮助患者保持一个对称直立的坐姿(图10.23b)。如果偏瘫手臂恢复了一些主动运动,患者可以用患手拿食物吃(指在正常时人们就用手拿的食物)。持叉或匙需要更精细的运动和控制。刚开始可进食水果、面包和饼干这些最容易进食的食物。喝杯子中的饮料仅需少许的主动运动,患者还可以用健手帮助稳定持杯的患手(图10.24)。只要可能,就要鼓励患者用双手使用刀叉进食,尽管患者已经能熟练地单用健手进食了。

驾驶汽车

能够重新驾驶汽车将增加患者的活动自由度和独立性,并提高其生活质量。只要患者有了充分的功能恢复,就应考虑这种可能性。要了解所在国家的法律规定,使患者能安全、合法及有资格驾驶汽车。

为偏瘫驾车者改装汽车比较简单,现代电子技术的发展,使得改装技术有了很大程度的提高。对于只有一辆车的家庭,事实上,可以对汽车只做微小的改动,使其他家庭成员能像正常时那样驾驶很重要。

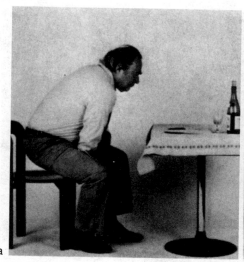
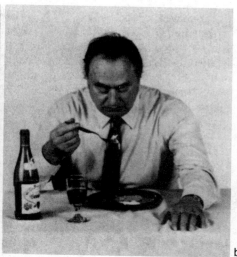

图 10.23a、b. a 将椅子拉近桌子(左侧偏瘫)。b 进食时直立对称的坐姿,偏瘫臂支持在桌子上。

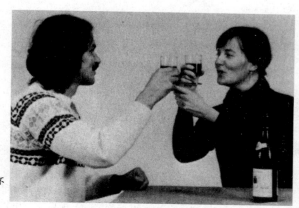

图 10.24. 用偏瘫手喝杯中饮料(右侧偏瘫)。

下面是基本原则:

·汽车必须有自动挡。

·具有助力转向,使驾驶更容易,在方向盘上装一个球形把手,可用一只手容易地转动方向盘。

·油门和刹车必须由健腿来操纵,这意味着右侧偏瘫患者,油门踏板可能需要移到另一侧,或需要附加一个装置延伸到另一侧(图 10.25a)。

·汽车前灯和挡风玻璃雨刮器必须是健手无须离开方向盘就可以开启(图 10.25b)。

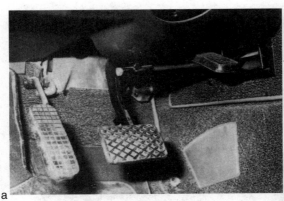
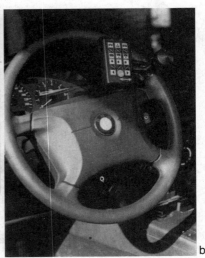

图 10.25 a、b. 汽车改装。a 健腿操纵油门和刹车踏板(右侧偏瘫)。b 健手不离开方向盘就能控制前灯、转向灯及雨刮器(左侧偏瘫)。

· 当患者驾驶汽车时,必须有一个扶手托住偏瘫手臂,以帮助他维持一个对称的姿势。

思 考

自然,患者容易地站立、行走及上下楼梯的能力,将极大地增加他在日常生活中的独立性和生活质量。良好的平衡是容易地、安全地进行所有日常生活活动的基础。虽然帮助患者达到独立是康复的一个主要目标,但独立也始终应该同时具有治疗作用,这样,即使治疗后出院,他仍能继续取得进步。因此,要考虑的问题不仅是比如他能否穿上衣服,而且还有他是如何穿上的。在日常生活活动中反复用费力的和异常的运动将增高肌张力,一旦形成习惯,以后就很难改变。必须注意不使某些反复的姿势引起身体对称性的进一步丧失。例如,多数患者携带一个挎包,使他们能更容易地用仅有的一只功能手。如果包是挎在健侧肩上,患者会一直耸这一侧肩,以防止包带滑落。健侧肩的上提增加了患侧躯干的短缩。当用不同的携包方法时,姿势立即得到改善。这种观察结果和找出一种可替代的解决办法,对保持已达到的进步,以及患者美观和功能起着重要作用。

因此,小组治疗在整个康复阶段都是最重要的。在患者学习如何用正确的和以治疗性的方法进行日常生活活动期间,所有帮助患者的人都要使用相同的治疗程序和原则。当小组中的不同成员给予相互矛盾的帮助或指导时,就会引起混乱。例如,即使患者要按时赴约而需要帮助他尽快穿上衣服,帮助者也要用患者已经学习过的相同穿衣程序来帮助他。患者的亲属是小组中最重要的成员,通过认真的指导,他们确实能正确地帮助患者,并使患者取得更大的进步。

第11章
垫上活动

　　垫上活动在偏瘫患者的治疗过程中起着重要的作用。患者在垫上重新学习身体的运动，并在变换体位时与垫子的接触中感觉身体的运动。有感觉障碍的患者在空旷的空间里进行锻炼会有困难，因为在这里，他们完全依靠自身反馈系统确定运动是否正确。垫子为运动提供了充分的阻力，患者可以通过感受身体不同部位的阻力变化，更好地确定自身的体位。患者可在垫上自由活动而不必担心跌倒。害怕行走时跌倒或害怕户外运动的患者，可以通过垫上活动克服恐惧心理，学习从地板上站起来。当患者熟悉了向下坐到地板上的过程，知道了一旦跌倒了他将能重新站起来，害怕的心理自己就减少了。除非患者能以某种方式从地板上站起来，否则就不能算完全独立。许多患者自己独处时跌倒了，虽未受伤，却不得不在地上躺数小时，直到别人发现。

　　然而，帮助患者进行垫上运动，不仅仅作为一旦跌倒了教他如何再站起来的一种方法，垫上活动也可治疗性地用于许多途径。它提供了通过运动肢体近端减轻远端的痉挛，以及恢复躯干和四肢选择性运动的机会。所有年龄组的患者均喜欢垫上活动(图 11.1)，只要给予适当的支持和充分的促进，尤其是第一次尝试做各种不同活动的患者，就能从中受益。垫上活

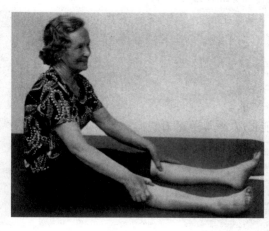

图 11.1 甚至 80 岁的老年患者也喜欢垫上活动(右侧偏瘫)。

动要循序渐进, 如果患者和治疗师刚开始时感觉直接坐到地板上的垫子上及再站立起来不安全,可以在一高垫子上先练习不同的运动程序,直到获得充分的信心。

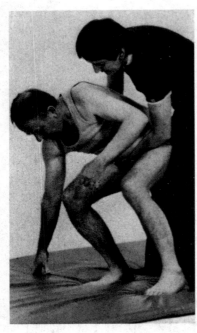

图 11.2 在患者学会正确坐下的方法之前,帮助心情紧张的患者安全地坐到垫上(左侧偏瘫)。

坐到垫上

目的是让患者通过偏瘫腿单腿跪,学习跪到垫子上,然后坐向一侧;从侧坐位躺下或两腿放在前面坐正。如果刚开始患者觉得没有把握,或治疗师不能肯定患者是否能用跪位支撑自己,可以让患者选择任何坐到垫子上的方式,治疗师在旁边给予必要的帮助。最容易的方法通常是治疗师站在患者后面牢固地支持患者, 患者把健手先放在垫子上, 慢慢弯膝坐下(图 11.2)。这一阶段患者只要能迅速、安全、平稳地坐下就行,至于采用什么方式坐下并不重要。一旦患者能坐下,就可以练习正常的治疗性运动程序。

促进该运动的顺序如下:

· 患者走到垫子中间,健腿向前迈一步,为偏瘫腿跪下做准备(图 11.3a)。通常需要用健腿向前迈一步,因为大部分患者在跪下之前,不能像正常那样屈患腿向后。这种运动是非常具有选择性的,需要主动伸髋同时屈膝及足跖屈。

· 治疗师把双手先放在患者双髋上面帮助,然后把双手放在患者双肩上面,紧靠患者身后站立。治疗师用一侧的膝向前抵患者的膝,促进其屈曲(图 11.3b)。

· 当患者慢慢移向垫子时, 治疗师通过让患者的髋沿治疗师的大腿下滑而承担一定的重量,并控制运动速度,以防止过于僵硬(图 11.3c)。

·当患者的膝达到地面时,治疗师从后面用膝抵患者的髋,以防止髋突然屈曲,并引导患者的骨盆和躯干朝向支撑腿(图 11.3d)。治疗师用放在肩前面的手帮助患者伸躯干并矫正负重髋的姿势。一旦调整好单腿跪后,患者就将健侧膝向后放到偏瘫膝旁成双膝跪位。

·患者双膝支撑自己后,治疗师立即检查偏瘫足的位置是否正确。由于膝屈曲,偏瘫足常因大蹈趾受压疼痛而引起内翻。一旦出现这种情况,治疗师立即用一只手矫正偏瘫足的位置(图 11.3e)。另一只手置于患者胸前,防止患者向前倾倒。

侧　坐

患者以一侧坐下,开始时先用健手支持自己。当患者学会该运动并能有效地控制躯干后,就可以不用手的帮助从一侧坐到另一侧。

促进该运动的顺序如下:

·当患者向右侧坐下时,治疗师站于患者身后,左手置于患者的左髂嵴前面。右手协助右肩向前,并拉长该侧躯干,同时左手向下、向外侧压,以引导右臀部着地(图 11.4a)。

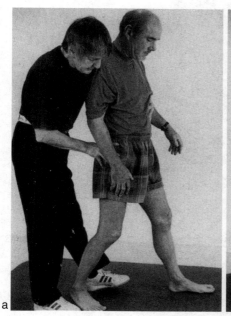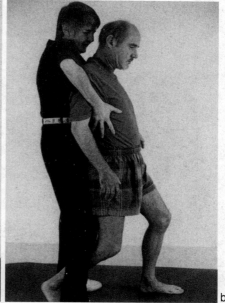

图 11.3 a~e 教患者以正常的、治疗性的方式坐到垫上(右侧偏瘫)。a 在患者用健腿向前迈步时,治疗师帮助他伸髋。b 治疗师用膝引导偏瘫膝开始屈曲。

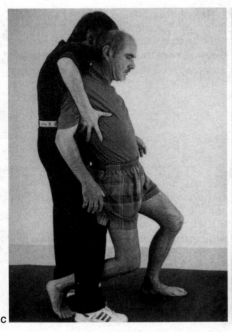
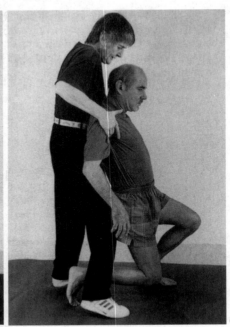
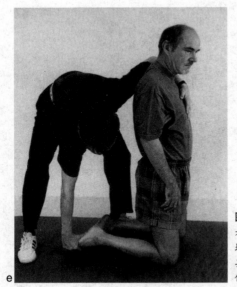

图 11.3 c 治疗师紧靠患者身后站立，当患者滑下时控制运动速度。d 当患者的膝到达地面时，治疗师用膝靠在患者伸髋肌上防止其屈髋。e 当患者双膝跪时，治疗师立即纠正偏瘫足的姿势。

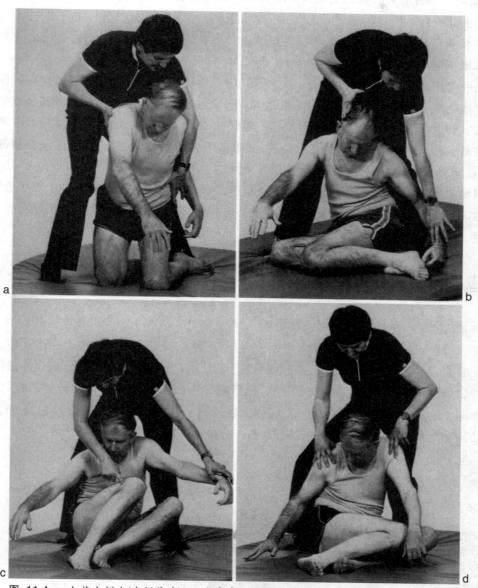

图 11.4 a~d 垫上侧坐(左侧偏瘫)。a 当患者从跪立位到健侧坐时,治疗师促进患者的躯干旋转并移动双足使自己的腿内侧能支持患者躯干。b 患者尝试不用健手支持保持正确的姿势。c 偏瘫侧坐。d 治疗师用腿支持患者的躯干。

·当患者臀部慢慢坐到垫上时，治疗师迅速移动双脚，以便用双腿内侧支持患者的躯干。治疗师用右腿帮助患者这一侧躯干向前旋，并防止患者向侧方和后方倾倒，因为开始的时候，患者有向侧方和后方倾倒的倾向(图 11.4b)。如果患者头部不能自动直立，治疗师可以帮助患者头部的直立反应。

从右侧坐转向左侧坐时，患者需将双膝在身前一同抬起(图 11.4c)，转向左侧，直到以左侧臀部坐，下面的腿放平，双膝并拢。

治疗师用一只手帮助患侧膝适当地运动，患者移动时，治疗师也改变脚的位置，使自己能正确地用左腿内侧支持患者的躯干(图 11.4d)。由于患侧躯干旋转及屈肌延长及缩短功能的丧失，刚开始运动时可能会感觉困难且不舒服。如果患者双膝缓慢地、轻柔地从一侧向另一侧移动，开始时不必立即达到终点位置，随着躯干痉挛状态的逐渐减轻，运动变得越来越容易，直到最后患者能够从一侧完全坐到另一侧。

偏瘫侧坐可抑制躯干侧屈肌的痉挛，使肩胛放松。通过患者充分外旋并上举手臂，同时反复做向患侧重心转移的活动可增加该作用。在同一体位，治疗师可把患者的手放在体侧，肘伸直，练习通过手臂支持体重及主动伸肘(图 11.5)。

直腿坐的活动

患者从侧坐位把腿向前伸直成直腿坐，双手向前置于双腿上。尽可能保持膝伸直，双手沿腿缓慢滑向双足，治疗师跪在患者前面引导患臂，使该运动无过度用力。当感到整个手臂不再从肩胛骨处向后牵拉时，让患者把双手置于腿上(图 11.6a)。如有必要，治疗师把持住患足于背屈位。当偏瘫手置于对侧腿上时，可使患侧肩胛骨前伸，上部躯干旋转。偏瘫手放在健腿上有助于患者学习抑制肩胛骨后缩，实际上也抑制了整个手臂的屈肌痉挛模式。当健手进行主动运动时，尽量使患手保持在健腿上(图 11.6b)。

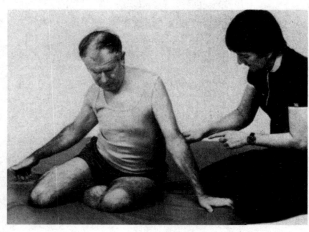

图 11.5 侧坐选择性伸偏瘫侧臂。

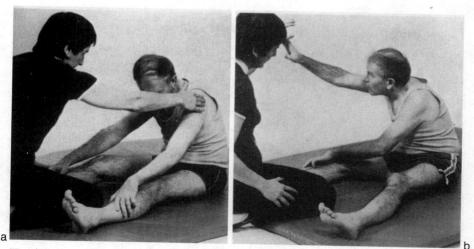

图 11.6 a、b　直腿坐,抑制整个上肢的屈肌痉挛(左侧偏瘫)。a 把双手放在腿上。b 健侧手臂主动运动时,偏瘫手放在健腿上。

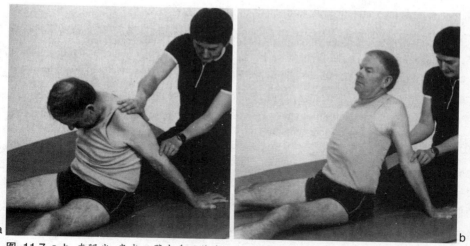

图 11.7 a、b　直腿坐,患者双臂在身后伸直,通过运动近端抑制远端痉挛。a 屈曲。b 伸脊柱(左侧偏瘫)。

　　患者双手置于身后的垫子上,并通过手臂伸直外旋支撑体重。治疗师帮助患者伸肘,从一侧到另一侧转移重心,以使肩胛骨在胸壁上自由移动。患者双手掌应平放在垫上,抑制屈曲痉挛的同时刺激伸肌活动。患者还可以通过弯曲胸椎,同时双手仍保持原来的位置来抑制肩胛骨周围的痉挛,结果使两侧肩胛骨充分前伸(图 11.7a)。然后患者再尽可能后伸脊柱,当患者移动躯干而上肢固定不动时,便抑制了肩及上肢的痉挛(图 11.7b)。

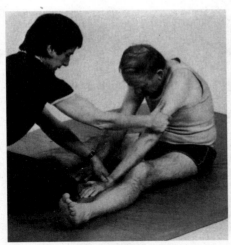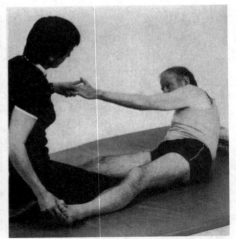

图 11.8 双手平放在地上以抑制肩胛后缩。　　图 11.9 通过旋转躯干帮助躺下和坐起(左侧偏瘫)。

同样的活动如在第 8 章中所述,可在站立位和坐位,手支持在治疗床上进行。患者将双手平放在两腿之间的垫子上,治疗师帮助患者抑制肩胛骨的后缩及下沉(图 11.8)。当治疗师感觉到肌张力降低时,可让患者保持伸肘。然后让患者在主动伸肘之前,使肘微屈。

为从直腿坐位到仰卧位,然后再坐起来,在治疗师充分抑制患者手臂痉挛,保持患臂向前伸时,患者躯干充分旋转,缓慢向健侧躺下。偏瘫肩保持充分向前,努力防止活动时肩后缩(图 11.9)。患者然后通过健侧再回到直腿坐位,偏瘫肩前伸,治疗师帮助保持患臂伸直。当患者进行仰卧时,涉及翻身的那些活动将以很好的运动顺序进行。

翻　身

向一侧翻身对患者来说是一项比较容易的运动,可以轻轻地、有节奏地促进翻身。不管是向两侧翻身,还是向俯卧位翻身,治疗师都必须保证患者运用正常的运动模式。未经训练的患者往往使用健腿推身后的垫子,或把健腿放到身前使翻身运动放慢。患者可能保持头于过伸位或在向前翻身时用健手在身体前面支撑,向后翻身时健手在身体后支撑。治疗师要根据情况调整促进方法,直到患者能以正确的方式独立翻身成俯卧位。

由于翻身是非常有益的活动,可用于任何阶段的治疗,但始终需要适量的帮助和逐渐改进。如果用一种宽的高垫子或把两张治疗床拼在一起以增加宽度,翻身甚至可以在患者能上垫之前进行练习。在上肢尝试主动运动之前,翻身还可用于抑制痉挛。

向偏瘫侧翻身

向患侧翻身对患者来说是比较容易的运动,患者从卧床早期就可以学习以正常的运动模式向患侧翻身(见第 5 章)。早期一定要保护易受伤的患侧肩,如已有肩痛,治疗师要用臂和腰部夹住患者手臂,用手支持患者上臂。治疗师这样做可保持患者肩胛骨及肩的前伸。治疗师用另一只手促进患者健腿的运动,健腿必须向前抬起来放到患腿前面,不要蹬身后的治疗床或垫子。通常患腿在向患侧翻身时不能外旋,而是内旋,这是痉挛伸展模式的一部分。因此,治疗师要把另一只手放在患者大腿上,促进患腿外旋(见图 5.17)。在患者的健腿放到前面时,治疗师必须迅速把手拿开。患者把健手自由地伸向前。然后翻回去,健腿回到伸直外展位,平放在垫子上。要保证该活动是用躯干的屈肌完成的,而不是用粗大的伸肌模式,在开始翻身之前,治疗师让患者抬起头,用手把患者的头摆在正确位置上(图 11.10a)。然后患者从床上抬起健腿并翻身到侧卧(图 11.10b)。

在翻身运动降低了整个偏瘫侧的痉挛之后,治疗师一点一点向外展位放松偏瘫臂,直到患者翻回到仰卧位时,患臂能平放在垫子上(图 11.10c)。最后,患者应尝试在治疗师的帮助下,保持患臂伸直和外展,即使他的另一手臂也在垫子上完全伸直外展,也没有拉成屈曲位或引起任何不适(图 11.10d)。

为了充分抑制近端痉挛,患者向患侧翻身,治疗师牵拉患侧肩胛骨充分前伸。治疗师把手放在肩胛骨上,手指抓住肩胛骨内侧缘保持肩胛骨向前(图 11.11)。治疗师在正确的位置抓牢肩胛骨,让患者轻轻地前后转动,而肩胛骨完全不动。

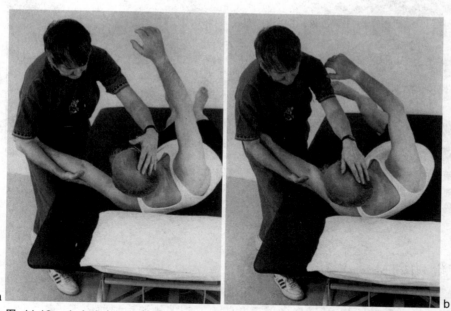

图 11.10a~d 向偏瘫侧翻身,然后再回到仰卧位(左侧偏瘫)。a 患者先抬起头,治疗师通过支持肱骨保护偏瘫肩。b 患者的头转向运动方向,健侧手臂和腿抬起,而不是推支持面。

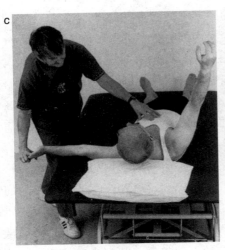
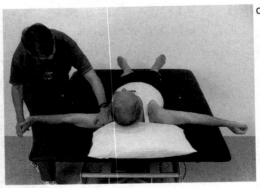

图 11.10 c 回到仰卧位,偏瘫臂平放在垫上。d 继续运动,直到双臂能伸直外展,没有引起不适。

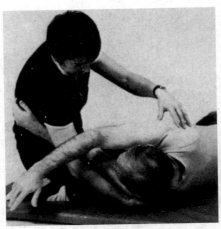
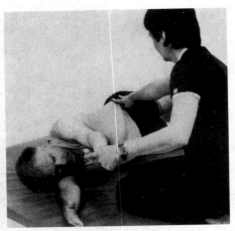

图 11.11 偏瘫侧卧位,治疗师保持患者肩胛前伸的同时,患者轻柔地前后运动(左侧偏瘫)。

图 11.12 通过增加躯干旋转,从健侧翻回仰卧位。

向健侧翻身

治疗师跪在患者健侧,帮助患者以正常的模式把偏瘫腿抬到前边来。患者双手叉握在一起,手臂伸直,保证患臂得到保护。健腿保持平放于垫上,在患腿摆动向前时外旋(见图 5.18)。

当患者能主动把患腿摆向前面时,治疗师可握住患手,患者前后转动,逐渐增加躯干的旋转。在由侧卧位翻身回到仰卧位时,治疗师用一只手保持患手背伸,另一只手防止肩的后缩。患者努力把患腿放于身后尽可能远的支持面上外展。

当治疗师感觉到上肢肌张力降低时,只握住患者的手让患者翻回身去,肩保持不动,并用另一只手协助骨盆向后转,增加躯干的旋转程度(图 11.12)。

翻身成俯卧位

翻身成俯卧位对患者来说是一种很好的体验,通过身体前面压在垫子上,患者感受到了完全不同的一面。翻身过程中一定要注意肩的保护。由于翻成俯卧位可能增加屈肌张力(见第 3 章),其对上臂及肩胛骨的影响可能导致肩痛。因此,开始时,应让患者练习从健侧向俯卧位翻身,而治疗师则应注意给患肩以支持,防止损伤。

患者从健侧卧位翻身成俯卧位,并以双肘支撑体重,或双上肢在身体前伸直支撑。治疗师在整个运动过程中始终控制好偏瘫臂,引导患臂向前,防止肩的后缩(图 11.13)。

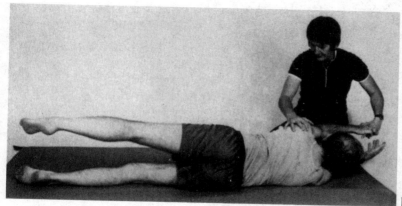

图 11.13

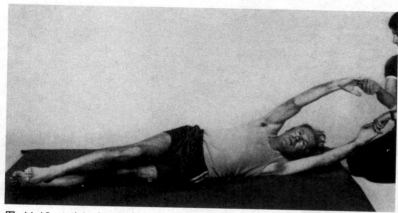

图 11.14

图 11.13 从健侧卧位翻身成俯卧位,治疗师引导偏瘫臂向前(左侧偏瘫)。
图 11.14 从患侧卧位翻身成俯卧位(左侧偏瘫)。

如果偏瘫肩能动,疼痛消失,患者还可以将患臂抬起来从偏瘫侧卧位翻身成俯卧位(图11.14)。翻成俯卧位时,双臂都向前伸直。

俯卧位

患者双肘支撑俯卧时,帮助患者运动的方式要能减低肩胛骨周围的肌张力,刺激选择性活动。当弯曲胸椎使前胸离开垫子时,肩胛骨即前伸,近端的运动抑制了远端的痉挛。如果交替向两肘转移重心,使肩胛骨在胸壁上运动,整个上肢的肌张力就会降低(图11.15)。在患者向两侧运动时,为抑制旋前肌的张力,治疗师也可保持患臂外旋,前臂旋后。

俯跪位

患者通过由仰卧位向健侧翻身,屈膝屈髋,健侧上肢撑起自己成侧坐,然后再以双膝及健侧上肢支撑自己成俯跪位。

如果患者进行俯跪位有困难,治疗师可站在患者后面,双手扶住骨盆,协助患者抬起臀部,转到以膝支撑(图 11.16a)。一旦患者成跪位,治疗师转到患者前面,帮助患手以正确姿势置于垫上。在患者能自己完成俯跪位后,治疗师可跪在患者前面,引导患手的整个活动(图 11.16b)。

在患者刚开始进行垫上活动时,可交替做跪立位和俯跪位运动。然而,患者一定要学会从卧位到侧坐,再到俯跪位的运动顺序,这样,一旦他跌倒了可以重新站起来(除跌倒外,许多患者喜欢坐在草地上或躺在沙滩上,并希望自己能容易地站起来)。

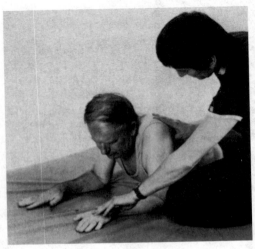

图 11.15 俯卧双肘支撑向两侧运动(左侧偏瘫)。

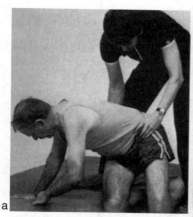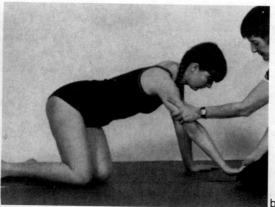

图 11.16a、b 促进由侧坐到俯跪位。a 从骨盆促进(左侧偏瘫)。b 从偏瘫臂促进(右侧偏瘫)。

俯跪位的活动

·治疗师跪在患侧,帮助患者达到正确的姿势,肩和髋屈曲 90°,体重均匀地分布在双手和双膝上。治疗师的大腿靠在患者的臂上帮助其伸肘,用靠近患者的手支持患者的肩外旋。拇指靠在肱骨头前面,握住上臂旋肩,并帮助伸肘。另一只手促进患者伸脊柱(图 11.17a)。然后患者最大限度地做弓背运动,这样做可以使肩胛骨前伸(图 11.17b)。治疗师帮助患者保持伸肘,手指充分伸直。然后,患者使背部凹下,伸其脊柱,并重复该运动。当患者保持上肢伸直的能力增强时,治疗师可帮助逐渐活动患手,逐步使肩外旋及前臂旋后。

·由俯跪位向后坐于双足跟上,双手向前伸,置于前面垫上(图 11.17c)。治疗师的手仍放在患者的上臂上,帮助患者保持偏瘫臂的正确姿势,同时通过轻压髂嵴后面,拉长患侧躯干。如果需要的话,治疗师可用大腿保持患者的肘伸直,用手稳定患者的肩向前。通过反复做这些运动,可以抑制整个患侧的痉挛,患者转向俯跪位时常可主动伸肘。该活动也抑制了膝伸肌的张力。

·患者还可以在俯跪位练习选择性侧屈下部躯干,体重由双膝和双手平均支撑。治疗师稍伸膝,帮助保持患者的肩向前,并把腿靠紧患臂帮助保持伸肘。治疗师双手放在患者两侧骨盆上,帮助患者侧屈腰椎使健侧缩短(图 11.18a)。为使运动局限在下部躯干,治疗师用身体和臂靠紧患者胸壁以稳定胸部。通过改变放在患者骨盆上的手的运动方向,促进患者偏瘫侧缩短(图 11.18b)。

跪立位的活动

患者由俯跪位转为跪立位,治疗师站在患者身后,用膝帮助患者伸髋。虽然在这种体位

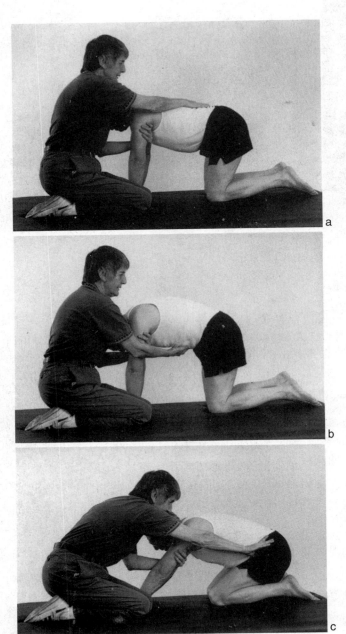

图 11.17a~c 俯跪位，屈伸躯干(左侧偏瘫)。a 在肩被充分支持的情况下伸躯干。b 屈躯干。c 偏瘫臂保持不动，向后坐到足跟上。

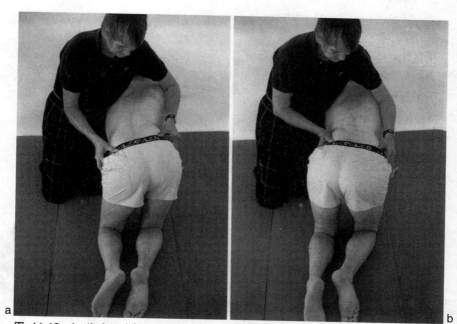

图 11.18a、b 俯跪位选择性侧屈腰椎(左侧偏瘫)。a 当下部躯干收缩时,治疗师稳定胸部。b 治疗师双手放在骨盆两侧促进偏瘫侧收缩。

伸髋常常相当困难,它却为伸髋肌提供了通过选择性运动而发挥作用的机会。由于膝屈曲,患者不能用全伸共同运动模式,因此髋的控制非常具有选择性。另外,屈膝可能增加整个肢体的屈肌张力,患者也必须克服相邻关节的屈曲倾向。

在跪位或单腿跪位活动时,患者的手臂不能叉握在一起。患者的手臂保持自由,以使他能容易地伸其胸椎而无额外的负担。同时也刺激了正常的平衡反应。偏瘫臂的位置也提示出所给的帮助是否足够,以及患者是否正在费力地运动。

患者交替向两腿转移重心。当重心转移到偏瘫侧时,整个患侧应被拉长,股骨大转子位于最外侧点(图 11.19)。患者必须保持伸髋,治疗师用膝促进患者伸髋。当治疗师感到患者伸髋的主动控制有改善时,让患者臀部主动离开治疗师的膝进行伸髋,并逐渐减少对髋的支持。治疗师用双手协助骨盆做侧向运动。当重心充分转移到偏瘫腿上时,让患者向前抬起健腿,轻轻放在身体前面的垫子上(图 11.20)。

单腿跪立位的活动

患者练习把健腿再次放下成跪立位,然后再抬起成单腿跪立,做这些动作时健足不磨擦

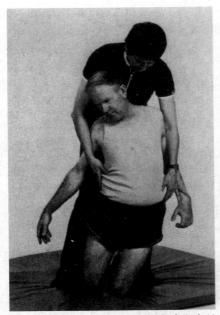 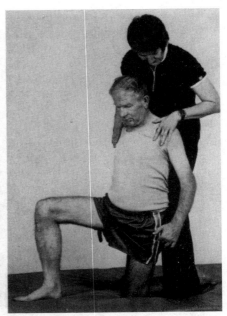

图 11.19 跪立位，重心转移到偏瘫腿上(左侧偏瘫)。　图 11.20 健腿在前单膝跪立位。治疗师用膝支持偏瘫髋(左侧偏瘫)。

垫面。当患者抬健足向前时，由于偏瘫髋缺乏选择性伸及外旋，他的膝趋向于向内侧移动(图11.21a)。让患者保持膝与足长轴在一条直线上，同时足平放在垫上(图11.21b)。治疗师继续帮助患者伸髋及平衡。患者的健足在身前一下一下地轻踏垫面，逐渐向内踏近或踏过中线，再返回踏向外侧。

从单腿跪站起

为了从垫上站起来，患者将重心转移到偏瘫腿上，健腿向前迈一步。在单腿跪立位暂停一下，然后躯干前倾，直到头超过前足。接着站起来，患足向前至健足旁。

刚开始练习时，让患者双手叉握在一起，双臂前伸帮助重心转移。当患者的能力改善后，在患者站立时可以让患者的手臂自由摆动。治疗师站于患者身后，双手置于患者腋下，引导患者身体向前及向上(图 11.22a)，也可将双手置于患者骨盆两侧促进站立(图 11.22b)。如果患者或治疗师开始时对站立没有把握，可在患者身体前方放一把椅子，站立时可把叉握的双手放在椅子上。

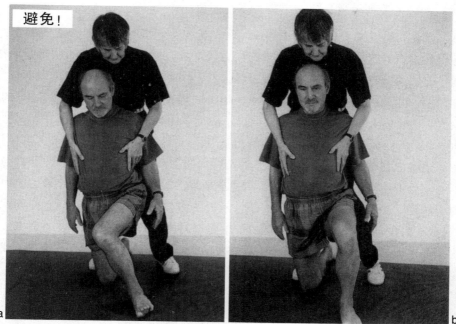

图 11.21a、b 偏瘫腿负重单腿跪(右侧偏瘫)。a 由于缺乏选择性伸偏瘫腿,健腿内收。b 患者保持健腿与足在一条线上,足平放在地上。

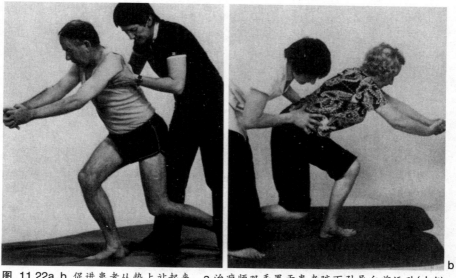

图 11.22a、b 促进患者从垫上站起来。a 治疗师双手置于患者腋下引导向前运动(左侧偏瘫)。b 在两侧骨盆处帮助患者保持平衡及重心向健侧腿转移(右侧偏瘫)。

思　考

　　垫上活动对患者来说应该是比较愉快的体验，开始一定要注意给予适当的支持。治疗师最容易犯的错误就是在训练重心转移时，让患者跪的时间太长。患者的膝部开始疼痛，他不愿再到垫上活动，因为他记住了不愉快的感觉。开始时，如果患者的足过度屈曲，并压迫脚趾引起疼痛，可在脚底下垫一个小枕头以减轻压力。随着垫上活动变得更容易，足的屈曲也随之减少。最初的垫上活动可能不理想，但也不应简单地放弃这种有效的垫上治疗性活动。垫上活动毕竟是人们在婴儿期学习运动的最初途径，通过这种途径的学习为站立和行走做准备。

　　帮助患者坐到垫上对治疗师来说仍然是费力的，某些人可能感觉这种努力与从该活动中得到的益处不相称。然而，除了治疗作用之外，跪到或坐到地上再站起来的能力不仅促进患者的功能独立，而且为他进行其他娱乐活动开了方便之门。从功能上讲，他能找到掉到地上，暂时从视野中消失的东西。他能在院子中除草，种植新树苗，或擦干洒在地板上的水。从享受快乐的观点看，他能在野餐时坐在草地上，参与孙子们在地板上玩的游戏，或在游泳池旁躺在温暖的石板上享受阳光。

　　对于许多患者来说，在垫上锻炼获得的最主要的好处或许是，习惯了坐到地上及从地上站立起来，减少了他们不管是在家里还是在户外独立步行害怕摔倒的心理。

第12章
偏瘫肩的问题

人类的肩是一个非常灵活的关节。它必须有非常大的关节活动度，以便带动手到适当的位置，完成无数的日常生活活动，并使手能完成精细运动。从生物力学上讲，当肩关节与髋关节相比较时，这两个关节是对应关系，肩牺牲了稳定性以利于其灵活性。然而，不仅仅只有肩关节才使臂具有那么大的灵活性。事实上，正如 Cailliet(1980)所述，多达 7 个关节必须一起，以同步的、协调的方式运动，才能进行平稳的、无阻碍的运动和活动。包括的关节是：

1.盂肱关节。

2.喙肱关节。

3.肩锁关节。

4.肩肋关节。

5.胸锁关节。

6.肋胸关节。

7.肋椎关节。

因此很容易理解，控制肩胛骨和臂的肌肉瘫痪或张力异常的偏瘫患者，如果未经认真的、专业的治疗和处置，尤其是在急性期，为什么很容易发生肩部问题。最常见的问题是疼痛及运动受限，这是一种可以预防的，并非不可避免的中风并发症。

不幸的是，即使是现在，在世界上许多医院和康复中心里，偏瘫患者仍患有严重的肩痛，这一问题一直困扰着患者及医务人员。Caldwell 等(1969)报道肩痛累及到 70%的偏瘫患者，而在一项有 219 位患者参与的研究中，72%的患者有肩痛，那些伴有痉挛的患者，肩痛的比例上升到 85%(Van Ouwenaller 1986)。这些数字是无法接受的，正如 Roper(1982)所述："肩痛是全面康复的主要障碍，因为肩内收内旋，使患者不愿意使用患侧手臂，甚至不能参加行走训练。"事实上，肩痛的影响可能更广泛：

·患者因为肩痛而分散注意力，不能集中精力学习新的技能。由于肩痛和僵硬影响，患者难以重新获得穿衣、洗漱、床上翻身等日常生活活动的独立。

·坐位和站立的平衡反应受到影响，患者害怕单独去完成需要他完成的活动。患者的情绪急骤低落，和其他有持续性疼痛的患者一样，变得压抑，并形成恶性循环。

·患者不能入睡,不能在治疗中充分合作。结果他取得的进步很少或没有进步。由于缺乏进展,患者因此变得更加压抑。"如果活动时肩关节疼痛,患者就可能保持肩关节不动。如果不活动时也疼痛,患者通常就不能参与任何主动的康复活动"(Braun 等 1971)。

·疼痛本身抑制肌肉活动,在有持续疼痛的情况下很难刺激患臂进行主动活动。"在有些情况下,肩痛如此严重,以致产生对肌肉活动的神经抑制反应"(Guymer 1988)。

因为有这么多不利的影响,所以在整个康复过程中应该保证优先对肩进行正确的治疗。还算万幸的是,通过早期适当的处置和治疗,肩痛可以避免,即使发生或已存在肩痛,也可以进行治疗。患了中风要面对很多不利的结果,患者不应该再承受肩痛的折磨。

在能进行有效的治疗之前,首先要了解正常肩关节的活动机制,以及与偏瘫相关的问题。有一种用集合术语,如"疼痛偏瘫肩"来描述患者所有肩痛状况的趋势,但事实上可以把问题分为三类,问题可能单独出现,也可能两个或三个问题合并出现。

1.肩关节半脱位。

2.肩痛。

3.肩-手综合征。

应当根据不同问题进行不同的治疗,因此正确地区分这三个问题很重要。

肩关节半脱位或对线不良

肩关节半脱位本身并不疼痛(Diethelm 和 Davies 1985),但它极易受损伤。肩关节半脱位非常普遍,尤其是上肢完全瘫痪的患者,据报道,上肢严重瘫痪的患者其发生率为73%、66%和60%(Najenson 等 1971;Najenson 和 Pikielni 1965;Smith 等 1982)。人们常错误地认为肩关节半脱位是由肩痛引起的,这种错误的联系起因于当患者主诉肩痛时,才为患者偏瘫肩拍 X线片,当放射检查结果发现有肩关节半脱位时,立即把这个结果与肩痛联系起来,其实半脱位很可能已经存在一段时间了,只是患者没有感到不适。

在伦敦国王学院医院(King′s College Hospital)于 1976 年所做的研究中,发现在患中风后三周内,上肢完全瘫痪的患者直立坐位下的 X 线片均可见肩关节半脱位(图 12.1a)。尽管有时有明显的肩关节半脱位,但所有患者的肩关节仍保持无痛的全范围活动度,有趣的是,当肩关节被抬起来时,可见肱骨头又回到关节盂内(图 12.1b)。

然而,患者都有这样的体会,如果患臂在体侧悬垂时间过久,就会有下坠的不舒服感或疼痛。这种疼痛可以在上肢被动上举或把患肢支持在身前的桌子上时立即缓解。由于这些患者在患病初期无疼痛并被正确摆放体位、认真的治疗,可以推测,当患者在中风后早期开始坐或站而抗重力时,肩关节半脱位自然发生,而并不是人们推测的由创伤或不正确的处置所致。

Roper(1975)描述了很多为解除严重肩痛而住院进行外科治疗的偏瘫患者。影像学显示,没有一例患者有肩关节半脱位的征象。由于这些患者已患偏瘫两年或更久,可以假设,随着发病后时间的推移,半脱位也会逐渐减轻,即随着肌张力或活动的恢复,半脱位逐渐减轻,直至消失,"在神经病学方面已经稳定之后,患者复查时当然极少能见到半脱位"(Roper 1982)。

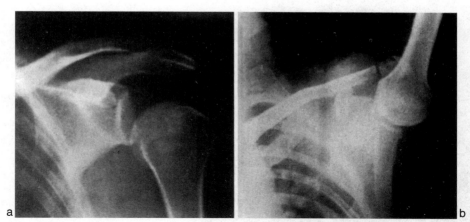

图 12.1a、b 患者肩 X 线片。a 肩关节半脱位。b 当上肢被动上举时,肩关节复位。

肩关节半脱位的诱发因素

肩关节天生就不稳定,有很大的活动度,以便手和手指进行技巧性活动。与髋关节相比,其关节盂相对较浅。2/3 的肱骨头位于关节盂外。Zinn(1973)描述了肩关节周围强壮的肌肉如何弥补了肩关节的不稳定。

Basmajian(1979,1981)和 Cailliet(1980)都明确阐述了正常情况下,防止肩下垂及半脱位的因素,也解释了偏瘫患者发生肩关节半脱位的原因。正常情况下,肩胛骨关节盂朝向上、前及外侧。向上倾斜的关节盂在预防向下脱位中起着重要作用,因为肱骨头向下移位时必须先向外侧运动。由于臂处于内收位,使关节囊上部及喙肱韧带紧张,被动地阻止了肱骨头的侧向移动,也就防止了向下脱位,Basmajian 称其为"肩关节的锁定机制"(图 12.2a)。当上肢负重,某些患者的臂甚至放松在体侧时,冈上肌增强了关节囊的水平张力。

当肱骨外展时,该锁定机制不再起作用。由于臂抬起来向侧面外展或向前运动时,关节囊上部松弛,失去了支持作用,肩关节的稳定性必须由肌肉收缩提供(图 12.2b)。保持关节的稳定几乎完全依赖于旋袖肌,"可以说旋袖肌是肩的保护者"(Basmajian 1981)。

防止盂肱关节脱位最重要的是肌纤维水平走向的肌肉,特别是冈上肌、三角肌的后部肌纤维和冈下肌。然而,臂丛神经损伤后肩部肌肉瘫痪的病人并不显示有肩关节半脱位,因为他能主动地保持肩胛骨的正确位置(图 12.3)。只要关节盂保持正常方向及关节囊被拉紧,肩关节被动锁定机制就能起作用。

肩关节半脱位的原因

偏瘫肩关节半脱位由以下原因之一引起:

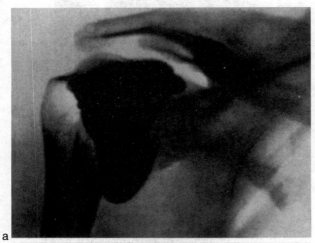

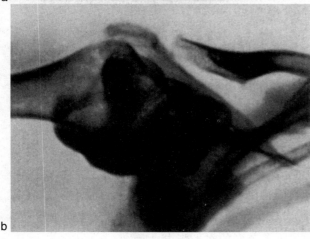

图 12.2a、b 关节造影:正常肩关节。a 上肢内收,肩关节囊的上部紧张。b 上肢外展,肩关节囊上部松弛。

原因 A

偏瘫患者在上肢悬垂于体侧时,不仅丧失了被动肩关节锁定机制,而且从反射或相关肌肉的随意活动中得到的支持也丧失,将不可避免地引起肩关节半脱位。下面的征象很明显:

·肩胛带张力丧失或提肩胛肌主动活动丧失,导致肩胛带下垂,尤其是前锯肌丧失了上提关节盂及肩胛旋向前的共同作用,致肩关节向下倾斜(图 12.4a)。

·从后面观察,可见肩胛骨比较靠近脊柱,尤其是肩胛下角内收明显,并且比另一侧肩胛下角低(图 12.4b)。

·肩胛骨的内侧缘被拉离胸壁,成为"翼状"肩胛骨,被动矫正翼状肩胛骨有明显的阻力(图 12.5)。因此可以认为,尽管上肢已经瘫痪,但某些肌群的张力却增高了。即使是肌张力轻

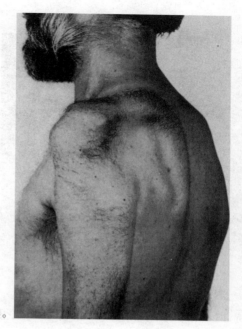

图 12.3 臂丛神经损伤九年的患者没有半脱位。

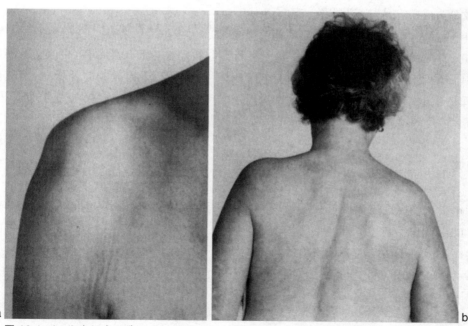

图 12.4a、b 偏瘫侧肩胛带下垂(右侧偏瘫)。 a 前面观显示典型的关节半脱位。b 后面观显示肩胛骨的位置。

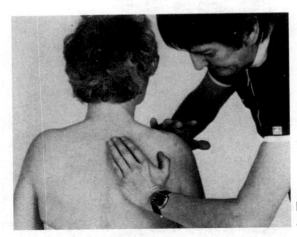

图 12.5 被动纠正"翼状"肩胛有阻力(右侧偏瘫)。

度增高,由于拮抗肌的低张力状态,其影响也很明显。无拮抗的胸小肌张力增高,可能是使肩胛骨内侧缘离开胸壁的原因,导致矫正时产生阻力,并使关节盂角度改变,肩胛骨下旋。由于肩胛骨下旋、内收或后缩,使肱骨在体侧相对于肩胛骨来说处于外展位。这时的关节囊不再被拉紧,肱骨头也就容易向下滑出关节盂。

·冈上肌、冈下肌及三角肌的后部明显萎缩,无法激活以取代已经松弛的关节囊的作用。因此,脱位就不可避免(图 12.6a)。如果患者上肢被动地抬起于外展位,引起关节囊进一步松弛,其影响就更加明显。如果检查者牢固把持住肩胛骨下角,充分向外牵拉,使其离开脊柱,这样被动地矫正肩胛骨的位置,肩关节就不再半脱位。因为上肢再次内收,重新建立了被动锁定机制(图 12.6b)。

原因 B

近年来,临床观察以及其他科学资料找到了另外一些更容易引起患者肩关节半脱位的因素。Butler(1991)阐述了神经系统损伤后,神经张力增高及产生的不利影响,Davies(1990)说明了偏瘫腹肌是不活动的和低张力的。

·颈区增高的神经张力上提了锁骨和肩胛骨,而软瘫的躯干肌不能从下面对抗肩胛带的上提(图 12.7)。

·关节盂、肩峰和锁骨被拉向上,离开肱骨头,瘫痪臂的重量阻碍了肱骨头的附属运动。

·除了影响关节的位置之外,增高的神经张力还能抑制软瘫的躯干肌肉恢复张力和活动,这些肌肉能稳定肩关节。它还能引起受累神经支配区的疼痛症状。

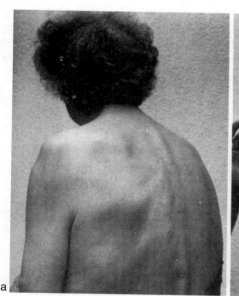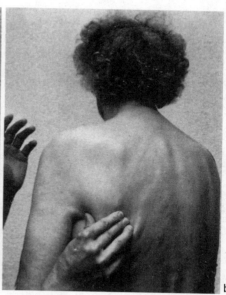

图 12.6a、b 肩胛骨位置的影响(左侧偏瘫)。 a 肩胛骨向下旋转,下角内收——明显的肩关节半脱位征象。b 向外牵拉肩胛下角——矫正半脱位。

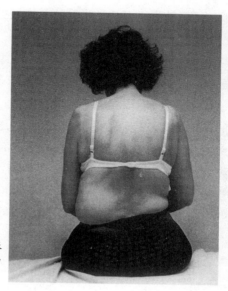

图 12.7 原因 B 引起的半脱位:神经系统张力的增高上提了患者的肩胛带,伴腹肌张力过低(左侧偏瘫)。

肩关节半脱位的治疗

治疗的目的:

1.通过矫正肩胛骨的位置而矫正关节盂的位置,以恢复肩原有的锁定机制。

2.降低神经系统不利的张力,以便使肩关节能复位,恢复肌肉的保护性活动。

3.刺激肩关节周围稳定肌的活动及张力。

4.在不损伤肩关节及其周围结构的前提下,保持肩关节无痛性的全范围被动活动。

5.在日常治疗中保护易受伤的肩关节。

矫正肩胛骨的姿势

在抑制了使肩胛骨向下、向后旋的肌肉高张力之后,教患者向前上提肩,朝他鼻子的方向(见图 8.13)。"恢复肩胛骨的正常姿势,就能恢复肩关节(盂肱关节)的一种被动的(却是有效的)功能,即肩关节被动锁定机制"(Basmajian 1979,1981)。

治疗师可以运用一些以躯干为近端、以肩胛骨为远端的活动来解除肩胛骨的痉挛状态,例如向偏瘫侧翻身,通过患侧上肢的负重向两侧转移重心,通过手法向需要的方向活动肩胛骨。当运动肩胛骨至充分上举并前伸时,治疗师必须运动患者双肩同时向前伸,否则健侧肩将后旋,患侧肩的前伸只是表面现象,并不完全。

降低神经系统张力以矫正半脱位并恢复主动的肌肉控制

当神经系统张力增高是引起半脱位的主要原因时,矫正肩胛骨的姿势和肱骨头在关节盂中的位置就需要不同的方法,因为这种情况下,患者的头被拉向患侧使肩胛带上提 (图12.8a)。为克服这个问题,治疗师需要用第 15 章描述的方法,以不同的开始体位放松神经系统。例如,坐位,可以逐渐增加颈侧屈的程度,使引起肩胛带过度上提的神经结构恢复其伸展性。治疗师在用一只手帮助患者反复侧屈颈部的同时,必须用另一只手臂防止同时发生任何代偿运动。治疗师的手放在患侧肩上,把持肩胛带向下,用手掌保持其肩胛骨不成为翼状。前臂压在患者下面肋骨上,以稳定胸廓和上部躯干(图 12.8b)。当治疗师帮助患者保持正确的肩胛带姿势并保持肋骨向下、向中线时,肩关节半脱位在松动后立即完全消失(图 12.8c)。

刺激肩周稳定肌的活动和张力

一旦克服了与引起肩关节半脱位的原因 A 或原因 B 有关的因素,肩胛骨异常姿势得到矫正,随意肌的控制就是保持肩关节正常的最重要的因素了,甚至在手臂运动时也是如此。

在第 8 章中描述的所有刺激手臂功能恢复的活动都可用于激活那些包围和稳定肩关节

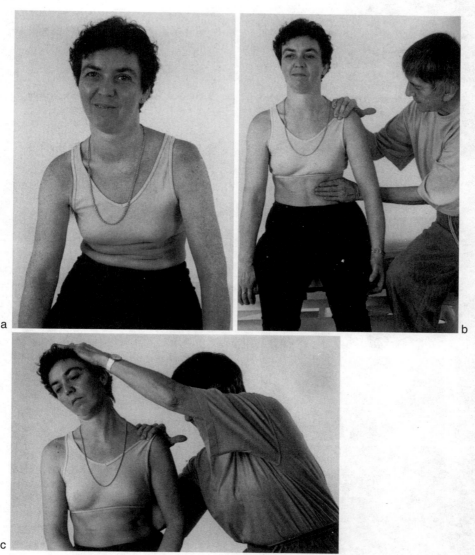

图 12.8a~c 矫正由于神经系统张力增高引起的肩关节半脱位(左侧偏瘫)。a 典型的颈侧屈,肩胛带上提,患侧躯干拉长的姿势。b 在颈侧屈以松动颈神经时,稳定肩胛骨和胸部。c 肋骨和肩胛带保持正确的姿势后,肩关节不再发生半脱位。

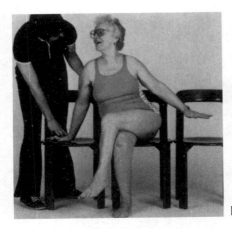

图 12.9 通过偏瘫臂负重,支持偏瘫肩(右侧偏瘫)。

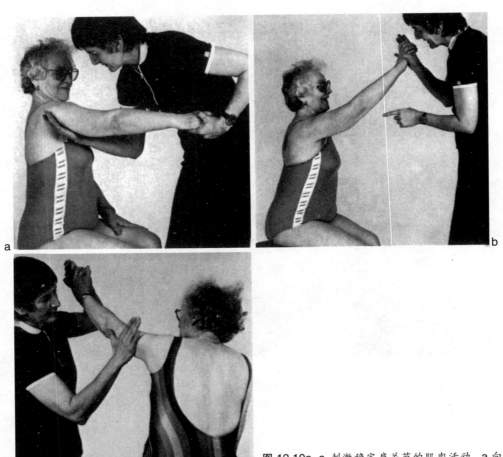

图 12.10a~c 刺激稳定肩关节的肌肉活动。a 向上拍打肱骨头。b 通过手掌反复挤压。患者上肢无随意运动(右侧偏瘫)。c 由近端向远端快速摩擦伸肌(左侧偏瘫)。

的肌肉。通过对上肢关节的挤压,反射性地刺激肌肉的活动(图12.9),对那些通过患臂负重的肌肉最为有益。在所有的负重活动中,治疗师一定要用手保证肩胛骨、躯干,当然还有肩关节本身的正确位置。

另外,可以更直接地刺激相关肌肉的活动。

·治疗师一只手支持住患臂伸向前,另一只手轻轻向上拍打肱骨头(图12.10a)。肘的牵拉反射使三角肌和冈上肌的张力和活动增加。

·保持患臂伸向前,治疗师通过患侧手掌向肩的方向做快速、反复的挤压,让患者保持手向前伸,而不能让肩后缩(图12.10b)。

·治疗师手指伸直,在冈下肌、三角肌和三头肌上,由近端到远端快速摩擦(图12.10c)。

·在做主动运动之前,用冰块快速擦拭,也可刺激相关肌肉的活动。

保持肩无痛的全范围被动活动度

保持肩关节全范围无痛活动度,并且不损伤肩及其周围的结构,可严格按第5章和第8章所述的活动去做。当被动活动患者偏瘫臂时,在整个运动中,治疗师都要保证肱骨头在盂肱关节中的正确位置。治疗师用手指环绕肱骨头,当肩屈曲时侧旋肱骨头并轻轻地向下放松。治疗师另一只手把患者伸直的臂小心地被动向上提。在被动运动过程中,治疗师的手指形成一垫,防止肱骨头接近关节盂边缘或肩峰(图12.11)。

在治疗活动中,任何时候都不能在肩关节内或肩关节周围引起疼痛。如有疼痛则表明某些结构受到累及,治疗师必须立即做出反应,要么减小活动度,要么改变支持。矫正肩胛骨的

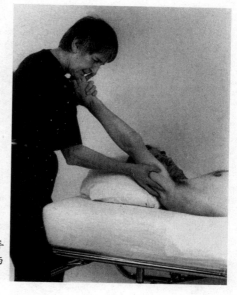

图12.11 被动运动偏瘫臂时,治疗师的手指保持肱骨头在关节盂中的位置,防止它与其他骨表面相碰(右侧偏瘫)。

位置并充分支持肩关节通常能消除疼痛的产生，并使肩关节有一个无痛的活动度，但是，假如仍有疼痛，暂时不活动肩比活动它而引起疼痛更可取。

在日常治疗中保护易受伤的肩关节

不仅在被动运动手臂或其他治疗性活动中必须避免引起疼痛，而且在帮助患者在床上移动或转移到轮椅上时也要避免引起疼痛。整个康复小组都必须了解这种潜在的危险，并在摆放体位、帮助患者移动或在日常生活活动中认真指导以保护好患者的肩关节。医师在检查肩关节活动度及位置时，如果从远端抬起手臂而没有支持近端的肱骨头，也可能损伤易受损伤的结构。患者的亲属也同样重要，当他们在日间帮助患者时也可能不经意地损伤肩关节。正如 Smith 等(1982)所指出的"中风患者早期正确的处理是预防肩对线不良的决定性因素"。

不用制动支持手臂

当患者卧床时，如果定时翻身及正确地摆放体位，不需额外的支持，肩关节半脱位就能自动减轻。正确的体位摆放自然重要，而患者坐起时，不管患者坐多长时间，手臂都应该支持在前面的桌子上。然而，必须鼓励患者日间经常用健手帮助把偏瘫手臂充分上举。当患者短距离行走，去不同的科室进行治疗或完成日常活动时，应该让患侧手臂自由活动并尽可能参与活动。

由于吊带并不能减轻半脱位并且还可能引起不利的结果，所以不应该用它来支持手臂(图 12.12)。在 Hurd 等(1974)用两个小组新近偏瘫的患者所做的研究中发现，应用和未用吊带

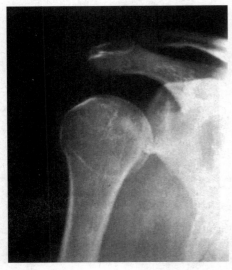

图 12.12. X 线片显示用吊带的患者肩关节半脱位未见减轻。

的患者,其肩关节活动度、肩关节疼痛及半脱位指标均无明显差异。Friedland(1975)也同意这种观点,"既然吊带并不能预防、改善、治愈或减轻这种畸形,也就没有必要为预防和矫正半脱位而给予无痛肩以支持"。Carr 和 Shepherd(1982)提到"影像学研究似乎还没有证明吊带有效",这一观点最近被更多的放射检查所证实,这些检查也发现肩关节半脱位并没有满意的减轻(Braus 1990)。

Voss(1969)报告了一组治疗师中多数人的观点,认为吊带干扰了体象,使上肢制动,增强屈肌张力,影响姿势的支持并妨碍正常步态。Semans(1965)明确描述"用吊带将上肢吊于胸前"的不利影响可能有:

- 导致疾病失认或偏瘫上肢从全身运动中功能性分离。
- 加重或促进偏瘫臂的屈肌痉挛模式。
- 在翻身、从椅子上站起及需要双手拿东西时,妨碍用手臂保持姿势及支撑。
- 妨碍上肢的代偿性摆动及步态训练中对患侧的引导。
- 剥夺患者外部辨别觉及本体感觉的输入,由于脊髓丘脑传入的不平衡,可引起感觉过敏。
- 由于制动,引起静脉和淋巴回流淤滞。

人们已经发明并推荐许多种支持肩的方法,尽管说得很好,但都有弊端 (Zorowitz 等 1995)。无论是压迫在腋窝,还是用袖套支持上肢重量的代偿方法,都会压迫已经不良的循环。出于这种原因,曾一度流行的"Bobath 腋卷"被认为最不可取。一种由 Sodring(1980)设计,在荷兰生产的矫形器避免了压迫循环,但像吊带一样,使手臂丧失了感觉输入,这加重了忽略,容易引起如 Taub(1980)所述的"习得的失用"。通过 25 年对数百位患者的观察有力地说明,不用任何方式的支持,通过认真主动的治疗、正确的操作和体位摆放,可取得最佳结果。

结 论

应当记住,肩关节半脱位在中风患者中极其常见,但其原发原因却不是疼痛或关节活动度受限。只要肩胛骨的活动良好,半脱位的肩并不疼痛(B. Bobath 1978)。弛缓性瘫痪或低张力的悬垂上肢将发生半脱位,但这并不是我们所要关注的问题所在(Johnstone 1978),只要被动活动无疼痛, 肩关节半脱位也是无害的 (Mossman 1976)。肩关节半脱位本身并不疼痛(Davies 1980)。最重要的是不要让未加保护的或对线不良的肩发展成为被动活动或主动活动受限的疼痛肩,主要目标是恢复未受损伤的肩关节的运动控制(图 12.13a.b)。

如果半脱位不是肩痛的原因,就要找出其不同的病因,Ring 等(1993)发现半脱位的程度与以后的肩痛,甚至是偏瘫慢性期的肩痛无关。人们发现疼痛的程度与半脱位、痉挛、肌力或感觉无关(Joynt 1992)。

肩 痛

肩痛通常在中风后较早发生, 尤其在患者虚弱的时候及任何运动都需要别人帮助的时候。61%的患者偏瘫后发生肩痛,其中 2/3 在中风发作后 4 周内出现肩痛,其余的在随后的 2

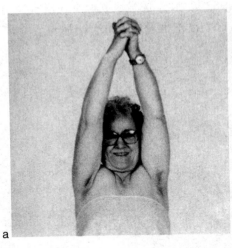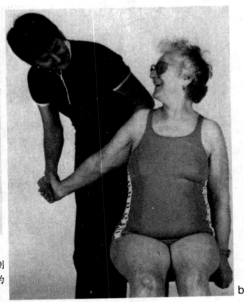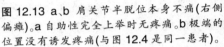

图 12.13 a、b　肩关节半脱位本身不痛(右侧偏瘫)。a 自助性完全上举时无疼痛。b 极端的位置没有诱发疼痛(与图 12.4 是同一患者)。

个月内发生(Braus 1990)。然而肩痛也可以很晚出现,甚至在数月后。患肢可以表现为轻度的弛缓性瘫痪,也可呈现出明显的痉挛状态。肩关节半脱位可能同时存在,也可能不存在。但是,由于大部分中风患者早期都有明显的肩关节半脱位,所以从逻辑上讲,许多随后出现疼痛的肩另外还表现出那种关节对线不良。常见的错误观念认为,肩痛是直接由肩关节半脱位引起的, 这是因为只有患者主诉肩痛时才做盂肱关节的放射线检查。X 线发现肩关节半脱位,随后就对原因和结果做出了错误的解释。

尽管有些肩痛由于意外损伤而突然发生,但偏瘫肩痛通常的发展是比较典型的。在治疗或检查时被动运动患者手臂时,可能在关节活动度的终末段开始出现剧烈疼痛。患者能准确指出疼痛部位。如果引起疼痛的因素未除,疼痛可能在一段时间内加重或很快加重,而且整个活动范围都引起疼痛,特别是上肢上举和外展时。患者也可能仅在臂处于某一特定姿势下疼痛,甚至晚间卧床也疼痛。有些突然剧痛不仅发生于运动的全范围,而且把上肢再放到体侧时或在运动的某一阶段也会突然疼痛。

患者越来越难以指出疼痛的确切位置,不能用手摩擦三角肌。如果治疗方法不改变,患者会昼夜疼痛,完全不能忍受上肢的被动活动。患者主诉疼痛扩散,某些病例疼痛累及整个患臂和手。疼痛一定非常严重,因为它可以使强壮的男子汉放下自尊,无助地流泪,请求治疗师不要活动其上肢,或粗暴地拒绝触摸其患肢,某些患者甚至试图躲避和治疗师。

不能认为肩痛是中风疾病的一部分或一个症状。发病时并不存在肩痛,显然,是由于某些因素引起了肩痛。

可能引起肩痛的原因

"肩由七个关节组成,它们之间互相协调,同步运动,以保证肩完全无痛的运动"(Cailliet 1980)。任何影响这种互相协调的因素都会引起肩痛或运动受限。为了理解偏瘫后引起肩痛的机制,必须了解正常肩的活动机制。

1.Codman(1934)和 Cailliet(1980)描述了肩胛骨肱骨运动规律使上肢能平稳地完全上举(图 12.14)。当一个人正常站立,上肢放在体侧时,可以认为肩胛骨和肱骨均处于 0°的位置。当上肢外展时,肱骨运动和肩胛骨外旋的角度比为 2:1。这意味着当上肢外展 90°时,盂肱关节外展 60°,肩胛骨外旋 30°。当上肢完全上举到 180°时,盂肱关节发生 120°的运动,肩胛骨外旋 60°。肌张力正常时,整个运动以平稳、有规律的模式进行。肩胛骨旋转改变了关节盂的方向,如果没有肩胛骨旋转,上肢则不能完全外展或举过头顶。

2.如果要完全外展上肢,肱骨还必须能外旋,因为肱骨外旋使肱骨大结节可以从肩峰后方通过。"由于臂内旋时,大结节被喙肩弓阻挡,只能外展 60°"(Cailliet 1980)。

3.肱骨头在关节盂内向下滑动必须伴有肱骨的外旋,只有外旋时肱骨大结节才能在喙肩弓下自由通过。

如果偏瘫患者肩痛,并丧失了肩关节活动度,很可能是部分或全部正常机制被异常的、不平衡的肌张力或活动所破坏。在上肢,屈曲痉挛模式占据优势。尤其是与肩痛有关的肩胛骨下沉和后缩以及肱骨内旋。

由于损伤了肩关节及其周围的软组织结构而引起疼痛,不同的损伤严重程度是由于:

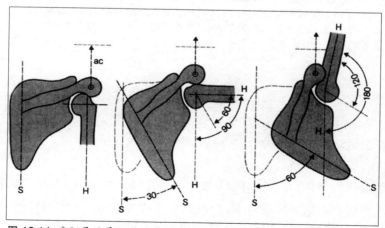

图 12.14 肩胛骨肱骨运动规律(Codman 1934)。 H 肱骨；S 肩胛骨。

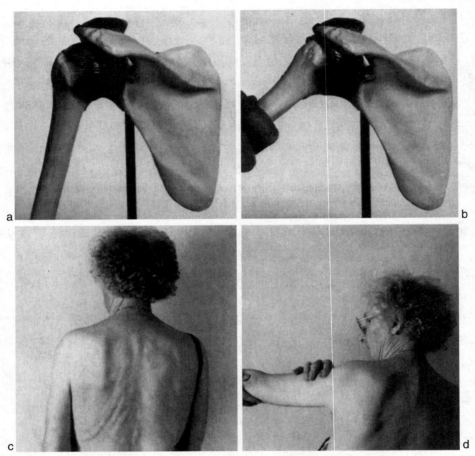

图 12.15a~d 肩胛骨肱骨运动规律的丧失引起肩关节损伤(左侧偏瘫)。a 肱骨处于自然位置的肩关节模型。b 模型显示肱骨外展时肩关节创伤的机制。c 手臂放在体侧的患者。d 当上肢被抬起时,肩胛骨不能旋转,患者感到肩痛。

肩胛骨肱骨运动规律的丧失

　　患者上肢从体侧向外抬起时,肩胛骨旋转有一个延迟的过程。这样肩峰和肱骨头之间的结构受到两个坚硬骨质的机械性挤压。肩的模型清楚地展示了上肢向外侧抬起,而肩胛骨保持固定时肱骨和肩峰的挤压作用(图 12.15a、b)。

　　同样,当患肢被动抬起,而肩胛骨不能充分旋转时会造成创伤,被挤压的结构出现疼痛(图 12.15c、d)。如果患者做上肢自我辅助运动时不正确,上肢屈曲,无充分的肩胛骨前伸和旋转运动,也会发生同样的损伤(图 12.16)。

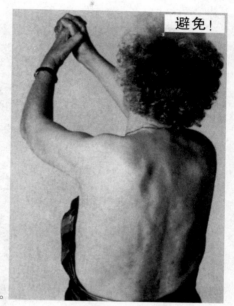

避免！

图 12.16 不正确地做上肢自助运动(左侧偏瘫)。

肩胛骨旋转延迟是由于肩胛后缩及下沉的肌肉张力增高所致。上肢看起来像是弛缓性瘫痪,但即使肩胛骨周围肌肉张力轻度增高,也足以使其同步旋转延迟。只有在肩胛骨周围的肌张力和上肢肌张力相同时,才能保持肩胛骨肱骨运动规律,并以同样的速度一起运动,提供自然的保护。

例如,患者肢体近端和远端的痉挛相同,"沉重"的上肢只能被慢慢地外展,这样也使肩胛骨有时间慢慢地外旋。因此,某些肌张力明显增高的患者,也可完全无肩痛或无活动受限。同样,肌张力明显低下的患者,尽管未予很多治疗或没有治疗,也可以无肩痛。在这种情况下,弛缓的上肢可以很容易地被抬起来,肩胛骨也如影随形地伴随着自由运动。由于肩胛骨周围肌张力高于肩关节周围肌张力引起的不平衡,如果处理不当,都将产生由创伤引起的疼痛。

肱骨外旋不充分

由于有力的肩内旋肌痉挛和短缩,患者上肢不能外旋。被动运动时,肱骨大结节被喙肩弓阻挡并引起疼痛。如果压力在结节局部,患者常有肩痛和触压痛。旋袖肌撕裂的常见机制是"当上肢被粗暴地外展时,未同时外旋,使大结节避开肩峰,结节上韧带嵌入肱骨大结节与肩峰之间,造成损伤"(Bateman 1963)。

由于手臂上举时未充分外旋, 而不是因半脱位引起疼痛的有力证据在图 12.17 中可见。患者的图片说明由于不断的损伤,引起极其严重的肩痛。这个问题本可以用本章描述的治疗

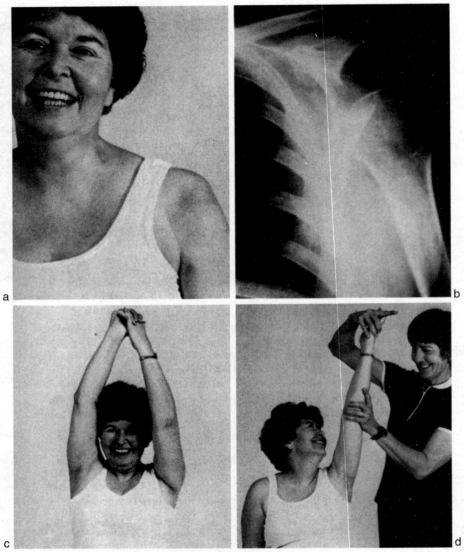

图 12.17a~d a 分离手术后一年患者仍有肩关节半脱位(左侧偏瘫)。b 同一位置 X 线片证实肩关节明显半脱位。c 上肢自助上举无疼痛。d 尽管半脱位,充分上举并外旋也不引起疼痛。

程序成功地克服,但不幸的是当时没有采用这种治疗。而是在患病一年后,患者最终同意进行手术治疗,因为其偏瘫肩剧烈疼痛已经变得无法忍受,并影响了生活质量。外科医生检查时,发现"肩非常牢固地挛缩于内旋、内收状态"(R. Dewar)。

在全麻下做了左侧肩松解手术,手术报告描述如下:

外旋其臂,确认肩胛下肌肌纤维。钝性分离其上面的筋膜,然后锐性分离肩胛下肌,直到距肱骨内侧大约 1.5cm 处,不分离关节囊。找出胸大肌,从距肱骨附着点约 2 英寸处分离。

通过松解两块肩的内旋、内收肌,或许还因为术后制动限制了不利的运动,解除了患者的肩痛。手术后一年,肩关节半脱位仍清晰可见(图 12.17a),X 线片显示偏瘫肩关节明显半脱位(图 12.17b)。患者做上肢的自我辅助运动无不适,运动中患侧肩的外旋范围大于健侧(图 12.17c)。甚至在治疗师被动运动患肩至完全上举并外旋位时,也未诱发出疼痛(图 12.14d)。

肱骨头在关节盂内下移不充分

肩胛骨能充分活动但仍有肩痛的患者并不多。触诊时能感觉到肱骨头紧紧地贴于肩峰下。由于痉挛阻碍了肱骨头在关节盂内正常的向下运动,以致任何外展上肢的尝试都会引起肩痛。

引起疼痛性损伤的活动

·被动运动范围内,肩胛骨没有进入正常位置,肱骨没有外旋。如果治疗师或护士不正确地抬起上肢远端,则软组织受到挤压(图 12.18a),当要活动偏瘫上肢时,应该首先松动肩胛骨,然后从下面支持肩关节(图 12.18b)。一旦引起疼痛,随后就会出现恶性循环。疼痛及恐惧心理会增高屈肌的张力,因此在被动活动中已经体验到疼痛的患者屈肌张力将增高,甚至在下一次活动开始之前就会出现屈肌张力增高。屈肌痉挛模式的张力增高,使肩胛固定在下沉且上肢内旋位。任何尝试抬起上肢的力都将引起严重损伤。

·帮助患者做床椅转移时牵拉其上肢。如果护士或治疗师帮助患者转移时,只抓住患者的上肢,并不能支撑患者沉重的躯干,患者移动身体时迫使肩关节外展,极易导致肩的损伤。同样的情况也发生于帮助患者行走时,抓住患者的手或将患肢搭在帮助者的肩上。任何失去平衡或意外的运动,都立即引起上肢被迫外展,肱骨头靠近肩峰。

·不正确地提起患者靠向轮椅靠背。患者从轮椅中下滑时,帮助者试图纠正其姿势,于是站在患者身后,把双手置于患者双臂下将其托向靠背(图 12.18c)。患者身体的重量迫使未受保护的肩关节被动外展。同样,当护理人员从浴盆里提起患者,而患者自己还不能主动配合运动时,也会发生相同的损伤。

·护理活动中从远端抬起上肢。在需要偏瘫手臂参与的活动中,肩没有得到充分的支持,如测血压、洗腋窝、在床上帮助患者翻身或被动穿衣服(图 12.18d)。

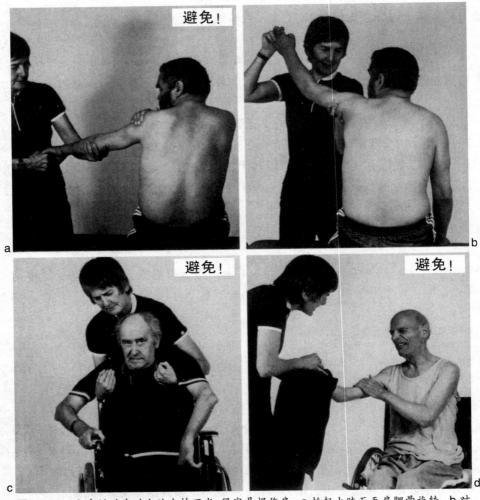

图 12.18a~d 在活动中对上肢支持不当,很容易损伤肩。a 抬起上肢而无肩胛骨旋转。b 对肩正确支持及肩胛骨旋转,使运动无疼痛(左侧偏瘫)。c 从背后不正确地把患者从轮椅中提起(左侧偏瘫)。d 穿衣袖时拉患者上肢(右侧偏瘫)。

·应用滑轮进行交互运动。人们常常错误地认为,如果患者用滑轮做交互运动,患手被束缚在把手上,患者以健侧肢反复拉患肢做手臂外展上举运动,他自己就能保持肩关节的全范围活动度。正相反,试图迫使上肢内旋上举正好损伤患者的肩关节。Najenson 等 (1971)及Irwin–Carruthers 和 Runnalls(1980)描述了在用滑轮锻炼时引起肩周结构的损伤。"肩关节的滑轮练习没有使肩胛骨充分旋转和肱骨外旋,因此不应当用患肢被动上举的锻炼方法"

(Griffin 和 Reddin1981)。

·主动练习手臂上举时太剧烈。肩胛骨控制不充分的患者,或自愿或受到治疗师的鼓动,反复练习主动抬举手臂(图 12.19)。由于肩胛骨不能为工作肌提供稳定的基础,以上动作导致骨平面之间的敏感结构受压。

预防与治疗

当小心地避免了引起肩痛的诱发因素之后,肩痛完全可以预防。尤其应注意患者卧床及坐轮椅的体位,以及在他们运动时给予帮助的方法。在做所有的上肢被动运动之前,都应先进行肩胛骨的充分松动,然后在运动上肢远端时,支持肩胛骨,使肩关节盂始终处于朝上、朝前的位置。

肩痛的预防和成功治疗取决于康复小组所有成员了解并避免可能引起肩痛的原因。任何能引起疼痛的体位或活动都应立即改变,或以无痛的方式进行。当运动引起疼痛时,患者应立即告诉治疗师,治疗师通过患者的反馈,可以避免损伤敏感结构。患者的疼痛反馈信息是治疗师判断组织是否损伤的唯一途径,因为治疗师通常不可能感觉到或看到运动损伤。出现疼痛时,治疗师绝不能认为是患者大惊小怪,或认为患者忍受一定程度的疼痛"对他有好处"。在这方面,要完全接受"只有受害者才能评价疼痛的严重程度"这一重要原则(Waddell等 1993),及以疼痛的感觉不是孤立的,在很大程度上取决于不同的神经结构状况(Van Granenburgh1995)。

消除早期的疼痛症状

如果一个没有肩痛的患者某一天突然主诉出现肩痛, 治疗师就要在当天使患者达到无痛的全范围关节活动度。在运动上肢之前,要特别注意进行松动肩胛骨及应用躯干旋转以抑制痉挛的方法。应鼓励患者继续进行上肢自助性锻炼,治疗师要检查患者是否仔细、正确地完成该运动,并且不致引起疼痛(图 12.20)。

鼓励患者保持上肢的运动很重要,因为当某处疼痛时,大部分人一般倾向于保持疼痛部位不动,甚至保持屈曲位。例如,某人的肘关节碰在门框上,他就会屈曲上肢紧靠在身上,另一只手把持住肘部。如果患者肩痛,他就会抱住肩部保持屈曲位,不愿意活动肩部。他的整个姿势变得屈曲。如果患者肩痛,也用手把持住疼痛的肩,患者同样处于屈曲位并且不愿意活动肩部。屈肌张力增高,固定的肩胛骨更加强烈地下沉、后缩,肩关节内旋。如不把这一恶性循环打破,在其后的日子里,被动活动关节就会更加疼痛。避免反复损伤更加重要,特别要注意患者的转移,以及如何帮助患者穿衣,如何帮助其行走。应检查患者床上的体位摆放是否正确,应尽可能以正确的姿势向偏瘫侧卧,同时肩部充分前伸。

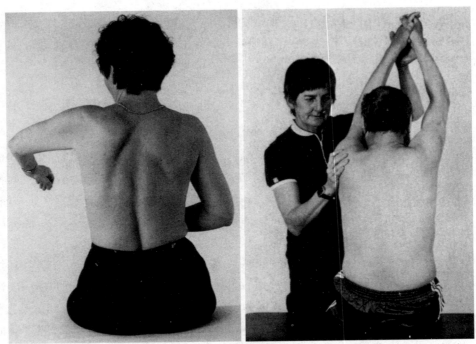

图 12.19.　不能充分地控制肩胛骨,患者反复 图 12.20.　纠正患者上肢的自助活动(左侧偏瘫)。
练习臂主动运动时可能损伤肩(左侧偏瘫)。

严重肩痛的处理

　　如果一个患者在未予治疗前已经出现了肩关节僵硬、疼痛,处理方法应有所不同。患者在进行第一次治疗时,就会立即告诉治疗师,他的肩关节非常疼痛,同时请求治疗师不要运动其肩部。这时治疗师应尊重患者的意愿, 克服自己想立即检查其运动实际受限程度的冲动。如果治疗师此时抬起患者上肢,必将使患者受伤,患者与治疗师的关系将以不愉快为开端。从患者第一次主诉肩痛开始,医生和治疗师好像不可避免地要运动其上肢以评价关节活动度,而每一次都使患者经历疼痛的痛苦。

　　■解除焦虑。治疗师应暂不治疗上肢,而治疗其他方面的功能障碍,直到患者恢复了信赖和自信心。要达到这一目的,患者需要有成功的体验,这一体验可以在平衡训练、步行及上下楼梯或其他活动中获得。获得患者的信赖所需时间长短将因人而异,有些人甚至可能需要数周时间,即使花费这么长时间也值得。肩关节僵硬并非一日形成,多花一周或两周时间对治疗结果也不会有不良影响。

　　如果患者因预感到疼痛而害怕运动,那么当运动其上肢时,疼痛很快就会出现。恐惧增高肌张力,尤其是屈肌群的张力,因为恐惧时人们趋向于蜷缩身体。患者同样可以使已经增高的屈肌群张力进一步增高,包括那些使肩胛下沉、后缩及肱骨内旋的肌肉。所以治疗师应告诉患者,治疗中不会牵拉他的患肢,并让患者确信通过他们的共同努力,最终将完全消除肩痛。患者的期望和治疗师的期望及积极性一样,对治疗的效果有很大的影响(Wall 1995)。由于希望减轻焦虑,互相交流很重要。减轻了焦虑,也就减轻了肌张力及情感的爆发,假如肌肉收缩或情感紧张增加了疼痛,放松就是最有效的方法(Fields1987)。

■床上的体位摆放。肩关节僵硬并疼痛的患者在床上几乎都被置于仰卧位。为使肩胛骨能自由活动,患者侧卧很有必要,但是要逐渐进行。刚开始患侧卧时,或许让患者只转成半侧卧,在此体位上卧 15 分钟,或到出现疼痛为止,然后再转回去。在以后的几天内时间逐渐延长,患者很快就能达到完全侧卧。健侧卧时要达到一个舒适的体位比较困难。为保持肩无疼痛,必须很好地支持其偏瘫手臂。通常需要在胸前额外放一个枕头,以防止偏瘫臂内收。

■一般活动。肩关节僵硬并疼痛的患者也需要改善其他运动。例如,患者可能难以正确地向偏瘫侧转移重心。治疗师可以使用前面章节中描述的所有活动,以改善其平衡、步态,以及达到能够不费力地运动。

■较特殊的活动。肩部运动不应以上肢作为活动的杠杆。最好的活动是那些从近端部分活动肩胛骨和肩的运动,而不是从远端的手抬起上肢:

1.治疗师促进患者坐位重心向偏瘫侧转移,着重拉长该侧躯干。治疗师坐于患侧,一只手放于患者腋下,让其重心向治疗师一侧转移。治疗师同时用手上抬患者肩胛带,有节奏地反复进行该运动,逐渐增加向患侧转移的运动幅度。拉长患侧抑制了该侧痉挛,而这种痉挛阻碍着肩胛骨的运动。躯干做相对肩胛骨的运动,如果偏瘫手平放在侧面,通过伸直的手臂负重,其效果可进一步增加。治疗师帮助患者保持肘伸直。

2.患者坐位,治疗师跪于患者前面,让患者向前平举双手,身体前倾摸自己的脚。患者注意不使双脚向下蹬地面,开始时患者大概只能摸到治疗师的膝。治疗师把手放于肩胛骨上,并靠近患者以促进该运动。当患者能摸到自己的脚趾时,患者的肩在不抬手的情况下已运动到 90°。

3.患者仍是坐位,双手叉握在一起,然后放在前面的一个大皮球上。身体前倾推动皮球,然后再返回。实际运动发生在屈曲的髋关节上,但同时肩也做进一步上举的运动。因为双手有球支持,所以不会诱发疼痛,患者能控制运动的幅度,如果肩出现疼痛,就将球往回运动。

4.患者坐于桌子或治疗床前,双手叉握置于一块毛巾上,尽量将毛巾推向前方。无摩擦力的表面,可使患者不费力地进行运动,通过躯干的运动再次使肩关节产生运动(图 12.21)。

5.从仰卧位翻身成偏瘫侧卧位,抑制了躯干和上肢的痉挛。治疗师一只手把持住偏瘫肩帮助充分前伸,另一只手帮助患者柔和、平稳地向患侧翻身。刚开始时,可以先翻至半途,再翻回仰卧位,以避免损伤肩关节。翻回仰卧位时,治疗师把患臂从床上抬起来,这样可避免肩关节完全外展。随着患者向患侧翻身越来越容易,治疗师可把患臂进一步抬高。当该活动停止时,治疗师握住患者上肢向上于新达到的活动度,患者双手叉握在一起,做进一步的上举运动。

6.患者仰卧位,偏瘫腿屈曲,并倾靠在健腿上,治疗师可促进患者骨盆进行轻柔的摆动(图 12.22a)。有节律的摆动使躯干旋转,降低了整个患侧的痉挛。

治疗师握住患臂,使之处于一个舒适的肘伸直上举位置,在患者继续旋转骨盆的同时,治疗师能感到肩周围肌肉的放松。然后治疗师进一步使偏瘫上肢上举,同时密切注意患者的表情。如看到患者表情紧张,应立即减少上肢上举的程度。

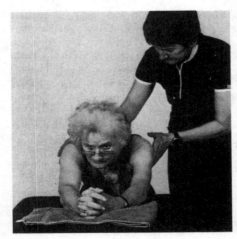

图 12.21 用叉握的双手把毛巾推向前(左侧偏瘫)。

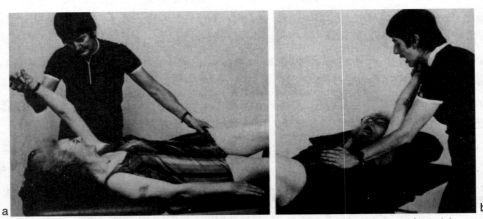

图 12.22a、b 抑制肌张力过高使肩胛放松(左侧偏瘫)。a 节律性的骨盆旋转。b 帮助呼气。

　　在活动中,治疗师的语言非常重要。治疗师低缓的声调可使患者转动骨盆时减少用力,还能降低肌张力。只要患者确定治疗师不会突然牵拉偏瘫上肢到疼痛范围,通过上述方法上肢上举能达到非常大的范围。

　　7.仰卧位,偏瘫腿屈曲,放松地靠在健腿上,治疗师帮助患者进行深呼吸。治疗师一只手置于患者肋骨上,手指斜向肋骨的运动方向,在患者呼气时,向下及向中线方向挤压。另一只手握住偏瘫臂在无痛范围内做最大限度的外旋上举(图 12.22b)。帮助肋骨运动,使胸廓与肩胛骨及肩发生相对运动,抑制肩胛及肩周肌肉的痉挛。这样就可使手臂做进一步上举的运动。在呼气的同时让患者嗓子发声不仅可以提高患者的兴趣,而且还能同时改善其发音质量及对呼吸的控制。

■增加被动活动度。当患者已完全信任治疗师并且肩胛很容易被运动时,就可以逐渐进行上肢的被动上举,然后再做主动上举运动。在尝试运动上肢之前,必须拉长偏瘫侧,并使肩胛前伸。患腿必须保持屈曲并靠向健腿,保证骨盆向前朝向健侧,使整个患侧痉挛被充分抑制。如果患腿在抑制体位不能保持放松,治疗师就不要运动上肢,否则可能会诱发疼痛。治疗师反复帮患者做腰和下肢的抑制运动,直到患者的腿能自己保持在那个位置上。治疗师小心地向前、向上运动偏瘫臂,并保持肩外旋、肘伸直。如果患者很害怕的话,可让患者双手叉握在一起,用健手带动患手,在无痛范围内进行最大限度的活动。这样可保持肩的外旋,患者可随时停止运动。可以说是由患者自己掌握该运动的进程。

这样治疗师就知道患者活动到什么位置感到不适。治疗师一只手接过患者偏瘫上肢,保持前伸、外旋,同时予以轻度牵拉,另一只手支撑肱骨头,用手指防止肱骨头碰到周围骨性隆凸(图 12.23)。在帮助肱骨头在关节盂内向下滑动,以使上肢做进一步的无痛上举运动时,治疗师的手指要保证肱骨头在盂肱关节中的正确对线。

目标定向运动有助于患者运动时不担心疼痛。因为患者是放松的,并把注意力集中在活动上,屈肌痉挛减轻,可以更自由更充分地运动上肢。例如,患者能叉握双手推球或击一只气球给同伴。不管是站立还是坐,患者能推球击倒九柱戏的木柱,或击中一个指定的目标或容器。

■自助性手臂活动。最后,患者必须学习自己正确地运动肩关节,用健手带动偏瘫臂上举。如没有认真指导,很多患者试图通过屈曲抬起手臂,这样做容易损伤肩,或在经历了几次疼痛之后就放弃努力。

如果患者在抬臂时伴肩胛后缩和肘屈曲,就会激发产生疼痛的机制,因为偏瘫臂屈曲、内收,变得很沉重,患者需要非常用力才能抬起手臂,这种额外用力进一步加重痉挛。通过治疗师的帮助,患者首先学习上肢前伸,以保证肩胛前伸。然后伸肘,双手掌合在一起,最大限度地上举。开始时患者的手臂在桌子上只能上举 10cm 左右,但是,患者如果要取得进步,其运动的质量比运动数量更重要。治疗小组的每位成员及其家庭成员和其他周围人都要给患者以鼓励,在一天当中,要反复正确地做该运动许多次。只要患者能自己成功地运动上肢,肩部疼痛就会很快消失。

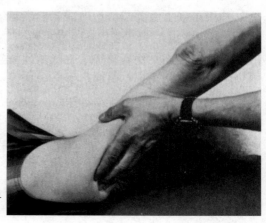

图 12.23 治疗师支持肱骨头,并在抬臂过程中促进其在盂肱关节中做正常的下滑运动(左侧偏瘫)。

如果能按所述的程序认真进行治疗,肩痛可在 2~3 个月内完全消除,实际需要的时间常常比这更短。需要指出的是,肩关节周围的软组织结构并没有真正短缩。只要肩痛消失,全范围的肩关节被动活动度就会迅速恢复。

然而,从患者首次主诉肩痛开始,如果经过认真治疗和处置后症状仍持续存在,要考虑到可能是其他结构的病理情况引起或加重了肩的问题。

其他结构的病理情况

医师和治疗师始终要想到,肩痛和运动受限可能是由其他情况引起的,而不是肩或肩周围结构直接损伤引起的。为找出疼痛的确切位置,需要做非常仔细和专业的检查。鉴别诊断非常重要,因为不能确定真正的原因,就不能有成功的治疗,患者的疗期也将延长。不仅是疼痛可起因于身体其他地方,其他与偏瘫症状接近的假性症状也可能同时出现。

可能引起肩痛的其他结构包括以下几方面:

1.颈椎。疼痛的局限性症状、关节活动度受限及肌无力可能源于脊椎结构,尽管这些症状可能更像局部障碍的临床表现。"典型的情况像冈上肌肌腱炎和关节囊炎,常起源于颈椎或上部胸椎"(Wells 1988)。此外,作者解释一个颈椎关节强硬的患者可能存在肩或臂肌肉无力,来自神经根激惹或受压的神经障碍,也会有一个拘紧的疼痛的肩关节。由于颈部存在的病理改变,与盂肱关节有关的软组织结构可能有触痛(Gunn 和 Milbrandt 1977)。

"一个对肩痛且活动受限的临床研究表明,在某些病例中,活动受限可能是由于颈神经根或神经鞘的病理情况引起的"(Elvey 1984)。作者描述当损伤位于颈椎时,盂肱关节的某些征象可能类似于肩关节本身的功能障碍。

即使没有任何外伤病史或中风前的颈部问题,偏瘫患者具有的诱发因素也很容易引起源于颈区的疼痛。持续的伸颈,继发的胸椎前屈姿势尤其常见于那些大部分时间仍坐轮椅的患者。另外,颈常常侧屈并旋向健侧。如果这种姿势持续时间长,其中一种因素或合并多种因素都可以引起疼痛。老年患者更容易受其影响,而偏瘫患者大部分都是超过 60 岁的老人。

2.神经系统不良张力。因为神经系统的任何损伤都能引起整个系统的张力增高,所以偏瘫患者不可避免地具有这种异常张力,神经结构适应性延长的特性丧失(Bulter 1991)。

肩胛带和上肢关节的运动需要神经组织移动、变形和延长(Yaxley 和 Jull 1991)。由此推断,如果神经组织要和骨骼肌系统一样活动,根据 Elvey(1988)所述,敏感的神经组织可能因关节活动而损伤。作者解释 "敏感的颈神经根可能改变盂肱关节和肩作为一个整体的活动性,因此,使人疑为真是盂肱关节的问题"。肩痛和明显活动受限在某些情况下可能被误诊,因为在这个区域感觉到了疼痛(Elvey 1986)。

3. 异常的肋骨姿势和连接。第一肋的上提或下沉导致压迫或牵拉到臂丛神经和颈神经根,引起盂肱关节区疼痛。在偏瘫患者,当张力过高的臂主动运动时,肩胛带和第一肋被一同上提,而张力过低的偏瘫臂的重量被动地下拉肩胛带和第一肋(Rolf 1999)。

与肩撞击综合征(shoulder impingement syndrome)及部分旋袖肌撕裂症状一样的盂肱关节区疼痛,可能是由于第二肋骨脊椎连接扭伤或第二肋骨在其椎骨连接处慢性半脱位引起的。如果僵硬的胸椎后伸,肋骨可能超越其固定的胸椎节段而半脱位,结果疼痛和功能障碍与肩撞击综合征相似。另外,检查旋袖肌可能无力(Boyle 1999)。作者描述了最初诊断为肩撞击综合征的两位患者,在单独对第二肋骨进行治疗之后,症状完全解除了。两位患者都用了Maitland (1986)描述的方法,对第二肋骨在后-前方向做振动松动治疗。

其他可能的治疗方法

治疗肩痛还有其他几种可能的方法:

1.局麻注射,可加可的松。局部麻醉注射可暂时缓解剧烈的疼痛,但是,在疼痛潜在原因没有消除的情况下,这种缓解是短暂的。在尝试被动运动之前,不必实施局麻,因为局麻剥夺了患者的重要保护机制(Diethelm 和 Davies 1985)。如前所述,患者疼痛与否,是治疗师了解其运动是否引起肩损伤的唯一途径。某些情况下,为解除肩痛并改善关节活动度可以在肩峰下注射 1%利多卡因(Joynt 1992)。

2.冰疗。已经有人描述了冰作为解除疼痛和降低痉挛的一种手段(Palastanga)。应该用冻湿的毛巾放在整个肩及肩胛骨上,因为正在融化的冰比其他冷冻方法更有效(McMaster 等人1978)。冰疗省时省力,但这并不是使用冰疗的根据,因为前面所述的方法能保证迅速而持久的效果。

3.被动松动术。Maitland(1973,1991) 记述了某些肩关节被动松动技术,可用于缓解疼痛、增加关节活动度。该技术特别适用于以下几种情况:

·以疼痛而不是僵硬为主的情况下。关节被动附属运动,即关节具有的运动,但自己不能主动地和选择性地完成的关节活动,治疗疼痛最有效。Irwin-Carruthers 和 Runnalls(1980)记述了应用被动附属运动松动肩关节,结合抑制痉挛的治疗经验。

·仅在关节活动度的终末段出现疼痛,可能是因为肱骨头在肩关节盂内不能向下运动。

·无疼痛,但在上举的终末段似乎被机械性地阻挡。同样可能是由于肱骨头不能下移,以致臂不能完全上举。

·确定疼痛是由颈椎或肋骨连接的病理情况引起,需要使用相关关节的被动松动术。

·肩痛及关节活动受限与神经系统张力增高有关,用松动术降低其张力是必需的,这在第 15 章里描述。事实上,不管肩痛是由什么原因引起的,都不可避免地引起神经张力的增高,所以对神经系统的松动应该始终包括在治疗中。

结　论

治疗师必须保持开放的思想,注意新的观念,如果需要,要准备寻求在其他治疗领域内有专长的治疗师的帮助。治疗不成功,治疗师可能指责患者对治疗不配合或锻炼不够努力。如果患者在治疗或护理期间感到疼痛,要使患者相信疼痛可以被消除,而患者必须如实报告疼痛情况。医师也必须完全了解所有的原因,否则在他检查患者时会不经意地损伤肩关节。要避免对肩关节及其软组织反复造成小的损伤,这是治疗肩痛问题的关键。肩关节活动度受限与肩痛直接相关,当疼痛消失时,其活动性就能恢复。因此,宁可不活动肩也比活动肩而引起疼痛要好。

肩–手综合征

肩–手综合征是偏瘫后突然出现的手肿胀疼痛的继发性并发症。根据 Davis 等(1977)的统计,其发生率约占偏瘫患者的 12.5%,常在患中风后 1~3 个月内发生,而由 Braus(1990)报告的发生率甚至高达 27%。严重的疼痛将影响患者进行全面康复,如果不予以治疗,将导致永久性手及手指的畸形,影响手的功能,甚至有更严重的后果。除肩–手综合征外,现在还有许多不同的命名,最常见的有反射性交感神经营养不良或反射性营养不良综合征,痛性营养不良、灼痛及 Sudeck 萎缩或综合征。

这些不同的术语只能混淆其发生的原因,导致对预防和治疗的消极态度。肩–手综合征绝大部分是可以预防的,然而,只要出现症状就要加以治疗。

了解引起这种状况的原因很重要,只有那样才能采取预防措施,实施正确的治疗。首先要考虑把发生于手部的症状和肩痛的症状相鉴别。

手综合征,而不是肩–手综合征

如果像报告的那样,肩痛的发生率为 60%~80%,从统计学上讲可能有 12%~30%出现手肿胀的患者大概还有肩痛。本章前面已阐述了肩痛的发生原因,对一些诊断有肩–手综合征的患者,死后对其肩关节囊进行尸检表明,患肩有陈旧性创伤的征象(Braus 等 1994)。

如果我们接受肩痛的发生是机械性因素的结果,而不是综合征的一部分的话,就可能有效地预防和治疗腕、手和手指上的问题。也容易解释 Moskowitz 等(1958)应用放射状神经节阻断术及用高位胸交感神经切除术治疗该综合征时的发现,治疗后手的症状确可解除,但正如作者所述:"不管是用阻断术还是交感神经切除术,对与肩有关的症状,包括肩痛和运动均无影响。"Davis 等(1977)报道了对 68 例患者除正常的康复程序之外,加上口服类固醇的成功治疗,文章提到:"另有两例未包括在该研究中的患者,仅手部存在症状和体征,采用同样的方法也取得了满意疗效……"如果按本章前面所述的方法认真地保护和运动患者的肩,则可保持肩全范围的活动度且没有疼痛,尽管手部有明显的症状(图 12.24a、b)。

肘关节无疼痛及运动受限的事实进一步支持了考虑把肩和手的问题分开的事情。如果肩–手综合征确实与二者的疼痛都有关的话,从逻辑上讲,处于二者之间的肘关节也应该被累及。然而,在有关肩–手综合征的文献中,对肘关节被排除在外没有任何解释。

手部症状

早 期

患者的手突然出现肿胀,很快发生明显的运动受限。水肿以手背最为明显,包括掌指关节和手指。皮肤皱纹消失,特别是指节及近端和远端的指间关节。水肿处柔软、膨隆,通常向

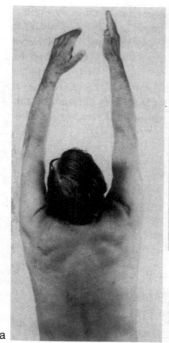

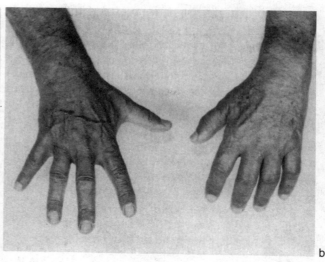

图 12.24a、b 尽管手有明显的症状,肩运动无疼痛(左侧偏瘫)。

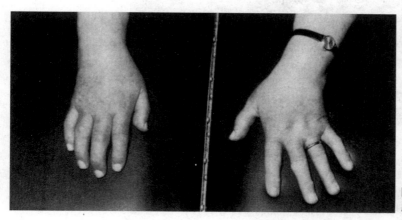

图 12.25 典型的手肿胀表现(右侧偏瘫)。

近端正好止于腕关节(图 12.25)。不再能看清楚手上的肌腱。手的颜色发生变化,呈粉红或淡紫色,尤其是患臂悬垂于体侧时更明显。感觉手有些温热,有时有潮湿感。指甲开始改变,比健侧变白或无光泽。

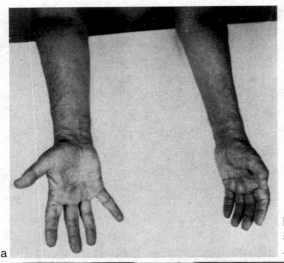

图12.26a、b 关节活动度受限。a由于腕关节远端的限制,前臂不能旋后(左侧偏瘫)。b掌指关节不能屈曲(右侧偏瘫)。

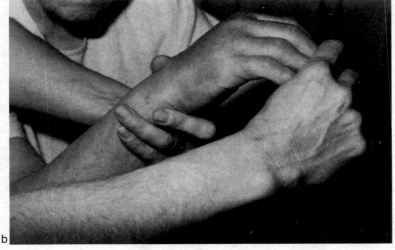

关节活动度受限的表现如下:

·由于腕部常感到疼痛,被动旋后受限(图12.26a)。

·腕背伸受限,当试图被动增加背伸活动度时,手背面出现疼痛。在治疗中,当上肢伸直、手平放在治疗床上或做手的负重活动时也可诱发疼痛。

·掌指关节屈曲明显受限,看不见骨性隆凸(图12.26b)。

·手指的外展严重受阻。例如,双手越来越难以叉握到一起。好像健侧手指太粗而难以置于患手指缝之间。

·近端指间关节僵硬肿大。几乎不能屈曲,同样也不能完全伸直。如果被动屈曲该关节,则出现疼痛。

·远端指间关节是伸直的,不能或只能稍微屈曲。即使这些指间关节僵硬于轻度屈曲位,任何被动的屈曲也会引发疼痛并因此受限。

后 期

如果早期没有对手进行正确的治疗,症状会越来越明显。疼痛加重直至不能忍受任何对手和手指的压力。在背侧腕骨之间及与掌骨连接区出现明显坚硬的隆凸。通过放射检查,可以发现典型的骨质疏松改变,但这并不总是与综合征有关。没有其他症状的患者很少做手的X线检查,但是在做 X 线检查时都可观察到类似变化。

末期或后遗症期

未治疗的手固定于一种典型的畸形状态。水肿和疼痛可完全消失,但关节的活动性则永久性地丧失。

·腕关节屈曲伴尺侧偏,背伸受限。无水肿后腕骨上的隆凸更加坚硬和明显(图 12.27a)。
·前臂旋后严重受限(图 12.27b)。
·手掌变平,大、小鱼际肌群明显萎缩。
·掌指关节不能屈曲,外展活动微乎其微(图 12.27c),拇指与食指间的虎口变小并且无弹性。
·近端指间关节和远端指间关节固定在微屈曲位上,但不能再屈曲。

"含有蛋白质的水肿液在组织内转变成弥散性网状瘢痕组织,与肌腱和关节囊粘连,限制了关节的运动。关节软组织失用性萎缩,伴关节囊增厚"(Cailliet 1980)。

未经充分的治疗以预防最后的萎缩,将发生关节僵硬,尤其是指关节(Wilson 1989)。在伦敦的国王学院医院对这一期的手进行外科治疗时发现,指间关节韧带实际上已骨化,实验室检查发现确有骨形成。

因此,早期治疗手肿胀势在必行,无论如何要防止发展到终末期。避免固定的畸形尤其关系到手功能性活动的恢复,因为临床观察表明,许多患这种病症的患者后期手和手指恢复了选择性随意运动(图 12.28a、b)。Davis 等支持这种观点,因为他们的患者中 70.5%只有"部分运动功能丧失"。

偏瘫手综合征的原因

虽然有关偏瘫后肩-手综合征的资料不少,但有说服力的假说或已证明的原因却不多。这种综合征绝不能归咎于性格障碍或患者对疼痛的耐受力低,尽管有人声称有"心理诱因"或"灼痛性个性"(Wilson 1989)。把问题归咎于心理原因对患者来说是最不体面的,并负面地影响医务人员对患者的态度。由于经历持续的疼痛,患者表现出的任何心理障碍都是继发性

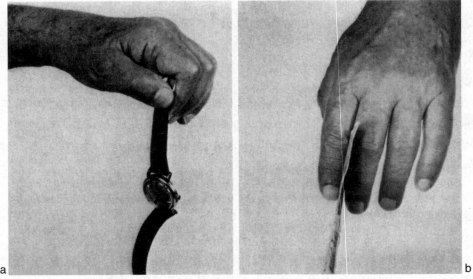

图 12.27a~c 后遗症期(右侧偏瘫)。a 水肿消失,腕骨上隆凸坚硬,腕屈曲伴尺侧偏,手指僵硬。b 旋后受限。 c 掌指关节无屈曲。

图 12.28a、b 肿胀的手常有随意运动(左侧偏瘫)。a 手指捏握。b 手指选择性内收。

的。正如 Charlton(1991)描述的"任何疼痛的患者都可能有这些相同的反应性改变,包括焦虑、抑郁、绝望"。当经过专业的治疗而使疼痛消失后,所谓的心理障碍也会消失,患者的信心就会提高,并能积极配合治疗,这会令所有的人感到高兴。

不能简单地把手肿胀疼痛的原因归咎于运动功能丧失或手臂的被动体位。许多患者已经证明与此相关的并发症很少见。经治疗症状减轻后,患者可能仍存在运动功能完全丧失及手臂的被动体位,但无最初的疼痛和水肿症状复发。

一定有某种特殊的原因触发了这种综合征的发生,手臂不能活动及被动体位只是长期存在的症状而已。许多以前无疼痛和运动受限的患者突然出现症状也支持这种推测。比较合乎逻辑的假说为一种突然的机械性的原因引起原发性的水肿,或者组织或神经损伤发炎引起继发性水肿,这种水肿是因为肌肉泵不能充分消散炎症引起的。水肿、疼痛、关节活动受限的恶性循环,随后累及交感神经系统。手水肿的不同原因促成了手综合征的发生:

腕关节持续屈曲受压

患者卧床或坐在轮椅上时,可能未曾注意到手长时间放在体侧,腕被动处于屈曲位(图 12.29 a、b)。由于拮抗肌的张力低下,由于上肢的重量从上面被动压在腕关节上,使腕明显屈曲。使肩胛带后缩下沉的肌肉及使臂内收内旋的肌肉痉挛,明显增加了未受保护的腕部压力。在患者坐轮椅时,其作用会更明显,因为整个身体的重量向患侧倾斜。

腕被动屈曲累及手静脉的回流。正常手和腕在 X 线下可以显示当臂向下的力使腕处于屈曲位时大静脉回流受阻的实际情况。为了试验,在手背静脉远端注射显影剂,在腕处于中立位时可见显影剂自由流过(图 12.30a),然后受试者屈曲腕关节,掌骨头压在桌面上,通过肩下沉、臂内收,模仿痉挛模式。可见显影剂的流动受阻(图 12.30b)。有意思的是,在压迫解除后,腕背伸时出现了疼痛。

在考虑以下与肩-手综合征的产生有关的几点时,这一实验结果就变得特别有意义:

·大部分肩-手综合征出现于偏瘫后 1~3 个月之间。Davis 等人(1977)的统计表明,66% 的病例发生于这一阶段。在这一时期,患者已不像在发病最初几周那样被精心护理和观察。可能几个小时才会在床上或轮椅上调整一下体位或做一次护理。以致患手可能在未被注意的情况下长时间处于被动屈曲位。

·虽然某些屈腕肌或肩屈肌可能出现痉挛模式,但手臂其他肌肉张力仍相对较低,而伸腕肌几乎可以肯定仍然是低张力,不能保护性地对抗屈腕。

·许多患者早期表现出对患肢的忽略症,没有注意到手在何时已处于不利体位。忽略症的患者可能有实际上的感觉丧失:Davis 等人(1977)报告,检查这类患者发现 91% 有中度或重度的感觉丧失。

·手上的大部分静脉淋巴回流都在手背面(Cailliet 1980)。该综合征的早期,手的水肿也以手背为主。

·水肿很局限,通常向近端止于腕关节。

·患者手腕几乎整天无例外地处于某种程度的屈曲,尤其是未给予认真的体位摆放和指

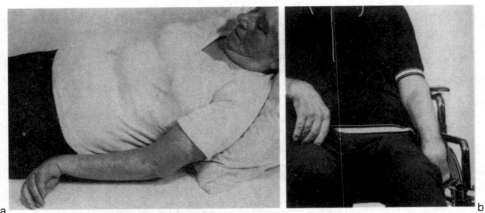

图 12.29a、b　常见的腕关节被迫屈曲位(左侧偏瘫)。a 在床上。b 在轮椅上。

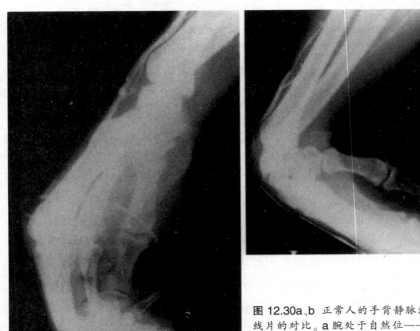

图 12.30a、b　正常人的手背静脉注射显影剂后,腕 X
线片的对比。a 腕处于自然位——显影剂回流通畅。
b 腕被迫屈曲——显影剂不再流动。

导时更是如此。如果患者戴某种类型的吊带或坐位时手放在腿上,腕的屈曲更明显。

临床观察表明,腕关节屈曲阻碍静脉回流是偏瘫后引起手综合征的最常见的原因。

对手关节的过度牵拉可能引发炎症反应,出现水肿和疼痛

手上众多关节的活动度因人不同而有很大差异。治疗师可能在无意识之中使患者的手

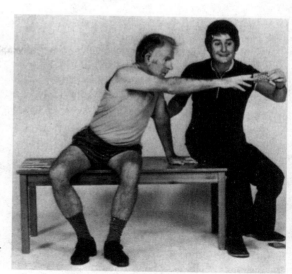

图 12.31 患者注意力集中于活动时,腕被迫背屈(左侧偏瘫)。

做过度活动,以致造成关节及其周围结构的损伤。

超出生理范围的腕背伸很容易发生,例如,当鼓励患者用伸直的患臂负重时。手被置于体侧的治疗床上,治疗师帮助患者伸肘,然后让患者尽可能地向患侧转移重心。这种身体的侧向运动也使腕关节更加背屈,如果活动过猛或以不受控制的方式进行,腕背屈就会超过正常范围。如果进行过度的被动运动,可能发生同样的问题。

同样的损伤在作业治疗时也可能发生。作业治疗中,患者用健手进行作业活动,同时试图用患臂支持身体。当注意力集中在完成作业活动时,可能忽略了腕关节的被动背屈 (图12.31)。

在患者俯跪、站立或坐位用健手活动,同时需要伸直患侧臂负重时,都可能发生腕过度背屈的危险。如果要求患者在患臂负重情况下做肘的屈、伸活动,很可能不经意地过度背屈腕关节。在垫上活动时尤其要注意,因为患者的体重压在垫子上,使柔软的垫面下沉,手掌低于手指,增加了腕背屈的程度。

因这些因素而触发水肿的患者,或在发病早期过度活动的患者,往往就是那些以后出现该综合征的患者。典型的例子是患者的下肢几乎不受累及,能以远高于上肢的功能水平进行步行或锻炼。

输液时液体渗漏至手背组织内

反复输液时常需用偏瘫手的静脉,大部分医务人员一般不愿意用患者健侧手,因为那样患者将不能用健手在床上自我照顾。然而,如果液体像经常发生的那样,外渗到周围组织中,则引起明显水肿。

手部小的意外损伤

患者的手可能会受小损伤,尤其是在感觉缺失或疏忽时。患者可能会向偏瘫侧摔倒而损伤手,也可能因不注意而接触到滚烫的盘子、香烟或不能保证不把热水瓶,从而被烫伤。患手也可能被卷入轮椅的轮子,而他还没注意到发生了什么。这些手损伤将导致手水肿。

预防与治疗

预　防

预防手综合征的目的在于避免所有引起水肿的原因。如第 5 章所述,要注意患者卧床和坐在椅子上的体位摆放。如果患者还不能保证其腕不处于过屈位或不能保证不把偏瘫手臂悬吊在轮椅外, 可用一轮椅桌板将手放在上面以防止损伤, 直到他能自己照顾好偏瘫臂(图 12.32)。

当患者用偏瘫上肢进行负重练习时应格外小心。如果需要的话,治疗师应帮助患者控制运动。在进行这项运动或其他形式的被动运动之前,治疗师应通过与健侧比较,以确定偏瘫侧关节的活动度。治疗中如果患者表示有不适或疼痛,治疗师即应改变患手的位置。例如,患者坐位身体侧倾,患臂在身体侧面伸直负重,这时进一步外旋上肢会减少腕的背屈程度。如果仍有疼痛,应停止该活动。

应尽量避免在偏瘫手上做静脉输液。可用锁骨下静脉替代。

不要使用热水瓶。

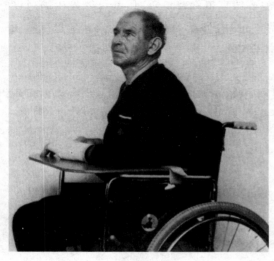

图 12.32 轮椅桌板。患者戴腕部夹板以支持肿胀的手(左侧偏瘫)。

包括亲属在内的所有治疗小组的成员都应帮助患者避免手的小损伤，大家都应该知道这些危险因素。很容易过高估计患者自己照顾患手的能力，尤其是在患者的运动功能或交谈能力较好时。Braus 等(1994)在一个临床对照研究中发现，若认真按上面描述的原则做，能使肩–手综合征的发生率从 27% 降到 8%。

治 疗

在综合征早期，只要一出现水肿、疼痛或运动受限，就立即予以治疗能取得最佳效果。即使在数月之后，如果有炎症反应、急性疼痛和水肿，治疗仍然有效。一旦发生实变，手已恢复正常的大小、颜色，将很难改变手的挛缩。治疗的主要目标就是尽快减轻水肿，然后是治疗疼痛和僵硬。"由于废用和正常功能的丧失似乎在引起该临床问题中起重要作用，因此恢复活动是持续缓解和最终解决问题的基本要求"(Charlton 1991)。必须把手的这种状况作为急症和炎症处理，对此，提倡用传统的三原则——降温、加压、抬高，以减轻水肿。Evans(1980)概括治疗手炎性水肿的基本方法时，用 M 代表轻柔的肌肉运动(muscular movement)，I 代表用冰降温(ice)，C 代表加压(compression)，E 代表抬高(elevation)，形成了便于记忆的缩写词"MICE"(迈克)。

■体位摆放。床上的体位如第 5 章所述，能防止肩关节受累。患者坐位时，其上肢要抬高置于前面的桌子上。为了帮助抬高和保持舒适，可在臂下垫一枕头。当患者坐轮椅在医院内活动时，应在轮椅上放一桌板，或保证患者的手不悬垂在一边(见图 12.32)。

有人建议不管是坐位还是卧位，患者的臂都应被机械性地吊于胸前的位置，但不幸的是悬吊是禁忌的。因为肩胛骨与臂外展或臂上抬反相地向下牵拉，不可避免地引起肩损伤，导致严重的疼痛。

■避免腕屈曲。为改善静脉回流，防止持久地伸掌指关节，腕关节每天 24 小时保持背屈很重要，这种持久地伸掌指关节常发生于坐位时手置于膝上或放在桌子上或卧位时平放于床上(图 12.33)。

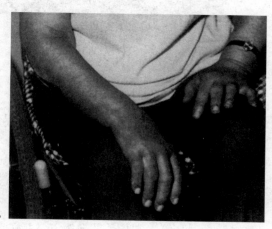

图 12.33.　持续地伸掌指关节(右侧偏瘫)。

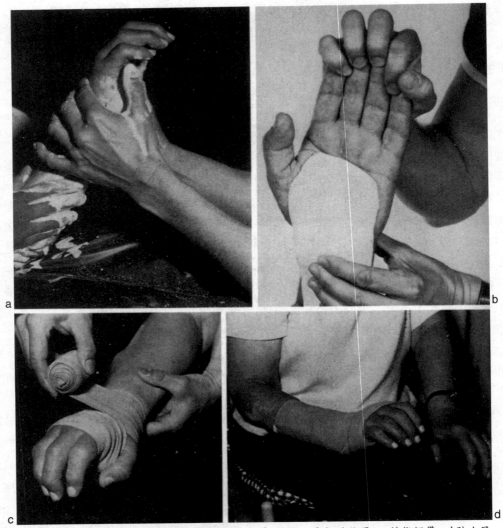

图 12.34a~d 夹板支持腕关节。a 放置湿石膏绷带。b 纠正夹板的位置。c 缠绕绷带。d 防止了腕关节的屈曲。

提倡使用一小型腕上翘夹板支持腕关节，除此之外还需要认真的体位摆放和监督。夹板用大约 10 层 8cm 宽的石膏绷带为每个患者单独制作。

制作夹板时，患者坐于桌前，手臂向前支持在桌上，助手站在患者旁边，帮助保持患肩向前，并支持腕关节于适度的背屈位。治疗师站在患者前面，将浸湿的石膏绷带置于适当的位置(图 12.34a)。其要点是，夹板干后，其远端不能妨碍掌指关节屈曲。因此夹板不能超过手掌远端横纹，并从第一掌指关节向第五掌指关节向下适当倾斜。拇指活动不受影响(图 12.34b)。

在治疗师塑模的同时,助手把前臂部分的石膏抹平,治疗师在掌指关节近侧将石膏按需要的斜线折回,然后用双拇指压在手掌部,以保证石膏形状贴近手掌,用其余手指在手背处给予反相的压力,使腕关节保持背屈且轻度桡偏。

夹板干后,用弹力绷带缠在适当的位置上(图 12.34c)。绷带要卷上,而不是拉紧,否则太紧的压力会引起疼痛。一定要注意夹板固定后腕的位置是否正确。即使轻微的腕屈曲也会使手顶在夹板远端,影响掌指关节的屈曲。手背被绷带很好地覆盖,缠绕绷带始于手掌止于夹板近端。患者应全天戴夹板,只有在检查皮肤、清洗及治疗时才取下,无论手放在什么地方都应保证伸腕(图 12.34d)。

持续应用夹板直到水肿和疼痛消失,手的颜色恢复正常。患者戴夹板同时也能进行自助活动,这样可保持肩关节的活动度。

有些患者的危险性更高,例如在急性期医院中的很多患者、严重损伤的老年患者或左侧偏瘫伴多种忽略的患者,推荐预防性使用腕夹板,以防止腕屈曲并保护易受伤的手(M.Brune 1988,E.Panturin 1997,个人交流)。

■压迫性向心缠绕。"向心性缠绕手指或四肢被证明是一种简单、安全和非常有效的治疗周围性水肿的方法"(Cain 及 Liebgold 1967)。治疗师用一直径 1~2mm 的线绳由远端向近端缠绕拇指,然后是其他手指。之后开始缠手,直缠到腕关节上。在指甲处做成一小环开始缠绕,这样不会压迫敏感的表皮(图 12.35a)。然后快速有力地向近端缠绕至指根部不能再缠为止(图 12.35b)。缠完后,治疗师立即从指端绳环处迅速拉开缠绕的线绳。

把每个手指都缠绕完一遍之后,开始缠手。同样在掌指关节处做成一环,然后由掌指关节向近端缠绕,到达拇指根部时,使拇指内收,把拇掌关节一并缠绕。最后阶段是缠绕腕关节,治疗师可以从缠手终结处开始缠绕腕关节。

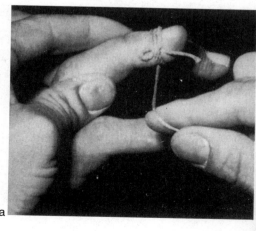
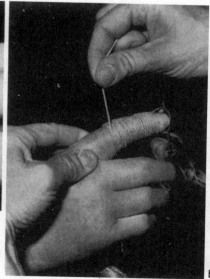

图 12.35a、b 压迫性向心缠绕。a 从一小环开始快速缠绕。b 从远端向近端不留间隙地缠绕每个手指。

可以很快教会患者亲属进行操作,以节省治疗时间。治疗结果大部分令人满意。"其效果从完全瘫痪的手没有显示运动迹象,到以前水肿、疼痛及无功能的手完全、持久地恢复正常功能"(Cain 和 Liebgold 1967)。当然,通过水肿的减轻,血液循环肯定得到了改善,患者感觉自己的手更清爽,进行其他治疗更有效。

担心缠绕会损伤软组织及淋巴管被证明是无根据的。在过去的 30 年中,无数的手疼痛及水肿的患者成功地用向心性缠绕治疗,在加利福尼亚,在英国,在欧洲很多国家,没有这种损伤发生。相反,都从症状的减轻中受益,许多人已经恢复了偏瘫手的功能,并且不再复发。

■冰疗。用冰疗时,治疗师将患者的手浸入冰水混合的桶里。碎冰和水的理想比例大约是 1/3 的水与 2/3 的冰,这样手可较容易地浸入,冰的不断融化可使水温保持冰冷 (图12.36)。根据经验,治疗师应将患者的手浸入冰水中 3 次,每次浸入之间有短暂的间隔。治疗师的手一同浸入,以确定浸泡的耐受时间。

■主动运动。治疗中只要可能,应尽量让患者做主动运动,即使手完全瘫痪,也应结合有主动功能的肌肉进行锻炼,因为肌肉收缩为减轻水肿提供了很好的肌肉泵作用。

例如,即使患者的臂似乎完全瘫痪,当患者仰卧位、上肢被上举时,通常可能刺激出伸肘肌的活动(图 12.37)。肩胛骨松动后在上举位做一些上肢活动很有益处,因为上举伴肌肉收缩可明显减轻水肿。

坐位,任何可以刺激偏瘫臂随意运动的活动都可应用,特别是屈指抓握物体的活动。

·患者用偏瘫手抓握折叠的毛巾的一头,治疗师抓住另一头,帮助拧毛巾,这样患者的手就能紧紧地握住毛巾,尽管其指关节屈曲受限。治疗师向不同方向摆动毛巾,患者稍放松手的抓握,跟随治疗师运动(图 12.38)。

·患者双手握住一直径约 2cm 的木棒。松开一只手,在另一只手的上面再握住木棒。然后再松开另一只手,向上再握住木棒。

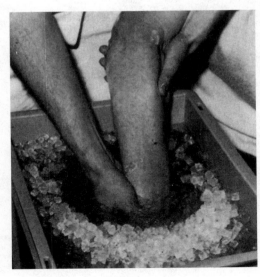

图 12.36 手浸在冰水里。

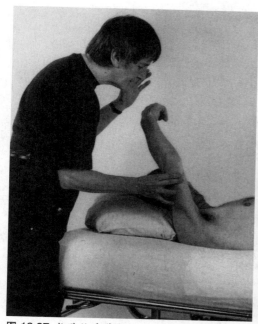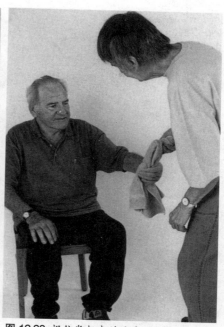

图 12.37 仰卧位手臂抬起,可以做某些主动伸肘活动(右侧偏瘫)。

图 12.38 握住卷起来的毛巾,治疗师向不同的方向扭动毛巾。

·抓住和松开厚毛巾已证明对减轻肿胀、恢复被动关节活动度以及手的随意控制是最成功的。毛巾平放在桌子上,患者的手放在毛巾上,屈曲手指抓住毛巾拉向自己(图 12.39a)。治疗师帮助他保持腕的位置,患者不断抓握毛巾,把毛巾拉皱叠在手下。然后,患者再伸手指,不管是主动伸指,还是由治疗师拉毛巾使屈肌放松,让毛巾再回到原来的位置(图 12.39b)。患者喜欢这种简单的锻炼,患者的亲属可以帮助他在其他时间进行这种活动。只要患者能主动屈指而不屈腕,就应该鼓励他自己练习这个活动。

注意:在疼痛和水肿消除之前,不要做需要伸肘、伸腕负重的活动和锻炼,这些活动可能促成综合征的发生,总之会引起疼痛并使这种状况持续下去。实际上,任何能诱发疼痛的活动或体位都应避免。治疗师进行被动关节运动时也应注意同样的问题。

■被动运动。小心地进行肩关节被动运动可防止出现肩痛,手和手指的被动运动也应非常轻柔,不应当引起疼痛。治疗师在患者腕屈曲时绝不能再屈手指,因为手背的水肿增加了伸肌的张力,运动受到机械性阻碍。使用任何程度的暴力都可能导致炎症的发生。不要忘了,前臂旋后功能的丧失伴随腕和腕骨问题。治疗师在治疗中应包括无痛范围内尽可能地做前臂旋后运动,患者主动配合该运动。所有这些运动都应在患者仰卧位抬高上肢,或坐位手放在前面的桌子上,以利于静脉回流的情况下进行。

由于治疗师非常担心手出现挛缩,往往在治疗手肿胀时太积极。在这种情况下,宁少勿多更可取。

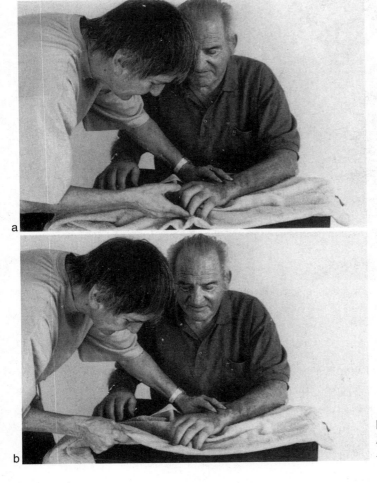

图 12.39a、b 通过弄皱毛巾，激活手的肌肉泵作用。a 屈曲手指弄皱手下面的毛巾。b 抻直毛巾，帮助患者手指伸直。

在炎症的所有征象都消失之前，似乎很诱人的被动松动技术也是禁忌的，因为这种技术也可能导致急性症状的恶化。水肿消退，疼痛减轻后，主动关节活动度很快恢复。

■松动神经系统。尽管有不同的促发因素，但交感性疼痛的共同特征似乎是神经性损害（Wilson 1989）。根据 Butler(1991)的观点，任何神经结构损伤之后，都有神经系统张力的增高，所以当症状出现在手上时，也必然有神经系统张力增高。例如，临床上手肿胀偏瘫患者直腿抬高的程度明显减低，尤其是检查健侧腿时。

因此在治疗中，要通过在第 15 章中描述的被动和主动运动逐步松动神经系统。这种松动的优点是症状被明显缓解，而完全不用运动患侧疼痛肢体。由于神经系统是一个统一体，颈、躯干、腿及对侧臂的运动常常能明显改善患手的整体情况。

■帮助淋巴回流。有报告称加强淋巴回流的方法在治疗手综合征中的效果良好，所以已经推荐使用这种方法。支持性绷带包扎已经证明有助于控制水肿,但在按摩之后必须避免使用弹力手套。弹力手套维持掌指关节和指间关节于伸直位,尽管能减轻水肿,但导致这些关节在非功能位的僵硬。在额外用促进淋巴回流的方法时,所有的治疗原则仍必须遵守,尤其那些在活动中不引起疼痛的治疗、抬高肢体摆放及戴腕上翘夹板。

■口服可的松。如果在严格按治疗原则治疗之后,症状仍然存在,必须引起足够的重视,并采取紧急措施以克服这种情况,其原因如下:

·如果患者的手恢复了某些活动,像许多人一样,由于肌肉明显的萎缩伴挛缩及永久的关节强硬,尤其是远端关节,手未来的功能可能很差。

·持久的、折磨人的疼痛可能使患者难以忍受,并影响整个康复进程。

·手的治疗可能不相称地占用过多的治疗时间,影响了患者在其他方面的治疗进展。

口服可的松已证明对这些患者有良好的、持久的效果 (Davis 等 1999,Diethelm 和 Davies1985,Braus 等 1994,Christensen 等 1982)。疼痛往往在数日内消失,患者又可进行全面的康复治疗。虽然很少需要用这种药物治疗,但在其他治疗 1~2 周后无效时也应考虑药物治疗。在加用类固醇治疗时,其他治疗应继续进行。虽然症状很快就缓解了,但不应该很快就停药。为保持疗效一般需要用 2~3 周时间,也需要这段时间防止症状复发。

思　考

肩和手疼痛令偏瘫患者非常痛苦,不幸的是直到现在,在许多医院和康复中心这种情况仍很普遍。患者不仅得忍受疼痛,而且不能从全面的康复程序中受益。有些疼痛性僵硬可以导致永久性畸形,使功能受限。只要明确了引起疼痛的原因,通过认真的指导和治疗,通常就能避免疼痛并发症。在采取预防措施后仍出现问题,这些问题也会很快被克服,特别是在出现问题的早期。整个治疗小组都要参与肩痛和手肿胀的预防和治疗。患者和亲属也要成为小组的一部分,应指导和鼓励他们在预防和治疗中积极参与。一旦疼痛减轻或消失,患者就能充分地合作,身体功能和精神状态就会有明显改善。

第13章
被忽略的面部问题

许多偏瘫患者存在面部和口腔的运动障碍和感觉障碍。不论问题多轻,对患者本人来说都是最苦恼的问题。我们的面部在日常生活中起着重要的作用,因为对我们来说,就好像每个人都存在于眼睛的后面。和身体的其他部位不同,面部总是暴露在外,不能被衣服隐藏或掩饰起来。当我们遇到一个生人时,从他的面部及其表情中我们得到第一印象。我们可以说这个人有"友好的微笑","充满智慧的脸","目光炯炯有神"。通过这些信息,我们可以决定是否需要进一步了解这个人,而且也影响我们和此人的交谈及相处的方式。

面部有精细、丰富的肌肉运动,我们可以通过非常小的肌肉运动使表情千变万化。面部表情和头部运动一起成为主要交流工具,帮助表明我们说话的意思,或在某些特定的场合完全取代言语。通过微小的面部变化,我们就能表达高兴、怀疑、关爱、不赞成等。

要了解一个人就要和他交谈,不但要听他说些什么,还要听他的音质。我们不仅通过声音的节奏、音调、单词发音的方式来判断声音,同时还通过倾听某人的讲话来进一步了解他。

当人们碰面和交谈时,常常一起吃点东西或喝些饮料。我们吃东西和喝饮料不仅是为了营养,也是为了更加快乐,这也是一种社会习俗。在别人吃东西时,我们同样对他形成一种印象。任何异常或古怪的面部表情、声音或饮食习惯都会被立即看到,并影响交流,容易和其他东西联系起来。我们大部分人都有这样的体会,就是牙医进行局麻注射后引起嘴唇下垂,或者假如面部有一个红疙瘩,就会觉得每个人都在注视自己。

在整个康复程序中,学习步行和自理被放在最主要的位置上,而面部和口腔的问题常常被忽视, 没有包括在治疗中。这些问题的存在将降低患者的生活质量并影响其重新融入社会。不管他是独处或是与别人在一起,他或许不再能享受到饮食之乐。别人可能会因他不当的或缺乏的面部表情而误解他的反应。如果患者不能像以前那样讲话,他可能难以结交新的朋友或保持与老友的关系。别人也难以对他做出反应,还不能和他进行正常的交谈。

这些问题的程度和类型差异很大,有的患者完全不能进食(图 13.1),有的患者面部只是有点不对称(图 13.2)。当发现患者面部有问题时,如果要帮助患者克服,就需要认真观察和研究这些问题。因为治疗师是在中风发生以后才看到患者的,所以可能不了解某些问题的存在。如果仔细询问,患者及其家属或许能更多地提供一些他们已经发现的问题。

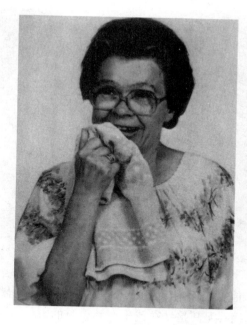

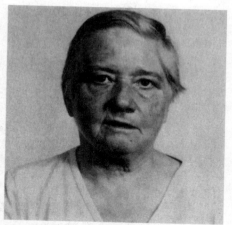

图 13.1 完全不能进食或说话的患者,不断地用毛巾擦口水(双侧偏瘫)。

◁图 13.2 轻度面部不对称(左侧偏瘫)。

促进面部及口腔运动的重要思考

治疗师在观察、分析及治疗偏瘫患者面部和口腔的问题之前,应首先明确与交流和进食有关的基本的正常运动。尽管存在个体差异,但我们都有相似的运动模式,一部分是反射运动,另一部分是在儿童期学会的,这些运动使我们能摄取适当的营养,同时能和周围的人交流。

与非语言交流相关的运动

头的运动

头的姿势和运动本身就能表达很多信号及情感,当然还可用来强化语言表达的意思。当遇到某人并打招呼时,我们稍弯腰并点头示意,点头或摇头表示同意、不同意或惊讶,有时甚至脸朝天,显得自高自大。当有人对我们讲话时,我们会把头转过来看着他,并采取倾听的姿势,常用头部的运动来表示对别人谈话的认可。把头转开往往是反对的信号。

常见的问题如下:

·由于某些肌群的过分牵拉,患者的头部僵硬地保持在某一位置上。患者的头可能维持在一个便于尝试保持身体直立或代偿不充分的平衡反应的固定位置,而不能采取大家认同的习惯姿势。

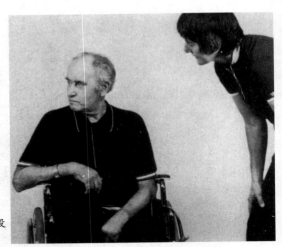

图 13.3 和患者打招呼时,患者没有头的转动(*左侧偏瘫*)。

·由于患侧感觉缺失或减弱,当某人和他打招呼时,特别是在患侧,患者不能转过头来(图 13.3)。患者常常难以和别人保持目光接触,尤其是站在或坐在其患侧的人。

面部运动

面部具有丰富的表情变化,是主要的交流工具,也可以加强或强调我们说话的意思。我们还可以向某人表示我们正在倾听其谈话。我们皱眉、微笑、向下看、眯眼等,可以有数百种细小的变化来表达自己的感受,或掩饰真实的感受。"面部表情肌以格外精细的运动变化,成为非语言性的交流技能"(Moore 1980)。

当我们与他人交流时,我们的面部或多或少地在不断运动。交流时我们的面部及头都有习惯性动作,否则就令人尴尬。例如,当把你介绍给某人,对方打招呼时既不点头也不微笑,再如,与某人谈话时,对方既不与你保持目光接触,也无面部表情。

常见的问题如下:

·当患者微笑、讲话或进食时,患侧面部没有充分的运动,不对称变得更为明显(图 13.4)。

·面部处于一种不变的异常表情,嘴可能微张着(图 13.5),或唇向下咧开露出牙齿,或紧贴于牙齿上。

·因肌张力和活动的改变,患者的面部似乎和以前不一样了。例如,下颌后缩使下颏无力,上牙突出,面部轮廓变形。

·整个面部可能毫无表情,少动或只有很小的表情变化。许多有这种情况的患者,眉毛总是吊起,形成一种吃惊或诧异的表情。如果他的颊肌张力低下,上提的眉毛使整个虹膜暴露,即使患者没有抑郁,看起来也好像很抑郁。许多患者不提眉就睁不开眼睛,这意味着前额的肌肉日间始终要收缩。不闭眼,患者就不能轻轻地皱眉,以表达担心、不赞成或关心,或需要

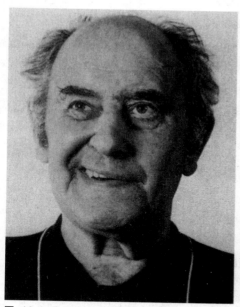 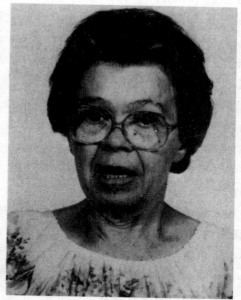

图 13.4 笑加重了面部的不对称(左侧偏瘫)。　图 13.5 患者不能随意地闭上嘴，由于舌粗大的后缩运动,不能防止流涎 (双侧偏瘫)。

澄清某些观点。确实,由于交互抑制的原因,不用特殊治疗来克服这些问题,许多患者就完全不能皱眉。

·不管当时的真实情感和状况怎样,患者可能只有很刻板的表情变化。例如,患者的表情好像反复夸张地微笑,尽管患者完全没有心情微笑。

·患者很难防止流涎(图 13.5),特别是注意力集中在别的事情上时,例如穿鞋时。患者不停地用手帕擦嘴唇,即使如此仍可能有口水滴下。因为患者只能一只手用手帕,所以总拿着手帕很不方便,患者在从事其他活动时,需要不断地把手帕放下再拿起来,精力不断地被分散。

与说话相关的运动

清楚的语言表达能力取决于许多复杂和协调的运动。唇和舌用来形成辅音,其清楚的发音动作在说话时起着重要的作用,即使低声说话,甚至不出声,我们也能从发音的动作上理解要表达的意思。言语的运动是从原始的生存运动,即饮食运动发展而来的。说话时,唇舌的运动相当快和协调。发辅音需要舌进行灵活的选择性运动,如发"t"、"d"音时,舌尖准确地抵在前齿的后面,发"g"、"k"时,舌尖在下齿后,舌中部上抬。舌运动的同时不伴有下颌的原始粗大的共同运动。嘴唇快速、准确的运动产生"p"和"b"音。一般来说,缓慢的、含糊不清的言语多与疲劳、疾病、饮酒的影响,甚至愚钝有关,所以说话不清楚的患者很容易被别人误解。呼吸的控制是发音的基础,气流通过声带产生声音,通过改变气量产生音量的变化。我们可以大声地,也可以轻柔地说话,以便加重语气,增加兴趣或表示不同的情感。为了能应用适当长度的句子或短语,我们需要不费力地连续发声 15~20 秒。经过训练的歌唱演员能达到 1 分钟。

喉的上下运动可以改变音调,以增加发音质量或表达情感。这种能力在随意控制之下,并取决于颈、喉肌肉及声带本身的张力。嗓音清晰是因为声带协调的紧张度。声音的清晰和音质的基础在于软腭和咽壁的有效运动,因为在发声时,软腭完全封闭鼻腔,防止气体从鼻子逸出。而发鼻音时,软腭必须下移,这个运动必须非常迅速而协调,因为一句话当中软腭的位置反复变化,甚至在发一个词的音时都需要变化。发元音时的变化是靠口形的变化及唇和下颌的运动。

常见的问题如下:

·辅音发音不清楚或不准确,说话就难以让人听懂。

·患者说话缓慢、谨慎,甚至很吃力。

·患者说话太轻,自己都难以听到,说话时用短句,说几个词后可能要喘口气,常常只能连续说 5 秒钟的话。

·嗓音单调,音调很少变化,甚至无变化,可能比病前高或低。

·患者的声音沙哑,常需清嗓子。发音可能很勉强和费力。

·患者说话可能鼻音重或可以听到气流以某种声音从鼻子发出。

·说话时流涎。

与饮食相关的运动

饮食是为了生存,但也是为了享受。我们需要遵循许多与饮食相关的规则以便被社会所接受。尽管风俗习惯不同,但最基本的饮食模式是相同的。

大部分人进食时要端坐于桌前,使头颈部处于最佳进食位置。基于此原因,大部分餐厅的椅子都是直靠背的。在直立位,人的嘴水平地对着食物,口腔内的咀嚼及舌推动食物的动作更易于完成。喉上下运动自如,因为在这一位置,喉周围肌肉不受 牵拉、不紧张。食物被置于口腔的前中部,然后唇闭合,颌的闭合是成人吞咽动作的开始。

固体食物

食物的一部分或食团被舌置于一侧后牙之间,咀嚼自动开始。外侧颊肌的张力和内侧舌的活动使食物保持在适当的位置上。咀嚼活动是一种不对称性研磨运动,舌头把食团间断地由口腔一侧转移到另一侧。咀嚼次数因人而异,一般要嚼到食物变软、变湿润、便于吞咽为止。在食团变软的过程中,通过正常的感觉可自动调节咀嚼的力量。在咀嚼过程中,舌头把已经可以吞咽的食物分出来并吞咽下去,因此食团往往不是整块吞咽。

吞咽开始时,食团被置于舌中间,舌以快速的波浪式的运动把食团推向咽喉。首先是舌尖抬起,继而中部,后部依次抬起,运动像活塞一样(图 13.6a)。软腭抬起封闭鼻咽部,有效地防止食物进入鼻腔(图 13.6b),食团向下经会厌光滑的表面被导入食道(图 13.6c)。喉抬起使会

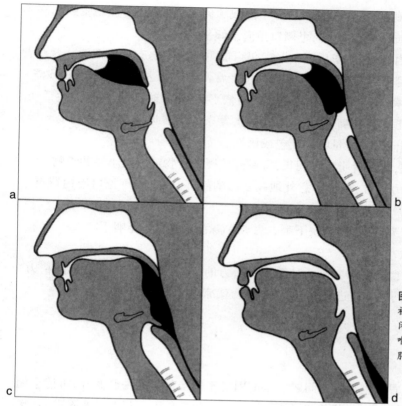

图 13.6 a~d 正常吞咽。a 食团被舌头推向咽部。b 软腭上抬封闭鼻腔。c 会厌临时关闭保护咽喉。d 食团安全地进入食管后，软腭放松。

厌部封闭气管，防止食物进入气管。当食物意外地进入气管内时，声带本身可以突然开放，以排除食物残渣，形成第二道保护机制。食物安全进入食道后，会厌部回到原位，软腭放松，这样才能进行正常的呼吸(图 13.6d)。吞咽本身是一种反射活动。

液体饮料

当饮用液体饮料时，杯子或勺子抵于下唇，唇向前，液体通过主动吸吮进入口腔内舌的中间。液体被舌波浪式地运动送到口腔后部，吞咽过程与固体食物的吞咽相同。通常大口的吞咽之后，又有一两次小的吞咽动作才能完全吞干净。在放松状态下，别人听不到吞咽声，有时能听到成人的吞咽声。

饮食之后，舌头立即清洁牙齿及口腔，唇和颊在牙外侧的运动也参与清洁，唾液也有清洗口腔的作用。与别人一起进餐是一种很愉快的消遣。我们可以断断续续进食，可以容易地边吃边谈，即使口腔内有食物，也可以很容易地进行交谈。

常见的问题如下：

·患者不能对称地坐直。由于躯干前屈，不得不向后伸颈抬起下颚，以便把食物放到口腔内,结果颈前部肌肉被牵拉,舌头和咽喉的运动更为困难。

·由于躯干和头屈向偏瘫侧,把食物置于口腔中间成了问题,在口腔内控制食物几乎不可能。食物进入颊和齿之间或由口角掉出,患侧口角向下倾斜。

·食物残渣滞留于口腔内,饮食完毕后很长时间仍可能见到口腔内有食物残渣。这些食物残渣可滞留于患者颊部、腭顶、前齿、口唇或颏部。患者常常用手指去清除这些食物残渣。

·患者只用健侧咀嚼,患侧痉挛增强。当患侧肌张力低下、感觉差时,刺激不能产生活动。

·咀嚼更多的是一种上下"吧嗒"嘴动作,而不是成人复杂的旋转运动,而且食物变软后,咀嚼方式也无变化。患者用同样的力量咀嚼面包或奶糖。

·由于咀嚼缓慢,效力差,故患者咀嚼时间长,常避开较硬的食物或只吃小块的食物。

·由于感觉减弱及肌张力异常,患者常意外地咬自己的颊部,检查时可见口腔内留有小的疼痛性溃疡。

·吞咽时发出声音,并且费力,食团整块下咽。患者常需吞咽数次才能咽干净。

·患者常呛噎,特别是饮水时。

由于存在这些问题,进食及喝水变成一种缓慢和费力的负担,患者要付出更多的精力。患者不能参与餐桌上的谈话,往往在进餐完毕之前,食物就凉了,以致没了食欲。

假　牙

当患者说话或进食时,假牙也是一个问题。以前固定于适当位置的一套假牙,可能会因肌张力及感觉的改变而反复脱落。脱落的假牙应尽快戴上并用牙科固定剂牢固地固定。如果患者能够去看牙医,可将假牙做适当的修整,以保证合适。

每次饭后,都应清洗假牙,因为食物残渣很可能残留在假牙床和硬腭之间,而患者的舌头不能将这些食物残渣清除。

常见问题的恰当处理

导致这些问题的原因有:

·异常的肌张力。面部、口腔、颈部的肌张力太高或太低。

·感觉缺乏。患者患侧面部或口腔内缺乏适当的感觉。

·失去选择性运动。患者不能选择性运动其嘴唇、颊和舌或运动困难,只能以刻板的粗大模式运动。

认识这些问题并把治疗包括在康复程序中是重要的一环。否则面部和口腔可能陷入"无人管"的境地,而常常被忽略。护士只注意口腔卫生并保证充分的营养摄入。作业治疗师训练患者单手准备食物并进食,如果必要,还可使用辅助器具。物理治疗师负责患者运动到餐厅并正确坐到餐桌前的能力问题。大部分情况下,言语治疗师主要关心患者的语言问题,而不注意非语言性的交流或与饮食有关的问题。

对大部分患者来说,下面的治疗计划将是适当的及有帮助的,所有与治疗有关的人都可以按治疗计划进行。治疗的重点应直接针对患者的特殊问题,尽管这些问题可能广泛影响其他运动。对更复杂的问题就需要特别有资质者的帮助,但只要给予这些问题适当的关注,甚至只是其亲属的简单的治疗措施,口腔和面部功能就会取得很大的进步。

在对面部及口腔进行评定及治疗时,有两种手法特别有用,同时也可用于帮助患者进食和饮水或清洁牙齿。

·手法 A:站在患者一侧,通常在患侧,治疗师一只手臂环绕患者头后面,用肘弯及上臂保持患者头部处于中立位,稍上抬枕部,治疗师的腕向掌侧屈,使拇指能抵在患者的颞颌关节上,以便感觉异常运动或肌张力,用食指和中指夹住颏部,引导下颌适当运动。用食指帮助口唇闭合,用中指从颌下方使舌放松或刺激其运动(图 13.7)。

·手法 B:治疗师坐在患者前面,把拇指置于患者颏前,中指置于下颌下面,食指置于患侧面部(图 13.8),用拇指帮助嘴的闭合,中指刺激舌肌的运动,食指提供颌侧向运动及颊肌张力的信息。这种手法适用于那些在坐位头部有充分控制及能随意抑制伸颈的患者。因为患者能看到治疗师的面部,并领会治疗师的意图,这种方法特别适用于有语言障碍的患者。对于那些仍不能保持头部在正确位置的患者,如果仍然有必要用这种手法,可以在患者床上半卧位且把头支撑好的情况下使用。

治疗师在帮助患者进食或饮水时,通常推荐使用第一种手法。患者能以正常的方式坐于桌前,进食时能看到盘子里的食物。如需帮助患者把食物或饮料杯送到嘴边,治疗师能很容易地引导患者的手那样做,因为这个运动就像治疗师自己进食的动作一样(图 13.9)。

非言语性交流障碍的处理

颈和头的运动

应保持颈部有充分的活动性,降低过高的肌张力或过度活动。治疗师首先要被动运动患者的头部,以强化颈部全范围活动度,患者尽量使运动无阻力(图 13.10)。患者仰卧位时,常容易获得全范围的活动度。治疗师在使患者头部侧屈及旋转时,需要用一只手固定其肩部。只要感觉阻力消失,即可让患者做头的主动运动。所有的运动应能在坐位和站立位充分地、随意地进行,因为坐或站是人们交流的常用体位。伴随着音乐进行小组活动,或用球及气球进行小组活动有助于患者克服固定的头位及眼光不能与他人接触的问题。

面部运动

应在早期促进面部的运动,以保持面部的活动性及刺激面部的感觉。

·治疗师用手指尖运动患者前额,向下、向中线方向做斜线运动成皱眉样(图 13.11)。治疗师的手指不能在皮肤上滑动,而应该运动皮肤下面的肌肉。再做向上、向外侧的相反方向的

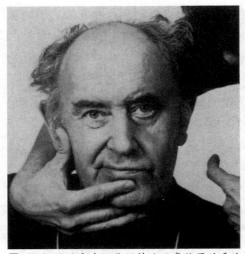

图 13.7 用于患者不能保持头正常位置的手法(左侧偏瘫)。

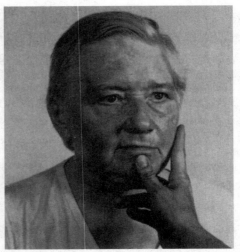

图 13.8 用于患者能保持头正常位置的手法(左侧偏瘫)。

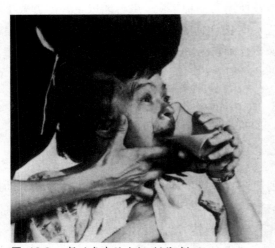

图 13.9. 帮助患者饮水(双侧偏瘫)。

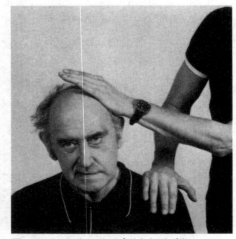

图 13.10.被动运动头部(左侧偏瘫)。

运动,以提起眉。患者先感觉这种运动,然后主动随治疗师的手参与活动,治疗师逐渐减少帮助。大部分情况向下皱眉运动可能需要帮助,直到患者皱眉时眼睛能保持睁开,放松时不用提眉,连续做数次小的皱眉运动。

刚开始可能要做粗大的运动,患者用紧闭双眼来加强皱眉(图 13.12),眉上提时要用力睁大眼睛。随着患者运动能力的逐渐增强,发展为选择性的和可变化的运动,直至患者闭眼时能保持额部不动,或能闭一只眼或提一侧眉。

·患者努力眯眼,就好像他正在向远处看或好像太阳光太强那样。治疗师的中指放在患

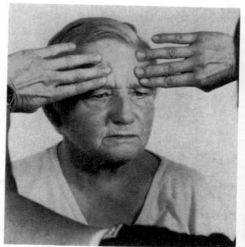

图 13.11 皱眉(左侧偏瘫)。

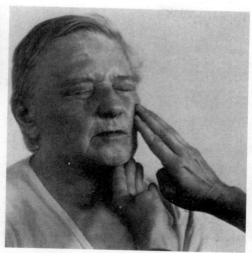

图 13.12 紧闭双眼(左侧偏瘫)。

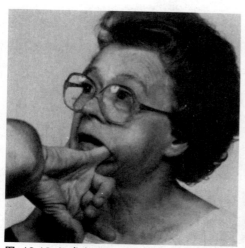

图 13.13 按摩齿龈(双侧偏瘫)。

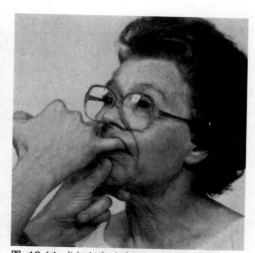

图 13.14 减轻颊部痉挛(双侧偏瘫)。

者眼睛下面,食指放在眼睑上,然后两手指相互稍向一起靠近,以此来促进该运动。

·治疗师先从外面,再从口腔内运动患者颊部,使其张力正常化。治疗师用小指沿患者齿龈至颊部摩擦(图 13.13),而后以半圆运动向外侧推拉颊部(图 13.14),这种牵拉运动可缓解痉挛,也可刺激低张力的颊部活动。治疗师可以把两侧颊部张力进行比较。

·患者吸气鼓腮,使气体保持在颊部(图 13.15)。这种运动要求唇密闭,软腭闭合以防止气体从鼻子漏出。而后患者两侧交替鼓腮,刺激颊肌及软腭的运动(图 13.16)。

·在患者嘴唇缩拢后,治疗师促进患者进行对称的微笑。如果健侧太主动,可用手背抑制

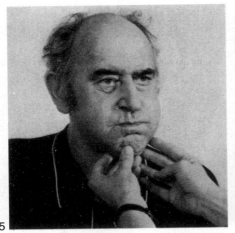

图 13.15

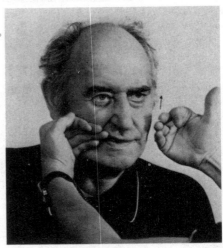

图 13.16

图 13.15 鼓腮(*左侧偏瘫*)。
图 13.16 两侧交替鼓腮,治疗师帮助患侧 (*左侧偏瘫*)。
图 13.17 促进对称的微笑(*左侧偏瘫*)。

图 13.17

图 13.18a、b 使用电动牙刷背面 (*双侧偏瘫*)。
a 使颊部张力正常化。b 刺激嘴闭合。

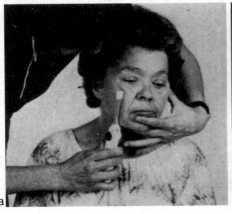

a

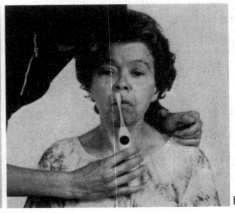

b

健侧活动,用另一只手向上方做快速摩擦运动,刺激患侧运动(图 13.17)。

·可以用冰块快速摩擦,或用电动牙刷背面刺激口唇和颊部。电动牙刷是从侧面向中间运动的,振动可以增强感觉并有助于张力的正常化(图 13.18a、b)。

·让患者皱鼻子, 就像嗅到难闻的气味一样。治疗师把食指放在鼻子两侧帮助运动 (图 13.19)。患者熟练之后,应努力在面部其他部位保持不动的情况下做快速皱鼻运动。

·让患者嘴唇向上翻卷,就像要显露上齿及唇内面一样。

·让患者抿嘴,下唇压上唇,然后再反过来(图 13.20)。

·患者还可使下颌向前,尽量使下齿压上唇,以对抗下颌痉挛后缩。治疗师可把手指放在

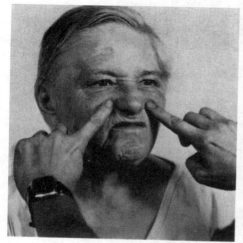

图 13.19 皱鼻(左侧偏瘫)。

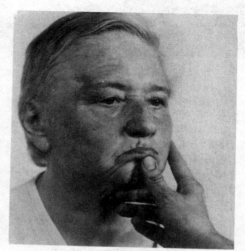

图 13.20 使下唇压住上唇(左侧偏瘫)。

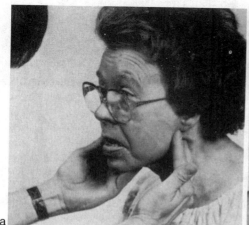
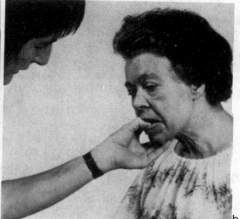

图 13.21a、b 促进下颌前伸(双侧偏瘫) 。a 从下颌角后促进。b 治疗师拇指钩住患者下齿促进。

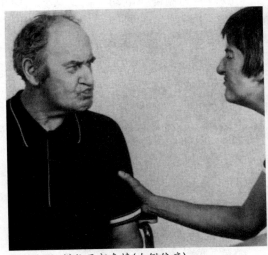

图 13.22 模仿面部表情(左侧偏瘫)。

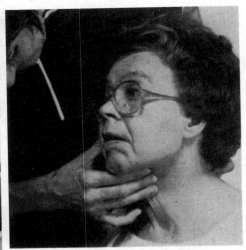

图 13.23 被动活动喉部使其张力正常化(双侧偏瘫)。

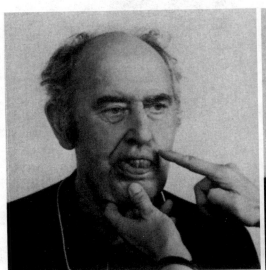

图 13.24. 用舌舔上齿的外侧面(左侧偏瘫)。

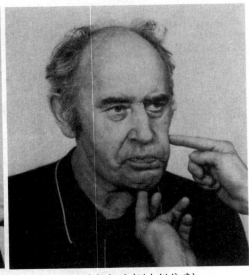

图 13.25. 用舌抵颊后部(左侧偏瘫)。

下颌角后方帮助向前运动(图 13.21a)。因为下颌角后方对压力较敏感,治疗师不大可能用太大的力给予充分帮助。如果患者有明显的下颌痉挛后缩, 治疗师可把拇指放在下切牙的后方,食指放在颏下方(图 13.21b),然后向前牵拉下颌数次,使下颌肌张力下降,患者再接着做主动运动。

·治疗师帮助患者做各种面部表情,用手帮助面部运动。可让患者模仿治疗师的表情,也可根据治疗师的要求做出表达不同情感的表情 (图 13.22)。

与说话相关的障碍的处理

治疗师双手置于患者胸两侧促进其胸式呼吸。由于或低或高的张力,偏瘫侧常不能做充分的呼吸运动。治疗师通过双手在胸骨上方向下振动,促使患者做长而深的呼气,要求患者在呼气同时以不费力的方式发长音。可以计算发长音的时间,患者尽可能无过度用力地保持发声 15 秒。

· 喉部做向两侧的上、下斜向被动运动(图 13.23)。患者通过发音音调的变化使喉部主动运动。高音和低音练习可试发不同的元音组合,如"哦—啊"或"咿—哦"。

· 患者舌伸出口外,舔唇周围,然后舌在唇内侧向外推顶口唇的不同部位(图 13.24)。

· 治疗师引导患者把舌抵向颊后部治疗师手指所指的地方(图 13.25),患者试着用舌推顶及按摩颊部。

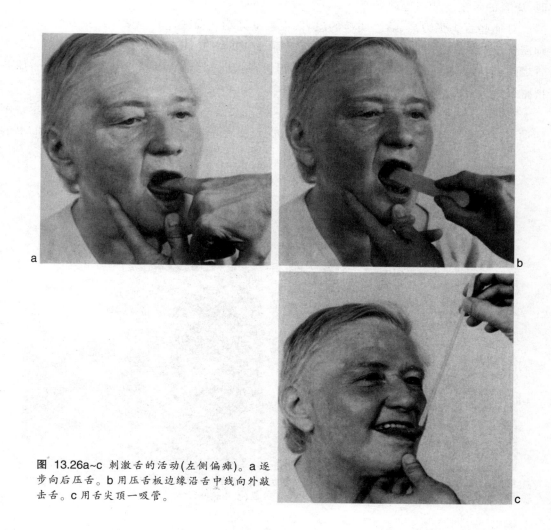

图 13.26a~c 刺激舌的活动(左侧偏瘫)。a 逐步向后压舌。b 用压舌板边缘沿舌中线向外敲击舌。c 用舌尖顶一吸管。

如果舌的运动严重减弱,治疗师必须直接地刺激舌的运动。

·治疗师把小指放入患者口中,向下压舌并向后推动舌头(图 13.26a)。向前快速敲击舌头可激活舌内肌(图 13.26b)。手指推压舌的侧缘刺激舌的侧向运动,患者用舌抵抗治疗师小手指的运动。

·治疗师让患者用舌头推压舌板或吸管,并随着压舌板或吸管在口腔内、外运动 (图 13.26c)。

在刺激舌的主动运动之前,治疗师应首先抑制舌的高张力。

·治疗师把手放在颌下,口腔底部软组织区,以半圆形运动,用手指向上、向前推压软组织以改变舌肌的张力,刺激其向前运动(图 13.27)。用这种方法还可刺激吞咽时舌的波浪式运动,但这时治疗师的手是向上、向后做半圆形运动。

·如果患者的舌完全不能运动,开始时需要治疗师完全引导其运动。用一块湿纱布包裹舌,治疗师用手指把持住舌头做不同方向的运动(图 13.28)。向前拉时,注意不要脱手及让下齿划伤舌头,并向上、向两侧运动。同时让患者体会舌的运动,然后在治疗师帮助其运动的同时,患者的舌主动参与运动。

对那些舌头张力高、后缩明显的患者,在被动运动之前或让其尝试主动运动之前,治疗师需要花费更多的时间来降低肌张力。治疗师站在患者的后面,中指放在患者的颏下与下颌骨之间,这样就能直接按摩舌肌。然后开始慢慢向上向前反复运动手指,这样来放松舌肌并把整个舌头带向口腔前部(图 13.29)。

·让患者舌尖抵在前上齿,学习准确发"d"和"t"的音,逐渐加快发音速度,发音时尽量不活动下颌。舌尖向前抵下齿练习发"g"和"k"的音,患者发音能力改善后可交替发"g"和"d"的

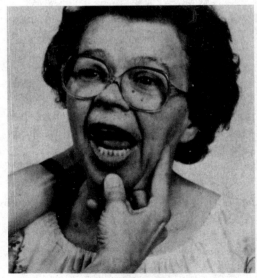

图 13.27 从下面抑制舌的痉挛并向前运动舌(双侧偏瘫)。

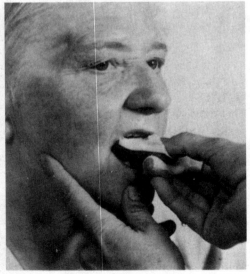

图 13.28 用湿纱布把持住舌,做不同方向的运动(左侧偏瘫)。

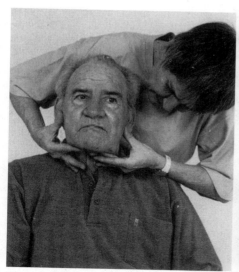

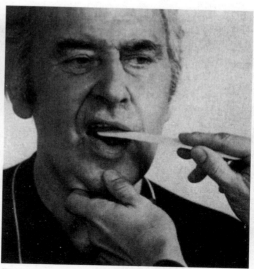

图 13.29 治疗师用中指从下面放松舌(左侧偏瘫)。

图 13.30 用压舌板抬起舌尖抵在上齿后面(左侧偏瘫)。

音。这些运动也是吞咽所需要的运动,即舌尖先抬起的"d"或"t"音,然后是舌后部抬起的"g"或"k"音。开始可能需要治疗师用压舌板抬起患者的舌头,并指出上齿后的正确位置 (图13.30)。通过压舌板压舌后部,治疗师可刺激发"g"音所需的向上运动。为增加效果或帮助不能保持舌向前的患者,治疗师用一块纱布把持住舌头的位置,同时用压舌板向下压,以刺激发"ga"音的运动(图 13.31)。舌头向前伸到口腔外,其后部的活动被加强。舌后部的运动促进了软腭的闭合。

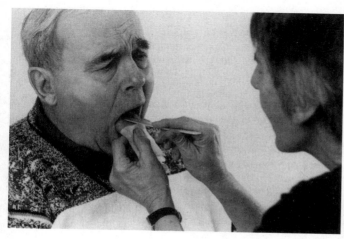

图 13.31 用纱布把持住舌使其前伸,用压舌板向下压,促进说"ga"的运动(右侧偏瘫)。

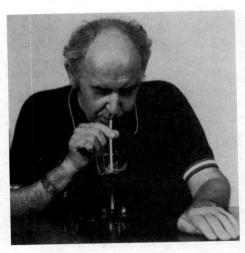

图 13.32 用一吸管吹气(左侧偏瘫)。

• 用吸管向一杯有颜色的水里吹气泡可以刺激软腭的活动。尽量保持所吹气流的稳定,这将同时改善呼吸的控制(图 13.32)。

• 如果软腭仍无活动,可用湿棉签放在冰箱里冷冻,用冰刺激。治疗师用压舌板压住舌头,然后用冰冻棉签向上、向侧面快速擦软腭(图 13.33a~c)。冰刺激之后,患者发短、尖的“啊”音,使软腭上抬。

• 为改善语调和声音的表达力,让患者用不同的方式说一短句,例如,分别以急躁的、惊讶的、高兴的或愤怒的方式说:“你在干什么?”

与进食相关的障碍的处理

所有能改善说话能力的活动均有助于患者进食模式的改善。同样,正确的进食运动也有益于言语表达能力的提高。即使患者仍用鼻饲,也应予以治疗,以便患者能尽快地重新用口进食。所有口腔内的运动和刺激都对进食有益。练习良好的、清晰的发音及变换声调,将保证声带及喉部有充分的运动,在患者开始饮食时,这将有助于预防吸入食物颗粒及呛噎。

患者进食时的姿势可能是影响进食的最重要的因素。如果患者仍存在进食或吞咽方面的困难,就不应试图在床上饮食。躯干的屈曲和不习惯的食物摆放及手的操作使进食活动更加困难(图 13.34a)。有吞咽障碍的患者在床上半卧位喝水几乎是不可能的。他不仅把水洒到外面,更重要的是,还很容易呛着(图 13.34b)。即使在轮椅上躯干也趋向于屈曲。因此,应转移患者到饭桌前的直背椅上,以保证改善坐姿。患臂放在桌子上帮助伸直躯干并防止患侧向下拉成屈曲,从而使头保持直立位(图 13.34c)。如果患者不能用勺或叉,就应该用第 1 章描述的方法引导患者的手(图 13.35a)。患者进食完毕,治疗师用同样的方法帮助患者用餐巾纸擦嘴(图 13.35b)。

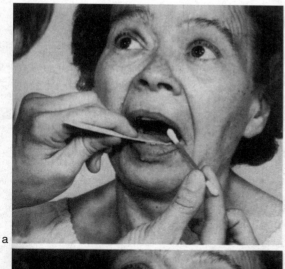
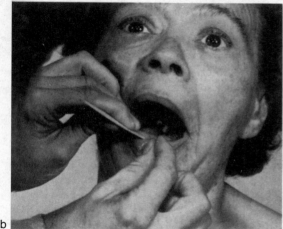
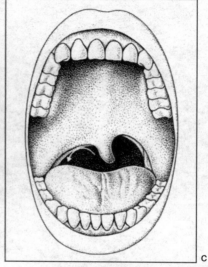

图 13.33a~c　用冰刺激软腭(双侧偏瘫)。a 用压舌板下压舌头。b 用冰冻棉签刺激软腭。c 刺激方向是向上，向外侧。

　　开始训练时宜吃黏稠的泥状食物，但为了刺激咀嚼和口腔内的感觉，还应给患者有一定质地及硬度的食物。可试着吃稍加烹炒的蔬菜、饼干及面包。如果吃不用咀嚼的食物，几乎不可能机械性地刺激患者的咀嚼运动。

　　应该鼓励患者用患侧咀嚼，开始就把食物放在患侧。如果患者只用健侧咀嚼，患侧就得不到活动刺激，面部更加不对称。如果患者咀嚼不充分或有吸入食物的危险，则可把松脆的食物卷在一纱布里，放在患侧牙齿之间(图 13.36)。这样就有东西咀嚼同时品尝到不同的味道。咀嚼活动同时也促进舌和唇的运动。

　　进食后不要用餐巾擦嘴，而让患者用舌或口唇的运动清除粘在唇上或颏上的食物残渣(图 13.37)。也可用手擦掉食物或口水。

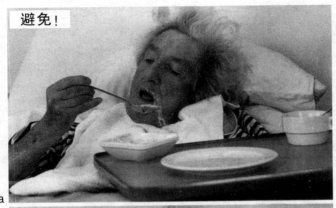

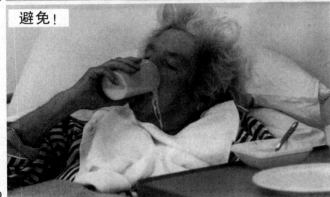

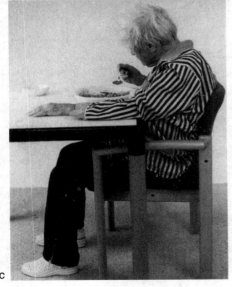

图 13.34a~c 促进吞咽的正确姿势。a 在床上进食呈现出更多的问题。b 半卧位喝水难以控制,增加了窒息的危险。c 坐在直背的椅子上,同一位患者正在享受其食物(左侧偏瘫)。

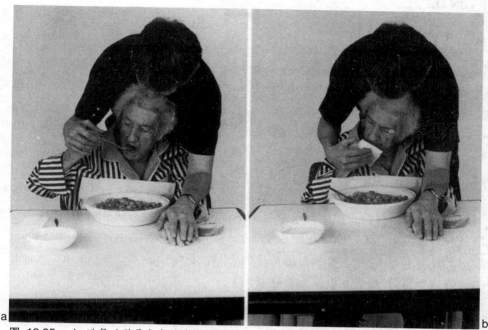

图 13.35 a、b 进餐时引导患者的手(左侧偏瘫)。a 帮助把食物送到嘴边。b 用纸巾擦嘴。

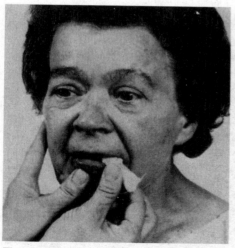

图 13.36 用纱布包裹一块苹果,放在后牙之间,促进咀嚼(双侧偏瘫)。

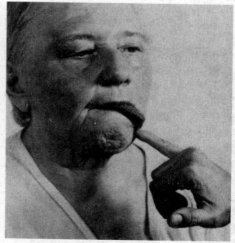

图 13.37 患者用舌头清除颊上的饼干渣 (左侧偏瘫)。

口腔卫生

如果舌的运动仍困难或进食仍限于软食,就要特别注意口腔卫生。残留在牙齿间的食物会很快腐败。因为没有咀嚼固体食物刺激齿龈循环及刷牙不够,齿龈状况也很差,人们可能会认为患者一只手正常,完全能自己刷牙,但由于患侧感觉障碍及对患侧的忽略,患者常不能充分地刷患侧牙齿。每次进食之后,治疗师或护士都应帮助患者充分地清洁牙齿,直到患者能自己刷牙为止(图 13.38)。电动牙刷对患者很有帮助,这种牙刷的运动可以弥补使用普通牙刷所需的技巧。口唇瘫痪或痉挛时,用这种小牙刷也易掌握,牙刷的振动可刺激口腔内的感觉和运动。还要特别注意牙齿内侧的清洁。

患者学习常规的刷牙,先从上齿的最后面开始到另一侧牙最后面外侧,然后以同样的方式刷下齿。不管是治疗师或护士帮助患者刷牙,还是指导患者用健手刷牙,都应该遵照相同的常规,这样,患者通过练习来学习完成常规的刷牙动作。很多患者不能很好地漱口,尤其是漱口后把水吐出来有困难,治疗师可能要用拇指和食指快速拉其颊和唇向前至正确的位置,促进必要的运动,同时给患者以口头指导(图 13.39)。

如果患者齿龈状况特别差,治疗师可用手指进行按摩或用纱布缠绕手指增加按摩效果。

有人可能认为每餐后刷牙没有必要,太浪费时间,因为正常情况下,舌和唇的活动可以很好地清洁牙齿。然而,正像一位患者——他本人就是牙医,所指出的:"没有人会在餐后不清洗刀叉,对牙齿也一样,它们有同样的功能!"(Kasiske 1996,个人交流)。对于口腔感觉、运动障碍的患者来说,这种态度尤其真实,尽管每天三餐后的口腔卫生需要更多的时间,这个时间用得值。刷牙能获得那么多的好处,值得找出时间帮助患者更好地清洁牙齿。

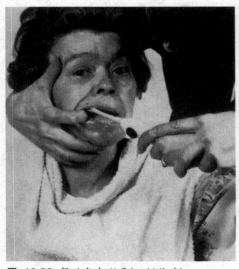

图 13.38 帮助患者刷牙(双侧偏瘫)。

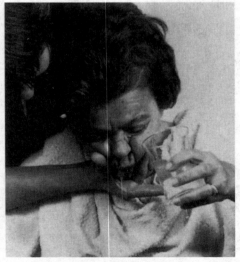

图 13.39 在漱口之后,帮助患者吐出漱口水(双侧偏瘫)。

思 考

面部形象在我们的社会中是非常重要的,大量的化妆品广告已经证明了这一点,奇怪的是,在康复文献及各种治疗程序中却未得到应有的重视。同样,与我们的生活质量密切相关的饮食问题,除营养方面之外,也不受重视。患者对面部及口腔的治疗非常感兴趣并且总是能充分配合。不愿意触摸别人的脸或嘴的某种制约因素使康复小组成员忽略了这方面的治疗,但是,一旦克服了这种制约,将会得到最大的回报。在把本章描述的活动结合到治疗程序中之后,常可以看到令人吃惊的改善。一旦彻底教会了患者那些能做的活动,患者更愿意练习那些由自己选择的活动。

本章有关"忽略的面部"及其评定和治疗方法,是根据 K.Coombes 在瑞士 Bad Ragaz 研究生研究中心治疗患者及教学中的个人教学材料撰写的(未公开发表)。

第 11 章
身体不成直线——倾斜综合征

许多有关偏瘫患者的康复研究已证明,不管步态质量如何或用何种助行器,大多数偏瘫患者都能在康复治疗结束之后重新行走。许多患者甚至在不正规的康复情况下学习步行。重要的是考虑为什么某些患者不能通过常规的物理治疗和康复程序学习步行,以及如何帮助这类患者克服障碍,并达到步行的目标。

人们已经提出了许多不能达到独立步行的原因,如年老、虚弱、伸肌张力不够、腿屈肌痉挛及偏瘫腿感觉丧失。这些假说显然不够明确,并把问题简单化了。有明显运动功能丧失的老年患者都能学习重新步行。脊髓灰质炎患者,不管是年轻的还是年老的,虽然有明显的腿无力和伸肌张力丧失,都能到处走动。痉挛与达到步行独立无关,只与步态的模式和步行质量相关。下肢有严重感觉障碍的患者甚至可以不用手杖而独立行走。

问题是非常复杂的,经过对患者的多年观察,已证明那些难以达到独立步行的人通常也表现出有其他障碍。这些障碍如此相似,以致可以归类为一个综合征——"倾斜综合征(pusher syndrome)"。这个名字来源于最显著的症状。患者在所有的体位都强力地向偏瘫侧倾斜,并抵抗任何被动纠正其姿势的尝试,即抵抗使重心向身体中线或超过中线向健侧移的矫正。

在脑血管意外的急性期,许多患者都有一个短暂地表现出该综合征的某些典型症状的时期,但经过一段时间后,就产生更典型的偏瘫征象,在持续了几周之后患者达到了一定程度的自理。然而,当倾斜综合征更显著并迁延不愈,没有得到专门的治疗而未得以克服时,患者可能经过数月后还被限制在轮椅上或仍在综合医院进行常规治疗。人们常认为这类患者不适合康复并把他们送到养老院或其他长期护理机构,对进一步恢复几乎不抱希望。不幸的是,人们常常错误地认为患者没有充分的主动性或努力不够,其实并非如此。

典型征象

左侧偏瘫的患者比右侧偏瘫的患者出现倾斜综合征的更多。然而,只要在长期右侧偏瘫者身上观察到这些症状,患者不是患有严重的失语症,就是言语完全没有问题。言语没有问题的这组患者可能是那些右大脑半球为优势半球的人。障碍的严重程度因患者不同而异,而

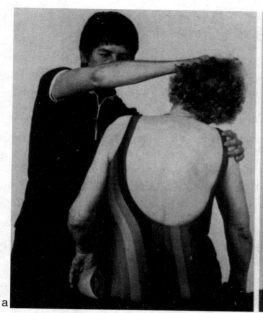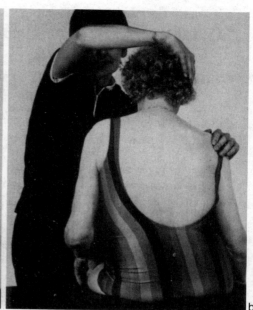

图 14.1 a、b 颈部侧屈(左侧偏瘫)。a 随意向健侧。b 向偏瘫侧受限。

且并不总是直接与主动运动的丧失有关。尽管某些患者可能有明显的综合征表现,但偏瘫手和足仍有选择性运动。

以左侧偏瘫患者为例,这个综合征最严重的形式有下列特征,当可以观察到一两个症状时其他症状通常也存在,只是程度不同而已。

1.头转向右侧,同时向右侧移,即从右肩峰到颈的距离明显缩短。患者坐位时不能放松肌肉使头屈向偏瘫侧,尽管头可以自由向健侧活动(图 14.1a、b)。当偏瘫数月之后,颈可能僵硬到几乎不能活动。当患者躺下时,颈部运动明显自由些,尤其是指导患者对被动运动不要抵抗时。眼睛通常也转向右侧,而难以转向左侧并保持其位置。

2.患者左侧所有的感觉形式接受感觉输入的能力都降低。Mountcastle(1978)描述了与顶叶损害有关的、严重的对侧忽略症:"这样的患者不再有能力注意到对侧的世界,对他们来说对侧已不存在。"

(1)触觉或触觉/运动觉:这种感觉可能近于缺失或明显减低,即使在正式的检查中患者忽略其身体偏瘫侧的运动, 或检查时他未特别注意偏瘫侧, 患者的偏瘫侧似乎也完成得很好。偏瘫臂可能悬在椅子侧边,甚至被卷入轮椅的轮子中。当帮助他两手十指交叉握在一起时,他可能试图用其健手和治疗师的手叉握到一起,而不是他自己的左手。他常常只把身体右侧穿上衣服或只洗右侧身体。

(2)视觉:患者不看他左侧的东西。他可能有偏盲,并且不能转头以便代偿其视野缺损。即使没有确切的偏盲,他也忽略输入的视觉刺激,常常推轮椅撞到路上的障碍物。由于他的头转向右侧,他前面的视野丧失并且明显缩小了。

(3)听觉:由于患者听不到人们在其左侧对他说话,人们可能认为他是聋子(见图 13.3)。然而正式的检查发现听力并没有减低。

3.通常面部表情缺乏。面部少动,当刺激面部时,右侧活动过度。

4.发音单调,缺乏呼吸控制,音量低。

5.仰卧在治疗床或床上,患者表现出偏瘫侧从头到脚拉长(图 14.2)。尤其显著的是躯干两侧不一致。右侧似乎被缩短。主动伸右髋,膝保持微屈,足跟压在支持面上时,治疗师必须告诉患者放松右腿,并且把右腿平放在床上。患者的头主动抬离枕头直到被告知放松为止。

与此同时,左侧后缩,肩、胸廓和骨盆低于右侧对应部位。左腿外旋,如果已对背部进行护理,患者的受压区常出现在外踝或足跟外侧(图 14.3)。

6.即使躺在宽大的治疗床上或在床上被充分支持,患者也用健手把持住床边,担心掉下去。

7.当检查者活动患者的健腿时,患者不能自动维持放置的体位;但当告诉患者腿保持在一定体位时,患者就很容易做到(图 14.4a、b)。

8.当双膝屈曲,足支撑在床上时,双膝倒向左侧。当治疗师试图将其双膝转向右侧时会感到明显的阻力。将双膝转向偏瘫侧时无阻力。

9.坐位时障碍更加明显。头僵硬地偏向右侧,右侧躯干明显缩短。偏瘫侧被拉长,脐移向右侧,左侧腹部肌肉明显表现出低张力。然而重心仍在左侧。试图把重心向右转移会遇到阻力,患者也会用健手帮助往回推。当他向左侧失去平衡时,虽没有表现出害怕,但他可能表示拒绝。

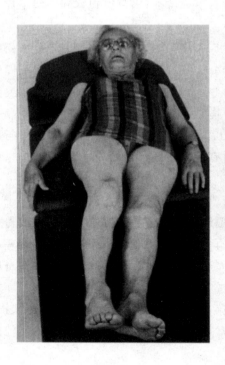

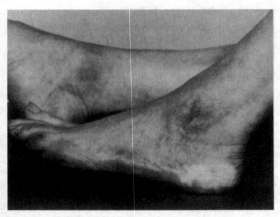

图 14.3 仰卧位足跟外侧的受压点(左侧偏瘫)。

◁图 14.2 仰卧位整个偏瘫侧拉长。头抬离枕头。健侧脚主动向下压,膝微屈,患者把持住治疗床沿(左侧偏瘫)。

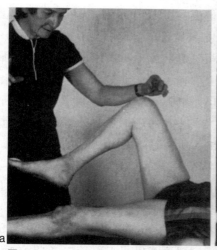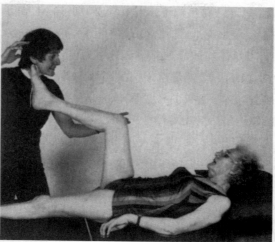

图 14.4a、b 健腿的放置(左侧偏瘫)。a 没有口头指导不能做。b 当给予口头指导后,患者保持放置位。

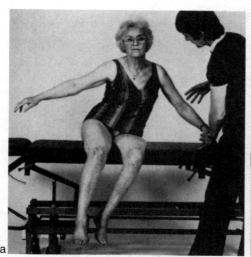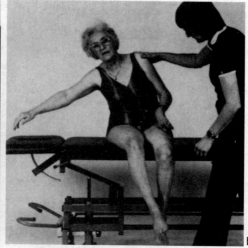

图 14.5 a、b 坐位侧向运动的平衡反应(左侧偏瘫)。a 向偏瘫侧,头和躯干的反应基本正常。b 向健侧,偏瘫侧完全无反应,健侧过于缩短。

当把患者重心转移至左侧,即偏瘫侧时,平衡反应几乎正常,因为其右侧躯干已经缩短,但是,如果治疗师不给予支持,患者仍将跌倒(图 14.5a)。如果让患者用健侧负重,头部不发生直立反应。头部保持向右屈曲,右侧躯干不能拉长,而是主动缩短(图 14.5b)。左侧躯干的肌肉很少或没有主动活动,肩胛带抬高。未经训练的患者将使用其健手在治疗床上抵抗向右侧转移重心。

10.将患者转移到椅子上相当困难,因为患者向后倒并偏离健腿负重,否则健腿可以支持他。把患者转移到置于其健侧的椅子上尤其困难。他的右手和右腿强烈地向运动的反方向推。

11.坐在轮椅上的患者都采取一典型姿势。躯干屈曲,健侧缩短,头转向健侧,健臂不断地活动,把自己向座位下或轮椅下推(图 14.6)。由于健侧的过度活动,张力过低的患侧躯干进一步拉长,导致患侧肩胛带抬高。患者靠向患侧坐,把其臀部向健侧移会有很大的阻力。

12.当身体前倾以便站立起来或往床上转移时,虽然健侧躯干明显缩短,但患者仍倾向偏瘫侧(图 14.7)。患侧足可能向后滑到轮椅下面或完全没有活动。

13.站立时,患者的整个重心偏向患侧,所以从其健侧脚到其胸骨画一条线对地面来说将是一条斜线。Perry(1969)也描述过这种症状,并把它与那些 "对患侧歪曲的体象已失去认识" 的患者联系起来。而患者却出奇地镇静自若,表现出无所谓,尽管治疗师都难以保持患者直立(图 14.8 a)。

正如 Perry 所述,"如果患侧完全受损,身体倒向患侧,患者不尝试支持或调节重心,不尝试保护自己"。当治疗师试图使患者达到直立姿势时,他却惊叫。很明显,某些患者的实际中轴已经侧移,并回避健侧腿的直立。双腿内收,偏瘫腿屈曲,几乎不负重。当双脚分开时腿的屈曲程度增加(图 14.8b)。当患者从坐位站起时,偏瘫腿可能仍屈起而悬空;如果治疗师把重心转移至健腿上,则必然如此(图 14.8c)。

Brunnstrom(1970)已观察到这种症状,并写道那是"很不正常的屈肌共同运动占支配地位的下肢运动行为",有时患侧下肢达到不能放到地面的程度。

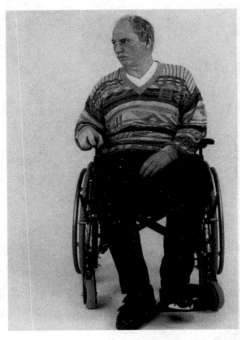

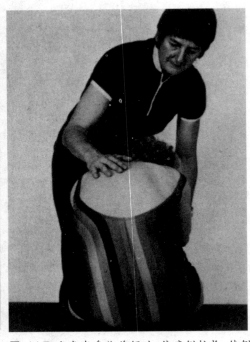

图 14.6 在轮椅中, 头和躯干采取的典型姿势,偏瘫腿外展(左侧偏瘫)。

图 14.7 当患者身体前倾时,偏瘫侧拉长,健侧臀部未负重(左侧偏瘫)。

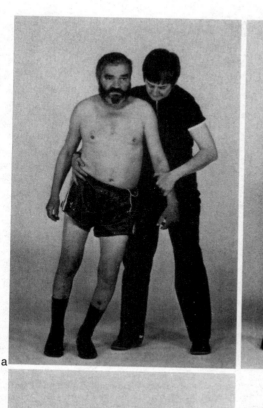
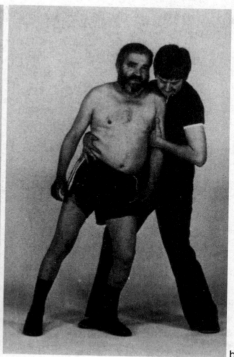
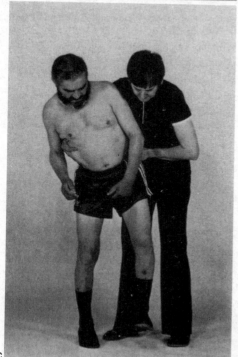

图 14.8.a~c 站立(左侧偏瘫)。a 脚并在一起。b 健腿外展。c 治疗师试图将重心转移至健腿上。偏瘫腿屈曲悬空。

图 14.9 典型的站立姿势,患者使劲偏向偏瘫侧(左侧偏瘫)。

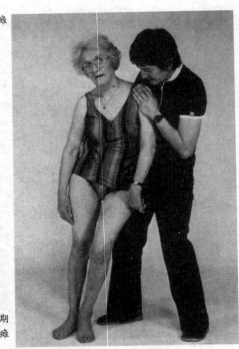

图 14.10a、b 难以步行(左侧偏瘫)。a 摆动期偏瘫腿内收,使足横到另一只脚前面。b 偏瘫脚迈步有问题,因为重心不能转移到健侧。
▽

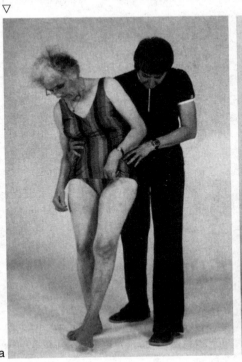

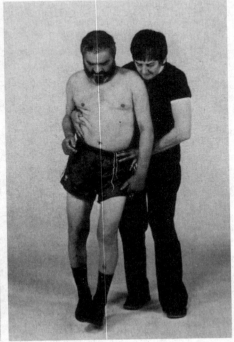

a

b

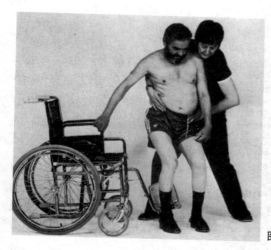

图 14.11 坐下时太快(左侧偏瘫)。

在整个站立期间健腿始终保持过伸。伸肌交互反射的影响引起偏瘫腿屈肌张力进一步增高。另外患者颈部的屈曲位及头持续转向健侧,由于在第 3 章中描述的不对称的紧张性颈反射作用,还对肢体的张力和活动有不利影响。由于患侧伸肌张力不足,患者不能用偏瘫腿负重站立,这也增加了他保持直立姿势的困难。

14.患者站立时,后倾靠在治疗师的支持手上。由于健侧过度活跃,健侧躯干的短缩在站立时更为明显。头部屈曲,偏向健侧(图 14.9)。某些患者从髋部前屈其躯干,不能完全站直。

15.如果可以和患者一道步行,能够发现偏瘫腿强烈内收向前迈步时可能横到健腿的前面(图 14.10a)。Brunnstrom(1970)描述重心移向正常侧时,患侧下肢如何在健侧下肢前面呈现出"剪刀"姿势。因为患者不能在患腿迈步前把重心转移至健侧,所以患者迈患腿困难(图 14.10b)。这是由于伸肌活动不充分的偏瘫腿需要支持体重,而使健腿迈步困难。

16.当治疗师扶持患者走向轮椅或治疗床时,患者往往提前坐下。当与轮椅还有一段距离时,他就抓住扶手开始坐下,而不等转过身来,背部对着轮椅时(图 14.11)。治疗师难以支持患者的重量,尽管治疗师让患者稍等一下,以便摆正体位,但患者常不能暂停坐下的运动。问题的产生是因为患者视觉刺激的即时反应,在这里是轮椅的刺激。类似的情况也可能发生于其他情况下,患者看到一个物体,不能立即停止正在发生的动作。例如,当食物或饮料放在他面前时,他立即开始吃喝,直到吃光为止。如果治疗师与患者一起练习上楼梯,就需要注意这个问题,因为患者一看到楼梯就开始往上蹬,而治疗师还需要一定的时间把手放在支持患者的位置上。

17.那些没有失语的患者可能话很多,对自己做不好的运动有很多解释。患者还要求不断地从治疗师那里得到口头指导, 即使环境本身或治疗师的手提供的信息似乎已足够了也是如此。例如,患者右脚向前迈了一步,治疗师要求迈另一步,他可能还问应该迈哪只脚。

18.患者学习自己穿衣以及一般的日常生活活动都相当困难。

19.患者健手在完成技巧性活动时似乎很笨拙,即使是利手也如此。

20.许多在第 1 章中描述的问题也属于倾斜综合征,需要相应的治疗。

诱发因素

尽管在康复中能遇到这些明显的障碍,但迄今为止,对首次中风患者的大约 10%发生该综合征的情况还未发现有明确的解释(Pedersen 等 1996)。在该研究中,平均病程 11 天做 CT检查,结果在损伤侧没有发现什么特别不同之处,但有倾斜综合征的患者中风都很严重。然而,另一些作者发现,在 4 周之后表现出典型症状的大部分患者,右顶叶及其与侧丘脑的联系有明显的损伤,这些损伤区都是大脑中动脉的血液供应区(Wolff 等 1991)。

对于中风的恢复,Pedersen 等(1996)发现,倾斜综合征本身不影响最后的功能结果,只是明显延缓了恢复的进程,增加了 63%的留院时间。Kinsella 和 Ford(1985)认为,"右侧半球损伤最明显的特征是出现单侧忽略, 这可以认为是不能对偏瘫半球对侧的刺激进行报告或反应所致。从功能上讲,这样的患者需要督促,因为他不能整合所有来自环境的感觉刺激,不能应对动态的环境"。还要注意到"不良的结果好像特别与右半球损伤有关(尤其当这与注意力或本体感觉障碍有关时)"(Riddoch 等 1995)。需要特殊的治疗以克服这种问题显然至关重要;千万不要忘了 "除了 CT 结果以外的其他因素也可能影响出院时的 Barthel 指数"(Saeki 等1994)。Saeki 等的研究还发现,只有右侧顶叶对出院状况有负面影响。

当然,从临床的观点看,患者头的屈曲位伴单侧颈部肌肉过度活动可能引起由 Karnath(1994)报告的身体主观定向障碍。振动一侧颈后肌肉,通过改变颈部本体感觉信号,引起正常人身体矢状面的主观定位的位移。错觉的位移通常在水平面和振动刺激的对侧 (Biguer 等1988)。或许 Kesselring(1994)为改变肌肉本体感觉影响身体主观定向提供了更复杂的证据。Kesselring 是一位神经学家,他随机选了 2 位轮滑者参加他的转圈运动。在一个圆桌上,他由2 位轮滑者支持在中间,以每秒 360°的速度顺时针转 15 圈之后,他经历了"地面向右侧倾斜的幻觉,随后身体倒向左侧"。开始时,两个轮滑者不能帮他保持直立姿势,他使劲向左侧倾斜,当时的照片记录了这种现象。Kesselring 描述这种症状类似于在"倾斜综合征"中观察到的症状。立即做神经学检查发现有轻度眼球震颤,双腿反射亢进,但无伸肌跖屈反射。作者总结道,"这个发现支持前庭脊髓束的姿势不对称, 可能对神经系统错误地计算出的直立位做出身体长轴调整的假说"(Brandt 和 Dietrich 1987;Gresty 等 1992)。另外,有人推测改变颈肌的本体感觉,扰乱了来自前庭系统的输入,以及来自周围的传入信息在中枢的转换,可能导致主观的身体空间定位偏差(Karnath 1994)。头持续转向健侧进一步加强了姿势障碍,因为肢体和躯干肌肉张力的改变,使从这些地方得到的信息更为混乱。

不管是什么因素引起该综合征的体征和症状,制订一个旨在帮助患者克服这个障碍的特殊治疗程序非常重要。

特殊治疗

在前面章节中描述的所有活动,都可以包括在治疗中,只要适用于患者个人的需要。尤其重要的是那些能使患者偏瘫腿负重的活动,如桥式运动、伸膝和在各种体位下的平衡再训练。正确地向两侧翻身帮助重建头的直立反应，以及在空间的定向。当患者翻身时，他与床或垫的表面有密切接触，所遇到的全部阻力使他知道已完成了该运动。

在解决问题的作业活动中引导患者的手将有助于克服始终存在的知觉障碍。在活动过程中，治疗师需要应用给患者整个身体提供正确的触觉、运动觉输入的原则。如果必要，治疗师引导患者的整个身体运动。患者在轮椅中的体位尤其重要，可用一个结实的靠背保持躯干伸直。患者应重心前倾坐在轮椅中，手臂放在前面的桌子上，因为半后仰的姿势可能加强那些站立时出现的症状。健侧的扶手应拆除，这样他白天就不能总是靠在该扶手上。

注意患者面部表情的恢复及改进发音和呼吸质量。另外，下面的特殊活动应包括在治疗计划中。

恢复头的运动

必须使头从侧屈及转向健侧的固定位中解脱出来，尤其要保持或恢复无阻力的向偏瘫侧屈曲。患者首先仰卧，因为在头被支持的体位，运动的阻力大为降低，治疗师可为患者做颈部全范围的被动运动，并且能确保不会发生挛缩。

治疗床头放低，治疗师把患者的头移向一侧，使颈完全侧屈。治疗师用手支撑住患者的头，并且把肘支在自己的髂嵴上，然后侧移重心，用手掌推患者的头，使其侧屈，而不是用屈曲的手指拉患者的头(图 14.12a)。治疗师另一只手放在患者肩胛带上，防止头部运动时肩上提。治疗师可以交替地在保持患者颈屈曲同时用手向患者骨盆方向下压肩胛带，然后再返回(图 14.12b)。治疗师通过身体向两侧移来完成这个运动，而不是用手臂肌肉进行活动，这种被动运动对患者来说相当复杂，患者因此能更好地放松颈部肌肉，不抗阻该运动。该运动也可在患者坐位时进行，但要逐步进行，而不是突然就从卧位变成坐位进行该运动。一旦在患者卧位时颈部能达到全范围的活动度并可随意向两侧屈时，在继续向两侧活动颈部之前，治疗师把治疗床头稍提高。只要侧屈连续达到全范围并且无阻力，治疗师就逐渐提高床头 (图 14.12c)。治疗师在每次变换运动方向之前，要先改变自己身体和手的位置(图 14.12d)。

一旦患者完全坐直并且不再需要床头的支持，当给予触觉提示时他就能更好地放松颈部肌肉。治疗师把手放在患者头的侧面并开始向侧方运动。遇到阻力时，让患者减少压在治疗师手上的力，并且自己运动头，这样靠在治疗师手上的阻力就降低了。如果让患者的头靠向治疗师，运动也变得容易些。这样当患者感到头已经靠在治疗师身上时，也就知道完成了正确的运动。在松动颈部时，治疗师需要在侧屈方向对侧的患者肩上给予反相压力，在仰卧位时也是如此。护士或患者亲属护理时，也可以站在偏瘫侧促进颈侧屈运动，帮助患者的头靠向他们，这样常常可以产生良好的松动效果(图 14.13)。

用需要患者把头转向偏瘫侧注视一个物体的活动刺激其颈部进行主动运动，例如，击球或击气球。当治疗师帮助患者站在治疗床或桌子前面时，向偏瘫侧转头将加强患腿的伸直。如有必要，可以用伸膝夹板支持其腿(见图 14.15 和图 14.16)。治疗师靠近偏瘫侧站立，在患者击球时，用髋保持患者的髋充分向前靠在治疗床上。为同时促进偏瘫臂的活动，患者可能用

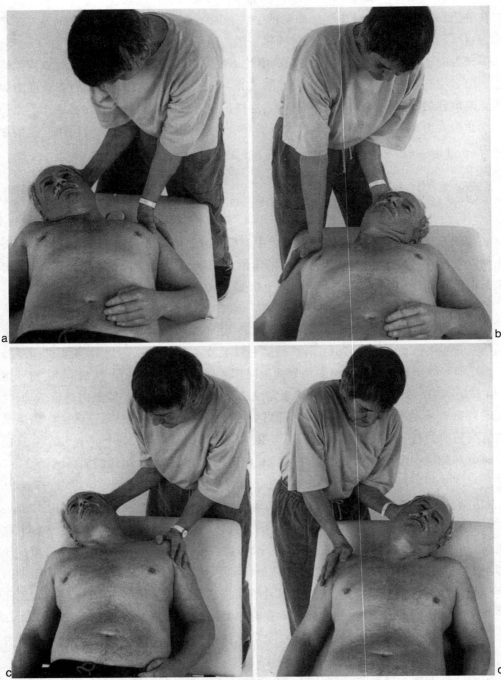

图 14.12a~d 颈侧屈的松动(左侧偏瘫)。a 治疗师用手掌向侧面移动患者的头。b 下压肩胛带,头保持在对侧。c 当头在治疗床上逐渐抬高时继续松动。d 治疗床头尽可能抬高,颈活动度没有丧失。

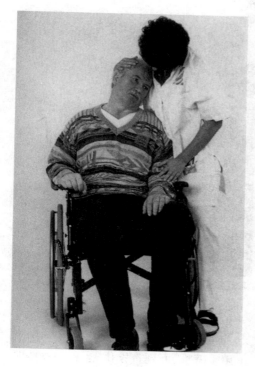

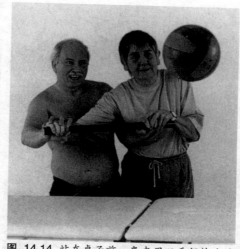

图 **14.14** 站在桌子前，患者用双手握棒击球 (左侧偏瘫)。

◁图 **14.13** 护士站在偏瘫侧促进患者的头 靠在她的肩上(左侧偏瘫)。

双手握一短棒,用棒击别人扔向他的排球。治疗师双手放在患者双手上,以保持其握在棒上 的位置,并促进双臂对称地运动,扔球逐渐靠向患者左侧(图 14.14)。

刺激低张力的躯干侧屈肌活动

由于偏瘫侧张力过低及缺乏活动,患者难于向健侧转移重心(图 14.15a)。例如,他不能把 偏瘫腿跷在另一条腿上以便穿上袜子。当他试图步行时,不能放松偏瘫腿以便向前迈步。偏 瘫侧延长而不是缩短,健侧缩短而非拉长。

1.为促进健侧躯干缩短,头向健侧直立,患者偏瘫腿跷在健腿上坐着。治疗师站在他前 面,用腿保持患者腿的适当位置。治疗师左手环绕于患者双肩后,右手放在患者左臀下,帮助 患者重心向右侧转移。当患者头部不能垂直时,治疗师用其左前臂矫正其位置,要求患者不 要抵抗治疗师的手臂。患者感到头压在治疗师的臂上就把头离开,以解除压力,这样就自动 达到正确的反应(见图 7.3b)。当治疗师把手拿开时,患者保持该体位。反复做该运动,然后患 者尝试在无治疗师辅助下运动成同样的体位。

2.治疗师坐或站在患者的旁边,让患者把重心转移离开治疗师。治疗师用一只手的虎口 压在患者躯干侧面肌肉上,以刺激这些肌肉收缩。应间断地给予压力。另一只手下压患者的 肩,通过牵拉,刺激头部正确的直立反应(图 14.15b)。

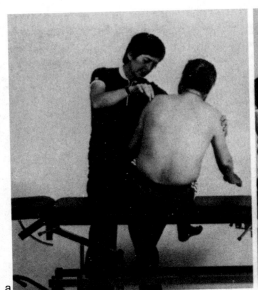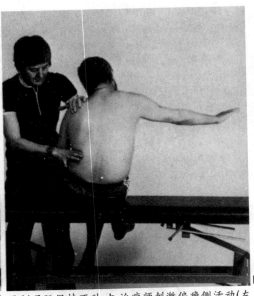

图 14.15a、b 坐位腿交叉,重心向健侧转移。a 躯干侧屈肌保持不动。b 治疗师刺激偏瘫侧活动(左侧偏瘫)。

3.患者学习向健侧倾,用肘支持自己,然后不用手臂推,回到直立位。当他做这些时,头部自动直立,躯干侧屈肌被激活。治疗师将一只手臂横过患者两肩后面,促进正确运动,这样就能控制运动的速度,用前臂压偏瘫肩以刺激头部直立(见图 7.1b)。治疗师用另一只手轻轻握住患者的健手,提醒他不用健手帮助运动。通过让患者慢慢倾向健侧并在屈曲的肘触到治疗床之前停下,逐渐增加活动的难度。患者还可以在运动的不同阶段停止、开始或改变方向。

恢复中线站立位

患者坐轮椅的时间越长,其腿和躯干的屈曲越严重,因此早期开始站立非常重要。腿部缺乏伸肌活动时,治疗师难以支持患者的直立体位。治疗师越扶持患者,他越倾向或倒向治疗师。如果治疗师试图用膝固定患者的膝,就必须和患者站得非常靠近,以致不能再支持或运动患者身体的其他部分。

使用由硬材料,如石膏绷带制成的腿背夹板(图 14.16) 来保持患腿伸直能有效地改变治疗进程。并不十分推荐使用伸膝夹板来帮助患者站立,因为膝关节是改善患者很多功能的关键部位。腿背夹板用 2m×12cm 的弹力绷带牢固缚在腿后面,弹力绷带不能太松,否则膝仍能向前屈。常常需要在患者卧位时戴上夹板,因为在坐位伸膝经常受限并引起疼痛。在夹板牢固缚好后,治疗师帮助患者以最快、最容易的方式从坐位站起来,因为膝是伸直的,患者站起来有一定困难。只要他站起来,就立即进行能自动诱导出所需要的姿势和运动的活动,而不必依赖从治疗师得到指导和反馈。

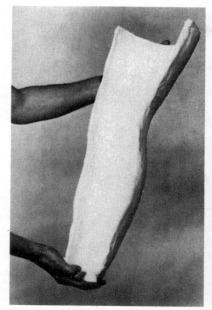

图 14.16 腿背夹板。

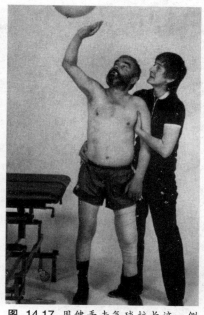

图 14.17 用健手击气球拉长这一侧躯干(左侧偏瘫)。

1.患者用健手轻轻地把气球击向另外一个人。气球再被击回到患者的前上方空中,这样他必须伸手把球击回去(图 14.17)。他的右侧立即被拉长,站立姿势被矫正。

2.任何要求患者向前上方伸健手的活动都能获得同样的效果。例如,以不同的节奏玩手鼓或打音乐节拍都能提供良好的刺激(图 14.18)。手鼓或气球可置于患者需要转头的不同方向上。患者学习把头转向左侧并保持眼睛与那一侧物体的接触。开始时,如果把一个高治疗床置于患者前面,患者把髋靠在治疗床上会感到更安全。治疗师站在患侧,在治疗中保证患者两腿都负重。当患者正在精力集中地完成活动时,治疗师不用言语纠正患者的动作以免分散其注意力, 只需简单地调整患者的躯干和骨盆在要求的体位上。如果活动有足够的吸引力,患者将能耐受长时间的站立,结果改善了腿的伸肌活动。

3.放松躯干,改善伸髋,患者双手叉握在一起,把前额放在双手上,然后身体向前屈,直到双肘触到治疗床(图 14.19a)。治疗师的手臂绕过患者身体,手放在其腹部,这样可以保证患者对称地屈曲整个躯干。治疗师的另一只手放在患者双手下面,在患者向前屈时给予引导,并准备帮助他再返回到直立位。治疗师用髋从后面抵住患者髋部,帮助患者的大腿在整个活动中保持与治疗床边缘的接触。通过保持前额放在叉握的双手上, 患者在站立时不再过度伸颈,否则很可能过度伸颈以代偿伸髋的不足(图 14.19b)。

4.健侧靠治疗床站立,让患者移动重心直到他感到右髋碰到治疗床。开始时他用右手支持在治疗床上,反复做该运动,将髋向治疗床运动,然后离开它(图 14.20a)。治疗师用两手促使偏瘫侧躯干缩短,一只手下压其肩,另一只手压在躯干的侧屈肌上,以刺激其活动

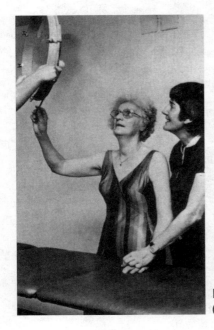

图 14.18 手鼓游戏可以防止健侧躯干缩短
(左侧偏瘫)。

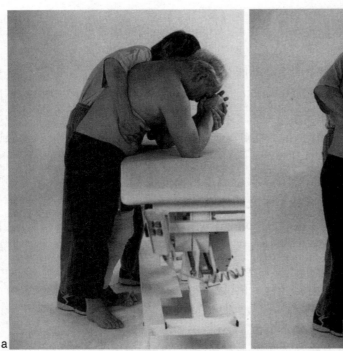

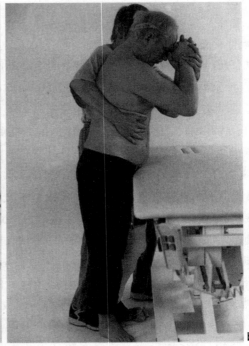

图 14.19a、b 站立位松动躯干,改善主动伸髋(左侧偏瘫)。a 前额放在叉握的双手上,患者双肘
向下触治疗床。b 回到直立位,无伸颈。

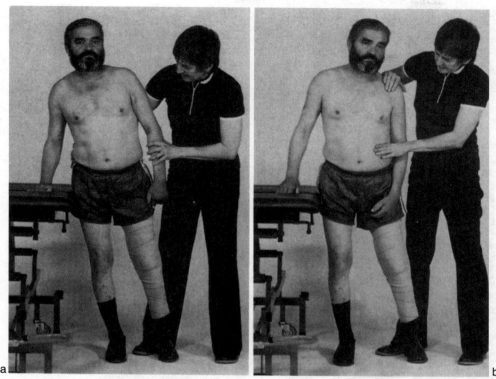

图 14.20a、b 使用腿背夹板站立,重心向治疗床一侧转移(左侧偏瘫)。a 患者用健手在治疗床上支撑过多。b 治疗师促进偏瘫侧缩短。

(图 14.20b)。该活动以站立位双腿逐渐外展来完成,在继续运动同时,可以尝试把手从治疗床上拿起来。

5.患者练习用偏瘫腿负重,可以让患者用健侧脚踢足球(图 14.21)。

6.帮助患者恢复对中线的感觉,最有效的方式是站在门口,仍戴上膝夹板,移动其身体与两边门框接触。治疗师站在偏瘫侧,患者的双脚不动,重心向健侧转移,直到他的髋和健侧躯干靠在门框上(图 14.22a)。然后再向偏瘫侧转移重心,直到他的身体与那一侧的门框接触(图 14.22b)。治疗师用一只手臂环绕在患者双肩后面支持他。如果患者站立很不稳定,在患者向两边运动时,或者治疗师站在患者后面,或者关上门,以防止患者向后跌倒(图 14.22c)。

7.由于偏瘫侧后旋,患者需要练习偏瘫肩向前,以改善平衡。治疗师帮助患者整个患侧向前,然后让他保持在那里,或在减少帮助的情况下反复做该运动。摆动偏瘫臂击气球常能促进正确运动。治疗师把手放在患者肩上,并先把偏瘫肩旋向后准备摆动(图 14.23a)。把气球扔向患者,治疗师帮助向前摆动整个患侧以便患手击气球(图 14.23b)。即使手臂无主动运动,患者也可以通过肩部的摆动,使整个手臂向前击球。指导患者不要试图抬起手臂,而是向前摆动手臂。

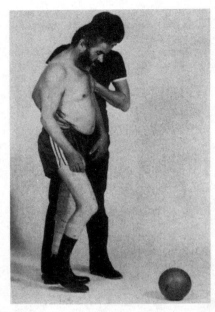

图 14.21 用健足踢球(左侧偏瘫)。

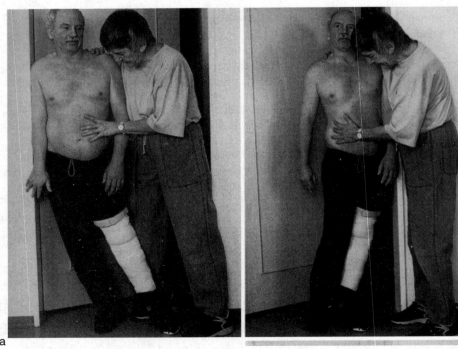

图 14.22a~c 在门口站立促进躯干活动(左侧偏瘫)。a 躯干和髋与健侧门框接触。b 向偏瘫腿转移重心。

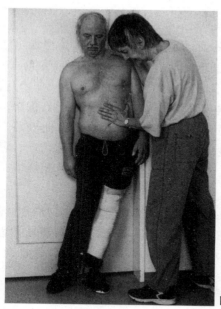

图 14.22 c 关上门给予额外的支持。

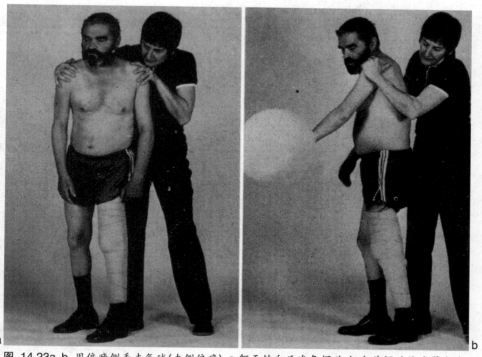

图 14.23a、b 用偏瘫侧手击气球(左侧偏瘫)。a 躯干转向后准备摆动。b 向前摆动偏瘫臂击球。

开始步行

在做过这些活动之后,治疗师立即拆除腿背夹板,最好患者仍站立,因为患者可能再次失去中线的感觉。患者不应该试图仍戴着伸膝夹板步行,因为并不鼓励以异常僵硬的步态步行。

当绷带拆除,要保持主动伸膝时,患者健侧靠治疗床站立。让患者围着治疗床步行,始终保持髋与治疗床的接触(图 14.24)。治疗床给患者提供了保持中线位的参照物。在围绕治疗床步行之后,通过治疗师在骨盆或胸部的支持,患者可以离开治疗床继续步行。走到一个确定的目标对他来说比较容易,比如走到离他不远的轮椅上。一般不用平行杠,因为患者可能用健手把自己拉向平行杠,于是就不能学习向健侧转移重心的正确机制。应使用平面的治疗床或桌子为活动提供正确的刺激。

用偏瘫脚踢足球时,患者自然地把重心转移至健腿上。治疗师把患脚拿向后面,以便脚在踢球时有一个良好的摆动,或者患者能用健腿向前迈一步(图 14.25a、b)。球应放在适当的位置,直到患者已取得充分进展,能踢到滚动的球为止。踢球活动也促进步态的摆动期,因为它们的运动成分非常相似。

上楼梯

上、下楼梯为患者提供了良好的刺激。即使患者在站立或步行时没有支持就不能保持平衡,也能通过治疗师的帮助上楼梯(图 14.26)。一段楼梯为患者提供了一种信息,即他必须完

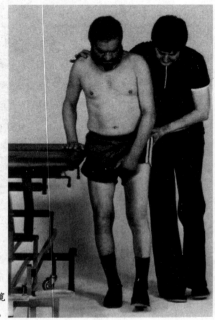

图 14.24 步行,保持健侧髋与治疗床的接触(左侧偏瘫)。

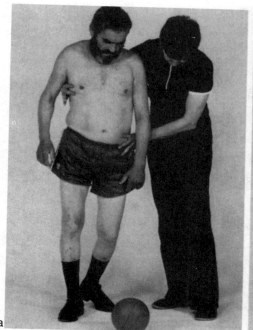
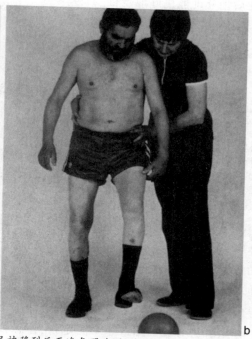

图 14.25a、b 用偏瘫足踢球(左侧偏瘫)。a偏瘫足被移到后面准备踢球。b重心自动转移到健侧，向前摆动患腿踢球。

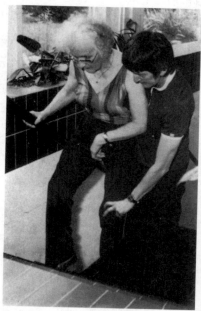

图 14.26 上楼梯促进腿选择性运动,改善中线定向(比较图 14.10a)(左侧偏瘫)。

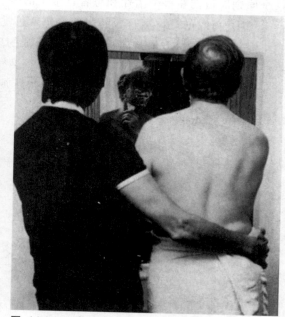

图 14.27 站在洗手盆前剃须(左侧偏瘫)。

成这必要的运动。治疗师帮助的方式已在第 7 章里描述过。患者上楼梯的活动能力常令人吃惊,随后他立即能更好地步行。

思 考

如果患者不能把重心转移到健侧,那么学习步行并获得独立也很困难。给患者一只助行手杖或拐棍并无益处,因为他只用手杖更多地把自己推向患侧。尽管康复所需的时间更长,但还是值得努力的,最后的步态模式常会出奇地好。患者站立和步行越多,学习站立平衡的时间就越短。在正常情况下需要站立做的日常生活活动,也要帮助患者在站立位做,例如早晨梳头或剃须(图 14.27)。患者前面的洗手盆坚固的表面帮助他定向,因为他的头要随意活动,其直立姿势被自动校正。

治疗期间患者应从其环境中得到尽可能多的触觉信息,因为他自己的内在反馈系统存在障碍。他需要从环境中得到信息以便获得空间定向力和学习运动。当患者倾向偏瘫侧时,帮助者应告诉他把重心移至另一侧或成直立。患者完全依赖于从自己的感觉所得到的信息,而他自己的感觉是混乱的。因此,他常不能做出正确的反应。同样,他不可能对治疗师的口头指导做出反应,如"髋部向前"或"重心靠右站立"。

在患者身旁或前面放一个固定物,让患者移动重心,直到他感到髋部碰到固定面,患者将能完成这个运动。治疗师可用自己的身体或手为患者提供一个控制点,让患者的髋离开治疗师的髋部,或患者的头靠在或离开治疗师的手。患者能感觉到压力或阻力,然后患者控制活动,使自己不再碰到治疗师的手或身体。

这个原则应贯彻在整个治疗和患者日常生活中。当帮助患者转移时,让他的手前伸放在前面的凳子上,比向前悬空更有帮助。随着患者感觉能力的改善,他对来自周围环境的信息需求越来越少。他已学会了运动。有倾斜综合征的患者对步行和上楼梯的反应优于学习站立。步行和在站立时进行的实际作业活动使站立平衡得到改善。站立作为步行的先决条件,如果孤立地练习站立遭到失败,患者和治疗师都会变得沮丧和气馁。

第 *15* 章
治疗中融入神经系统松动

　　只有肌肉收缩,才能产生动作、反应或与环境的相互作用。事实上可以说"人类能做的只有运动, 而肌肉是唯一的执行者, 不管是低声说一个音节, 还是砍倒一棵树"(Sherrington 1947)。然而,不要忽视掉每一个运动都使相应部分的神经或神经结构适应性地延长或缩短,每一次肌肉收缩都是由神经传导的冲动引起的。就好像运动系统是神经系统的"仆人",肌肉只能根据作为一体的感觉系统和运动系统的综合作用,做出反应或不反应(Tuchmann-Duplessis 等 1975)。除了作为运动的"主人"之外,神经系统还是维持正常呼吸功能、心率和循环必不可少的,所有的知觉模式都依赖于从大脑传出或传入的信息。

　　神经系统的主要功能是产生并传输神经冲动,这种功能不受各种运动和姿势的干扰。为使这种功能发挥正常作用,神经系统具有适应性地延长的性质。Shacklock(1995)用"神经动力学或神经力学"(neurodynamics) 这个词来概括神经系统力学与生理功能之间紧密的相互作用。整个神经系统是一个连续的统一体,当手臂和腿外展时,从侧面看其粗略形状呈 H 形(Butler 1991)。这种 H 形可见于达·芬奇 1492 年所做的描绘人体比例的著名图画(图 15.1)。

　　周围神经和中枢神经应该被认为是一个系统, 因为它们通过水平的和垂直的连接形成一连续的神经组织束和支持组织。脊髓上与脑干连接, 下与马尾、神经根和周围神经连接(Massey 1986)。

　　神经系统以三种方式成为一连续体(Butler 1991):

　　1.虽然有不同的形式,但神经的结缔组织是延续的,单个轴突能与许多结缔组织联系在一起。

　　2.神经元之间通过生物电相互联系,即使是脚上产生的冲动也能被大脑接收到。

　　3.神经系统通过轴突内细胞质的外流进行化学连接,中枢神经和周围神经有相同的神经递质。

神经系统对运动的适应

　　身体的运动不管多么微小,都能引起神经系统的某种运动,主要是神经和神经组织长度

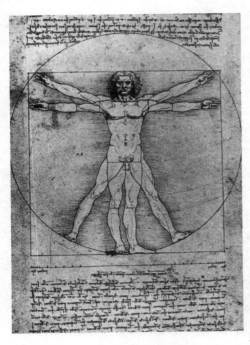

图 15.1 当手臂和腿外展时，神经系统从侧面看几乎呈"H"形,正像从达·芬奇的名画"人体比例图"所见到的一样。

和宽度的调节。为使颈部、躯干和四肢的运动不受限制,神经系统的适应性延长是必需的,有时其延伸的幅度常令人吃惊。

神经管的延长

在神经管内,神经轴(neuraxis)或脊髓从延髓向下延伸到终丝,因此在躯干活动中能明显延长。例如,当躯干从充分后伸位向前屈曲时,椎管必须延长 6~9cm,脊椎从一侧到另一侧的侧屈,其长度增加 15%(Breig 1978;Louis 1981)。随着脊柱的后伸,椎管缩短。因为神经系统是连续的组织束,即使没有躯干自身的运动,四肢的运动也将拉长神经管内的结构。牵拉周围神经拉紧了神经根,因此也牵拉到脊髓。例如,屈髋伸膝时,再加上足背屈,进一步增加了对胫后神经和坐骨神经的牵拉,其影响甚至可以达到大脑(Breig 和 Troup 1979)。同样,当颈被动屈曲时,腰椎处的神经轴及包膜和部分坐骨神经束也被移动和拉紧(Breig 和 Marions1963)。

周围神经的拉长

周围神经的走向与肌肉的走向相同,因此,需要进行相对于肌肉动作长度的调节。例如,当伸肘和伸腕时,正中神经比其屈曲时延长 20%(Millesi 1986)。

自主神经系统的延长

"人们常常忽视这样的事实,即自主神经系统如果要发挥其正常功能也必须适应身体的运动"(Butler 1991)。在神经轴和周围神经中的自主神经纤维和运动及感觉神经纤维一样,以同样的方式调节其长度。由于其自身所在的位置,交感神经干在脊柱和肋骨运动时也表现出延长及紧张性的变化。

延长的机制

尽管神经本身无弹性,但神经系统能够适应性地延长以适应身体的运动和姿势,并抵消牵拉损伤。有人提出用'神经动力学或神经力学'这个术语来描述神经系统的力学与生理功能之间紧密的相互作用。神经系统的延长可能有不同的机制:

1.神经结构的舒展、松弛。神经根具有一种内嵌机制,以波折状处于它们所在的位置,它可以展开。不管是中枢的还是周围的轴突或神经纤维都能产生皱褶,因此能从皱褶状态伸直而延长(Butler 1991)。同样,硬膜的胶原纤维在不被牵拉时起皱,牵拉时伸直,这样可以延长(Massey 1986)。另外,硬膜通过轴移适应变化的长度,根据 Adams 和 Logue(1971)的观点,2/3 的神经运动是通过硬膜移位,1/3 是由于皱褶展开而实现的。

2.神经结构的滑动。周围神经和中枢神经都与其周围的组织做相对运动,神经组织成分与结缔组织做相对移动。"身体包裹着神经系统。在体内, 骨骼肌系统是机械分界面"(Shacklock1995)。Butler(1989)描述这种界面组织为那些靠近神经系统的组织,称这种机械分界面为"可以相对神经系统独立移动的、邻近神经系统的组织或物质"。他描述这种分界面不是在神经系统内部,就是在神经系统外部。机械分界面可能由肌肉、骨骼、骨纤维管、筋膜或血管组成,而病理性分界面可能是骨赘、水肿或筋膜瘢痕。

神经内运动是指神经组织成分相对于系统内结缔组织分界面的运动。因为有正常的神经动力,在神经内结缔组织可以自由地运动;在神经鞘内可以自由滑动,或筋膜束之间相互滑动(McKibbin 1995)。同样,脊髓很容易相对于硬膜移动。

神经外运动是神经系统相对于其周围分界面的运动。虽然正常神经系统能够自由运动,以适应不同的身体姿势和运动,但是,当身体的一部分运动或被运动时,神经系统的某些部位,相对于其周围结构却没有运动或只有微小的运动。这里的神经结构只能与分界面一起运动。被 Butler(1989)称为"张力点"(tension points)的这些部位是 C-6 和 T6 区,膝后区和肘前面。正常情况下,张力点不妨碍神经系统适应性地延长,但在有病理情况存在时张力增高,可能引起诸如疼痛、僵硬症状或传导障碍,尤其是在四肢。

3. 张力的产生或神经结构和组织内压力增加以及它们的形状或形态改变。当神经拉长时,其内部的压力增加,它们变得更窄且内腔更小,就像一根胶皮管被拉长一样。例如,在躯干屈曲时,脊髓除适应性地延长外,发现其形状也发生改变。神经组织也发生成角和压缩改变,因为组织和体液的压力都增加。

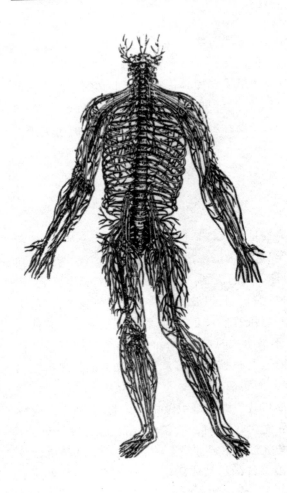

图 15.2 神经系统是一个具有水平和垂直联结的完整组织束。

神经系统损伤后活动性的丧失

　　神经系统损伤之后,不管是中枢性的还是周围性的,神经张力的异常增高都会妨碍其活动性,因而影响到正常功能。增高的神经张力阻碍了神经的适应性延长,因为神经系统是神经和神经组织相互关联的一个连续体,人们很容易理解,任何部位的神经张力异常都将严重影响到神经系统的其他部分(图 15.2)。

　　通过临床观察发现,脑损伤后总是累及神经轴,而神经轴丧失活动性可能引起严重的问题。由于瘫痪或肌无力引起的长期姿势异常和制动,常常与中枢神经系统损伤引起的张力持续增高有关,进而妨碍了随意运动。例如,胸椎后凸坐——腰椎屈曲,颈后伸,下巴前伸——使交感神经系统张力增高,持续的胸椎后凸增高神经张力。这种姿势是患者整天坐轮椅,且未调整其姿势或未给其躯干和四肢充分支持时,患者的典型姿势。

　　"'病理动力学'(pathodynamics)这个词或许可用于描述病理力学合并病理生理情况的紊乱"(Shacklock1995)。对于中枢神经损伤患者的治疗,Rolf(1999)使用了'病理性神经动力学或病理性神经力学'(patho-neurodynamics)这个词来包括发生于整个系统的复杂障碍,并区分影响系统本身的病理过程和影响靶组织的病理过程。

对靶组织的影响如下:

不仅仅是神经系统丧失活动性,而且其靶组织也受到影响。所有的体内结构和组织都直接或间接受神经支配,事实上都是神经系统的靶组织。这包括肌肉、关节复合体及其结缔组织、血管和器官。

反过来,神经系统又会因靶组织而出现功能障碍,因为神经系统需要运动和活动性,以保持健康以及从损伤或疾病中恢复过来。有意思的是,神经系统本身也是它自己的靶组织,因为它的结缔组织也受其支配。

与异常张力和活动性丧失有关的问题

对于偏瘫患者,增高的不良张力导致神经活动性的丧失,不仅与疼痛症状有关,还与许多常见的问题有关。病理性神经动力,不管是作为原因还是结果,一定与大部分典型的运动障碍有联系,与不适症状的产生有联系。如果不予治疗,具有下列问题的患者,病理性神经动力将增强和延续这些障碍,在对患者的评价中,将不可避免地表现出明显的张力增加。

典型问题如下:

·异常肌张力,不管是高张还是低张。如果神经张力异常增高,尤其在肢体的远端明显增高时,可能改变全身的肌张力。由于手和脚有丰富的神经分布,常发现其张力明显增高,引起踝关节,甚至腕关节阵挛。由于神经和肌肉在四肢上的解剖分布,张力增高对肢体的牵拉方向很接近于痉挛模式的牵拉。有些出乎意料的是肌肉弛缓的患者神经张力也明显增高,尤其是肌肉张力过低持续存在时。这很可能是神经张力阻碍或干扰了神经冲动向低张肌肉传导的结果。

·身体节段和四肢的异常姿势和对线不良。由于紧张的神经结构之强烈牵拉,以及患者不能主动纠正偏斜,患者可能以异常姿势卧、坐或站。从头到脚整个身体被牵拉得失去正常形态的并不少见。有趣的是 Butler(1991)的描述,因椎间盘损伤而张力增高的患者,采取的异常的或无痛的姿势与典型的偏瘫姿势非常相似。不同身体节段的对线可能混乱,例如骨盆侧移或脊椎侧凸或后凸。根据神经张力增高的位置和程度不同,四肢常常采取持续不变的、刻板的姿势。例如,由于颈和臂丛神经紧张,肩内收内旋,由于腰神经丛紧张,下肢可能持续地外展和外旋。

·关节活动度受限。不管是作为原因还是结果,任何关节或软组织活动度的丧失也总会包括神经系统活动性的丧失。因为张力的增高可能产生挛缩,或因相关的神经或神经组织没有充分地运动可能产生短缩。不管哪种情形,如果不采取措施恢复或保持所有涉及结构的活动性,这种情况将形成恶性循环。

·失去选择性活动,只能进行粗大的共同运动。手臂、腿和躯干的选择性运动依赖神经系统而能自由、充分地活动。但是,异常张力阻碍或妨碍了为选择性运动进行复杂控制所必需的神经冲动的传导。神经或神经组织适应性延长的丧失限制或妨碍了四肢的组合运动,例如伸肘伴臂外展,或屈髋时伸膝。如果没有选择性运动及充分的活动性以便进行组合运动,即使手臂功能恢复的话,其功能性使用也很困难。许多在步态的支撑期和摆动期常见的问题都是缘于全模式的粗大共同运动及神经活动性的丧失。

神经轴和其他管状结构的紧张度维持脊柱于伸位,这妨碍了肌张力的恢复及低张力腹肌的活动。腹肌活动的丧失能引起严重的后果,因为平衡反应及四肢的选择性运动都依赖于躯干的选择性活动。

·由于感觉减退或障碍,对部分身体失去感觉。增高的神经张力妨碍了神经冲动的传入和传出,患者可能失去一种或几种感觉。常见的情况是患者能感觉到肢体,但觉得肢体好像离自己很远似的。患者经历的奇怪感觉被描述为"蚂蚁爬"或"电击样",而另一些人则有持续的感觉过敏,即使是接触衣服或被别人触碰一下也会引起不愉快的感觉。

·不明原因的持续疼痛。神经系统的异常张力能引起异常分布的疼痛,而这种疼痛似乎与任何已知的诊断都不相符。以前,这种疼痛通常被错误地称为"丘脑痛",或"丘脑痛综合征"。事实上,"中枢神经系统的损伤很少引起以前无疼痛患者的疼痛"(Fields 1987),脑血管损伤后, 大约一半的患者诊断出患有丘脑痛, 而他们的损害并未累及丘脑 (Boivie 和 Leijon 1991)。为神经性疼痛找到一个满意的解释是困难的,Wall(1991)提醒到,"我们面临类似的挑战性,事实上慢性疼痛从来没有100%地找到其病理原因"。的确,"皮质不是疼痛的中枢,丘脑也不是。与疼痛的感觉和行为有关的大脑区域是相当广泛的"(Melzack 1991)。由于不能确定某些偏瘫患者的疼痛原因,称其为"中枢性中风后痛"(central post stroke pain)可能更合适(Bowsher 1991);McMahon(1991)描述为"交感性持续疼痛"(sympathetically maintained pain)。不论用什么命名或以什么假说为其理由,事实上有这种疼痛的患者都有异常神经张力的增高。头痛和面神经痛并不少见,通常其产生也和神经张力增高有关。

·肩痛和肩-手综合征。神经张力的增高与肩痛及手水肿、疼痛之间的关系已经在第12章中描述过。不管哪种机制引起了上肢的疼痛,神经系统张力的增高始终存在并与疼痛的程度和持续时间有关。从诊断和治疗的角度看,值得注意的是在对侧手臂、腿和躯干上也发现神经张力增高,不仅仅只有检查患侧上肢时有神经张力增高。

·自主神经系统障碍。循环障碍比较常见,患者的脚感觉冰凉并且带有蓝色。患肢出汗多也可能是一个问题。某些患者感觉眩晕, 另一些患者可能因 "神经错配"(neural mismatch)(Reason 1978)引起神经冲动的紊乱,当他们抗重力移动时可能引起呕吐。

神经张力的评价与治疗

除了使用那些常规的骨骼肌障碍评价方法之外，近年来人们越来越重视神经系统张力和运动受限的检查。在该领域内知名的手法治疗专家，如 Cyriax(1942,1978)，Elvey(1979,1984,1986)，Grieve(1970)及 Maitland(1979,1985,1986)等等，已经描述并推荐了不同的检查方法。最近，David Butler 在他的书及其课程中，推荐了为矫形外科患者进行的特殊检查和治疗，以及作为一种治疗技术如何实施。某些检查已经被人们接受，某些检查做了修改，还有一些被重新设计。某些检查特别适用于鉴别和缓解由脑损伤引起的异常神经系统张力的相关症状(Davies 1994)。本章描述的方法依据 Butler(1991)的检查方法，这种方法能用于评价及治疗偏瘫患者，并应该包括在偏瘫患者的评价及治疗中。对这种检查的实施及某些成分已经做了少许改动或修正，以适应不同偏瘫患者的评价目的及把这种试验作为治疗技术的需要。

张力试验

描述每种试验的开始体位、操作方法、终末位的成分，及其加强试验。第一次评价时，患者的体位应该标准化并且被记录下来，以便与以后的试验结果正确有效地对比。

上肢张力试验 1

开始体位：患者仰卧，头放在枕头上，稍靠近一侧床沿。

·治疗师站在患侧，用一只手握住患手，用大腿支持患者的上臂，逐渐做肩外展 (图 15.3a)。

·然后加上肩外旋，但对于偏瘫患者来说，由于肩胛骨的位置异常、盂肱关节对线不良及软组织相应缩短，而不是因神经张力增高，外旋通常明显受限。因此治疗师握住患者的手臂于可能的最大外旋范围，继续进行后面的检查步骤。(侧屈受限的问题需要正确的评价并在治疗中加以克服。)

·注意观察患者有无不适的表情，治疗师小心地伸患肘并伴一定程度的旋后。治疗师用另一只手向下压，以防肩胛带因神经结构的延长而上提。当肘伸直时，增加腕背屈(图 15.3b)。如果手屈肌张力过高，肘稍屈一些再背屈腕能容易一些，然后在腕达到正确位置后再慢慢伸直肘。

·如果腕背屈时伸肘充分且无疼痛，治疗师将患者前臂旋后，然后伸并外展患者手指。

·治疗师通过降低自己大腿的高度，促进患者伸肩关节。

·最后，患臂应保持在外展、伸直，甚至与对侧臂保持在同样的体位，这进一步增高了水平的神经张力(图 15.3c)。

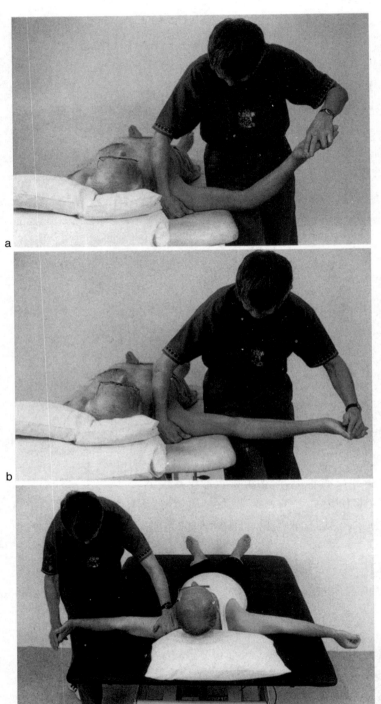

图 15.3a~c 上肢张力试验 1。a 肩外展,臂支持在治疗师大腿上(右侧偏瘫)。b 当肘伸直时增加腕背屈。c 目标是无不适地充分外展及伸直双臂(左侧偏瘫)。

加强试验：

1.颈向对侧侧屈明显增加张力程度。治疗师在枕头上把患者的头向对侧移。

2.下压肩胛带进一步增高张力。另外,由于肩胛带下压,机械性地限制了肩完全外展。

上肢张力试验 2,伴桡神经偏

开始体位:患者仰卧,头放在枕头上,头和肩更靠近治疗床或床的一侧。

·治疗师站在患侧,面朝向患者的脚,用一只手支持屈曲的患肘,同时用另一只手稍屈曲患腕(图 15.4a)。

·治疗师逐渐伸患肘伴其前臂旋前,用大腿靠住患侧上肢的肩胛带，以防其上提 (图 15.4b)。大腿再次从下面支持患侧上臂,调节伸肩的程度。

·治疗师内旋患肩,充分伸肘,增加腕和手指的屈曲。

·如果试验成分充分且无疼痛,治疗师移动患臂离开身体,以增加肩外展成分(图 15.4c)。

加强试验:肩外展;肩胛带前伸伴治疗师大腿绷紧肩胛上神经。在肩胛带下压增高张力之前,治疗师把患者的头转向对侧。

上肢张力试验 2,伴正中神经偏

开始体位:患者仰卧,头放在枕头上,头和肩靠近治疗师。

·治疗师再次用大腿支持屈曲的患肘,但这次患侧的前臂旋后伴腕背屈(图 15.5a)。

·治疗师外旋患肩,慢慢伸患肘和手指(图 15.5b)。当患肘完全伸直并旋后时,腕背屈,手指伸直,治疗师移动患臂离开身体,以外展其肩。治疗师放在患臂下面的大腿引导肩伸和外展的程度(图 15.5c)。

加强试验:把患者的头转向对侧;下压肩胛带,肩外展。

上肢张力试验 3

开始体位:患者仰卧,头放在枕头上。

·治疗师跨步站在患侧,患者屈曲的肘仍放在治疗床上,治疗师使其前臂旋后,腕背屈(图 15.6a)。

·当患者的手指能被动地伸直时,治疗师把患者的手向其头方向运动,同时保持肘和腕的体位。在整个过程中,治疗师用另一只手通过握紧并下压患侧肩胛带,保持其处于中立位(图 15.6b)。

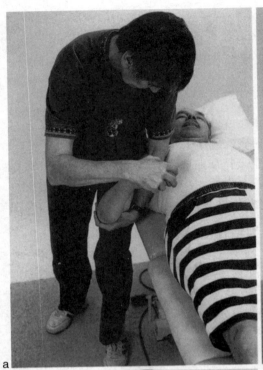

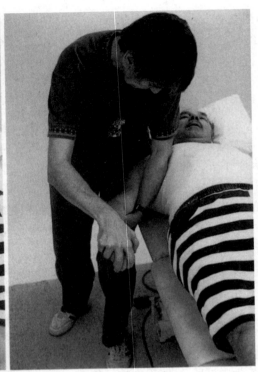

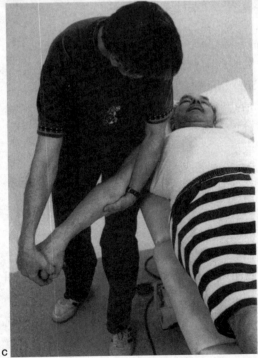

图15.4a~c 上肢张力试验2(右侧偏瘫),伴桡神经偏。a患者屈肘支持在治疗师膝上,腕掌侧屈。b逐渐伸肘,前臂旋前。c臂外展,肘伸直,前臂旋前。

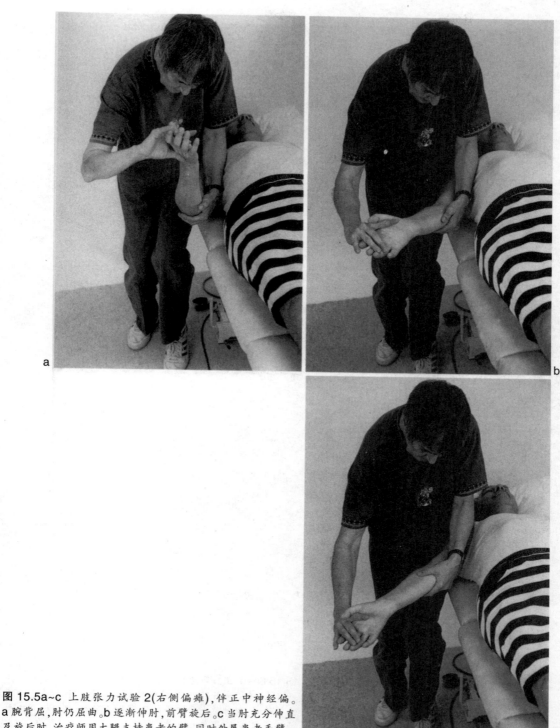

图 15.5a~c 上肢张力试验 2(右侧偏瘫),伴正中神经偏。a 腕背屈,肘仍屈曲。b 逐渐伸肘,前臂旋后。c 当肘充分伸直及旋后时,治疗师用大腿支持患者的臂,同时外展患者手臂。

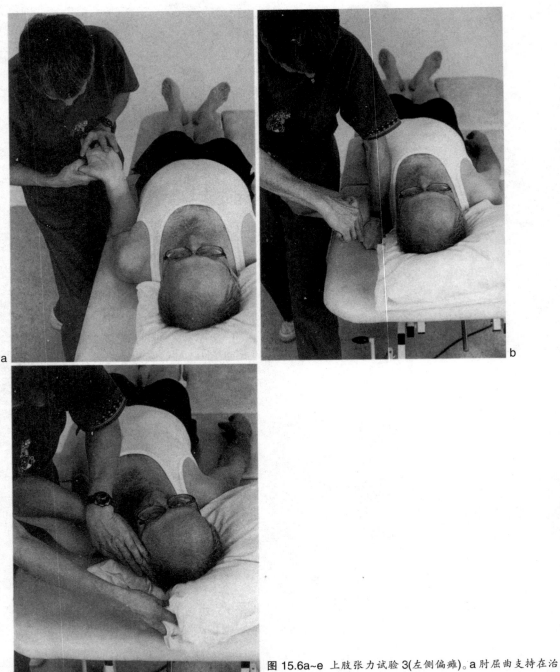

图 15.6a~e 上肢张力试验 3(左侧偏瘫)。a 肘屈曲支持在治
疗床上,腕充分背屈。b 治疗师用大腿支持患肘,把患者的手
向头运动,同时防止肩胛带上提。c 前臂旋后,治疗师把患者
的手放到耳朵上,手指伸直,指尖朝上。

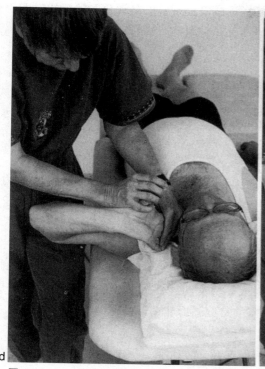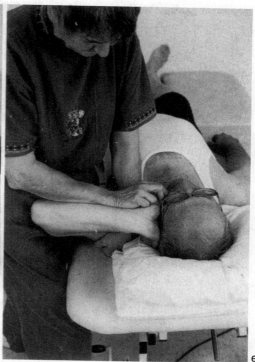

图 15.6 d 治疗师改变患者前臂位置成旋前,然后把手臂向头运动。e 在旋前位,患者的手放在头侧面,手指朝下指向胸部,大拇指朝鼻子方向。

·治疗师用大腿上端支持患肘,重心向腿前移,同时使患手平压在头侧面耳朵上。患手指保持伸直,指尖朝向头顶(图 15.6c)。当治疗师移动枕头使头向对侧移动时,其效果增加。

加强试验:头向对侧使颈侧屈。

变化:前臂旋前比旋后更明显地增高张力,应包括在评价中。治疗师以和前面相同的方式开始试验,但是,当患者的手腕和手指伸直接近头时,治疗师将其前臂旋前(图 15.6d)。使患者的手平靠在头的侧面,手指朝向肩胛带,拇指朝向鼻子(图 15.6e)。如果手指保持充分放松,治疗师可把患者的手暂时放在那里,腾出两手调整肩胛带的位置或帮助肩下压。

> 注意:在所有的上肢张力试验中,加上颈侧屈到对侧,都明显增高张力。肩胛带下压不仅明显增高张力,还使肩充分外展机械性地受限。

直腿抬高试验

根据 Dyck(1984)的描述,直腿抬高试验不是新发现,其用于涉及坐骨神经疾病的鉴别诊断已经超过一个世纪。许多治疗师和医师都熟悉以创始者命名的"Leseague 试验",这可追溯到 1864 年,但"直腿抬高试验"用得更广泛(Butler 1991)。在矫形外科领域,直腿抬高试验常与腰背痛的评价和治疗有关。对于偏瘫患者来说,该试验更主要的是评价和治疗限制躯干和四肢活动性的异常神经张力。例如,如果直腿抬高试验受限,则摆动期末不可能充分伸膝,步长将因此而减短。

开始体位:患者以放松的、舒适的体位仰卧,头放在枕头上。

·治疗师站在健侧,一只手在近足跟处从下面支持患者的腿。

·治疗师把患者健腿抬起来,腿伸直,髋无旋转,另一只手放在患者的大腿上,防止膝屈曲(图 15.7a)。要尽快把腿抬起来,治疗师要注意是否有阻力或明显的活动度丧失;患者的腿是否出现疼痛,通常是在膝后面。

·为鉴别是腘绳肌原因还是神经张力原因,治疗师保持患者的腿在刚出现疼痛或阻力的位置。把患者的腿支撑在治疗师的肩上,用空闲的另一只手背屈患者的足(图 15.7b)。由于没有腘绳肌长度的改变,疼痛或阻力增加必然是神经结构拉长而非肌肉拉长引起的。

·记录直腿屈髋的程度。通常记录从足跟到床的距离,或画一张腿的位置图。

·治疗师以同样的方式抬患者的偏瘫腿,同时注意出现阻力或疼痛的程度及足背屈的影响(图 15.7c)。如果仍站在患者健侧试验其患腿或正相反,必须注意不能引起患者髋的外展、内收或旋转。有趣的是,直腿抬高试验常常受限的是健腿而非偏瘫腿。

加强试验:踝背屈是增高张力的一种方式,但在某些情况下,跖屈伴内翻可能作用更大。髋内收可能是另一种增高张力的方法。

由于直腿抬高试验作用于"从脚趾到大脑"的神经系统,被动的颈屈曲常能引起张力进一步增高的征象,躯干交感神经紧张可能引起头痛或脚部症状。

坍塌试验(Slump Test)

虽然坍塌试验是手法治疗中一种比较新的张力试验,但其伸膝伴屈脊柱的动作组合已经有人提出并使用很多年了,例如 Cyriax(1942)和 Inman 及 Saunders(1942)。然而,这个名字是 Maitland(1979)在试验了一组正常对象后发表结果时提出的。用于评价和治疗的目的,这是一种最全面的试验,因为它绷紧了整个神经轴以及周围神经成分,因此包括了许多结构。

开始体位:患者坐在治疗床上,大腿很好地支持在床上,双膝并拢。患者尽可能向后坐,这样支持面的边缘能接触到小腿后面肌肉。

·治疗师站在患者偏瘫侧,让患者的躯干下垂或向下坍塌,这样脊柱屈曲而不改变髋关节的角度。

·然后治疗师被动地抬起偏瘫脚使膝伸直,注意其髋和躯干位置的各种变化(图 15.8a)。保持患者的足背屈,治疗师用另一只手臂向前屈患者的躯干,直到患者感到疼痛或出现阻力。在张力增高时,治疗师用膝下压患者大腿,以保持其伸膝(图 15.8b)。

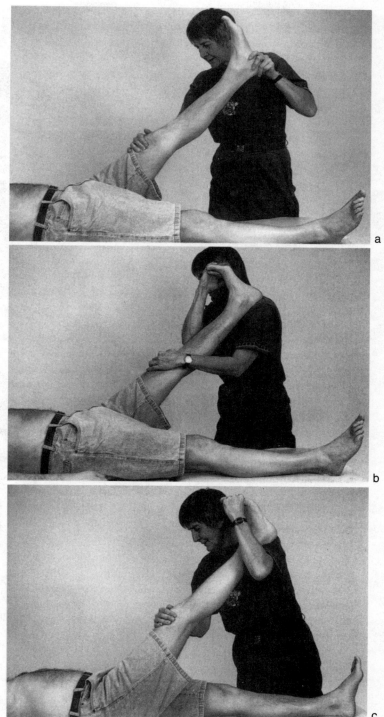

图 15.7a~c 直腿抬高试验（右侧偏瘫）。a 从足跟抬起腿，膝伸直。b 足背屈增加张力。c 当试验偏瘫腿时，治疗师必须用手防止膝屈曲。

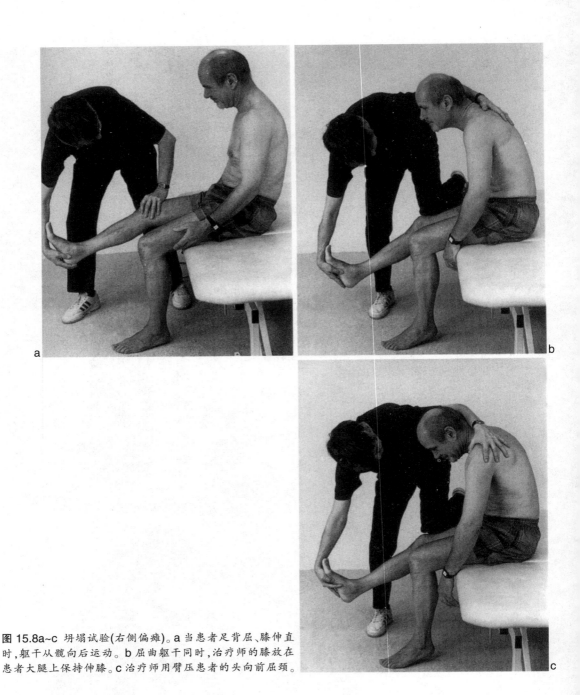

图 15.8a~c 坍塌试验(右侧偏瘫)。a 当患者足背屈、膝伸直时,躯干从髋向后运动。b 屈曲躯干同时,治疗师的膝放在患者大腿上保持伸膝。c 治疗师用臂压患者的头向前屈颈。

·刚开始,患者可能伸颈以减低张力,当张力降低时,治疗师用位于患者头枕部的臂压其头向前并屈曲颈椎(图 15.8c)。放在患者肩后的手保持其躯干屈曲。

·用同样的程序检查健侧腿,但患者能很好地主动伸健侧膝及保持踝背屈,这使治疗师能继续站在患者偏瘫侧,以支持平衡并防止逃避运动。

·放松该试验的远端成分之一能使治疗师在肌肉、关节和神经受限之间加以鉴别。例如,如果伸膝受限,膝后感到疼痛,治疗师可以减小足背屈的程度,确定是否能充分伸膝及自由活动膝。同样,治疗师可让患者伸颈并评价是否能伸膝或改善膝关节的活动度。

·松动坍塌试验在治疗中非常重要,因为它不仅改善下肢的运动,通过神经系统的一体作用,还有助于神经轴活动性的恢复,使张力正常化,并改善上肢的活动。

直腿坐坍塌试验

坍塌试验可以在直腿坐时进行,这是这种体位的一种有用的评价方法及治疗技术。许多患者难以从卧位坐起来,在伸直腿时难以保持上半身竖直的坐姿(图 15.9a)。如果治疗师用手进一步向前移动患者躯干,治疗师会遇到阻力,患者不能抑制膝屈曲或足跖屈(图 15.9b)。为评价或松动直腿坐位的坍塌试验,治疗师刚开始通常必须跪在患者后面,以便用身体屈患者整个躯干,用手帮助患者伸膝(图 15.9c)。

开始体位:患者坐在治疗床上或床上,双腿在身前伸直。

·治疗师站在患者的脚前面,面对患者。让患者双手在腿上尽可能向脚的方向滑动。治疗师通常需要用手带动偏瘫肩向前来帮助该运动。

·治疗师用大腿保持患者的偏瘫足于充分的背屈位,同时帮助患者尽可能地向前 (图 15.9d)。通过标记或测量患者手指尖向前移的距离可以记录可能的活动度。

·然后让患者主动背屈健侧足,同时治疗师继续保持患者身体其他部分的位置。患者的躯干总是不能达到以前那样的前屈程度,他伸颈以缓解增高的张力(图 15.9e)。

加强试验:健侧足背屈和偏瘫踝背屈一样,明显增高张力的程度,尤其当脚趾也处于伸位时。几乎在所有的病例,进一步屈颈都有明显的增高张力的作用,因为中枢和周围神经系统始终处于受牵拉的位置。

变化:在直腿坐时可以通过旋转躯干进行旋转坍塌试验,这样提高对神经轴和胸部交感神经干的松动。

腿外展也是一个有用的变化,尤其对问题来自于伸直腿时髋内收的患者有帮助,腿外展障碍能导致关节活动度的丧失并在被动外展时引起疼痛。可以帮助患者分开双腿,使患者足跟放在治疗床边,试验在此体位进行。

恢复直腿坐坍塌试验的充分活动性势在必行,因为在这个体位整个神经系统都被松动,可以改善许多活动。例如,患者将能更容易地从卧位坐起来,腹肌活动得到促进,步行需要的下肢关节活动度得到恢复。

应鼓励患者每天早晨穿衣服前在床上直腿坐自己松动神经系统。患者很容易理解并学会这个运动,因为这是一种非常传统的锻炼,大多数人都很熟悉。人们常常可以在比赛现场或电视上看到运动员或球员在赛前进行这种活动。

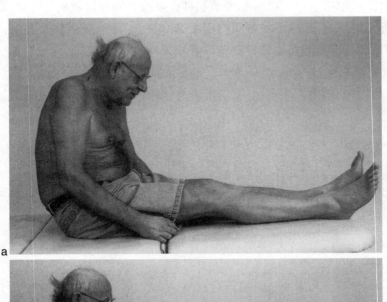

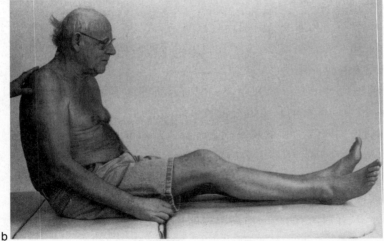

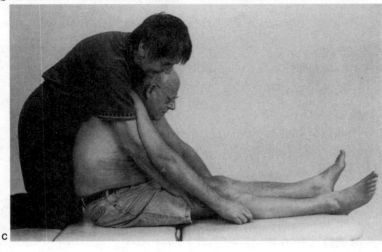

图 15.9a~e 直腿坐坍塌试验(右侧偏瘫)。a 伸膝坐很难坐直。b 当治疗师向前运动患者的躯干时,患者不能主动伸膝。c 治疗师跪在患者后面,屈曲其整个躯干并用手伸其膝。

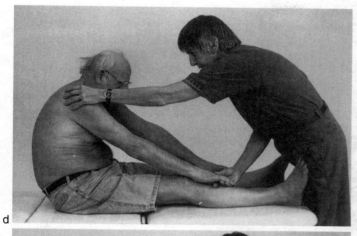

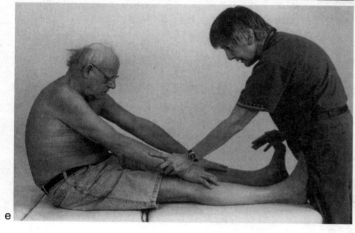

图 15.9d 治疗师用大腿保持偏瘫足背屈,帮助患者肩胛骨和臂向前运动。e 健足背屈增加张力,患者的躯干被进一步后推,伸颈。

俯卧屈膝试验

通过俯卧屈膝试验,可以评价股神经和第 2、3、4 腰神经根的张力,但张力的传播也引起神经轴和脑脊膜的运动。俯卧屈膝试验是一种重要的试验和治疗形式,因为它松动屈膝伸髋,这是一种正常步行的运动成分。大部分偏瘫患者在步态的摆动开始期难以充分屈膝,在摆动中期达到正常的屈曲 60°。以前,这种障碍被解释为股直肌紧张或缩短或股四头肌张力过高,但这很可能是神经结构张力增高的原因,尤其是股神经经过其附着的肌肉并被筋膜包围,引起其适应性延长的特性丧失。正常俯卧时,屈膝可以使足跟触到臀部,但对大多数患者来说,在未经专门的松动治疗之前,该运动明显受限。

开始体位:患者俯卧,头转向治疗师一侧作为标准体位,以便将来对比。

·治疗师用手把持住患者的踝或脚于中立位。

·屈曲患者的膝,注意屈曲产生的阻力和引起的疼痛。记录患者这一侧从足跟到臀部之

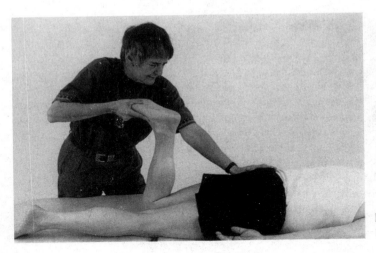

图 15.10 俯卧屈膝试验, 治疗师的手防止骨盆的代偿运动(左侧偏瘫)。

间的距离,以便将来比较。

· 如果需要,治疗师用一只手下压患者臀部,以防止髋屈曲或骨盆旋转,这种逃避运动常因牵拉使张力增高或疼痛而产生(图 15.10)。还必须注意髋在试验时不能外展,因为髋常有外展的趋势。

· 以同样的方式做健侧腿的试验。

加强试验:伸髋有增高张力的作用,治疗师在试验时或做松动运动时,把膝放在患者大腿下面,使患者伸髋。增加足背屈外翻或跖屈内翻也可能改变反应,尤其是偏瘫患者。

> 注意:股直肌的正常延伸范围有很大的差异,屈小腿时产生一个很大的杠杆作用力,如果没有从患者那里得到必要的反馈,很容易意外地损伤软组织。俯卧位时,治疗师很难看到患者的面部表情变化,而这种表情变化表明运动引起了疼痛。如果患者失语或不吱声,或因面部肌肉感觉—运动障碍,不能用非语言表达自己的感觉,以及不以有做规避疼痛的运动,则在患者取得充分的进步之前,不应该做俯卧屈膝试验。

变化:俯卧位屈膝时,如果患者的腰椎过伸,坍塌体位可以增加脊柱的屈曲。患者侧卧,下面这一侧的髋、膝充分屈曲,助手保持患者的躯干和颈于屈曲位,同时治疗师抬起上面的腿,小心地进行屈膝试验。

对于恢复更好的患者,屈膝试验也可以在站立位做,以促进步行时的屈膝。患者站在桌子前,手臂支持在桌子上,治疗师从患者后面屈曲其膝关节。为避免代偿性伸腰椎,让患者主动绷紧腹肌,或者把双肘支撑在桌子上,使躯干保持屈曲。

张力试验作为治疗技术使用

张力试验在中枢神经系统损伤患者的评价中起着重要作用，因为人们发现神经结构总是存在异常张力。Butler(1991)描述不利的神经张力是："当测试正常的活动度和延伸能力时，神经系统的结构产生异常的生理和机械反应。"为了尽可能地恢复随意活动和功能性运动，需要专门的治疗以减低神经系统张力并恢复其活动性。张力试验作为治疗技术使用已经证明在这方面是最成功的。

张力试验是一种有力的工具，因为它们可以作用于整个神经系统。例如，根据 Breig(1978)所述，直腿抬高试验牵动并增高从脚沿神经轴到大脑的整个神经系统的张力，包括腰交感神经干和胸交感神经干。因此，在松动神经系统时，以下思考很重要：

· 正像 Butler 自己指出的那样，引起疼痛不是目的。他强调不应使用任何暴力，治疗师应该始终考虑对神经系统及其周围结构的松动，而不是牵拉它(Butler 1991)。另外他建议，"任何在治疗中引起的症状，像疼痛、针刺感、麻木，都应该通过暂停该治疗技术让其得到缓解"。这些症状事实上应该在"数秒钟内"消失。实际上引起疼痛只能起反作用，因为它反射性地引起对抗运动的肌张力增高，如果患者不得不在这个位置上做，他可能会主动抵抗引起疼痛的运动。

· 被动牵拉邻近肌肉增加对神经的压力，对神经的机械性压迫诱发生理性反应，如神经内的血流、冲动的传导、轴突传输的改变(Shacklock 1995)。牵拉和挤压影响循环，因为血管的直径减小，并可能闭合，引起局部缺血。过度地、持续地拉长神经可能严重妨碍其基本的血流，有证据表明，神经拉长 15.7% 循环将被完全阻断(Ogata 和 Naito 1986)。

· Butler 建议用称为"成分运动"的方法来进行神经松动，因为治疗师用这种方法松动神经而不牵拉神经，不引起疼痛。当使用一种张力试验作为松动治疗时，根据患者的反应，逐步增加或减少试验运动的不同成分，而不是立即达到运动的终末位。例如，患者的臂外展，治疗师先屈、伸其肘直至达到全范围的关节活动度及无疼痛产生，然后再加上腕背屈成分。治疗师还可以运动另一种成分，直到出现疼痛或遇到阻力，再轻柔地治疗，直到症状消除，然后再松动其他成分，直到和上面的情况相同，再结合不同的成分进行松动。任何试验成分都可以改变，或加上顺序变化。例如，上肢张力试验 1(见下文)可以从手和腕部开始，然后通过绷紧近端成分增高张力。用患者其他肢体增高张力成分是一种有用的方法，例如，把对侧臂也放在试验位置或在上肢张力试验中伸膝，腿支撑在凳子上模仿直腿抬高试验。

· 虽然试验的各个成分和各种变化可用于前期松动中，但治疗师还是要通过逐渐消除因疼痛或阻力引起的限制，尽可能朝向终末位努力，以达到最佳效果。必须仔细观察患者全身的反应，因为异常的张力能引起逃避性代偿运动而误导治疗师。为达到确切的、充分的松动试验终末位，治疗师必须防止患者的身体各部分不被拉到减低张力的姿势。逃避或代偿运动要么是因为患者为避免疼痛而产生，要么就是因过强的拉力使患者不由自主地产生。

· 治疗师应该不断评价和再评价为患者进行的治疗或活动。如果未见到某种类型的改善,不管多小的改善,这表示治疗师还没有找到有效的方法或这种方法对引起问题的原因无效,治疗师必须寻找进一步的解决方法。张力试验的结果是松动,使用的速度和力量因患者而异。神经系统的松动没有一个固定的处方,治疗师只能通过试验和观察来发现哪种方法对某位患者最有益,最适合其需要。

张力试验与其他治疗活动相结合

为恢复神经系统的充分活动性,必须在描述的体位上正确地进行松动试验。在正确的试验体位,可以很好地观察到逃避运动,更有效地防止逃避运动。然而,富有想象力的、聪明的治疗师总能发现很多不同的活动,这些活动能松动神经系统,同时帮助患者恢复功能性技巧和独立。正如 Maitland 所述,"技术是灵活大脑的产物",探索与活动相结合的松动方式,以恢复运动控制或改善知觉,不仅能节省宝贵的治疗时间,还使患者更清楚地理解这些活动的目的并感觉到可能的改善。松动神经系统能改善需要的活动,这些活动又改善神经系统的活动性。

在下面的例子中推荐并解释了几种在活动中松动神经系统的方法,以恢复或改善运动控制。

上肢张力试验 1 和选择性上肢运动

当偏瘫臂开始恢复随意活动时,运动只能以全模式的粗大共同运动方式进行。几乎所有的患者都不能选择性地运动上肢,于是表现出典型的运动模式。例如,当患者抬起上肢时,从运动的一开始,肩胛带就上提,肩胛骨后缩。他的手不能前伸,因为肩外展同时肘屈曲,腕和手指也屈曲(图 15.11a)。只能以这种方式抬臂的患者做上肢张力试验 1 时,总能发现张力异常增高。颈向健侧侧屈时明显地受限,如果治疗师阻止肩胛带上提并努力把患者的头侧屈,则臂丛神经及神经根张力明显增高(图 15.11b)。卧位和坐位的神经系统强化松动治疗能明显改善上肢的选择性运动,有时只一次治疗就可见效(图 15.11c)。图 15.11 所示的患者经过 30 分钟的治疗,就产生了从图 15.11a 到图 15.11c 的变化。

·如果肩胛带在静止时以及活动手臂时上提,像这例患者(图 15.12a),一般要从仰卧位开始治疗。

·治疗师向患者肚脐方向压患者胸骨,以此松动胸部,因为肩胛带上提通常伴胸廓上提及腹肌张力过低(图 15.12b)。

·以正确的体位开始,治疗师松动肩胛带下沉成分,同时防止患者的头被拉向侧面(图 15.12c)。

·当张力解除后,治疗师用一只手保持肩胛带的位置,另一只手向健侧松动侧屈的颈,反复侧屈运动,直到感觉运动无阻力和放松为止(图 15.12d)。

·患者坐起来,帮助他把双手平放在偏瘫侧的治疗床上。双手分开如肩宽,肘伸直(图 15.13a)。

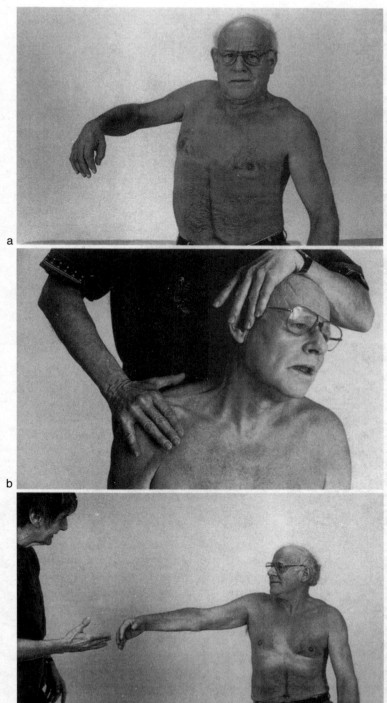

图 15.11a~c 恢复臂的选择性活动（右侧偏瘫）。a 在能选择性运动之前抬臂时典型的运动模式。b 颈侧屈时显示神经张力增高。c 神经系统松动之后能进行选择性运动。

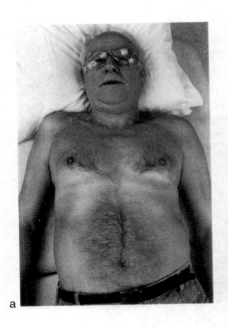
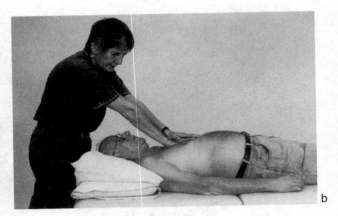
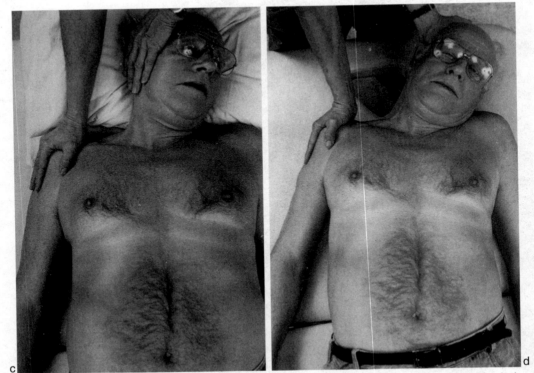

图 15.12a~d 仰卧位近端松动(右侧偏瘫)。a 静止时肩胛带上提。b 松动胸廓。c 肩的下压。d 颈向健侧屈。

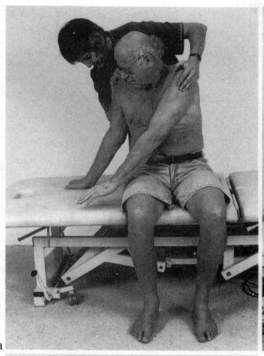

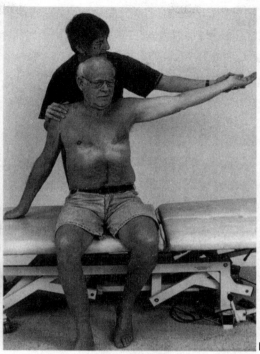

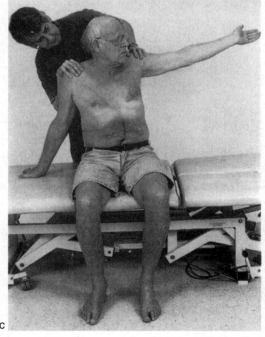

图 15.13a~c 在坐位活动中,松动上肢张力试验 1(右侧偏瘫)。a 双手都放在偏瘫侧。b 学习健侧臂正确的运动。c 当患者主动运动时,治疗师保持患者双肩的正确位置。

·治疗师用一只手保持偏瘫臂的位置，用另一只手引导，让患者知道应该如何把健手正确地前后运动，即肩外旋，伸肘、伸手指(图 15.13b)。

·一旦患者理解他的任务，治疗师把手放在患者双肩上，在运动时矫正肩的位置。由于健侧上肢向后运动并外旋时张力增高，治疗师需要防止肩被拉向前，同时用治疗师的前臂保持偏瘫肘伸直(图 15.13c)。由于治疗师站在患者后面，治疗师的头应该向前倾，这样，如果引起疼痛，治疗师就能看见患者的面部表情。

上肢张力试验 1 和站立位运动躯干

对于能步行，但上肢在直立姿势因联合反应而拉成屈曲位的患者，可以在站立位结合上肢张力试验 1 的松动，做肌张力的抑制。

·偏瘫侧朝向墙站立，治疗师把偏瘫手放在患者稍靠后的侧面墙上，使臂伸直并外旋(图 15.14a)。

·治疗师一只手保持患者的手在墙上的位置，并用身体支持患者的肘伸直，示范患者的健侧手臂，让他知道如何自己正确地活动健侧手臂，以达到最佳效果(图 15.14b)。

·然后患者通过旋转躯干向前运动手臂去触墙，脚保持不动(图 15.14c)。

·治疗师继续保持患侧手指伸直放在墙上，并用身体保持患者的肘伸直。治疗师还要用另一只手防止患者的肩在运动中因张力增高而被拉向前(图 15.14d)。

组合活动不仅抑制偏瘫上肢的张力过高和联合反应，而且还使患者能够内收肩胛骨，这样使患者能在步行时保持手臂在身体侧面的正确位置，而不是肩前伸内旋，以致使手总屈在身前。

直腿抬高内收和抑制躯干旋转

对于步行时骨盆后缩，腿伸直外旋的患者，可在向前旋转其躯干的同时，应用内收位的直腿抬高试验成分松动偏瘫腿。

·患者仰卧，治疗师站在其健侧，把持住偏瘫腿于屈曲内收的位置，足背屈。治疗师把患侧膝向自己这一侧运动，返回再重复，当感到其腿更放松时，抬起其小腿再放下，以松动伸膝(图 15.15a)。

·保持患侧膝充分伸直，治疗师前后运动患者伸直的腿，逐步增加髋屈曲及内收的程度(图 15.15b)。患者的骨盆与腿一起向前运动，使躯干旋转以抑制整个下肢张力过高。

坍塌试验和学习单腿负重

对于能行走，但难以把重心充分转移到一条腿上，及在摆动期末难以伸膝，以便用正常步长迈步的患者，单腿站立结合坍塌试验的松动特别适用。

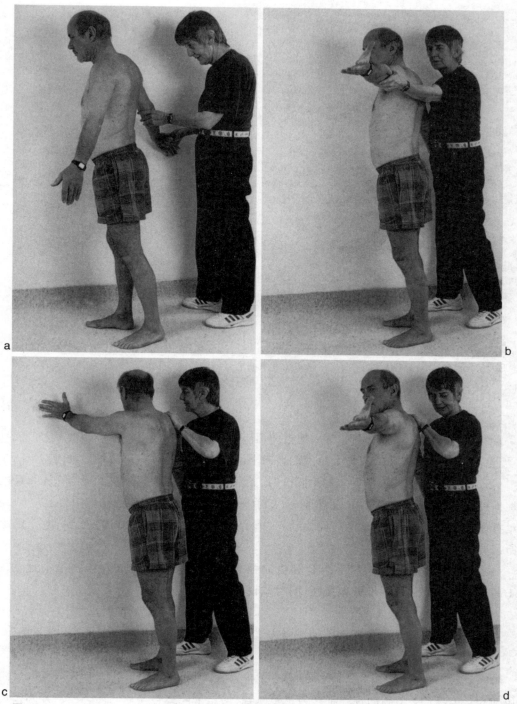

图 15.14a~d 通过站立运动松动上肢张力试验 1(右侧偏瘫)。a 把患手放在墙上。b 引导健侧臂运动。c 健侧手转过来触墙。d 防止偏瘫侧被拉向前。

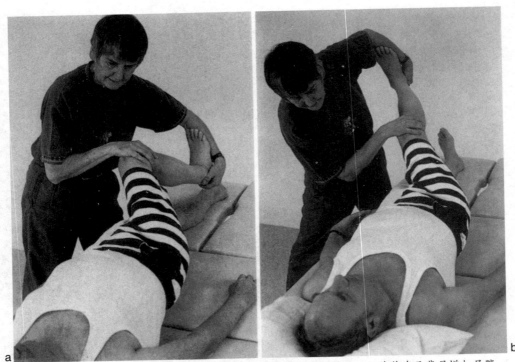

图 15.15a、b 松动直腿内收抬高(右侧偏瘫)。a 髋内收松动伸膝成分。b 膝伸直足背屈增加屈髋。

· 治疗师站在患者的偏瘫侧，帮助他把偏瘫脚放在前面的台阶上。

· 患者双手在偏瘫腿的胫骨上尽可能地向下滑动，然后再返回，重复该运动(图 15.16a)。

· 当运动变得更放松，患者感觉更安全时，抬起偏瘫脚，这回脚靠第二级台阶放并且机械性地保持背屈位。治疗师帮助他屈曲躯干，双手逐渐沿伸直的腿向下运动(图 15.16b)。活动度因足背屈而更加受限，但该运动需要松动。这个活动度是在步态的摆动期末，膝伸直、足跟着地所需要的活动度。

· 患者用偏瘫腿站立，双手在健侧腿的胫骨上向下滑动，完成同样的松动运动 (图 15.16c)。该活动改善选择性伸偏瘫腿，同时减轻限制该体位的张力。

直腿外展坐坍塌试验和抑制腿伸肌张力过高

坍塌试验的松动结合患者的双腿外展，明显减低偏瘫腿的张力，能最有效地克服髋内收肌短缩和张力增高。增高的神经轴张力也被减轻，使躯干能更容易地屈曲、旋转，并间接地恢复腹肌的活动。该松动对上肢也有积极作用，某些患者因此而恢复了手的活动。该松动可以用两种方式进行，一种是从足部运动坍塌试验的远端成分，另一种是运动躯干近端，以拉长

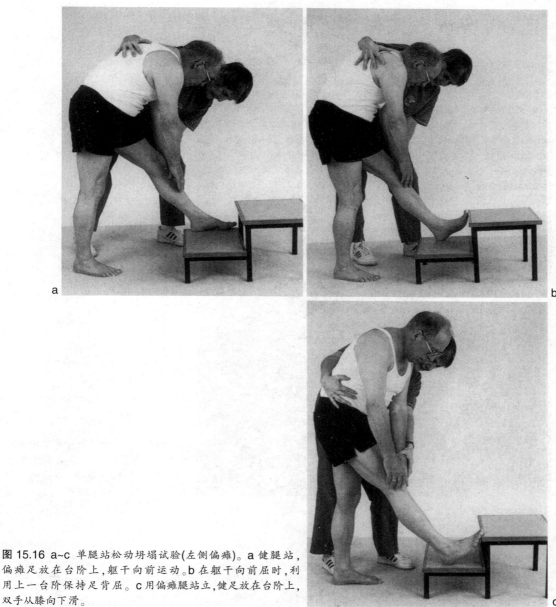

图 15.16 a~c 单腿站松动坍塌试验(左侧偏瘫)。a 健腿站,偏瘫足放在台阶上,躯干向前运动。b 在躯干向前屈时,利用上一台阶保持足背屈。c 用偏瘫腿站立,健足放在台阶上,双手从膝向下滑。

直腿上的神经结构。

·患者两脚分开坐在治疗床上,手放在两腿之间的床面上。如果患者有明显的痉挛或内收肌短缩,治疗师在帮助他充分地分开双腿坐之前,需要患者在仰卧位松动外展。患者双膝屈曲,腿在治疗床边逐渐向下放松。治疗师一只手放在患者的足跟下面,把持住足,用前臂压

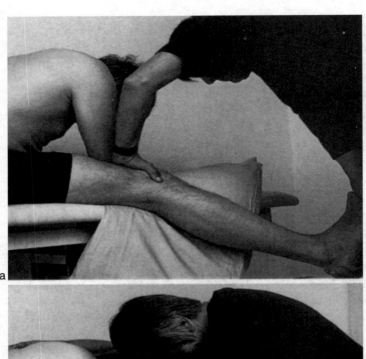

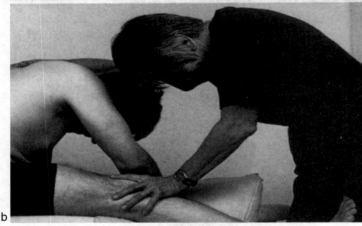

图 15.17a、b 松动直腿外展坐坍塌试验(左侧偏瘫)。a 患者保持躯干和髋屈曲,治疗师伸、屈其膝。b 运动躯干近端,膝保持伸直,足背屈。

足底使之背屈,同时使患侧小腿上、下运动,以松动伸膝。治疗师的另一只手下压患者的大腿,以防止这条腿从床上抬起,患者主动保持躯干和髋的屈曲位以避免因张力增高而向后倾斜(图 15.17a)。

　·当膝能充分伸直且无疼痛时,治疗师用大腿压患者的健侧足以支持其腿的正确位置,让患者的躯干做前后运动。治疗师用一只手保持患者的健侧膝伸直,用另一只手帮助他的躯干和颈屈曲(图 15.17b)。

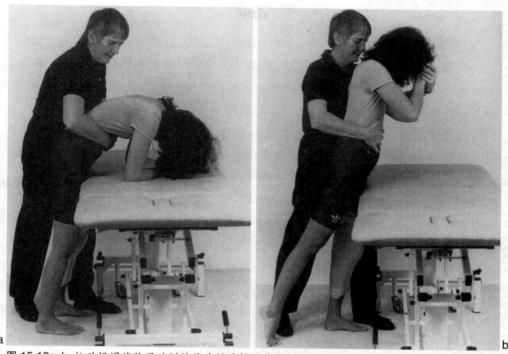

图 15.18a、b 松动坍塌试验同时训练偏瘫腿选择性伸直(左侧偏瘫)。a 躯干屈曲双膝伸直。治疗师保证整个脊椎屈曲,如果患者不能主动保持伸膝,则用膝夹板。b 用偏瘫腿负重,向前屈身把肘放在治疗床上。患者保持前额与叉握双手接触,以避免伸颈。

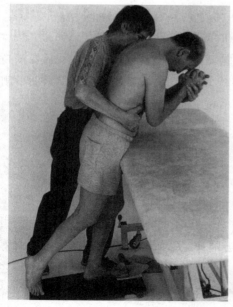

图 15.19 站在一个倾斜的平面上,通过增加踝背屈可以加强松动的作用(左侧偏瘫)。

坍塌和训练偏瘫腿负重

为了避免患者在仰卧位或坐位被动抬起伸直的腿，或直腿坐屈曲躯干，可以让患者在桌子前站立，用双肘向下触及桌子，然后再站直。该运动成分拉长有关的神经系统及其组织。然而，更积极的是患者用偏瘫腿负重，并且每次都主动伸髋回到直立位。

·患者站在治疗床或桌子前，治疗师靠其偏瘫侧站立。

·患者双手叉握在一起，屈肘使拇指靠在前额上，然后向前屈身，直到前臂放在桌子上。在此体位上，治疗师用放在患者躯干下面的手臂松动任何僵硬的区域，以保证整个脊椎均匀地屈曲(图15.18a)。当神经系统被拉长时，如果患者难以主动保持偏瘫膝伸直，可在腿后面绑上腿背夹板帮助保持膝伸直。

·患者再次站直，通过保持前额与叉握双手的接触保证他的颈自动保持在屈曲位。这样避免了常见的用伸颈开始直立的趋势，治疗师用放在患者手下面的手促进直立运动。

·当患者能放松地前屈并再回到直立位时，就把健侧足置于身后，用足趾触地。全部体重落在偏瘫腿上，反复进行该松动运动，像前面做的那样，向前屈身用肘触桌子，然后再站直(图15.18b)。在整个活动中，患者两条大腿应保持与桌子边缘的接触，刚开始时，治疗师需要用身体防止患者的腿向后运动。

当患者取得进步，能主动保持伸膝，并且无过多地用力时，就不再需要夹板支持膝关节了。为提高主动活动的松动效果，治疗床的高度可以逐渐降低或者把患者的足保持在进一步背屈的位置。为增加足背屈的角度，患者可以站在楔形板上，治疗床直接放在患者前面。患者以偏瘫腿站立，把一个绷带卷放在脚趾下面，以保持伸趾，健腿放在身后，只以脚趾触地。以此为开始位置，患者向前屈身，直到他的肘触到治疗床，然后再站直身体(图15.19)。治疗师把手放在患者叉握的双手下面帮助他更容易地直立身体，并在其肘抬离治疗床时支持部分体重。

以偏瘫腿站立松动神经系统，通过克服许多不同的问题，将明显改善患者的步行模式。踝关节变得能主动背屈而无内翻，这样患者不用支具就能控制这个运动，消除了张力过高的跖屈肌阵挛。这是一个在康复的各个阶段都非常有价值的活动，从那些在治疗师帮助下刚开始行走的患者，到那些已经能独立行走却仅有一点小问题的患者都适用。

直接松动周围神经

周围神经的横向运动能直接松动神经系统，是一种有用的通过张力试验的辅助松动。当由异常张力引起的疼痛成为最显著的症状时，如果受累神经不能从远端随意地运动，使用张力试验作为治疗技术能加重疼痛。在这种情况下，近端神经系统的拉长能够在远端被束缚的神经上施加一个切应力，这些神经在被牵拉或张力高时不能活动，因此在进行张力试验之前必须进行局部松动。异常的周围神经张力阻碍了冲动的传导，远端肌肉可能因为失去神经支配而不能活动。神经支配障碍还可使异常的肌张力突然降下来，这妨碍了肢体的选择性运动。许多周围神经很容易受到影响，因此，只要治疗师研究了解剖学，弄清楚了它们的确切位置，就能直接运动或松动这些神经。周围神经本身可以通过一种类似于按摩的横向运动，或相对于神经而去活动其周围分界面得到治疗。G.Rolf(个人交流 1997,Davies 引用 1997)描述

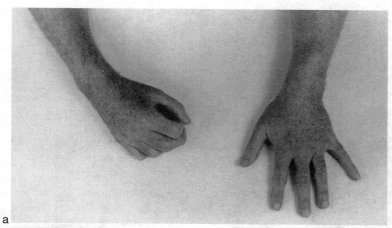

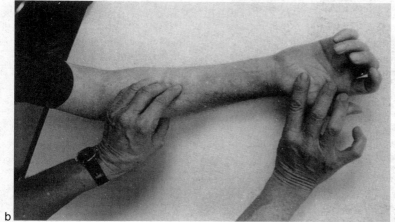

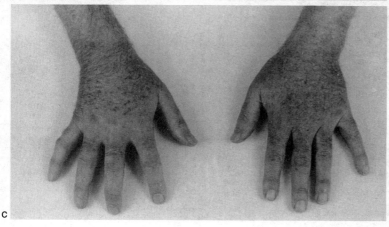

图 15.20a~c 直接松动正中神经(右侧偏瘫)。a 腕和手指明显痉挛。b 患前臂保持旋后，横向运动正中神经。c 痉挛被抑制后，手指保持伸展。

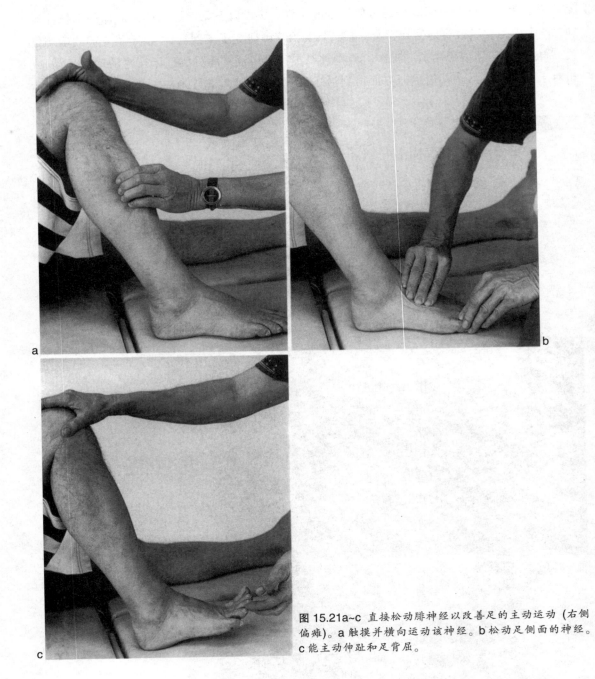

图 15.21a~c 直接松动腓神经以改善足的主动运动 (右侧偏瘫)。a 触摸并横向运动该神经。b 松动足侧面的神经。c 能主动伸趾和足背屈。

神经的直接松动为神经系统的"附属运动(accessory movements)",因为该运动不能主动地完成,不会在身体主动的生理运动中发生。Maitland(1986)最早使用这个涉及关节运动的术语:"附属运动是那些自己不能主动完成的关节运动,但这个运动可以由别人来完成。"

在图 15.20 和图 15.21 中,展示和解释了如何用直接松动周围神经的方法帮助克服两个典型的问题。

例 1：患者手指屈肌严重痉挛，不能伸指，对于许多患者来说这是一个常见的问题，妨碍了主动运动和被动运动，而且也不美观(图 15.20a)。让患者坐好，手放在桌子上，治疗师把患者的前臂旋后，保持其大拇指外展、伸直。用另一只手的手指触摸并放在正中神经处，向下稍用力压，同时向两侧运动(图 15.20b)。这种治疗之后，不需要再用任何其他治疗，立即可以看到患者的手指被放松并保持在伸展位(图 15.20c)。

例 2：患者不能背屈其足或主动伸脚趾。治疗师用手指触摸腓骨头下面的腓神经，然后沿着其向足延伸的路径做相对于周围组织的两侧运动(图 15.21a)。连续做横向运动，直做到位于足侧面的该神经末梢处。(图 15.21b)。直接松动神经之后，患者能够主动伸脚趾，足也能有一点背屈(图 15.21c)。

结　论

把神经系统松动以最有效的方式结合在所有偏瘫患者的治疗中十分重要，因为"只有在神经支配下肌肉才能发挥作用"(Rolf 1999)。物理治疗师喜欢使用的任何治疗形式都在不经意地松动神经，或在设计治疗时就或多或少地考虑到松动神经。根据 McLellan 和 Swash (1976)所述，即使最轻柔的呼吸锻炼也运动胸椎神经结构和臂丛神经，而 Gifford(1988)描述的结缔组织按摩，Cyriax(1959)提倡的横向按摩，以及肌肉松动技术也都毫无例外地松动了神经。其他治疗观念，像本体感觉神经肌肉促进法(PNF)(Knott 和 Voss 1968, Adler 等 1993)及功能性运动学(functional kinetics)(Klein-Vogelbach 1991)，以组合的方式运动四肢和躯干，通过大活动范围的运动间接松动神经系统。Berta Bobath 创造了许多成功的活动，在她治疗偏瘫的末版书中(1990)加入了许多张力试验的成分。例如，上肢张力试验 1、俯卧屈膝试验及直腿抬高试验的某些成分与 Bobath 方法有相似的特点。经过长期的、富有成果的临床实践，她已经认识到，即使现在没有合理的科学解释予以帮助，这些运动仍然能使张力正常化并促进随意活动的恢复。正如她有一次承认的那样，"我不知道为什么躯干旋转能抑制痉挛，我只知道它确实发生了"，但很清楚，以她的聪明才智，她已经使用一种能松动神经轴和交感神经干的运动，并在治疗成人偏瘫和儿童脑瘫时观察到旋转躯干的积极作用。

虽然物理治疗师以各种形式运动神经系统，但为恢复和保持其充分的活动性及传导神经冲动的能力，直接松动是必要的，成功的治疗包括直接和间接松动两者的持续的相互作用。直接松动必须有松动张力试验或横向运动神经，这两种特殊的治疗都必须以神经系统的解剖和生物力学为基础。间接松动是主动运动和矫正异常姿势的结果。

然而，并没有一个成功的处方，也没有现成的直接松动技术可以常规用于每一位患者。

相反,最有效的松动技术是非常个性化的,因为不同的运动和运动组合可能更适合于某些患者,而不适合于另一些患者。只有通过认真的评价和再评价,观察患者对治疗的反应及每次治疗后患者状况的改善,治疗师才能做出治疗是否合适的判断。这个原则与 Berta Bobath 的治疗观念非常相似:"你在患者身上的做法是否正确的唯一答案是患者的反应。"

在这方面,患者对神经系统松动的反应已经显示出完全"正确"!把神经系统松动包括在治疗中已经取得了令人震惊的效果,已经帮助某些偏瘫许多年的患者恢复了功能性活动,还有一些患者明显改善了步行能力。另外,教患者在离开医院或康复中心后,自己如何保持神经系统已恢复的活动性,将有助于防止他的状况再度恶化。既然对患者有如此多的益处,由于每位治疗师都已经用某种方法松动了神经,似乎更应该把神经系统的松动以更有效的方式包括在治疗中。只有当患者的神经系统在其可能的活动范围内具有充分的活动性及没有疼痛时,他才可能在日常生活活动中没有阻力或没有疼痛地随意运动。

第16章
保持并改善在家庭中的活动能力

即使是现在，也没有人能肯定偏瘫患者的恢复或重新获得实用运动功能将持续多长时间。人们提出了许多对康复结果的预测，但这只是一些统计上的可能性，对确定每个具体患者的结果没有什么帮助，有许多意料之外的结果。患者在3个月，或6个月，甚至一年后不可能再有进一步的改善肯定不正确。改善持续的时间很长，甚至偏瘫5年后还有功能的恢复(Bach-y-Rita 1981,Kaste 1995)。由于受现阶段医疗保险经费的限制，许多患者在达到其最大恢复潜力或日常生活活动独立之前不得不停止治疗。对于某些患者来说，停止治疗意味着将没有机会达到他们很可能恢复的功能，如能够行走，与别人一起走出家门去充分享受生活。非常可惜的是在重症护理及康复阶段，花费了大量的时间、精力和金钱，进行昂贵的诊断检查，如磁共振成像(MRI)或正电子发射体层摄影术(PET)，却在综合治疗之后不久，就停止了治疗。关于治疗应该持续多长时间，出于同样的原因，应该遵循与内科、外科和创伤同样的原则。绝不应该以治疗已经很长时间了或花费太大了为理由而停止治疗。如果偏瘫患者经治疗仍有进展，显然应该继续治疗，就像一个肺结核患者，在治愈之前需要2年的住院治疗并需要昂贵的药费。同样，一位骨不连的股骨骨折患者，也不能以治疗时间太长或手术花费太大为理由而拒绝为其进行长时间的治疗。

显然，治疗时期的延长可能十分有利于患者达到最大的恢复程度。最近的研究表明，即使是养老院的老年患者也对高强度的治疗反应良好并从中受益，"高龄、日常生活活动状况及认知损害与不好的物理治疗结果无关"(Chiodo等1992)。如Kaste(1995)所述，老年患者及那些症状严重的患者，通过系统的中风管理，潜力得到恢复，能够独立并生活在家中，得到了有效的康复，如果没有这样的康复，他们就做不到这些。

然而，也必须考虑到不可能为每位患者持续治疗下去，因为需要治疗的人太多，而且能够做这种治疗的治疗师又太少，还因为大部分卫生保健系统的经费都在严格控制之下。因此需要一些标准来指导医师或治疗师决定是否需要进一步治疗或应该在以后重新开始治疗。与几位中风康复方面的专家共同编制了下面的标准。

1.只要有以下情况，治疗就应该继续下去：

·患者经治疗仍有进展。

· 不治疗,患者自己就不能保持功能水平和活动性。

· 患者即使用助行器或在别人帮助下仍不能步行。

· 患者有疼痛或关节活动度受限。

· 患者常常跌倒,害怕跌倒且确实有跌倒的危险并可能受伤。

· 患者在别人的帮助下仍不能正常饮食。

· 患者的构音障碍使别人无法理解他的意思又不能提供可替代的交流方式。

· 患者没有业余爱好或喜欢的娱乐活动,从未到过户外。

2. 如果出现以下情况,治疗应该重新开始:

· 主动运动进一步恢复,这可能提高功能并因此而达到更大的独立性。

· 功能水平下降,这可能是因为意外地损伤到手臂或腿,或者因为手术或患病。他因此需要一段强化治疗,以便恢复到以前的状态。

为保证从强化康复到无正式治疗的家庭管理的顺利过渡,需要定期的检查以评价患者是如何在家里度过的,他是否保持其生理状况。如果出现问题或患者感到他需要重新开始治疗,他应该能和医师或治疗师联系上。为保持功能水平并预防退化,为患者提供回访服务很重要(Lennon 和 Hastings 1996)。通常治疗在 6~8 周之后完全停止,不为患者提供连续的支持或治疗(Tyson 1995)。结果,患者常有一种被抛弃的感觉,认为他们出院的原因是他们已经没有进一步恢复的希望了(Greveson 和 James 1991),其实完全不是这样。比较理想的做法是,患者应该继续得到门诊治疗,经验表明,3 周的日间强化治疗远优于每周一次治疗持续 3 个月,总的治疗时间是一样的。在瑞士,大部分偏瘫患者由医疗保险提供 2 年的康复,康复结果相当好,使患者在 2~3 周的时间内取得明显的进步,并为患者提供在家中练习的活动。Kaste (1995)还推荐"在主动康复程序接近尾声时,中风患者需要一个为期 2 年,包括 15~20 次物理治疗的长期康复程序"。在瑞典由 Uppsala 大学组织的 Satra Brunn 中风程序已经取得了很大的成功和回报(Lind 和 loid 1995)。从 1987 年开始,每年夏天在 Satra 温泉区的假日康复中心,大约 200~250 位来自这个国家不同地区的患者在这里度过 4 周时间。患者一年中的剩余时间接受家庭康复程序,他们已经偏瘫很长时间了。在夏季"休假"期间,每位患者都参加一个以 Bobath 观念为基础的强化治疗计划,包括个别治疗和分组治疗。通过物理治疗师和作业治疗师的密切配合,加强自理活动训练。患者住得非常集中,一块参加社会、文化和体育活动,一块野餐及在树林中散步。确定了现实的目标,希望患者在下一个夏天返回治疗之前能在家里自理。所有的患者在这段短暂的时间里都学习了新的技能并取得了进步,对该计划的评估显示,取得的实际结果能保持 6 个月(Carlsson 1988)。

然而,这种形式的治疗不总是可行的或在经济上行得通的,也许没有治疗师在患者的附近为他做门诊治疗。在某些阶段,患者必须在家里自理,不管是在两个康复阶段之间,还是因某种原因停止了治疗。他没有选择的余地,否则他的状况将恶化,在康复期间达到的功能水平将下降。有作者对一大组中风患者在出院时、回家 1 年之后及 5 年之后做了评价,患者的功能水平在第 1 年得以保持,但在随后的 4 年中功能水平明显降低,尤其是完成主动运动、保持平衡及步行的能力(Lindmark 1995)。显然,如果不教会患者如何保持和改善其当前的状况,没有患者能在出院后保持或改善他们的活动性和功能。

在无治疗师帮助下保持活动能力

当患者从医院或康复中心出院后,或门诊治疗停止后,对他来讲,最重要的是其 24 小时的生活方式,而不是列出一长串每日要完成的锻炼项目。所有的日常生活活动,只要患者能正确地完成而不引起痉挛,都将有助于保持活动能力,也有助于进一步改善。在康复期间,他应该已经学会在床上如何翻身,如何正确地侧卧,如何自己穿衣服而不引起联合反应,如何双腿负重对称地站起来,等等。通过以更具治疗性的方式运动,通过避免坐位和卧位的异常姿势,可以完成很多保持活动性的运动。然而有一些运动并不发生在日常生活中,所以他必须有规律地做专门的锻炼或活动,以防止肌肉和关节活动度的丧失或加重痉挛。

痉挛和关节活动度丧失的常见部位

以下是患者没有得到充分指导或在家中不能完成锻炼计划而返回复查,或准备再做一阶段强化治疗,或从别的医院转来而在那个医院未得到正规治疗时最常见的问题。
· 肩关节不再有全范围的运动,可能还有肩痛。
· 肘屈肌已短缩并痉挛。
· 腕不能充分背屈,手指不能充分伸展。
· 即使是被动运动,臂也不能旋后。
· 臂外旋伴伸肘时不能全范围外展。
· 膝痉挛于伸位,患者难以放松痉挛进行功能性活动,如交叉双腿以便穿鞋、行走或上楼梯。
· 跟腱已短缩,患者不能以足跟着地负重。可能已出现阵挛。
· 足趾明显屈曲、内收,有时出现角质增厚或趾腹因地面压力而出现疼痛区。
· 另外,神经系统失去适应性延长也是引起上述问题的因素之一,患者进行随意运动并保持其完成日常活动的水平更加困难,形成恶性循环。在这种情况下,他活动越少,就越失去活动性,对神经系统的活动也越少。

保证患者的参与

像许多人一样,患者需要极大的意志力和自制力进行长期的、无人指导的单独练习。众所周知,大部分回家的患者都不能完成家庭锻炼计划。但对于偏瘫患者来说,如果他要保持活动性并取得进展,就必须主动参与家庭锻炼计划。Bach-y-Rita 和 Balliet(1987)强调,需要"尽快把患者训练成为他自己的最佳治疗师"。通过充分的指导和练习,使患者能进行身体锻炼,以及使他确信他必须进行锻炼这一成功的秘诀。所有的人都必须给患者以希望及鼓励,使他明确他担当的主动角色。

如果治疗师、医师、神经心理学家、言语治疗师及护士都对患者将来的恢复可能性抱消极态度,并把这种态度传播给患者,再让患者积极锻炼以改善功能,或让他确信保持身体的活动性如何重要则是不可能的。应该向患者说明进行规律的锻炼是对其健康的投资,就像其他人参加健身俱乐部或参加体育运动一样。患者每天应该留出适当的时间进行锻炼,这个时间要适合他的正常作息规律。早晨起来第一件事或许是适应做一个退休者,但此后却觉得找一个工作可能更合适。不管选什么时间,锻炼必须像刷牙一样成为常规,不能随机凭兴趣进行锻炼,否则的话,患者可能锻炼的次数越来越少,直到完全放弃锻炼。

在选择和教授锻炼时,有几条有用的提示如下。

·推荐的家庭治疗计划包括的活动数量应该减到最少限度,因为几乎没有人准备每天做一长串的锻炼。

·活动必须是那些不用治疗师帮助在而患者就能完成的。

·应避免那些需要患者的妻子或其他家庭成员帮助才能完成的锻炼,因为亲属很容易变成治疗师,而失去丈夫、妻子、父亲或儿子的角色。

·锻炼不需要专门的设备,但可以用正常的家具作支撑,这样不致于把房间装备成健身房。

下面描述的活动已经证明适合于大部分患者的需要,应该从早期就认真地教患者做这些活动,这样患者在回家之前或停止门诊治疗之前,就能很好地了解这些活动并能独立完成。这些活动从第一次治疗开始逐渐准备,然后规律地包括在治疗中,不管患者是在 ICU 治疗,还是随后的康复或第二阶段治疗。在做最后的检查时,患者应能完成所需的活动项目,而不需要治疗师提示或矫正他的动作。为避免练习不正确的或无用的活动而浪费时间,患者必须掌握活动要点,使自己能检查所完成的每个锻炼是否正确。例如,在图 16.4a 中,患者松动其前臂旋前,直到他看到其偏瘫拇指碰到桌面,活动才算正确完成。

治疗师应该提供一些能帮助者记忆每种活动及其要点和锻炼顺序的方法。治疗师可以把活动一一列出来并用文字描述如何做,但患者常常搞不懂这种描述,尤其是有语言障碍的患者。事先印好的小册子,用图表或图画说明不同的锻炼方法并标出一些让患者去做,这样做缺乏个体化并且比较呆板,也不十分明确。已经证明最有用的帮助是患者完成活动的录像,或他自己练习每种活动的照片并在上面或背面写上要点。一种"拍立得"照相机非常适合做此用途,因为可以立即检查照片,其白边为写上有关注释提供了空间。例如,显示如图 16.2 活动的照片可能需要这样的说明:"保持肘伸直,手指交叉握在一起,手臂运动至头上直到拇指触到床垫。"可以用记号笔在照片上画上箭头,指出必须避免的偏差。

肌肉和关节的特殊锻炼

并没有一个运动处方完全适合所有的患者,但下面这些活动已经证明是可行的并对大部分患者有益。选出来的这些活动可以说是预防最常见并发症的基本活动。每天练习这些活动将防止疼痛和挛缩的发生,否则疼痛和挛缩将增加患者的痛苦并可能妨碍功能的进一步恢复(图 16.1)。

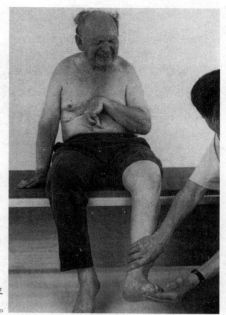

图 16.1 家庭计划是必需的，因为它防止了这些问题的产生，如挛缩、畸形肢体的疼痛、不雅的外观、妨碍功能活动的恢复(左侧偏瘫)。

预防肩关节僵硬

患者躺在床上或垫子上，叉握双手，偏瘫拇指在最上面，手掌相对。叉握的双手向上推，直到肘伸直。然后向健侧运动手臂，带动患侧肩胛骨充分前伸。

然后运动手臂至头上方，手触到支持面，保持伸肘(图 16.2)。患者放下和抬起手臂数次，直至能放松地放在头上方。

抑制下肢伸肌痉挛

患者仰卧，双手叉握在一起，用双臂环抱屈曲的双膝。把膝拉向胸部，同时抬头。然后稍伸髋，直至肘伸直，肩被充分拉向前。然后再重复这个运动(图 16.3)。这个运动也可以只屈偏瘫腿来练习，另一条腿平放在床上。

保持前臂能够旋后

患者坐在桌子前，叉握双手，臂前伸于桌上。患者向偏瘫侧倾斜，推压患侧臂成旋后位，直至拇指被压到桌面上(图 16.4a)。两侧交替进行，放松痉挛，直到健手能平放于患手之上，手指保持伸直(图 16.4b)。

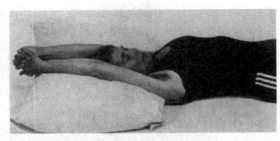

图 16.2 保持充分的、无痛的肩关节活动度(右侧偏瘫)。

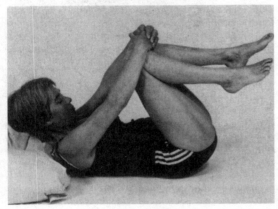

图 16.3 抑制腿的伸肌痉挛(右侧偏瘫)。

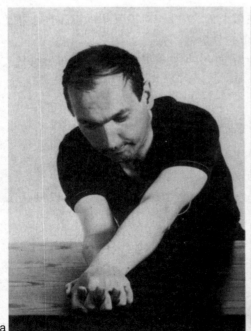
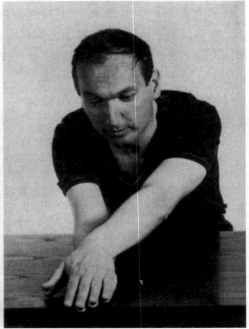

图 16.4 a、b 松动前臂旋后(右侧偏瘫)。a 手叉握向偏瘫侧倾。b 健手帮助伸指。

保持腕关节充分背屈

患者叉握双手,双肘支撑于桌上,双手朝向面部。用健手使偏瘫腕关节充分背屈,然后重复运动。该活动在白天可以经常进行,在坐着谈话或看电视时,可以适当地调整体位(图 16.5)。

预防腕和手指屈肌短缩

手指和腕屈肌常明显痉挛,很容易短缩。必须教会患者保持其充分长度的方法。虽然患者刚开始可能难以做到,但下面三种方法却是必要的活动。

方法 1

患者坐在椅子上,将叉握的双手尽可能翻转过去。把手掌根放在健侧大腿上,肘仍屈曲。当患者感到手指已经有些放松时,进一步使前臂旋前,直至使手掌朝向地面,双手向地面慢慢滑动。手指伸,双手掌放在两脚之间的地面上(图 16.6a)。如果患者伸肘肌仍不能随意地活动,可以用双大腿压臂,帮助保持肘伸直。

刚开始时,患者可能难以做到前臂旋前、翻转叉握的双手使手掌朝向地面,需要治疗师认真帮助患者练习。最重要的是让患者学会自己那样做,因为这可能是患者唯一的在伸偏瘫肘的情况下拉长屈腕肌的方法。这也是在治疗期间抑制手指痉挛的良好方法,常常能使手指在此种锻炼后立即有一定的活动能力。

通常在坐位学习叉握双手、前臂旋前更容易一些。为帮助患者,治疗师站在患者前面,拇指放在患者的腕背面。让患者呼气,放松,让患者的双手向前下沉。如果患者健侧手臂过度用力向下推,运动就会受阻,因为偏瘫肩后缩,前臂不能旋前。治疗师用拇指翻转患者的双手,放在治疗师的大腿上逐渐向前向下拉患者手臂,以此促进该运动。只有在患者的手放松和舒适时,患者才可能尝试把手臂放在自己的膝上,然后放在支持面上,如前面的凳子或地板上。只有当患者在坐位能容易地活动手臂时,他才能尝试在站立位把手臂放在桌子上。

方法 2

患者站立,双手叉握在一起,翻转过来把手掌压在桌上或其他平面上。保持肘伸直。重心前移,直到使腕充分背屈(图 16.6b)。然后患者把重心轻轻向两侧转移,这样能明显抑制屈肌张力过高。

方法 3

有些患者发现把偏瘫手平放在他们旁边的支持面上更容易些,但这种方法需时更长,在

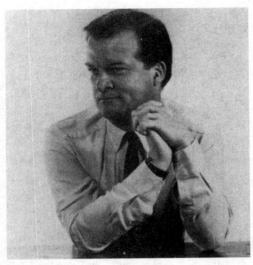

图 16.5 肘支持在桌子上,
保持腕充分背屈(右侧偏瘫)。

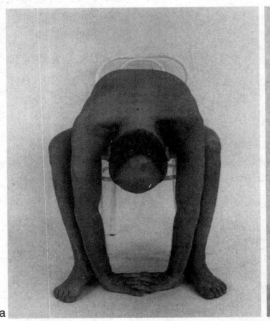
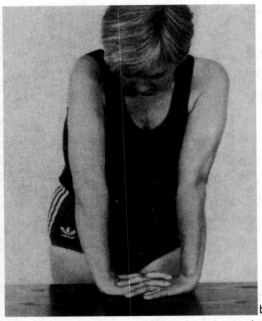

a

b

图 16.6a、b 防止腕和手指屈肌短缩。a 坐位,手放在地上。双腿帮助保持伸肘(左侧偏瘫)。b 站立,手
平放在桌子上(右侧偏瘫)。

成功之前,需要做很多被动运动练习。患者坐在桌子上或坐在椅子上,紧靠旁边再放一把椅
子。用健手被动地伸偏瘫手指和腕,前臂旋后将有助于放松手指屈肌,但是,如果手痉挛严
重,在被动伸指时,患者可能要用健侧腿在腕背面给予反作用力(图 16.7a)。
　　一旦手指和腕能伸直,患者把手置于旁边的硬平面上,这时可以让肘有一定的屈曲(图

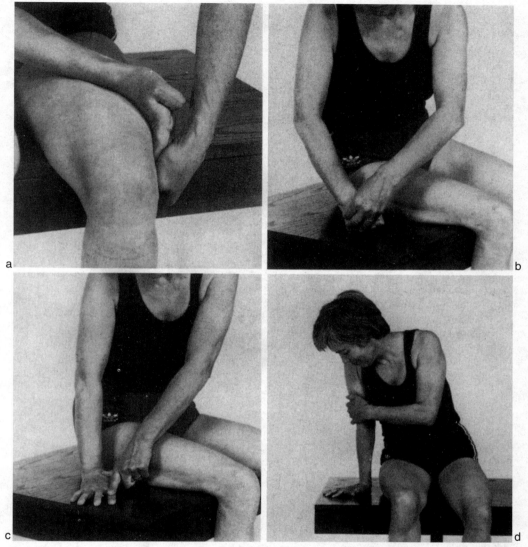

图 16.7 a~d 防止肘、腕和手指屈肌短缩(右侧偏瘫)。a 用健手把患侧手指被动伸直,用健腿提供反作用力。b 将偏瘫手置于体侧,手指保持伸展。c 将屈曲的拇指置于伸直、外展位。d 在患臂负重时用健手保持其肘伸直。

16.7b)。手放在桌子上,患者慢慢把拇指移向外展(图 16.7c)。用健手保持患侧肘充分伸直,把重心移向患侧臂,练习时应注意防止手指屈曲(图 16.7d)。

预防跟腱和趾屈肌短缩

患者把一绷带卷放在前面地上,脚趾置于其上,支撑脚趾于伸位(图 16.8a)。然后站起来,

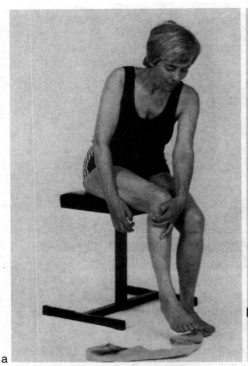
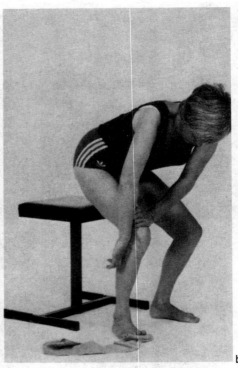
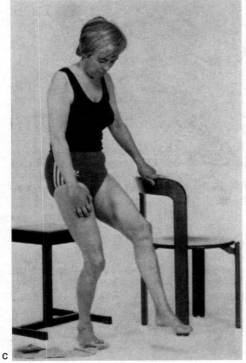

图 16.8 a~c 防止跟腱和趾屈肌短缩(右侧偏瘫)。**a** 患者认真地把脚趾置于绷带卷上,使绷带卷正好在所有脚趾之下。**b** 向下压膝关节,直到足跟着地,然后臀部抬离凳子。**c** 患者站立,用偏瘫腿负重,然后屈伸膝关节。健腿悬空,轻轻把持住椅背以保持平衡。

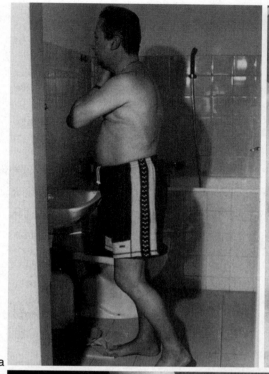
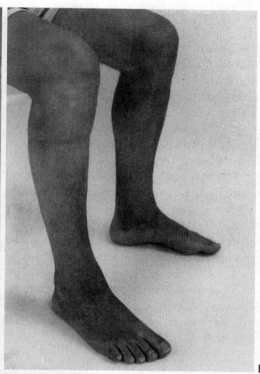
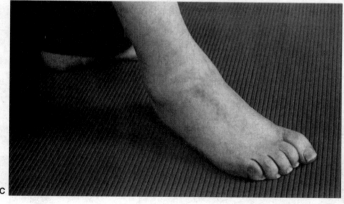

图 16.9a~c 长期保持足的活动性 (右侧偏瘫)。a 每天剃须时足趾下放绷带卷站立。b 因为每天都做该锻炼,尽管张力高,10 年后足仍保持充分的活动性。c 如果足僵硬于跖屈位,足趾抓地,将妨碍平衡反应,行走时疼痛且不安全。

如果必要,用健手推压患侧膝以保证足跟与地面的接触(图 16.8b)。站直后,患者将重心向偏瘫侧腿上转移并抬起健腿。患者可以轻轻地扶住椅背、橱柜或洗手盆等支持自己以保持平衡。患者站在绷带卷上屈膝、伸膝,保持髋向前(图 16.8c)。

建议患者每天在洗漱间做这个重要的锻炼,因为在那里患者赤脚,绷带可以保存在洗手盆上面的小柜中。患者可以在剃须同时常规地站在绷带卷上(图 16.9a)。洗手盆提供了稳定的支持,患者的头在活动中自动随意运动,而镜子可以帮助他检查躯干和肩是否对称及校正姿势。女患者可以在梳头或化妆时做同样的活动。这种简单的活动可以保持足的充分活动性直至数年以后(图 16.9b)。它还防止腓肠肌短缩或脚趾抓地引起的疼痛,否则的话这种情况很容易发生并使步行不稳及不舒适(图 16.9c)。

保持肘伸直水平外展的全范围活动度

如果患者规律、正确地完成这些活动,将使痉挛的或瘫痪的肌肉及关节保持全范围的活动度。

独立锻炼

患者把偏瘫手指插入柜门半环形把手中, 然后慢慢移动双脚使其肘被动地伸直,肩外旋。在患手固定的情况下,患者健侧手臂向外侧牵拉,把手背面靠在柜门上。保持双脚固定及相互平行,双手保持其位置,他尽可能向前运动胸部及臀部(图 16.10a)。可以用不同的东西固定偏瘫手的位置,如门把手或冰箱把手,如果没有可利用的东西,就在墙上用螺丝钉固定一个半环形把手做此用途。

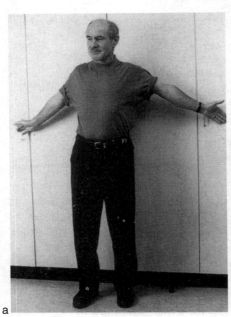
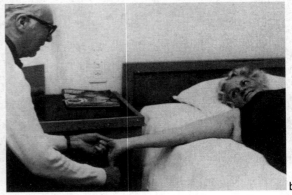

图 16.10a、b 保持伸肘水平外展的活动度(右侧偏瘫)。a 用门把手固定偏瘫手的位置, 当患者的身体向门的另一侧运动时,臂外展。b 仍不能站立运动的患者需要帮助保持臂水平外展,肘、腕、指伸直。

在帮助下锻炼

如果患者仍不能自己在站立位完成该活动, 就需要别人帮助以保持活动度直到取得充分的进步。提供帮助的人可以是一名家庭成员或学过该运动的邻居。

患者首先通过叉握双手举过头顶抑制痉挛。然后帮助者接过偏瘫臂,保持肘伸直,慢慢向侧方运动,直到手臂平放于床上,手掌朝上,手臂与身体成直角。把拇指向外拉成伸直、外展位,帮助者用另一只手帮助伸展其余手指(图 16.10b)。活动持续到腕、指和拇指完全伸展。活动时在患者胸部下面放一枕头将增强其效果,同时也保持患者的胸椎伸直。

神经系统的自动松动

为保持神经系统充分的活动性,除了那些肌肉和关节的活动外,还需要一些特殊的活动,这样可以防止因张力的异常增高而引起的逃避运动。

旋转神经轴

结合保持肩全范围的关节活动,患者也可以加入神经轴的松动。当手臂在头上面正确地叉握在一起时,要尽可能向一侧运动手臂,使胸椎旋转(图 16.11)。

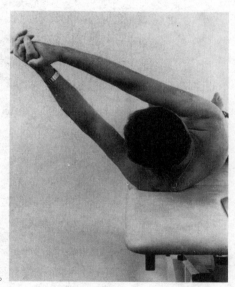

图 16.11 旋转胸部松动神经轴(右侧偏瘫)。

松动上肢张力试验 1 成分

除保持肩内收内旋肌的弹性外,患者还必须松动整个上肢的神经结构,以保持其适应性延长的特性。患者自己做时,双臂外展外旋,同时偏瘫手保持固定位置,尽可能多地在松动中包括上肢张力试验 1 的成分:

　·患者用健手把偏瘫手指固定于适当高度,如用门把手(图 16.12a)。由于偏瘫手臂痉挛,

图 16.12a~d 自动松动上肢张力试验1(右侧偏瘫)。a 偏瘫手置于门把手上。b 身体向另一侧运动使偏瘫臂被动伸直。c 双臂外展外旋,胸部离开墙。d 健侧臂向前,躯干旋转。

肘以及腕和手指都屈曲。

　　·偏瘫手固定,患者向对侧慢慢移动脚及躯干,使偏瘫肘伸直(图 16.12b)。

　　·患者把背靠在墙上,双脚相互平行,伸健侧臂,把手背靠在健侧的墙上,然后向前移动胸部和臀部(图 16.12c)。

　　·保持骨盆的位置,患者反复把健手向对侧运动,然后再回到健侧墙上(图 16.12d)。该运动不仅松动上肢张力试验 1 的成分,还通过胸部的旋转松动了神经轴。该运动尤其有利于患者步行时保持手臂在体侧及正常的肩胛带位置,而不是被拉成屈曲且手在身体前面。

松动直腿坐坍塌试验成分

　　自动松动直腿坐坍塌试验成分将有助于患者保持良好的步行模式及通过神经轴的几乎整个神经系统的活动性。对于大部分患者来说,最难的是当他们膝伸直向前屈身触摸脚趾时保持足背屈。

　　·患者在椅子上,尽可能靠近椅背坐。

　　·健侧足平放在地上,偏瘫足放在前面的另一把椅子上,这把椅子的靠背靠在墙上或柜子上。

　　·偏瘫膝屈曲,患者把其足底靠在椅背上,用健手下压踝关节成背屈。

　　·患者慢慢伸膝,如果必要用健手帮助,主动伸膝时避免发生足跖屈。

　　·患者双手在腿上向足滑动,屈曲躯干,反复前后运动,以松动而不是牵拉这些结构(图 16.13)。如果膝屈曲离开椅子,可以用健手向下压,或用健手帮助偏瘫手向下滑动。

　　·健腿放在椅子上,偏瘫足平放在地上,做同样的运动。

某些额外的主动锻炼

　　某些患者可能希望学习一些额外的锻炼方法自已进行主动练习。治疗师应该提供一些可供个人选择,适合患者需要和能力的活动。Klein–Vogelbach(1991)在她的书中用插图描述了许多体操球活动并用录像(Klein–Vogelbach 1992)演示这些活动,已经证明对许多患者非常有用。球增加了活动的兴趣并能激活某些肌群的活动,不仅患者喜欢用球锻炼,还为患者提供了锻炼是否正确的信息,因为球不是向正确的方向运动就是向错误的方向运动。许多活动已经做了修改,并被不同年龄的患者以及不同康复阶段的患者成功地应用(Davies 1990)。下面是一些有用的例子。

用足跟提起球并伸直膝

　　患者仰卧,双足跟分别放在球的两侧。双臂放松地保持在体侧,用双足跟把球提起来,保持髋外展外旋,球位于身体的中线上(图 16.14a)。通过伸膝把球进一步抬向空中,这不仅增强了选择性伸膝,还松动了直腿抬高成分(图 16.14b)。

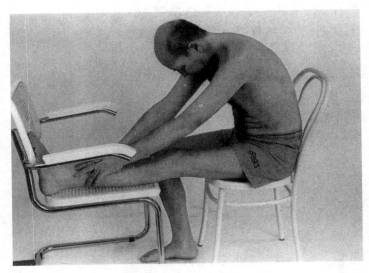

图 16.13 自动松动直腿坐坍塌试验成分,用椅背保持足背屈(左侧偏瘫)。

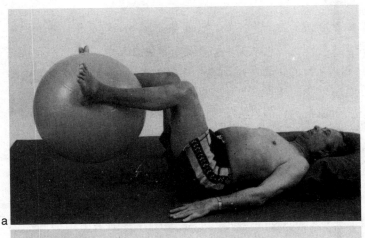

a

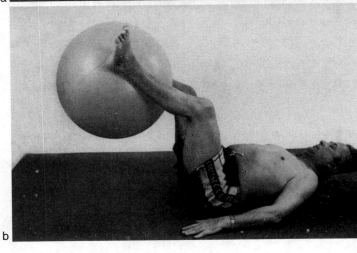

b

图 16.14a、b 用双脚提起体操球,促进腿的选择性运动(右侧偏瘫)。a 患者足跟靠在球上,屈髋屈膝提起球。b 选择性地伸双膝,把球提得更高。

伸腿旋转躯干

　　患者仰卧,双腿放在球上,抬起臀部和躯干离开支撑面。保持球完全静止,然后患者尝试保持该体位,同时抬起健侧手臂(图 16.15a)。

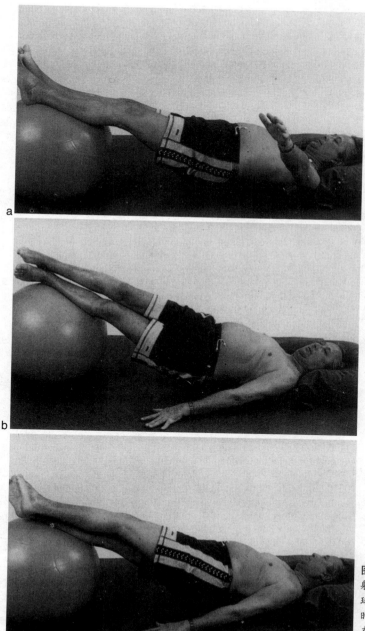

图 16.15a~c 用体操球改善伸髋和躯干控制(右侧偏瘫)。a 双腿支持在球上,患者抬起臀部,抬起健侧手臂时努力保持这个姿势。b 旋转骨盆,直到偏瘫腿位于健腿上面。c 患者保持臀部抬起,向偏瘫侧旋转腰及骨盆。

患者双肩保持平放在支持面上，手臂放在体侧，旋转骨盆和腰，直到偏瘫腿位于健腿上面（图 16.15b）。然后把骨盆转向对侧，直到健腿处于偏瘫腿上面，保持伸膝、骨盆无下沉(图 16.15c)。

训练选择性腹肌活动

患者仰卧，把偏瘫腿放在球上，健腿抬起来悬空，髋屈曲接近 90°，膝稍伸直。患者内收和外展健腿，结果使支持在球上的偏瘫腿以和健腿相反的方向反应性地向两侧运动 (图 16.16a)。在腹肌被激活时，患者努力让偏瘫腿放松于伸直位，抑制膝屈曲的趋势。

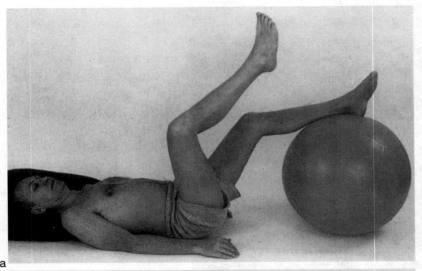

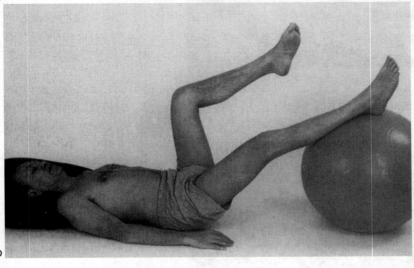

图 16.16a、b 用体操球训练腹肌的活动(左侧偏瘫)。a 偏瘫腿放松地放在球上，健腿屈髋 90°向两侧运动。当健腿向一侧运动时，偏瘫腿反应性地向相反方向运动。b 当偏瘫腿向侧方运动时，患者尝试不主动用健腿。

健侧腓肠肌贴于球上,患者抬起偏瘫腿并向两侧运动,努力不用健腿主动向相反方向运动(图 16.16b)。由于腿运动同时,胸椎被支持于伸位,刺激并训练了腹肌的活动。

休闲活动和爱好

在患者出院之前,治疗师和其他护理者必须认识到生活中还有很多锻炼以外的事情。Tyson(1995)强调了把社会活动包括在康复计划中的重要性,其目的是"使人们回归到一种主动的生活方式,不仅仅是活着"。要特别注意当治疗停止时,患者除了坐着外整天无所事事地打发时间。真正的危险在于,除了看电视之外,他只剩下吃、喝的乐趣了,如果再缺乏主动锻炼及活动,导致他的体重增加。肥胖不仅使步行和自理活动更加困难,而且还是引起高血压的危险因素。从审美的角度看,如果患者超重,他的形象也不能令他自己满意,衣服也不再合适,失去了自尊,这也可能是为什么患者不愿出门的原因。一个对中风患者长期后果的研究表明,虽然 90%的患者在家里能独立步行及上楼梯,但许多人事实上从未离开过家门(Thorngren 等 1990)。爱好和休闲活动帮助保持患者的活动性并鼓励他走出家门,去会见其他人。然而,人们发现几乎没有患者能恢复他们从前的活动,接受新活动的人更少(Jongbloed 和 Morgan 1991)。此外,没有帮助患者就不能改进旧的或实施新的休闲活动。正像他们中风后不能自己教自己如何步行和穿衣一样,许多人需要指导、信息和鼓励,以接受新的兴趣和活动(Drummond 1990)。

因此,治疗师建议患者可以做什么活动,在他试做一些练习之后帮助他选择一个活动,以及教他如何完成其最后的选择成为康复的一个不可分割的部分。没有这样的帮助和指导,患者就可能缺乏外出的信心,逐渐变得退缩,与社会隔离,主动性越来越少。

人们有很多不同的兴趣,不是所有的患者都愿意接受某些运动,即使这些运动可能有治疗作用和益处。幸福感似乎与参加休闲活动有关,根据 Tyson(1995)的观点:"患者做什么或做得怎么样都无关紧要,最重要的是主动参与。"

体育运动以外的兴趣

养 狗

狗可以成为患者最好的伙伴,养一条狗作为宠物可以鼓励患者出门散步。奥地利一位年轻的工程师中风后两年从康复中心回家时仍坐在轮椅上,他有严重的进食和言语障碍,必须由他的妻子和女儿帮助进食。在康复结束时,他询问做什么能进一步改善他的状况,他的医生建议"尽可能地活动,因为整个大脑参与步行过程"。于是他有了养狗的想法,以促进他更多地活动,后来他写了一封动人的信,阐述了养狗对偏瘫者的价值。

8 月份,我们有了一条拉布拉多猎狗,养狗尤其适合残疾人,因为它们非常聪明又通人

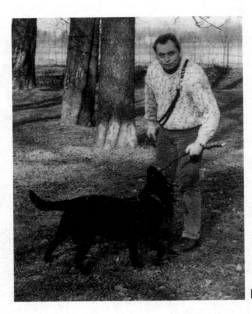

图 16.17 与小狗凯西一起散步。

性。拥有'凯西'我很高兴,因为在家人外出(工作或上学)时,我不再孤独。另外,我必须定时和它出门,出门时我遇到的其他人大部分是养狗者,我和他们交谈。这增强了我的自信心,使我非常愉快并把我从因疾病而引起的孤独中"拯救"出来(图 16.17)。我妻子和两个女儿也喜欢凯西;它确实丰富了整个家庭生活(H.Sobotha,个人交流,1996,翻译自德文)。

即使是一条小狗也会使事情有很大的不同,正像一条小猎狗帮助一失语患者重新享受生活那样,狗明白患者声音的意思,鼓励患者带它散步及他扔球而它抓球这样不断地玩耍。

唱 歌

某些患者发现在唱诗班唱歌既刺激又愉快,他们的发声及呼吸也得到改善。

园 艺

看到植物生长和侍弄它们能令人满足,许多患者可能已经变成热心的园丁了,即使他们在中风前对此没有兴趣。对那些没有花园的人来说,阳台上种植或窗台花盆箱种植也足够了。只要患者在他的屋里开始栽培兰花,他就会成为这方面的专家。

绘 画

患者参加艺术学习班后在这方面的创造性表现令人吃惊,所有的参加者都得到了充分的享受。一位 70 岁的女士,中风前从未画过画,表现出相当出色的绘画天分,她的画作非常成功。

体育运动

残疾人已经成功尝试并喜爱许多不同类型的体育运动和主动运动,从瑜伽和有氧体操(Rasmussen 1995)到射箭和骑马(Malmström 等 1995)。许多不同年龄、不同康复阶段的患者已经能掌握及享受下面这些容易进行的活动。

游 泳

即使偏瘫前不会游泳,大部分患者也能学会游泳并享受游泳带来的乐趣。然而,必须在指导下进行,建议使用 Halliwick 方法。患者的运动得益于水的浮力支持,这是一种可以和家人及朋友一起分享的活动。Weber–Witt(1994)描述并图示了如何教患者安全地、治疗性地游泳,尽管患者有明显的肌无力或瘫痪;还解释了解决如何进入和离开游泳池的问题的方法。

骑 车

可以教患者骑自行车,如果患者还不能掌握两轮自行车的活,市场上还有许多适合成人的三轮车。根据患者的需要,自行车可以配鞍座或带靠背的座。尤其对于步行很慢的患者,自行车使他们能自由地、安心地活动并能跟上他们的同伴。某些患者和朋友或伙伴骑一种双座自行车,即使有明显的残疾,也可以走相当远的距离,进行有趣的旅行。

越野滑雪

即使难以独立步行的患者也能学习越野滑雪,并能从该活动中得到很大的益处,在享受滑雪乐趣的同时改善了步行能力(Gerber 1995)。如果患者偏瘫手臂没有恢复运动控制,他可以不拿滑雪手杖滑,但只要手臂能活动,用两个手杖练习能提高手臂的活动能力(图 16.18)。

高尔夫球

打高尔夫球的摆动运动对患者非常有益,因为这个运动包括重心转移、躯干旋转及手–眼协调。另外,打 18 洞的高尔夫球必须走 5 千米以上,没有游戏的刺激很难走这么远。患者的耐力以及步行能力得到改善。高尔夫球也是一种能用单手玩得相当好的游戏 (图 16.19)。Mueller 医生,一位神经学家,在一次滑雪意外后患了左侧偏瘫,图 16.19 中所示的患者。他已经达到了受让 32 杆的水平,并计划参加国际比赛。更吸引人的是通过打高尔夫球以及体验

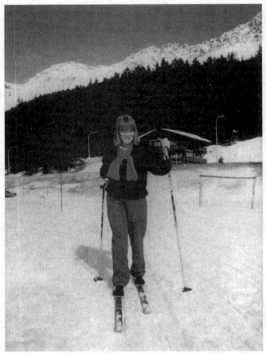

图 16.18 越野滑雪非常有趣，起动时用两支手杖刺激了偏瘫手的活动(右侧偏瘫)。患者中风多年，以前很难行走和单独外出，见图3.16。

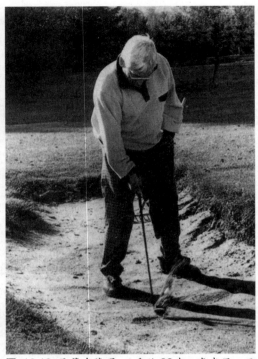

图 16.19 尽管有障碍,只受让32杆!患者用一只手把球击出障碍洞(左侧偏瘫)。

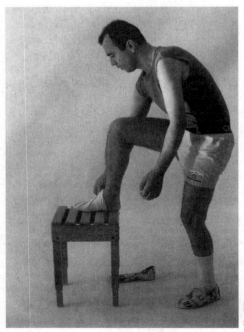

图 16.20 站立穿袜子改善平衡和偏瘫的主动控制(左侧偏瘫)。

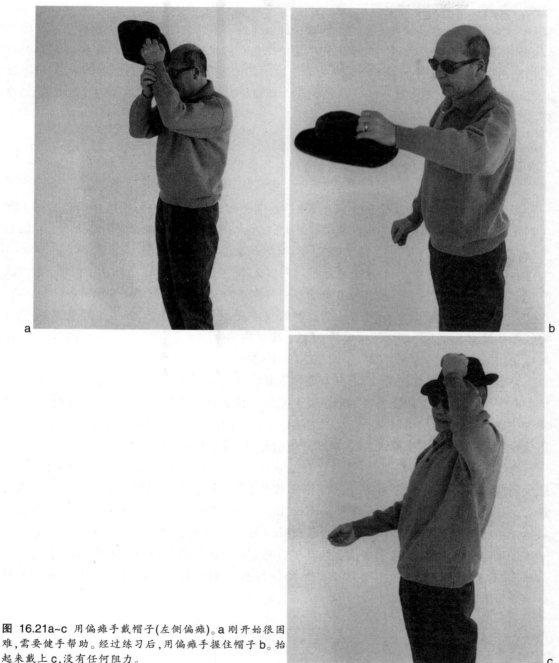

图 16.21a~c 用偏瘫手戴帽子(左侧偏瘫)。a 刚开始很困难,需要健手帮助。经过练习后,用偏瘫手握住帽子 b。抬起来戴上 c,没有任何阻力。

到的快乐，他的体质取得了进步，他现在开始运作一个项目，计划在德国北部为残疾运动员建立并资助一个高尔夫球学习班，这个项目已经接近完成，其座右铭大意是"面对障碍藐视障碍"。Mueller 医生建议其他患者也开始一种偏瘫前未参与过的体育运动，这样可以避免和以前的技能比较而感到失望。他本人曾经是一个热心的足球运动员和高山速降滑雪运动员，但他选择了高尔夫球并和妻子一起学习这个运动。由于打高尔夫球进行的身体活动，他不仅减轻了残疾，步态也明显改善了。他还在冬天参加越野滑雪，结果体重减轻了，人晒黑了，身体也健康了。

结　论

为保持肌肉的弹性、关节的活动度、神经系统的活动性，完成推荐的这些活动将防止产生疼痛和挛缩，为将来的进一步恢复敞开了大门。不仅能保持患者在康复期间达到的功能水平，也改善了随意运动，促进了功能性使用。对患者来说最重要的是继续锻炼，不能停顿——为自己确定现实的目标，不管这个目标看起来多么小，然后努力锻炼，达到这个目标。他应该有一定的冒险精神——当感觉运动正确时——寻找新的、更主动的方式来完成某些日常活动，这些方式以前是不可能的，但随着运动控制的改善，已经变得可能了，像不用健手帮助，把偏瘫腿跷在健腿上或走楼梯而不乘电梯。例如，患者用偏瘫腿站立，健足放在前面的凳子上，练习穿、脱鞋，以进一步改善对偏瘫腿的控制(图 16.20)。

关于恢复患侧手臂的活动，对患者更为重要的是，在日常生活中寻找以某种方式使用偏瘫手的作业活动，尽管他能更容易地用健手完成这些活动。他应该为自己定下规则，然后坚持这些规则，逐渐增加用偏瘫手完成的活动数量，以努力拓展其活动技能。例如，他可以始终用偏瘫手开门，或拿苹果或饼干吃，或从地上拾起鞋，再递给健手穿上。

为了改善偏瘫手的功能，为其寻找一些活动是必需的，因为手就像俗话说的那样"不用则废"，例如这位患者，他决定始终用偏瘫手戴帽子，以改善偏瘫手臂的感觉和运动，开始时这对他是很困难的，需要用健手帮助(图 16.21a)。但是，在练习一段时间后的一天，他出人意料地能用偏瘫手拿起帽子，很骄傲地提起来戴到头上，不伴有任何阻力(图 16.21b、c)。

进步带来成就感，并使一些作业活动更容易完成。恢复的每种功能活动，不管看起来多么微小，对患者来说都是一个很大的奖励，将鼓舞患者继续锻炼并以某种特别的方式提高其生活质量。

参考文献

Abend W, Bizzi E, Morasso P (1982) Human arm trajectory formation. Brain 105: 331–348

Ackerman S (1992) Discovering the brain. National Academic Press, Washington

Adams GF, Hurwitz LJ (1963) Mental barriers to recovery from stroke. Lancet 14: 533–537

Adams C, Logue V (1971) Studies in cervical spondolytic myelopathy. Brain 94: 557–568

Adler MK, Brown CC, Acton P (1980) Stroke rehabilitation – is age a determinant? J Am Geriatr Soc XXVIII: 499–503

Adler SS, Beckers D, Buck M (1993) PNF in practice. An illustrated guide. Springer, Berlin Heidelberg New York

Affolter F (1981) Perceptual processes as prerequisites for complex human behaviour. Int Rehabil Med 3: 39

Affolter F, Bischofberger W (1996) Gespürte Interaktion im Alltag. In: Lipp B, Schlaegel W (eds) Wege von Anfang an: Frührehabilitation schwerst hirngeschädigter Patienten. Neckar-Verlag, Villingen-Schwenningen

Affolter F, Stricker E (eds) (1980) Perceptual processes as prerequisites for complex human behaviour. A theoretical model and its application to therapy. Huber, Bern

Andrews K, Brocklehurst JC, Richards B, Laycock PJ (1982) The recovery of the severely disabled stroke patient. Rheumatol Rehabil 21: 225–230

Ashburn A, Partridge C, De Souza LH (1993) Physiotherapy in the rehabilitation of stroke: a review. Clin Rehabilitation 7: 337–345

Atkinson HW (1986) Aspects of neuro-anatomy and physiology. In: Downie, PA (ed) Cash's textbook of neurology for physiotherapists, 4th edn. Faber and Faber, London, p 73

Bach-y-Rita P (ed) (1980) Brain plasticity as a basis for therapeutic procedures. Recovery of function: theoretical considerations for brain injury rehabilitation. Huber, Bern

Bach-y-Rita P (1981a) Central nervous system lesions: sprouting and unmasking in rehabilitation. Arch Phys Med Rehabil 62: 413–417

Bach-y-Rita P (1981b) Brain plasticity as a basis of the development of rehabilitation procedures for hemiplegia. Scand J Rehabil Med 13: 73–83

Bach-y-Rita P, Balliet R (1987) Recovery from stroke. In: Duncan PAW, Bradke MB (eds) Stroke rehabilitation. The recovery of motor control. Year Book Medical, Chicago

Bannister D (1974) Personal construct theory and psychotherapy. In: Bannister D (ed) Issues and approaches to psychotherapy. Wiley, New York

Basmajian JV (1979) Muscles alive. Their functions revealed by electromyography, 4th edn. Williams and Wilkins, Baltimore

Basmajian JV (1981) Biofeedback in rehabilitation: a review of principles and practices. Arch Phys Med Rehabil 62: 469–475

Bateman JE (1963) The diagnosis and treatment of ruptures of the rotator cuff. Surg Clin North Am 43: 1523–1530

Bernstein NA (1967) The co-ordination and regulation of movements. Pergamon, Oxford

Bernstein NA (1996) On dexterity and its development. In: Latash ML, Turvey MT (eds) Dexterity and its development. Lawrence Erlbaum Associates, Mahwah, NJ

Biewald F (1989) Krankengymnastik. In: Mäurer H-C (ed) Schlaganfall. Rehabilitation statt resignation. Thieme, Stuttgart

Biguer B, Donaldson IML, Hein A, Jeannerod M (1988) Neck muscle vibration modifies the representation of visual motion and direction in man. Brain 111: 1405–1424

Bobath B (1971) Abnormal postural reflex activity caused by brain lesions. Heinemann Medical Books, London

Bobath B (1977) Treatment of adult hemiplegia. Physiotherapy 63: 310–313

Bobath B (1978) Adult hemiplegia: evaluation and treatment. Heinemann Medical Books, London

Bobath B (1990) Adult hemiplegia: evaluation and treatment, 3rd edn. Heinemann Medical Books, Oxford

Bobath K (1971) The normal postural reflex mechanism and its deviation in children with cerebral palsy. Campfield, St Albans (reprinted from Physiotherapy, November 1971, pp 1–11)

Bobath K (1974) The motor deficit in patients with cerebral palsy. Medical education and information unit of the spastics society. Heinemann Medical Books, London

Bobath K (1976–1982) Unpublished lectures given during courses on the treatment of adult hemiplegia. Postgraduate Study Centre Hermitage, Bad Ragaz

Bobath K (1980) Neurophysiology, part 1. Videofilm recorded at the Postgraduate Study Centre Hermitage, Bad Ragaz

Boivie J, Leijon G (1991) Clinical findings in patients with central post stroke pain. In: Casey KL (ed) Pain and central nervous system disease: the central pain syndromes. Raven, New York

Bojsen-Moller F, Lamoreux L (1979) Significance of dorsiflexion of the toes in walking. Acta Orthop Scand 50: 471–479

Bowsher D (1992) Neurogenic pain syndromes and their management. In: Wells JCD, Woolf CJ (eds) Pain mechanisms and management. Churchill Livingstone, Edinburgh (British Medical Bulletin series, vol 47, no 3)

Boyle JJW (1999) Is the pain and dysfunction of shoulder impingement lesion really second rib syndrome in disguise? Manual Ther 4: 44–48

Brandt T, Dietrich M (1987) Pathological exe-head coordination in roll. Tonic occular tilt reaction in mesencephalic and medullary lesion. Brain 110: 649–666

Braun RM, West F, Mooney V, Nickel VL, Roper B, Caldwell C (1971) Surgical treatment of the painful shoulder contracture in the stroke patient. J Bone Joint Surg 53-A: 1307–1312

Braus DF (1990) Schmerzsyndrome nach Schlaganfall. Praev Rehabil 2: 73–77

Braus DF, Krauss JK, Strobel J (1994). The shoulder-hand syndrome after stroke: a prospective trial. Ann Neurol 36: 728–733

Breig A (1978) Adverse mechanical tension in the nervous system. Almquist and Wiksell, Stockholm

Breig A, Marions O (1963) Biomechanics of the lumbosacral nerve roots. Acta Radiologica 4: 602–604

Breig A, Troup J (1979) Biomechanical considerations in the straight-leg raise test. Cadaveric and clinical studies of the effects of medial hip rotation. Spine 4: 242–250

Brodal A (1973) Self-observations and neuroanatomical considerations after a stroke. Brain 96: 675–694

Brooks VB (1986) The neural basis of motor control. Oxford University Press, New York

Brunnstrom S (1970) Movement therapy in hemiplegia. A neurophysiological approach. Harper and Row, Hagerstown

Burl M, Williams JG, Nayak USL (1992) The effect of cervical collars on walking balance. Physiotherapy 78: 19–22

Butler DS (1989) Adverse mechanical tension in the nervous system: a model for assessment and treatment. Aust J Physiother 35: 227–238

Butler DS (1991) Mobilisation of the nervous system. Churchill Livingstone, Melbourne

Butler PB, Major RE (1992) The learning of motor control: biomechanical considerations. Physiotherapy 78: 6–11

Cailliet R (1980) The shoulder in hemiplegia. Davis, Philadelphia

Cain HD, Liebgold HB (1967) Compressive centripetal wrapping technic for reduction of edema. Arch Phys Med Rehabil 48: 420–423

Caldwell CB, Wilson DJ, Braun RM (1969) Evaluation and treatment of the upper extremity in the hemiplegic stroke patient. Clin Orthop 63: 69–93

Carlsson M (1988) Effekter av behandling enlight Bobath konceptet. Untvärdering av strokebehandling på Sätra Hälsobrunn sommaren 1987. FoU-rapport Vårdhögskolan, Uppsala

Carr JH, Shepherd RB (1982) A motor relearning programme for stroke. Heinemann, London

Carr JH, Shepherd RB (1996) "Normal" is not the issue: it is "effective" goal attainment that counts. Commentary/Latash & Hanson: Movements in atypical populations. Behav Brain Sci 19: 72–73

Carslöö S (1966) The initiation of walking. Acta Anat 65: 1–9

Carterette EC, Friedman MP (eds) (1973) Handbook of perception, vol 3. Academic, New York

Charlton JE (1991) Management of sympathetic pain. Br Med Bull 47, 3: 601–618

Chiodo LK, Gerety MB, Mulrow CD, Rhodes MC, Tuley MR (1992) The impact of physical therapy on nursing home patient outcomes. Phys Ther 72: 168–175

Christensen K, Jensen EM, Noer I (1982) The reflex dystrophy syndrome response to treatment with systemic corticosteroids. Acta Chir Scand 148: 653–655

Codman EA (1934) The shoulder. Todd, Boston

Coombes K (1977 1983) Unpublished lectures and demonstrations given during courses on the rehabilitation of the face and oral tract. Postgraduate Study Centre Hermitage, Bad Ragaz

Coughlan AK, Humphrey M (1982) Presenile stroke: long-term outcome for patients and their families. Rheumatol Rehabil 21: 115–122

Cyriax J (1942) Perineuritis. Br Med J 1: 578–580

Cyriax J (1959) Text-book of orthopaedic medicine, vol II: Treatment by manipulation and massage, 6th edn. Cassell, London

Cyriax J (1978) Textbook of orthopaedic medicine, vol 1, 7th edn. Balliere Tindall, London

Damasio AR (1994) Descartes' error. Emotion, reason and the human brain. G. P. Putnam's Sons, New York

Davenport M, Hall P (1981) Speech therapy. In: Evans CD (ed) Rehabilitation after severe head injury. Churchill Livingstone, Edinburgh

Davies PM (1980) Physiotherapeutische Maßnahmen im Umgang mit der Problematik der hemiplegischen Schulter. Der Physiotherapeut [Suppl] „Die Schulter", National Congress, pp 106–108

Davies PM (1990) Right in the middle. Selective trunk activity in the treatment of adult hemiplegia. Springer, Berlin Heidelberg New York

Davies PM (1994) Starting again. Early rehabilitation after traumatic brain injury or other severe brain lesion. Springer, Berlin Heidelberg New York

Davies PM (1997) Taking a new look at spasticity. Proceedings of the South African Physiotherapy Society International Congress in Cape Town, pp 209–214

Davis SW, Petrillo CR, Eichberg RD, Chu DS (1977) Shoulder-hand syndrome in a hemiplegic population: a 5-year retrospective study. Arch Phys Med Rehabil 58: 353–356

Dennet DC (1991) Consciousness explained. Allen Lane/Penguin, London

Dewar R (1983) Personal communication

Diethelm U, Davies PM (1985) Die Schulter beim Hemiplegiker. Schweiz Rundsch Med Prax 74: 177–179

Dimitrijevic MR, Faganal J, Sherwood AM, McKay WB (1981) Activation of paralysed leg flexors and extensors during gait in patients after stroke. Scand J Rehabil Med 13: 109–115

Drillis RJ (1958) Objective recording and biomechanics of pathological gait. Ann N Y Acad Sci 74: 86–109

Drummond A (1990) Leisure activities after stroke. Int Dis Studies 12: 157–160

Duncan PAW, Bradke MB (1987) Stroke rehabilitation. The recovery of motor control. Year Book Medical, Chicago

Dyck P (1984) Lumbar nerve root: the enigmatic eponyms. Spine 9: 3–6

Elvey R (1986b) Treatment of arm pain associated with abnormal brachial plexus tension. Aust J Physiother 32: 225–230

Elvey RL (1979) Brachial plexus tension tests and the pathoanatomical origin of arm pain. In: Aspects of manipulative therapy. Lincoln Institute of Health Sciences, Melbourne, pp 105–110

Elvey RL (1984) Abnormal brachial plexus tension and shoulder joint limitation. In: Gilraine F, Sweeting L (eds) Proceedings of the International Federation of Orthopaedic Manipulative Therapists. Fifth International Seminar, Vancouver, pp 132–139

Elvey RL (1986a) The investigation of arm pain. In: Grieve GP (ed) Modern manual therapy of the vertebral column. Churchill Livingstone, Edinburgh, pp 530–535

Elvey RL (1988) The clinical relevance of signs of brachial plexus tension. Papers & Poster Abstracts of the Congress of the International Federation of Orthopaedic Manipulative Therapists (IFOMT). Cambridge, September, pp 14–20

Evans CD (1981) Rehabilitation after severe head injury. Churchill Livingstone, Edinburgh

Evans P (1980) The healing process at cellular level: a review. Physiotherapy 66: 256–259

Fields HL (1987) Pain. McGraw-Hill, New York

Fiorentino MR (1981) A basis for sensorimotor development – normal and abnormal. Thomas, Springfield

Friedland F (1975) Physical therapy. In: Licht S (ed) Stroke and its rehabilitation. Williams and Williams, Baltimore, pp 246–248

Gabell A, Nayak USL (1984) The effect of age on variability in gait. J Gerontol 39: 662–666

Garland DE (1995) Reconstructive surgery for residual lower extremity deformities. In: Montgomery J (ed) Physical therapy for traumatic brain injury. Churchill Livingstone, New York

Geary J (1997) A trip down memory's lanes. Time 149 (18): 39–45

Geisseler T (1993) Halbseitenlähmung. Hilfe zur Selbsthilfe. Springer, Berlin Heidelberg New York

Gibson JJ (1966) The senses considered as perceptual systems. Houghton Mifflin, Boston

Gifford J, Gifford L (1988) Connective tissue massage. In: Wells P, Frampton V, Bowsher D (eds) Pain: management and control in physiotherapy. Heinemann Physiotherapy, London

Gresty MA, Bronson AM, Brandt T, Dietrich M (1992) Neurology of otolith function. Peripheral and central disorders. Brain 115: 647–673

Greveson G, James O (1991) Improving long-term outcome after stroke: the views of patients and carers. Health Trends 23: 161–162

Grieve GP (1970) Sciatica and the straight-leg-raising test in manipulative therapy. Physiotherapy 56: 337–346

Griffin J, Reddin G (1981) Shoulder pain in patients with hemiplegia. A literature review. Phys Ther 61: 1041–1045

Grillner S (1981) Control of locomotion in bipeds, tetrapods and fish. In: Geiger SR (ed) Handbook of physiology, vol 2. American Physiological Society, Bethesda, Md.

Gerber M (1995) Cross-country skiing and the Bobath concept. In: Harrison MA (ed) Physiotherapy in stroke management. Churchill Livingstone, Edinburgh

Grillner S, Zangger P (1979) On the central control of locomotion in the low spinal cat. Exp Brain Res 34: 241–261

Gunn CC, Milbrandt W (1977) Tenderness of motor points: an aid to the diagnosis of shoulder pain referred from the cervical spine. J Am Osteopath Assoc 77: 196–212

Guymer AJ (1988) The neuromuscular facilitation of movement. In: Wells PE, Frampton V, Bowsher D (eds) Pain. Management and control in physiotherapy. Heinemann Physiotherapy, London

Halligan PW, Marshall JC, Wade DT (1990) Do visual field defects exacerbate visuo-spatial neglect? J Neurol Neurosurg Psychiatry 53: 487–491

Hesse S, Lücke D, Malezic M, Bertelt C, Friedrich H, Gregoric M, Mauritz KH (1994) Botulinum toxin treatment for lower limb extensor spasticity in chronic hemiparetic patients. J Neurol Neurosurg Psychiatry 57: 1321–1324

Hornby AS (1975) Oxford advanced dictionary of current English, 4th edn. Oxford University Press, London

Houtz SJ, Fischer FJ (1961) Function of leg muscles acting on foot as modified by body movements. J Appl Physiol 16: 597–605

Hurd MM, Farrell KH, Waylonis GW (1974) Shoulder sling for hemiplegia: friend or foe? Arch Phys Med Rehabil 55: 519–522

Inman VT, Saunders JB (1942) The clinico-anatomical aspects of the lumbosacral region. Radiology 38: 669–678

Irwin-Carruthers S, Runnalls MJ (1980) Painful shoulder in hemiplegia prevention and treatment. S Afr J Physiother March: 18–23

Isaacs B (1977) Stroke research and the physiotherapist. Physiotherapy 83: 366–368

Jacobs HE (1988) Yes, behaviour analysis can help, but do you know how to harness it? Brain Inj 2: 339–346

Jeannerod M (1990) The neural and behavioural organisation of goal-directed movements. Clarendon, Oxford

Jeffrey DL (1981) Cognitive clarity: key to motivation in rehabilitation. J Rehabil 47: 33–35

Jimenez Y, Morgan P (1979) Predicting improvement in stroke patients referred for inpatient rehabilitation. Can Med Assoc J 121: 1481–1484

Johnston TB, Willis J (eds) (1954) Gray's anatomy. Longmans, Green and Co., London

Johnstone M (1978) Restoration of motor function in the stroke patient. Livingstone, New York, pp 15–177

Jongbloed L, Morgan D (1991) An investigation of involvement in leisure activities after a stroke. Am J Occup Ther 45: 420–427

Joynt RL (1992) The source of shoulder pain in hemiplegia. Arch Phys Med Rehabil 73: 409–413

Jull GA (1996) Clinical tests for active spinal stabilisation. Keynote lecture at the Biennial Conference of the New Zealand Society of Physiotherapists, March 29–April 1, Dunedin

Kamal A (1987) A colour atlas of stroke. Cerebrovascular disease and its management. Wolfe Medical Publications, London

Karnath H-O (1994) Subjective body orientation in neglect and the interactive contribution of neck muscle proprioception and vestibular stimulation. Brain 117: 1001–1012

Kaste M (1995) Early and late rehabilitation of stroke: current approaches including assessment of the quality of outcome. In: Harrison MA (ed) Physiotherapy in stroke management. Churchill Livingstone, Edinburgh

Katz RT, Rymer WZ (1989) Spastic hypertonia: mechanisms and measurement. Arch Phys Med Rehabil 70: 144–158

Kesselring J (1994) Rotation-induced change of muscle tone (letter to the editor). Eur Neurol 905: 300

Kesselring J, Calame C, Zweifel H-J (1992) Ganganalyse – eine Voraussetzung fur eine allgemeine Bewegungsanalyse. Schweiz Rundsch Med Prax 81: 1495–1499

Kim JS, Choi Kwon S (1996) Discriminative sensory dysfunction after unilateral stroke. Stroke: 27: 6777–6782

Kinsella G, Ford B (1985) Hemi-inattention and the recovery patterns of stroke patients. Int Rehabil Med 7: 102–106

Klein-Vogelbach S (1976) Funktionelle Bewegungslehre. Rehabilitation und Prävention, vol 1, 1st edn. Springer, Berlin Heidelberg New York

Klein-Vogelbach S (1984) Funktionelle Bewegungslehre. Rehabilitation und Prävention, vol 1, 2nd edn. Springer, Berlin Heidelberg New York Tokyo

Klein-Vogelbach S (1990) Functional kinetics. Observing, analyzing and teaching human movement. Springer, Berlin Heidelberg New York

Klein-Vogelbach S (1991 a) Therapeutic exercises in functional kinetics. Analysis and instruction of individually adaptable exercises. Springer, Berlin Heidelberg New York

Klein-Vogelbach S (1991) Ball exercises in functional kinetics. Springer, Berlin Heidelberg New York

Klein-Vogelbach S (1992) Functional kinetics: ball exercises. Video VHS 45 min. Springer, Berlin Heidelberg New York

Klein-Vogelbach S (1995) Gangschulung zur funktionellen Bewegungslehre. Springer, Berlin Heidelberg New York

Knott M, Voss DE (1968) Proprioceptive neuromuscular facilitation. Patterns and techniques, 2nd edn. Hoeber Medical Division, Harper & Row, New York

Knuttson E (1981) Gait control in hemiparesis. Scand J Rehabil Med 13: 101–108

Kottke FJ (1978) Coordination training. IRMA III Congress Lecture, Basel (unpublished)

Kottke FJ (1980) From reflex to skill: the training of coordination. Arch Phys Med Rehabil 61: 551–561

Lance JW (1980) Symposium synopsis. In: Feldman RG, Young RR, Koella WT (eds) Spasticity: disordered motor control. Year Book Medical, Chicago

Landau WM (1988) Clinical mythology 11. Parables of palsy pills and PT pedagogy: a spastic dialectic. Neurology 38: 1496–1499

Latash ML, Anson JG (1996) What are „normal movements" in atypical populations? Behav Brain Sci 19: 55–106

La Vigue J (1974) Hemiplegia sensorimotor assessment form. Phys Ther 54: 128–134

Lehmann JF, Delateur BJ, Fowler RS, Warren CG, Arnold R, Schertzer G, Hurka R, Whitmore JJ, Masock AJ, Chambers KH (1975) Stroke: does rehabilitation affect outcome? Arch Phys Med Rehabil 56: 375–382

Lehmann JF, Condon SM, de Lateur BJ, Smith JC (1985) Ankle-foot orthoses: effects on gait abnormalities in tibial nerve paralysis. Arch Phys Med Rehabil 66: 212–218

Lennon S, Hastings M (1996) Key physiotherapy indicators for quality of stroke care. Physiotherapy 82: 655–661

Leviton-Rheingold N, Hotte EB, Mandel DR (1980) Learning to dress: a fundamental skill to independence for the disabled. Spec Articl Rehabil Lit 41: 72–75

Lind S, Loid M (1995) Rehabilitation of chronic stroke patients – experiences from Sätra Brunn. In: Harrison MA (ed) Physiotherapy in stroke management. Churchill Livingstone, Edinburgh

Lindmark B (1995) A 5-year study of stroke patient recovery. In: Harrison MA (ed) Physiotherapy in stroke management. Churchill Livingstone, Edinburgh

Lipp B (1996) Frührehabilitation aus medizinischer Sicht: Hauptstörungen, Komplikationen und therapeutische Möglichkeiten. In: Lipp B, Schlaegel W (eds) Wege von Anfang an: Frührehabilitation schwerst hirngeschädigter Patienten. Neckar-Verlag, Villingen-Schwenningen

Louis R (1981) Vertebroradicular and vertebromedullar dynamics. Anat Clin 3: 1–11

Luria AR (1978) The working brain. An introduction to neuropsychology. Penguin, London

MacKenzie CL (1994) The grasping hand, Advances in Psychology, vol 104. North-Holland, Amsterdam

Mahoney FI, Barthel DW (1965) Functional evaluation: the Barthel index. Md State Med J 14: 61–65

Maitland GD (1973) Peripheral manipulation, 2nd edn. Butterworths, London

Maitland GD (1979) Negative disc exploration: positive signs. Aust J Physiother 25: 129–134

Maitland GD (1985) The slump test: examination and treatment. Aust J Physiother 31: 215–219

Maitland GD (1986) Vertebral manipulation, 5th edn. Butterworths, London

Maitland GD (1991) Peripheral manipulation, 3rd edn. Butterworth-Heinemann, London, p 70

Maki BE (1997) Gait changes in older adults: predictors of falls or indicators of fear? J Am Geriatr Soc 45: 313–320

Maki BE, McIlroy WE (1997) The role of limb movements in maintaining upright stance: the change in support strategy. Phys Ther 77: 488–507

Malmström K, Johansson S, Sallnäs M (1995) Volleyball, music and balance, archery and riding with stroke patients. In: Harrison MA (ed) Physiotherapy in stroke management. Churchill Livingstone, Edinburgh

Marquardsen J (1969) Natural history of acute cerebrovascular disease: retrospective study of 769 patients. Acta Neurol Scand 45 [Suppl 38]: 56–59

Massey AE (1986) Movement of pain-sensitive structures in the neural canal. In: Grieve GP (ed) Modern manual therapy of the vertebral column. Churchill Livingstone, Edinburgh

Mathiowetz V, Bolding DJ, Trombly CA (1983) Immediate effects of positioning devices on the normal and spastic hand measured by electromyography. Am J Occup Ther 37: 247–254

McCarthy GT, Atkinson HW (1986) The development of the nervous system, chap 3. In: Downie PA (ed) Cash's textbook of neurology for physiotherapists, 4th edn. Faber and Faber, London

McKibbin H (1995) Neurodynamics related to the treatment of patients following a cerebrovascular accident. In: Harrison MA (ed) Physiotherapy in stroke management. Churchill Livingstone, Edinburgh

McLellan DL, Swash M (1976) Longitudinal sliding of the median nerve during movements of the upper limb. J Neurol Neurosurg Psychiatry 39: 556–570

McMaster W, Liddle S, Waugh T (1978) Laboratory evaluation of various cold therapy modalities. Am J Sports Med 6: 291–294

Melzack R (1991) Central pain syndromes and theories of pain. In: Casey KL (ed) Pain and central nervous system disease: the central pain syndromes. Raven, New York

Michels E (1959) Evaluation of motor function in hemiplegia. Phys Ther Rev 39: 389–395

Millesi AJ (1986) The nerve gap. Hand Clin 2: 651–663

Montgomery J (1987) Assessment and treatment of locomotor deficits in stroke. In: Duncan PW, Badke MB (eds) Stroke rehabilitation. The recovery of motor control. Year Book Medical, Chicago

Moore J (1980) Neuroanatomical considerations relating to recovery of function following brain in jury. In: Bach-y-Rita P (ed) Recovery of function: theoretical considerations for brain injury rehabilitation. Huber, Bern

Morasso P (1981) Spatial control of arm movements. Exp Brain Res 42: 223–227

Morasso P (1983) Three-dimensional arm trajectories. Biol Cyber 48: 187–194

Morasso P, Sanguinetti V (1995) Self-organizing body schema for motor planning. J Motor Behav 27: 62–66

Morris D (1987) Manwatching. A field guide to human behaviour. Grafton, London

Moskowitz E, Bishop HF, Pe H, Shibutani K (1958) Posthemiplegic reflex sympathetic dystrophy. JAMA 167: 836–838

Moskowitz E, Lightbody FE, Freitag S (1972) Long-term follow-up of poststroke patient. Arch Phys Med Rehabil 53: 167–172

Mossmann PL (1976) A problem-oriented approach to stroke rehabilitation. Thomas, Springfield

Mountcastle VB (1978) Brain mechanisms for directed attention. J R Soc Med 71: 14–28

Mulder T, Pauwels J, Nienhuis B (1995) Motor recovery following stroke: towards a disability-orientated assessment of motor dysfunctions. In: Harrison MA (ed) Physiotherapy in stroke management. Churchill Livingstone, Edinburgh

Mulley G (1982) Associated reactions in the hemiplegic arm. Scand J Rehabil Med 14: 117–120

Murray PM, Drought AB, Kory RC (1964) Walking patterns of normal men. J Bone Joint Surg Am 46: 335–360

Najenson T, Pikielni SS (1965) Malalignment of the gleno-humeral joint following hemiplegia. A review of 500 cases. Ann Phys Med 8: 96–99

Najenson T, Yacubovich E, Pikielni SS (1971) Rotator cuff injury in shoulder joints of hemiplegic patients. Scand J Rehabil Med 3: 131–137

Newell KM (1996) Change in movement and skill: learning, retention and skill. In: Latash ML, Turvey MT (eds) Dexterity and its development. Lawrence Erlbaum Associates, Mahwah, NJ

Nyburg L, Gustafson Y (1995) Patient falls in stroke rehabilitation: a challenge to rehabilitation strategies. Stroke 26: 838–842

Ofir R, Sell H (1980) Orthoses and ambulation in hemiplegia: a ten-year retrospective study. Arch Phys Med Rehabil 61: 216–220

Ogata K, Naito M (1986) Blood flow of peripheral nerve. Effects of dissection stretching and compression. J Hand Surg 11B: 10–14

Paillard J (1986) Cognitive versus sensorimotor encoding of spatial information. In: Eilen P, Thinus-Blanc C (eds) Cognitive processes and spatial orientation in animal and man. Martinus Nijhoff, Dordrecht, pp 1–35

Palastanga NP (1988) Heat and cold. In: Wells PE, Frampton V, Bowsher D (eds) Pain. Management and control in physiotherapy. Heinemann Physiotherapy, London

Pedersen PM, Wandel A, Jorgensen HS, Nakajama H, Raaschou HO, Olsen TS (1996) Ipsilateral pushing in stroke: incidence, relation to neuropsychological symptoms, and impact on rehabilitation. The Copenhagen stroke study. Arch Phys Med Rehabil 77

Perry J (1969) The mechanics of walking in hemiplegia. Clin Orthop 63: 23–31

Perry J (1992) Gait analysis: normal and pathological function. Slack Inc., Thorofare, NJ

Polya G (1973) How to solve it. A new aspect of mathematical method. Princeton University Press, Princeton

Raibert MH, Sutherland IE (1983) Maschinen zu Fuss. Spektrum der Wissenschaft 3: 30–40

Rasmussen G (1995) Aerobics with hemiplegic patients: results of physical aerobic fitness training in stroke rehabilitation. In: Harrison MA (ed) Physiotherapy in stroke management. Churchill Livingstone, Edinburgh

Reason JT (1978) Motion sickness adaptation. A neural mismatch model. J R Soc Med 71: 819–829

Riddoch G, Buzzard EF (1921) Reflex movements and postural reactions in quadriplegia and hemiplegia, with special reference to those of the upper limb. Brain 44: 397

Riddoch J, Humphreys GW, Bateman A (1995) Stroke. Issues in recovery and rehabilitation. Physiotherapy 81: 689–694

Ring H, Tsur A, Vashdi Y (1993) Long-term follow-up and electromyographical (EMG) follow-up of hemiplegic's shoulder. Eur J Phys Med Rehabil 3: 137–140

Roland PE (1993) Brain activation. Wiley-Liss, New York

Rolf G (1997a) Bedeutung der Mobilität des Nervensystems für ein gesundes Bewegungsverhalten. Krankengymnastik. [Sonderdruck] 49: 608–613

Rolf G (1997b) Unpublished lecture given during a course on the treatment of abnormal neurodynamics in neurologically impaired patients. Albertinen Haus, Hamburg

Rolf G (1999a) Die neuralen Spannungsteste für die obere Extremität. Unpublished lecture given during the course: Aspekte der Neurodynamik bei der Befundaufnahme und Behandlung von Patienten mit einer Läsion des zentralen Nervensystems. Therapie Zentrum Burgau, Germany, April 6–17

Rolf G (1999b) Patho-neurodynamics following lesions of the central nervous system. Unpublished lectures during the information course for IBITAH instructors and instructor candidates. Therapy Centre Burgau, Germany, September 20–25

Roper BA (1975) Surgical procedures in hemiplegia. Unpublished lecture to the Hemiplegic Interest Group, London

Roper BA (1982) Rehabilitation after a stroke. J Bone Joint Surg 64-B: 156–163

Ruskin AP (1982) Understanding stroke and its rehabilitation. Current concepts of cerebrovascular disease. Stroke XVII: 27–32

Russel WR, Dewar AJ (1975) Explaining the brain. Oxford University Press, London

Ryerson S, Levit K (1997) Functional movement reeducation. A contemporary model for stroke rehabilitation. Churchill Livingstone, New York

Sachs O (1985) The man who mistook his wife for a hat. Picador Edition, Pan Books, London

Saeki S, Ogata H, Hachisuka K, Okubo T, Takahashi K, Hoshuyama T (1994) Association between location of the lesion and discharge status of ADL in first stroke patients. Arch Phys Med Rehabil 75: 858–860

Sagan C (1977) The dragons of Eden. Speculations on the evolution of human intelligence. Ballantine, New York

Satterfield WT (1982) Hemiplegia – an 11-year summary. J Tenn Med Assoc 75: 525–529

Saunders M, Imman VT, Eberhart HD (1953) The major determinants in normal and pathological gait. J Bone Joint Surg 35: 543–557

Searle J (1984) Minds, brains and science. Penguin, London

Semans S (1965) Treatment of neurological disorders, concept and systems. J Am Phys Ther Assoc 45: 11–16

Seyffarth H, Denny-Brown D (1948) The grasp reflex and the instinctive grasp reaction. Brain 71: 109–183

Shacklock M (1995) Neurodynamics. Physiotherapy 81: 9–16

Sherrington C (1947) The integrative action of the nervous system, 2nd edn. Yale University Press, New Haven

Shumway-Cook A, Woollacott M (1995) Motor control. Theory and practical applications. Williams and Wilkins, Baltimore

Skilbeck CE, Wade DT, Hewer RL (1983) Recovery after stroke. J Neurol Neurosurg Psychiatry 46: 58

Smith JL (1980) Programming of stereotyped limb movements by spinal generators. In: Stellmach GE, Requin J (eds) Tutorials in motor behaviour. Adv Psychol 1: 95–115

Smith RG, Cruikshank JG, Dunbar S, Akhtar AJ (1982) Malalignment of the shoulder after stroke. Br Med J 284: 1224–1226

Sodring KM (1980) Upper extremity orthosis for stroke patients. Int J Rehabil Res 3: 33–38

Sonderegger H (1997) Wiedererkennen sukzessiver auditiver, visueller und vibratorischer Muster bei Erwachsenen mit Hirnverletzung und Aphasie und Erwachsenen mit Hirverletzung ohne Aphasie. APW-Informationsblatt 4: 20–52

Taub E (1980) Somato-sensory deafferentiation research with monkeys: implications for rehabilitation medicine. In: Ince LP (ed) Behavioural psychology in rehabilitation medicine: clinical applications. Williams and Wilkins, Baltimore

Thilmann AF, Fellows SJ, Ross HP (1991) Biomechanical changes at the ankle joint after stroke. J Neurol Neurosurg Psychiatry 54: 134–139

Thorngren M, Westling B, Norrving B (1990) Outcome after stroke in patients discharged to independent living. Stroke 21: 236–240

Todd JM, Davies PM (1986) Hemiplegia – assessment and approach, chap 10; Hemiplegia – physiotherapy, chap 11. In: Downie PA (ed) Cash's textbook of neurology for physiotherapists, 4th edn. Faber and Faber, London

Tubiana R (1981) The hand, vol 1. W.B.Saunders, Philadelphia

Tuchmann-Duplessis H, Auroux M, Haegel P (1975) Nervous system and endocrine glands. Springer, Berlin Heidelberg New York (Illustrated human embryology, vol 3)

Turvey MT, Carello C (1996) Dynamics of Bernstein's level of synergies. In: Latash ML, Turvey MT (eds) Dexterity and its development. Lawrence Erlbaum Associates, Mahwah, NJ

Tyson SF (1995) Stroke rehabilitation: what is the point? Physiotherapy 81: 430–432

Van Cranenburgh B (1995) Schmerz zwingt zum Nachdenken: eine neurophysiologische Betrachtung von Schmerzen. SVMP/ASPM/ASFM Bulletin 3–4: 6–15

Van Ouwenaller C, Laplace PM, Chantraine A (1986) Painful shoulder in hemiplegia. Arch Phys Med Rehabil 67: 23–26

von Randow G (1991) Die Erfindung der Hand. Geo 11: 110–136

Voss DE (1969) What's the answer? Phys Ther 49: 1030

Waddell G, Newton M, Henderson I, Somerville D, Main CJ (1993) A fear avoidance beliefs questionnaire (FABQ) and the role of fear avoidance beliefs in chronic low back pain and disability. Pain 52: 157–168

Wall JC, Ashburn A (1979) Assessment of gait disability in hemiplegics. Hemiplegic gait. Scand J Rehabil Med 11: 95–103

Wall PD (1987) Foreword. In: Fields HL (ed) Pain. McGraw-Hill, New York

Wall PD (1991) Neuropathic pain and injured nerve: central mechanisms. Br Med Bull 47: 631–643

Wall PD (1995) Placebo und Placeboeffekt. SVMP/ASPM/ASFM Bulletin 2: 5–21

Walmsley RP (1977) Electromyographic study of the phasic activity of peroneus longus and brevis. Arch Phys Med Rehabil 58: 65–69

Walshe FMR (1923) On certain tonic or postural reflexes in hemiplegia with special reference to the so-called "associated movements". Brain 46: 1

Waters RL, Hislop HJ, Perry J, et al (1978) Energetics: application to the study and management of locomotor disabilities. Orthop Clin North Am 9: 351–377

Weber-Witt (1994) Erlebnis Wasser. Therapeutische Übungen und Schwimmen. Springer, Berlin Heidelberg New York

Wells P (1988) Manipulative procedures. In: Wells PE, Frampton V, Bowsher D (eds) Pain. Management and control in physiotherapy. Heinemann Physiotherapy, London

Werner D (1996) Disabled village children: a guide for community health workers, rehabilitation workers and families. The Hesperian Foundation, Palo Alto, Calif.

Wilson P (1989) Sympathetically maintained pain: diagnosis, measurement, and efficacy of treatment. In: Stanton-Hicks M (ed) Pain and the sympathetic nervous system. Kluwers, Boston, pp 91–123

Winter DA (1988) The biomechanics and motor control of human gait. University of Waterloo Press, Waterloo, Ontario, Canada

Wolff T, Schiffter R, Finck G-A (1991) Das sogenannte „Pusher-Syndrom". In: Mauritz K-H, Neinberg V (eds) Neurologische Rehabilitation. 1. Huber, Bern

Woodworth CN (1899) The accuracy of voluntary movements. Psychol Rev Monogr [Suppl 3] (cited in Jeannerod 1990)

Wyke B (1983) Clinical neurology of the spine, part 2. 7th international congress for manual medicine, Zurich, 9 September

Wyke BD (1985) Articular neurology and manipulative therapy. In: Glasgow EF, Twomey LT, Scull ER, Kleynhans AM, Idczak RM (eds) Aspects of manipulative therapy. Churchill Livingstone, Edinburgh

Yaxley GA, Jull GA (1991) A modified upper limb test: an investigation of normal responses in normal subjects. Aust Physiother 37: 1435–1500

Zinn WM, Mason RM, Currey HLF (1973) Einführung in die Klinische Rheumatologie. Huber, Bern

Zittlau J (1996) Das äussere Gehirn. Medizin und Umwelt, Nürnberger Zeitung, no 101, p 22

Zorowitz RD, Idank D, Ikai T, Hughes MB, Johnston MV (1995) Shoulder subluxation after stroke: a comparison of four supports. Arch Phys Med Rehabil 76: 763–771

图书在版编目（CIP）数据

循序渐进：偏瘫患者的全面康复治疗：第二版 /（瑞士）帕特里夏·M.戴维斯
（Patricia M. Davies）著；刘钦刚译. -- 2 版. --北京：华夏出版社有限公司，2022.10

书名原文：Steps to Follow: The Comprehensive Treatment of Patients with Hemiplegia

ISBN 978-7-5222-0365-2

Ⅰ.①循…　Ⅱ.①帕…　②刘…　Ⅲ.①偏瘫—康复训练　Ⅳ.①R742.309

中国版本图书馆 CIP 数据核字（2022）第 115136 号

Translation from English language edition: Steps to Follow
by Patricia M.Davies
Copyright © 2000 Springer Berlin Heidelberg
Springer Berlin Heidelberg is a part of Springer Science +Business Media
All Rights Reserved.

循序渐进：偏瘫患者的全面康复治疗（第二版）

作　　者	［瑞士］帕特里夏·M.戴维斯	
译　　者	刘钦刚	
责任编辑	段素英　张晓瑜	
责任印制	顾瑞清	

出版发行	华夏出版社有限公司	
经　　销	新华书店	
印　　刷	三河市少明印务有限公司	
装　　订	三河市少明印务有限公司	
版　　次	2022 年 10 月北京第 2 版	
	2022 年 10 月北京第 1 次印刷	
开　　本	889×1194　1/16 开	
印　　张	29	
字　　数	670 千字	
定　　价	129.80 元	

华夏出版社有限公司　　地址：北京市东直门外香河园北里 4 号　　邮编：100028
网址：www.hxph.com.cn　　电话：（010）64663331（转）

若发现本版图书有印装质量问题，请与我社营销中心联系调换。